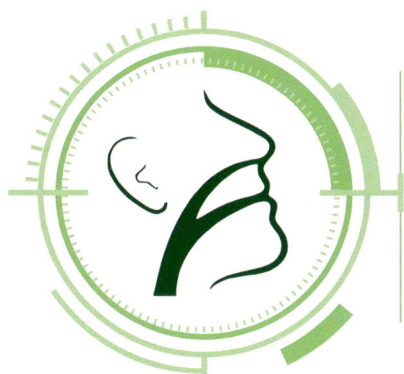

耳鼻咽喉内镜诊断图谱

于振坤
张永辉　　著
倪晓光

姜寰宇　　编写助理

人民卫生出版社
·北　京·

图书在版编目（CIP）数据

耳鼻咽喉内镜诊断图谱 / 于振坤，张永辉，倪晓光
著. -- 北京 ： 人民卫生出版社，2025. 2. -- ISBN 978-
7-117-37632-7

I. R760. 4-64

中国国家版本馆 CIP 数据核字第 202574L4J2 号

人卫智网	www.ipmph.com	医学教育、学术、考试、健康，购书智慧智能综合服务平台
人卫官网	www.pmph.com	人卫官方资讯发布平台

耳鼻咽喉内镜诊断图谱
Erbiyanhou Neijing Zhenduan Tupu

著　　者：于振坤　张永辉　倪晓光
出版发行：人民卫生出版社（中继线 010-59780011）
地　　址：北京市朝阳区潘家园南里 19 号
邮　　编：100021
E - mail：pmph @ pmph.com
购书热线：010-59787592　010-59787584　010-65264830
印　　刷：北京瑞禾彩色印刷有限公司
经　　销：新华书店
开　　本：787×1092　1/16　　印张：19
字　　数：424 千字
版　　次：2025 年 2 月第 1 版
印　　次：2025 年 3 月第 1 次印刷
标准书号：ISBN 978-7-117-37632-7
定　　价：219.00 元

打击盗版举报电话：010-59787491　E-mail：WQ @ pmph.com
质量问题联系电话：010-59787234　E-mail：zhiliang @ pmph.com
数字融合服务电话：4001118166　E-mail：zengzhi @ pmph.com

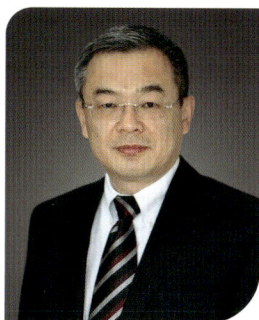

于振坤

　　主任医师，教授，博士研究生导师，南京医科大学附属明基医院耳鼻咽喉头颈外科学科带头人，享受国务院特殊津贴专家，江苏省有突出贡献的中青年专家。

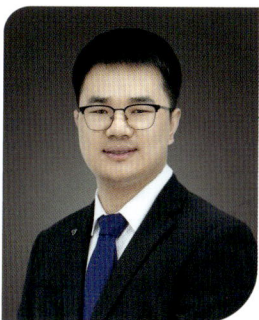

张永辉

　　南京医科大学附属明基医院耳鼻咽喉头颈外科检查医师。全国鼻咽喉早癌筛查联盟单位专科内镜检查医师，南京市基层医疗卫生机构耳鼻咽喉科孵化中心培训老师，中国非公立医疗机构协会耳鼻咽喉头颈外科专业委员会鼻咽喉早癌筛查培训班指导老师。从事相关工作7年，每年检查喉镜万余例。

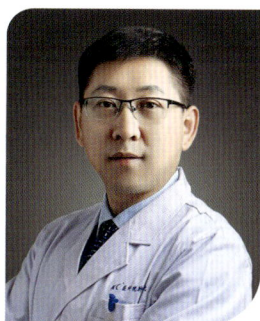

倪晓光

　　中国医学科学院肿瘤医院内镜科主任医师，在全国最早开展了头颈部肿瘤的窄带成像（NBI）内镜临床研究，在国内外最先提出了喉癌的NBI内镜诊断分型，出版了首部鼻咽喉部肿瘤NBI内镜诊断图谱《窄带成像喉镜临床应用》，为国内《咽喉内镜检查专家共识（2021）》的主要执笔人。

这本书，由于文字很少，其实更应该称之为"图谱"，旨在方便耳鼻咽喉科门诊医师"按图索（诊）病"。准确地说，它是专门为培养基层（尤其是社区卫生服务中心）耳鼻咽喉科门诊专业人员内镜诊断能力而定制的图谱。

在基层的社区卫生服务中心，大多数情况下耳鼻咽喉科是被归入五官科的，五官科医师的执业范围常是眼耳鼻咽喉科。2020年我在南京一些社区卫生服务中心走访时发现一个普遍存在的奇特现象——五官科医师的工作多偏重眼科。深究其原因，我发现基层五官科至少配备了裂隙灯和检眼镜这两种设备，这两种设备能有效协助医师完成大部分常见眼科疾病的诊疗。而对于耳鼻咽喉科疾病的诊疗就不同了，配备的设备和器械通常只有一把椅子、额镜、几把镊子和几个压舌板，还是停留在"间接喉镜"年代。这样的诊疗水平完全不能满足基层耳鼻咽喉科医师为患者进行诊疗的需求。

国务院办公厅对分级诊疗制度建设有非常明确的要求，建立"基层首诊、双向转诊、急慢分治、上下联动"的分级诊疗模式，实现"小病在社区，大病去医院、康复回社区"的目标。而在实际应用中，从"政策要求"到"技术落实"，每个专业对接都并非易事。基层耳鼻咽喉科到底如何才能推进和提升？"难点"到底在哪里？为什么政策一直不能很好地落地，其实施一直裹足不前？这都引人深思。

耳鼻咽喉科是临床二级学科，也是基层服务中心必须具备的科室。耳鼻咽喉科疾病的发病部位集中在自然腔道的"洞洞眼眼"之中——两个耳朵眼，两个鼻孔眼，还有咽腔和喉腔两个通道。因此，耳鼻咽喉科是内镜诊断应用最便利、最适宜的科室。

改革开放以来，我国在各领域都取得了巨大成就，与百姓生活最贴近、体会最深刻的就是绿皮火车到高铁的转变。回顾30年间耳鼻咽喉科诊疗技术的变化：耳鼻咽喉科医师头戴额镜在间接喉镜下给患者做检查，就是耳鼻咽喉科的慢速"绿皮火车时代"的"剧照"；而可视化、可记录、可分享的"内镜时代"不就是耳鼻咽喉科的"高铁时代"吗？

2002年，我到美国纪念斯隆-凯特琳癌症中心培训，每周跟国际著名头颈外科专家Jatin Shah教授出门诊，每天接诊六十几名患者，而教授就会用六十几根纤维喉镜做检查。当时我的第一感受就是他们医院经费太充足了，买这么多纤维喉镜。后来才理解，这真的是理念的不同。其实更深刻的意义是每一个患者都要接受内镜检查，也只有这样检查才能准确、直观地发现问题。

2020年，我有机会与江苏省南京市社区卫生服务中心的耳鼻咽喉科医师交流。第一站是南京市雨花台区板桥社区卫生服务中心，这个社区卫生服务中心是全国百强社区卫生服务中心之一。与吴胜利院长、五官科胡医生交流后，我开始了如何推动耳鼻咽喉科"绿皮火车时代"向"高铁时代"转化的思考。

基层耳鼻咽喉诊疗中心如何建立？构建基层医院耳鼻咽喉科，内镜诊疗模式是必经之路。于是，我们从空间需求、设备配置、技术培训、人才培养四个层级进行设计和一体化建设思考：①安排开设耳鼻咽喉科门诊需要多大的空间？②如何配置内镜作为主要的检查设备？③技术上如何操作和采集图像？④如何开展人才培养？怎样做才能把国家政策上的要求变成基层技术上的落实？能不能把基层首诊提升为基层确诊，避免"大病"首诊时被误诊为"小病"？上下转诊能不能实现标准化的"通行证"？经过反复琢磨、验证，耳鼻咽喉科内镜门诊的架构基本上搭建起来了——一套耳鼻咽喉科内镜设备，可视化的技术、标准化的内镜检查操作流程（结构拍摄），以及建立临床门诊报告系统。其实当完成门诊患者的这些内镜图像采集后，大部分患者的诊断就已明确：声带息肉、会厌囊肿、声带白斑、鼓膜穿孔、鼻息肉……甚至新冠病毒感染后的"刀片嗓"都可以找到与症状契合的临床体征和表现。

三年过去了，2021年南京市卫生健康委员会基层卫生健康处和南京市基层卫生协会授予南京医科大学附属明基医院耳鼻咽喉头颈外科为市级孵化中心，我们有机会调研全市社区耳鼻咽喉科的现状并开展对其的一体化设计。对社区耳鼻咽喉科进行"零起步者新建、有基础者规范化辅导、有规模者同质化管理、成熟后网络化统筹"的改革。接受孵化后的社区服务中心的耳鼻咽喉科正在发生"基层首诊"到"基层确诊"的变化。

有了内镜检查设备，又有了内镜检查的图像，如何帮助基层耳鼻咽喉科医师第一时间快速进行准确诊断，"按图索（诊）病"就是这本书的核心用意。这本诊断图谱能不能作为基层耳鼻咽喉科门诊内镜室的工具书，真正发挥其作用，以及能不能满足医师们的需求，也只有基层工作者最清楚。我有信心将它交给实践和时间来检验。期待各位医师的批评和建议，只有基层工作者的真实感受才能有效反馈我们的初衷是否真正满足了基层的需求！

感谢中国医学科学院倪晓光教授的倾情支持！感谢我们团队每一位成员的辛勤付出！更感谢每一位患者的信任和配合！感谢南京市卫生健康委员会基层卫生健康处赵宁处长的鼎力支持和指导！感谢社区服务中心的各位主任和耳鼻咽喉科医师们的信任和支持！

南京市基层特色科室（耳鼻咽喉科）孵化中心

南京市基层耳鼻咽喉科质量控制中心

南京医科大学附属明基医院

耳鼻咽喉头颈外科团队

于振坤

前言

　　基层医院的建设不仅是医疗体系完善与医疗改革的关键一环，同时也是提升医疗服务质量的重要基石。其中，耳鼻咽喉科作为临床医疗中不可或缺的一级科室，其建设与发展更是备受瞩目。对于基层医院耳鼻咽喉科而言，如何精准切入、合理配置资源并推动科室发展，成为了亟待解决的首要命题。耳鼻咽喉的"洞洞眼眼"自然腔道为内镜检查提供了解剖学基础。同时内镜（硬镜、软镜）技术向"可视化、可记录、可分享"发展，不仅能有效提升患者就诊体验，更成为与同行评价交流的工具。当基层医院内镜检查场地、设备标准化完成后，技术提升和一线医生培训就成了第一要务。"按图索（诊）病"的诊断需求应运而生。鉴于耳鼻咽喉疾病的诊断及治疗在很大程度上依赖于临床体征的表现识别，该书旨在通过提供清晰、详细的内镜图像，帮助读者更好地理解和掌握耳鼻咽喉疾病的诊断要点。

　　书中的全部内镜照片均源自真实的临床记录。本书还特邀了中国医学科院肿瘤医院的倪晓光教授加入编写，他在内镜诊断领域有着非常高的造诣，为内镜操作规范的制订与技术推广做出了重要的贡献。

　　内镜图谱，顾名思义，是以图像为核心、辅以简洁明了的文字说明的图书。它旨在为基层医疗同仁提供一本实用、便捷的内镜检查工具书，便于大家在日常工作中随时查阅、对比，从而做出初步诊断。图谱按照耳、鼻、咽喉三大区域进行划分，并依据解剖结构或疾病类型进行细致分类，系统而全面地介绍了耳鼻咽喉各个部位的内镜表现、诊断要点等关键信息。此外，书封设计也经过编辑部的精心挑选，采用软皮装帧，便于翻阅与查对，且不易磨损。最后，衷心希望各位同道对本书多提建议。也希望大家临床中多收集单病种图片（尤其少见病），在未来修订中不断丰富内镜图谱的涵盖病种，为不断提高基层耳鼻咽喉科医生的内镜诊断水平和临床技能做出贡献。

南京市基层特色科室（耳鼻咽喉科）孵化中心

南京市基层耳鼻咽喉科质量控制中心

南京医科大学附属明基医院

耳鼻咽喉头颈外科团队

于振坤

目录

第二章　耳部疾病

第三章　鼻部疾病

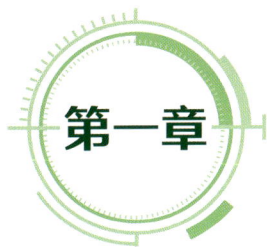

第一章 基层耳鼻咽喉科内镜检查规范

第一节 内镜检查操作者和助手的职责

一、操作者的职责

内镜检查是将器械插入活体腔内的检查方法，这就要求受检者需要有一定的耐受性，如果没有受检者的信赖与协助，就不能顺利地进行内镜检查。因此，操作者要体谅受检者的心理状态，检查中保持与受检者的交流，努力获得受检者的信任，在此基础上才能轻松愉快地进行检查。内镜检查前一定要先对受检者予以充分说明，得到受检者的充分理解与协助。如果内镜操作者态度傲慢，则不能获得受检者的信任。

以下按照轻重顺序列举内镜检查的全部注意事项。第一，尽可能避免严重并发症的发生，这也是最重要的。普通并发症不会引起严重的后果，严重并发症则难免造成悲剧性的结果，因此内镜操作者必须时刻谨慎，以避免严重并发症的发生。第二，尽量不要给受检者增加痛苦，患者常说不想做第二次检查了，这是因为之前的检查有痛苦的体验。第三，避免漏诊，即使此次未能准确诊断，但只要观察到所有已知病变，以后也可以进行处置，然而漏诊就会留下祸根。第四，最好能做出正确的诊断，这是后续及时给予正确的治疗的基础。第五，在磨炼本领的同时巩固知识，以知识和学问为立足点，练就一双精准的眼睛（表1-1）。

表1-1 内镜操作者需要注意的问题

按轻重程度排序	问题
1	尽可能避免引起严重并发症
2	尽量不给受检者增加痛苦
3	避免漏诊
4	进行正确的诊断
5	提升对病变的深入理解和准确判断

（一）检查前职责

1. 了解患者的一般情况、心脑血管疾病史、过敏史等，判断能否耐受检查过程。

2. 详细询问病史，了解是否符合电子鼻咽喉镜检查的适应证，以及有无禁忌证。

3. 了解患者具体的诊疗经过，掌握既往相关检查结果（CT/MR/ 内镜 / 病理 / 细胞学检查等），明确此次检查的目的及特殊要求。根据患者就诊的目的，可分为一般诊断性检查操作和治疗性操作。对于诊断性检查，根据实际情况决定是否需要进行活检来明确诊断；对于治疗性操作，需要做好术前计划和充分的术前准备。

4. 核对患者的基本信息，以及检查前的准备是否正确和齐全等。

5. 向患者及家属交代检查过程及可能发生的风险，签署知情同意书。

6. 嘱护士做好一般麻醉和监测，准备好可能用到的相关药品和物品，以及可能用到的特殊设备和配件。

（二）检查中职责

1. **检查过程** 经左、右侧鼻腔和 / 或口腔进镜，动作轻柔，依次观察鼻腔、鼻咽、口咽、下咽及喉部，在相应解剖部位进行拍照（具体见照片采集）。对明确或可疑的病变部位适当加拍照片，从不同的角度对病变进行细致观察。

2. **活检或细胞学检查** 对需要病理学明确诊断的病变进行活检，活检部位要准确，避开血管，避免咬取坏死物。活检后观察活检局部情况，细致止血，确认出血停止后再退出内镜。

3. **治疗性操作** 根据病情的需要，选择合适的内镜及配件，局麻要充分，提高患者的配合度。

4. **注意事项** 随时与患者交流，减轻患者的紧张不适感和提高检查的配合度；局麻要充分，注意患者的反应，如有明显不适，应立即停止操作，并对症处理。

（三）检查后职责

1. 开具各种收费单据，正确填写病理检查申请单。

2. 向患者及家属交代检查过程、检查后的注意事项、内镜检查结果，以及内镜报告和病理结果的取得时间和流程。

3. 书写内镜报告，如有疑问应及时向上级医师请示。

4. 根据病情需要，给予适当的药物治疗。

二、助手的职责

（一）检查前职责

1. 准备电子鼻咽喉镜检查所需物品（图 1-1）

（1）托盘中的物品：盐酸利多卡因（2% 凝胶 1 支，2% 溶液 20mL）、肾上腺素盐水（浓度比例为 1：10 000；10mL）、20mL 注射器 1 个、装有无菌注射用水纸杯 1 个、牙垫、滤纸片

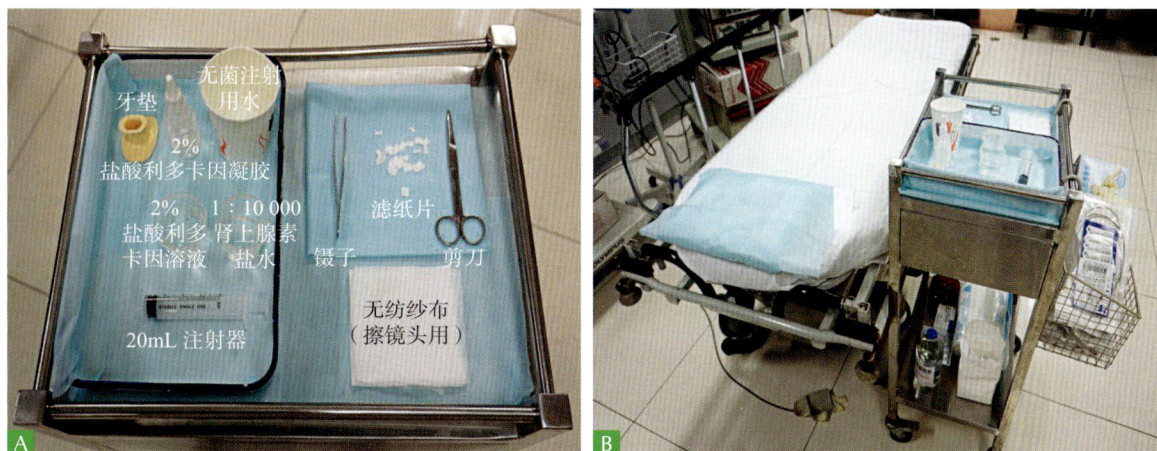

图 1-1　电子鼻咽喉镜检查前常规的物品准备
A. 治疗车；B. 检查床。

若干、无纺纱布、剪刀、镊子等。

（2）治疗车上的物品：利多卡因和肾上腺素备用、75% 乙醇溶液、手纸、牙垫、活检钳、吸氧管、活检小瓶、无菌注射用水 500mL 等。

（3）检查床上的物品：枕头、一次性垫巾、手纸等。

2. **内镜及配件准备**　根据医嘱选择合适的内镜，内镜安装要动作轻柔，不能碰撞、弯折，不能有水，将内镜悬挂在支持挂钩上，使插入部垂直向下。接通电源后，调好白平衡，使内镜镜头保持清晰；保证活检管道通畅，吸引器工作正常。

3. **核对患者的信息**　核对患者姓名、性别、年龄、病案号等基本信息；核对检查须知、知情同意书、病历及电脑系统中的信息是否齐全；《检查同意书》上是否为患者本人签字。

4. **询问病史**　了解患者一般情况，有无药物过敏史，摘除可摘义齿。

5. **做好检查前监测和麻醉**　患者取平卧位，用盐酸利多卡因凝胶进行鼻腔表面麻醉，用减充血剂行收缩黏膜处理，咽喉及舌根部喷洒 2% 盐酸利多卡因溶液。特殊患者要做好血压、血氧饱和度等监测。

（二）检查中职责

1. **辅助内镜检查**　辅助操作医师进镜，鼻咽部冲洗以及咽喉部的麻醉，做好患者的安慰和解释工作，观察各项监测指标的变化，异常时及时向医师汇报。协助医师做好内镜检查的拍照和录像。

2. **取组织标本或细胞学标本**　辅助医师对病变部位进行活检，将活检组织摊平在滤纸片上，将不同的活检部位分开排好，避免混淆，同时要向医师反馈活检标本的好坏和大小。

3. **治疗性操作**　保证治疗设备工作正常，准备好所需配件。

（三）检查后职责

1. **内镜处理** 内镜插入部用无纺布擦洗干净后，将吸引管道抽吸干净（＞10s），戴好防水帽，关闭内镜主机和电源，收好内镜，勿弯折，送消毒室消毒。

2. **标本处理** 将活检的组织标本放在对应的小瓶里，贴好标签，仔细核对各项信息（包括姓名、性别、年龄、病案号、活检部位、活检标本数等），无误后准备送病理科，如有疑问及时与操作者沟通。

3. **患者护理** 检查后，询问患者一般状态如何，待患者基本恢复正常后，扶患者下床，送患者到候诊大厅交给家属。同时交代检查后的一般注意事项，嘱患者适当休息，告诉患者及家属进食及饮水的时间（常规为检查后2h，避免因咽喉仍处于麻醉状态而导致误吸）。

4. **污染物处理** 患者检查中所用到的一次性物品，丢弃至垃圾箱；非一次性物品，按照标准进行清洗消毒。

5. **单据处理** 将检查后医师开具的各项收费单据核对无误后送给患者家属，并及时收回，进行核对整理。

第二节 电子鼻咽喉镜检查前工作

一、检查适应证与禁忌证

（一）适应证

通过电子鼻咽喉镜检查，可以对鼻咽喉部解剖结构、功能及病变等进行相应的评估，还可以借助喉镜进行异物取出、活体组织检查（以下简称活检）等相关操作。

1. **鼻咽喉疾病筛查** ①血清学EB病毒相关抗体和DNA浓度升高、不明原因的鼻出血、回吸涕中带血、单侧耳闷和听力下降、不明原因的偏头痛、眼球运动障碍、复视等均需要排除鼻咽部病变；②咽喉疼痛、咽部异物感、发音障碍、吸气性呼吸困难、慢性咳嗽、不明原因痰中带血、咯血等均需要排除咽喉及气管上段病变；③吞咽疼痛感、异物感、梗阻感或进食呛咳等均需要排除下咽部病变。

2. **鼻咽喉疾病诊断** 鼻咽喉良性肿瘤；鼻咽喉恶性肿瘤；鼻咽喉急/慢性炎症；咽喉特异性炎症；咽喉菌群失调症；咽喉淀粉样、角化症、白斑等；咽喉部神经肌肉疾病；先天性疾病或发育异常；咽喉异物；咽喉部损伤以及全身疾病相关鼻咽喉部改变等。

3. **病变部位及范围判定** 颈部淋巴结肿大，验证可疑病灶来自头颈部的判断；上气道狭窄的部位及程度判定；查找第3鳃裂瘘管内瘘口等。

4. **功能及结构评估** 嗓音功能评估、声带运动功能评估、吞咽及感觉功能评估、上气道评估，以及全身麻醉气管插管术前评估等。

5. **内镜下操作与治疗** 异物取出、病变部位活检、辅助鼻饲置管及困难气道插管等。

6. **治疗后随访** 鼻咽喉疾病治疗效果评价及随访。

（二）禁忌证

内镜检查开展至今，我们已积累了丰富的经验。其禁忌证范围亦日趋缩小，有的既往禁忌证现在仅属于相对禁忌证。但在下列情况下，进行内镜检查发生并发症的风险显著高于一般人群，应慎重权衡利弊后再决定是否进行检查。

1. 检查不能合作或无法配合者（年龄过小、精神异常、精神过度紧张或智力有明显障碍者）。

2. 身体状况不能耐受检查者，例如严重的高血压及心律失常、新近发生的心肌梗死或有不稳定心绞痛发作史，脑出血、脑梗死，严重心、肺功能障碍，全身情况极度衰竭等。

3. 存在不能纠正的出血倾向，例如凝血功能严重障碍、尿毒症、严重的肺动脉高压等。

4. 严重的上腔静脉阻塞综合征患者。此类患者进行电子鼻咽喉镜检查更易导致喉头水肿和严重的出血。

5. 喉阻塞程度较重、不能耐受检查者，或内镜插入困难易导致危险者。

6. 处于传染性疾病活动期的患者。

二、检查前准备及注意事项

（一）受检者准备

1. 与受检者充分沟通，了解其病史、主诉、检查目的及特殊要求，有无内镜检查禁忌，是否有麻醉药物过敏史、传染病感染史等。

2. 告知受检者可能发生的风险及注意事项，必要时签署知情同意书。酌情禁食、禁饮。

3. 内镜检查前按照医院感染控制要求对受检者进行相关辅助检查。

（二）设备及药物准备

1. 根据患者的年龄、病情需要及有无传染性疾病选择适当的内镜设备。例如对于儿童患者需要选择管径细小的内镜；对于需要活检或异物取出的患者，应提前准备带活检孔道的内镜；对于需要精细观察及寻找早期癌的患者，应提前准备带特殊光功能的内镜（例如 NBI 内镜、荧光内镜等）；对于有传染性疾病的患者，应提前准备单独的内镜并要注意检查后严格消毒。内镜要保证处于正常工作状态，镜头清晰明亮，活检管道通畅，吸引器工作正常。

2. 根据内镜检查的目的准备好所需要的内镜配件。如以诊断为目的，要准备好活检钳或细胞刷；如以异物取出为目的，要准备好异物钳；如以治疗为目的，要准备好所需要的治疗设备等。检查前确认仪器及各个配件工作正常。

3．根据需要可配备表面麻醉剂、鼻腔减充血剂及相应的急救药品和设备。

（三）注意事项

如果经鼻腔行电子鼻咽喉镜检查困难，可经口进行检查。检查过程中注意手法轻柔，尽量减少刺激。检查时需要选择适合的内镜，并提前备好吸引器、吸痰管。重症患者做检查前应评估其全身情况；儿童患者尤其是新生儿应注意咽喉气道的结构及发育异常的表现，在适当的体位下进行检查。必要时配备相应监护及抢救设施。

第三节　电子鼻咽喉镜检查技术要点

一、基本进镜方法

1．**体位**　电子鼻咽喉镜检查时患者可采用两种体位，分别是卧位和坐位（图 1-2）。卧位时检查者位在患者头侧，坐位时检查者位于患者对面。在行内镜下活检及治疗性操作时，卧位要优于坐位，患者配合度好，更易于术者操作。对于不能配合者，需要医师或家属协助固定受检者的头部及四肢。

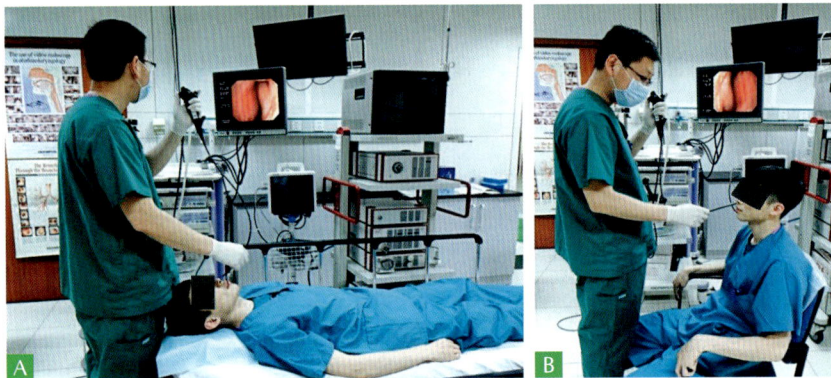

图 1-2　电子鼻咽喉镜检查的体位
A．卧位；B．坐位。

2．**软性内镜检查**　检查时嘱受检者放松，头部摆正，操作者一手握内镜操作部，一手持内镜前端。常规经鼻腔进镜，原则上先观察健侧，再观察患侧，发现病变后应确定其部位、范围、与邻近结构的关系，并拍照记录。可以视病情需要进行活检等操作。具体操作步骤如下。

首先将内镜前端置于鼻前庭处，观察鼻甲及鼻道，选择较宽敞的鼻腔（在鼻中隔和下鼻甲之间或沿下鼻甲和中鼻甲之间）插入内镜，随后向前推进，尽量无阻力地经后鼻孔进入鼻咽部。随后，嘱受检者闭口经鼻吸气，充分暴露鼻咽部；继续向下进入口咽部，观察双侧扁桃体侧面、舌根、双侧咽会厌襞。嘱受检者伸舌，暴露并观察会厌谷。以打鼾为主诉的患者应重点观察自然状态下软腭后气道和舌后气道间隙狭窄程度，还可嘱患者闭口、捏住鼻翼、用力吸气，观察气道狭窄程度的变化和咽壁软组织塌陷情况。沿咽后壁继续向下，到达会厌缘水平，在受检者吸气及发"衣"音状态下，观察下咽和声门上、声门及声门下区的结构及双侧声带的运动情况。对于会厌抬举不良者可嘱其仰头。内镜前端向下到达杓区水平时，嘱受检者做吹气球的动作［改良瓦尔萨尔瓦（Valsalva）法］，或配合使用颈前皮肤牵拉法，显露下咽后壁和环后区，然后内镜向两侧探入梨状窝，在发"衣"音状态下可以更好地观察黏膜情况。观察声门下或气管内情况时，最好在充分局部麻醉下，嘱患者深吸气，在声门开放时将内镜前端越过声门向下进行观察。

当观察口腔、口咽部以及鼻道明显狭窄内镜无法通过时，可选择经口途径检查。经口腔进镜时，可嘱受检者自行拉舌或放置牙垫，先观察口腔的舌体、口底、硬腭、牙龈、颊黏膜和磨牙后区，然后嘱患者发"衣"音，可暴露软腭及口咽左、右侧扁桃体全貌。在患者发"衣"音时沿咽后壁向下探查，可以观察到下咽及喉部情况。检查完毕后，放松左手内镜操作部的弯曲控制按钮，慢慢退镜，退镜时再次对各个解剖分区进行观察，以免漏诊。经鼻腔进镜时，患者不易引起恶心反应；经口腔进镜时，患者常产生明显的恶心反应，因此操作时要求动作轻柔、迅速，以减少恶心反应。

3．**硬性内镜（频闪喉镜）检查** 在进行硬性内镜检查时，受检者取坐位。可通过气体吹张、加热、涂防雾剂等方法，防止镜面起雾。检查时嘱受检者伸舌，可借助纱布包裹、牵拉舌前1/3。检查者将镜头送入受检者口咽部，镜面对准喉上口，镜头接近咽后壁处。嘱受检者平静呼吸，观察部分口咽及舌根。在受检者吸气及发"衣"音状态下，观察下咽、喉部和气管上段结构及声带运动变化。行频闪喉镜检查时需要将麦克风固定于甲状软骨表面或直接连接在喉镜上，重点观察声带的振动方式、振动幅度、振动对称性、周期性、闭合相特征、黏膜波的特点、两侧声带垂直高度的差异等。

二、观察要点和显露技巧

1．**鼻咽部** 进行鼻咽部检查时，通常需要经过双侧鼻腔观察，因为单侧鼻腔进镜通常仅能观察到同侧的鼻咽侧壁情况。经鼻腔进镜探查到鼻咽时，嘱患者做闭口用鼻吸气的动作，这时软腭下降，鼻咽隆突后唇结构伸展，可以将鼻咽部结构充分显露，并可以观察到鼻咽隆突的运动情况（图1-3）。也可嘱患者做吞咽动作，会产生相似效果。但患者有时紧张，不会做吞咽动作，另外鼻咽喉部肿瘤放疗后，口干症状明显，吞咽动作患者有时吃力，而吸气动作患者常能较好配合。鼻咽部要观察鼻咽顶壁、后壁、咽隐窝、咽鼓管圆枕和咽口、软腭鼻咽面等部位，以及两侧是否对称，还要注意观察鼻咽部是否有异常搏动。注意排查黏膜下病变。当鼻腔或后鼻孔狭窄、无法经鼻腔进镜时，可经口腔自悬雍垂、软腭后向上观察鼻咽部及后鼻孔情况。

【技巧】在内镜前端探到软腭接近悬雍垂时，嘱患者做吸气动作，这时软腭与舌根部分开，避免内镜与舌根部接触，能够减轻恶心反应；内镜继续向下探到悬雍垂下方时，左手控制内镜操作部的角度按钮，向上推到头，顺势向前少许进镜，即可以观察到鼻咽腔，并可以探查到后鼻孔情况（图1-4）。

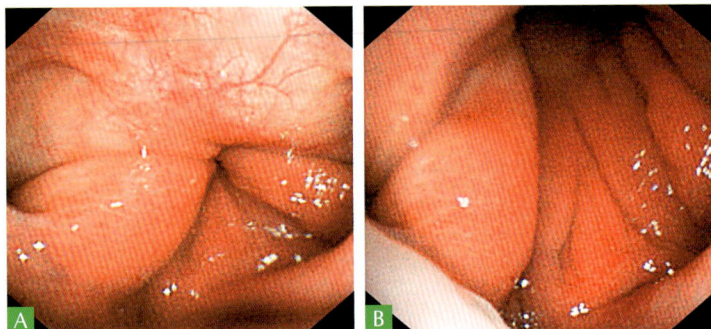

图1-3 电子鼻咽喉镜检查时显露鼻咽部
A. 常规观察效果；B. 做闭口用鼻吸气动作时鼻咽部显露效果。

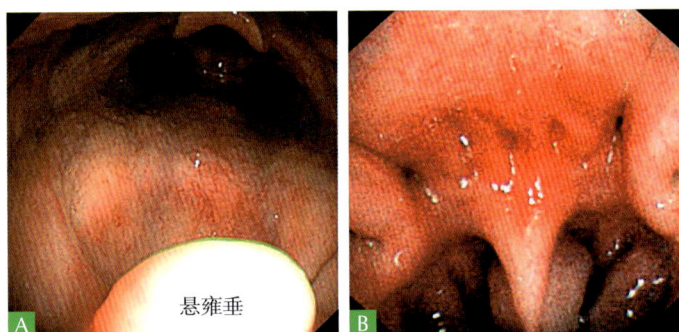

图1-4 经口翻转内镜观察鼻咽部
A. 内镜探到软腭时准备上推角度按钮；B. 内镜翻转后能观察到鼻咽部及后鼻孔。

2. 口咽部　经鼻腔进镜时，于鼻咽与口咽交界处注意观察软腭及悬雍垂背面有无病变，以及软腭运动情况。继而继续进镜检查口咽后壁、侧壁及前壁有无异常，同时观察口咽部宽敞程度、舌根淋巴组织增生程度。

【技巧】嘱受检者做低头伸舌动作或同时辅以仰头、低头及发"衣"音动作配合以更好地暴露舌根和会厌谷。嘱受检者闭口捏鼻做强力吸气动作，以观察咽腔塌陷和狭窄程度（Müller试验）。鼻腔进镜时，仅能观察到双侧扁桃体的下极，要想观察双侧扁桃体和软腭的全貌，需要经口观察。经口观察，内镜探到软腭位置时，嘱患者发"衣"音，这时软腭和舌根部收缩，口咽腔敞开，患者反应小，可观察到软腭、悬雍垂及双侧扁桃体情况。舌根部及双侧咽会厌襞的检查和活检最好经鼻腔进镜，软腭和扁桃体的检查必须经口进镜（图1-5）。

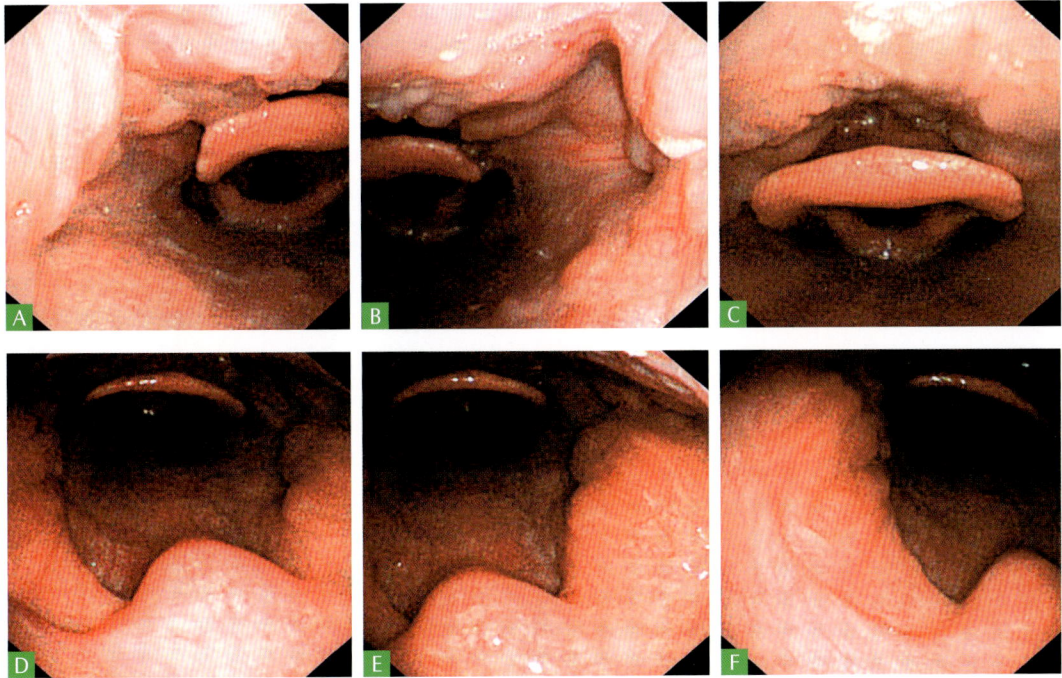

图1-5 口咽部显露

A～C. 经鼻腔进镜观察，可显露舌根及双侧扁桃体下极，伸舌后可显露会厌谷；D～F. 经口进镜观察，可见双侧扁桃体及软腭。

3．**下咽部** 下咽部检查时要注意远近结合，充分暴露。当内镜前端到达会厌尖水平时，嘱受检者发"衣"音，重点观察下咽各个解剖分区的全貌和两侧梨状窝是否对称，梨状窝有无变小、扩张及食物残留，随后内镜保持在杓区稍上方的位置，嘱受检者深吸气，然后闭口鼓腮用力向外鼓气，屏住呼吸（改良 Valsalva 法），将下咽后壁和环后区充分分离，重点观察下咽后壁和环后区黏膜是否光滑，以及双侧梨状窝尖部有无异常。如果观察效果不佳，可同时配合使用颈前皮肤牵拉法，用力向上牵拉颈部甲状软骨处皮肤（适合仰卧体位）。然后内镜前端向下探入两侧梨状窝内部，观察梨状窝内外侧壁黏膜有无异常及双侧是否对称。

【下咽部显露技巧】①颈前皮肤牵拉法，即患者取仰卧位，检查者以一定的外力向上牵拉颈部甲状软骨处皮肤，坐位检查不适合这种操作。②吹气球法，即闭口鼓腮用力向外吹气，做吹气球的动作，但口鼻不能漏气。检查时先使用颈前皮肤牵拉法来显露，因为这不需要患者的主动配合，如果下咽部显露不充分，让患者接着做吹气球的动作，这个动作的要领是让患者先深吸一口气，然后闭口鼓腮用力向外吹气，模仿做吹气球时的嘴部表现，但双唇一定要闭紧，不能漏气，暂时屏住呼吸，鼻腔不能通气，使口腔及咽腔保持在一个较高的压力，利用这个压力将下咽后壁和环后区撑开。这两种方法的结合应用能够使下咽部各解剖分区达到充分暴露的效果（图1-6，图1-7）。

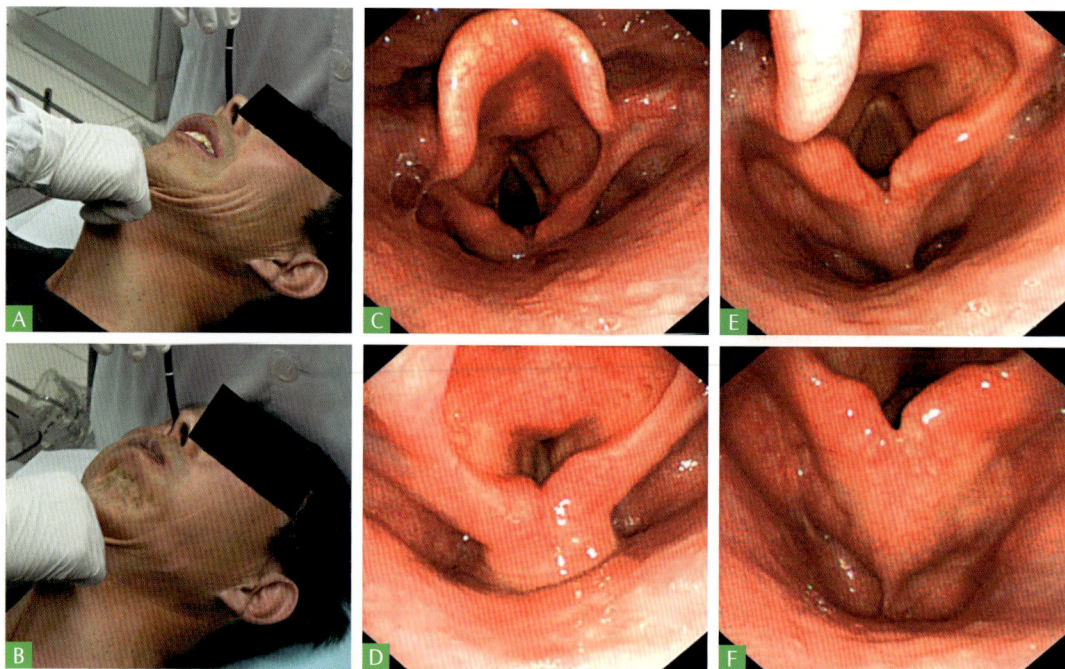

图 1-6　下咽部显露方法及显露效果
A. 颈前皮肤牵拉法；B. 吹气球法；C 和 D. 平静呼吸和发 "衣" 音时下咽部内镜显露情况；
E 和 F. 使用颈前皮肤牵拉法和吹气球法后下咽部显露情况。

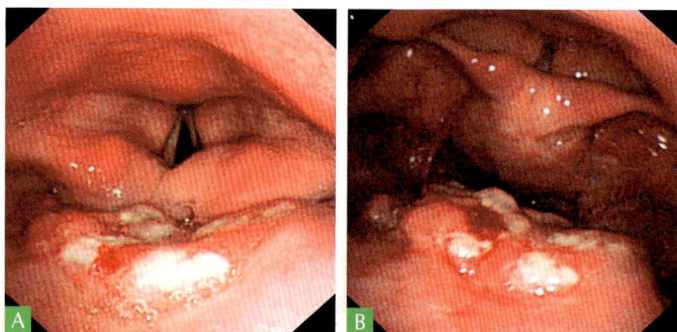

图 1-7　下咽癌显露前后比较
A. 显露前，环后区情况不明；B. 下咽部显露后，可见环后区未受侵犯，向下侵及食管入口。

4. **喉部**　喉部检查时，应仔细观察声门上、声门及声门下各个解剖亚区及邻近区域，包括舌根、会厌谷、会厌舌面及喉面、咽会厌襞、室带、喉室、声带、前连合、后连合、杓状软骨、杓会厌襞、梨状窝、声门下等部位（图 1-8）。

动态观察受检者呼吸、发 "衣" 音及吞咽时，会厌抬举、双侧杓状软骨、声带运动情况及喉部结构对称变化。还应注意观察吸气相声门开大程度和发 "衣" 音时声门闭合状态，以及是否存在声门上代偿等。对可能累及声门下及气管的病变，可嘱患者深吸气，越过声门观察声门

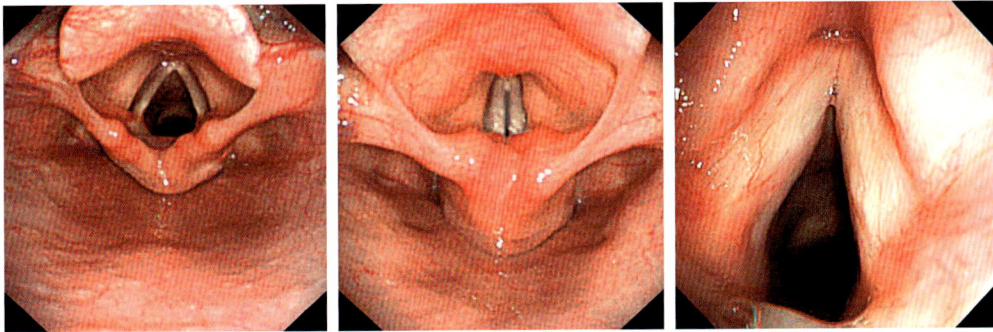

图 1-8　喉部解剖结构显露

下或气管。频闪喉镜检查时，需要特别关注发音时声带振动及黏膜波的改变。

【技巧】喉部观察时，患者常会出现明显的反应，为了减轻患者的不适反应，需要给予充分的局部麻醉，否则无法贴近声带部位进行仔细观察和评估。

三、内镜下活检

在进行电子鼻咽喉镜检查时，如果发现异常病变，可通过内镜下活检获取黏膜组织做病理组织学检查以明确诊断，内镜下活检有发生出血等偶发并发症的可能性，应该签署知情同意书。

1. 活检取材的方法　操作者右手将钳头自活检阀门孔缓慢送入活检通道，当钳头进入视野后，嘱助手张开钳瓣，操作者操纵内镜，使活检钳命中选定的活检点，稍加压，令助手关闭活检钳，抽出钳头，即完成一次取材。将取得的活检标本展平，浆膜面粘贴于小滤纸片上，置入含有固定液（一般为 10% 甲醛溶液）的标本瓶中固定，注明取材部位，送病理科行病理学检查（图 1-9）。

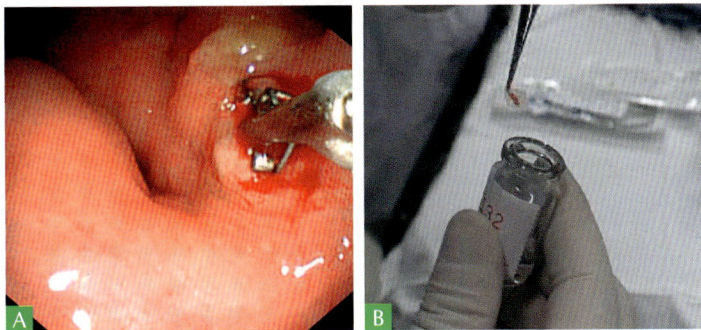

图 1-9　内镜下活检
A. 活检钳抓取组织；B. 活检组织粘贴于滤纸片后置入标本瓶内。

2. 活检取材的部位 取材的部位对于病变性质的准确诊断非常关键。为了提高活检的阳性率，正确选择活检的部位就显得尤为重要。

【技巧】要在最确切的部位取材，不同类型病变的活检部位有所不同。

- 隆起性病变：应该重点在隆起的顶端取材，其次是在隆起的基底部取材。
- 溃疡性病变：应该在溃疡四周取材，避免咬取白苔及坏死组织，如果坏死明显，病变表面被覆盖时，需要将坏死物或覆盖物先咬取掉，再在显露的病变组织上咬取活检。
- 怀疑为黏膜下肿瘤：内镜下常规活检阳性率低，应该在病变中央先将表面的黏膜用活检钳咬去，再探入内部深处取材。常规活检需咬取 3 ~ 4 块组织。

活检引起的出血或穿孔的情况非常少见。为了避免大量出血，不宜在一处做多次活检，凡是怀疑有血管性疾病或凝血机制障碍者，谨慎活检或禁止活检。

3. 细胞学取材应于活检后 通过活检管道插入细胞组织取材刷子，在病变及其周围轻轻拭刷细胞组织。

【技巧】细胞学刷在培养液中充分涮洗直至细胞完全脱落。

4. 内镜诊断与病理诊断的关系 内镜下的表现为直观所见，对病变的诊断要以病理诊断为金标准，内镜下的形态表现与病理诊断应互相补充，在内镜描述中应该对病变的表现进行准确描述，同时要记录活检时取下组织的质量。

【技巧】临床上要注意以下几点。

- 当内镜诊断与病理诊断不一致时，必须重新 / 再次进行活检。
- 鼻咽喉部的解剖结构复杂、精细，活检时患者可配合度差，活检有时难以取到准确反映病变性质的有效组织。取材部位不恰当，未能反映病变的真正性质时应考虑重新取材。
- 即使操作医师感觉所取标本质量较高，但是内镜下诊断与病理诊断不符合时，应该重新分析内镜所见，而且有必要与病理科医师沟通确认。

第四节 电子鼻咽喉镜规范化照片采集

一、基本要求

1. 插入内镜时应平稳、缓慢，避免引起患者不适。
2. 系统地从上至下按照解剖部位进行观察和拍摄，确保不遗漏任何重要结构。
3. 在每个关键部位调整摄像头焦距，冻结图像，确保图像清晰，然后进行拍摄。必要时，可要求患者进行呼吸、发声等动作，以观察动态变化并捕捉相关图像。
4. 采集照片前最好将黏膜表面的黏液及覆盖物清理干净，避免镜头接触病变表面引起出血。
5. 拍摄的照片要求图像清晰、部位端正、远近适中，重点将鼻咽、口咽、下咽、喉等部位的解剖标志显示清楚。

6. 对发现的异常病变，应加拍照片。既有远景，又有近景；既有正面，又有侧面，要从多个角度展示病变与周围结构的关系。

7. 注意观察顺序及充分显露重点部位。观察的部位应包括鼻腔（鼻甲和鼻中隔）；后鼻孔；鼻咽（咽鼓管圆枕、咽隐窝、咽鼓管开口、顶壁、后壁和软腭鼻咽面）；口咽（软腭、扁桃体、口咽后壁、咽会厌襞和舌根）；下咽（梨状窝、后壁和环后区）；喉部（杓会厌襞、杓区、会厌喉面和舌面、会厌谷、室带、声带和声带活动以及声门下）；口腔（舌体、口底、硬腭、颊黏膜、牙龈和磨牙后区）。发现病变应确定其部位、范围、性状，以及与邻近结构的关系，并详细拍照记录。根据病情需要进行活检及细胞学取材。

二、规范化照片采集要点

针对基层医院的特殊要求，设计了简化版的电子鼻咽喉镜检查规范化照片采集的具体部位，包含鼻腔、鼻咽、口咽、下咽及喉部 5 个解剖区域，共采集 11 张照片，具体如下。

1. 鼻腔（包含 2 张照片）

（1）观察内容：两侧鼻腔的鼻甲、鼻中隔和鼻道情况。

（2）拍摄要求：让患者摆正头部，轻轻吸气。要求在一张照片中同时显示下鼻甲、中鼻甲和鼻中隔（图 1-10）。

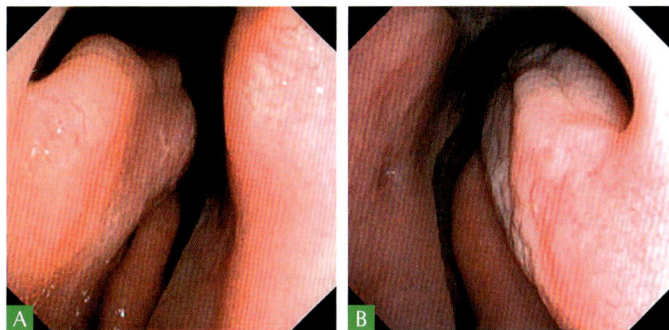

图 1-10 鼻腔照片采集
A. 左侧鼻腔；B. 右侧鼻腔。

2. 鼻咽（包含 2 张照片）

（1）观察内容：咽隐窝、咽鼓管圆枕和鼻咽的顶壁、后壁、底壁。

（2）拍摄要求：让患者做闭口用鼻吸气的动作。要求在一张照片中同时显示咽隐窝、咽鼓管圆枕、顶壁、后壁，这样才能进行两侧对比，把鼻咽部的全貌展现出来。怀疑为鼻咽癌时，拍摄照片需要显示后鼻孔是否受侵（图 1-11）。

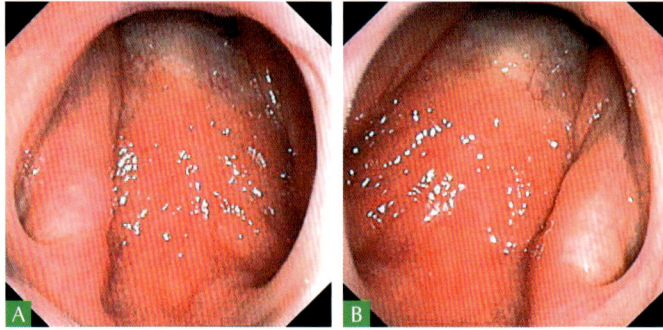

图 1-11　鼻咽照片采集
A. 左侧鼻咽部；B. 右侧鼻咽部。

3. 口咽（包含 2 张照片）

（1）观察内容：舌根、两侧咽会厌襞、会厌谷、软腭、两侧扁桃体区、咽后壁。

（2）拍摄要求：要求经鼻途径和经口途径都检查拍照，图像要求居中端正，以左右两侧进行对比。经鼻腔进镜时，要求在内镜前端刚过悬雍垂时，将内镜调整到中间位置，嘱患者发"衣"音的动作，把下咽和喉部放在视野中心位置拍照，照片中要显露出舌根和口咽后壁的大部分。经口腔进镜时，要求内镜前端通过硬腭刚到达软腭时，将内镜调整到中间位置，嘱患者发"衣"音动作，然后拍照（图 1-12）。

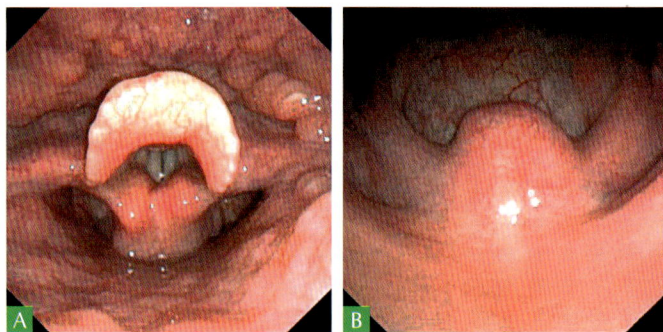

图 1-12　口咽照片采集
A. 观察口咽与下咽（远景）；B. 观察软腭与扁桃体。

4. 下咽（包含 3 张照片）

（1）观察内容：两侧梨状窝、下咽后壁、环后区。

（2）拍摄要求：要求在内镜前端到达会厌尖和杓区之间时，将内镜调整到中间位置，使用颈前皮肤牵拉法或吹气球法，将下咽后壁和环后区充分暴露后，再进行拍照。然后将内镜向左、右两侧偏移，分别对两侧梨状窝进行拍照，对梨状窝拍照时一定要包含同侧的杓区和杓会厌襞，这样才能对梨状窝准确定位（图 1-13）。

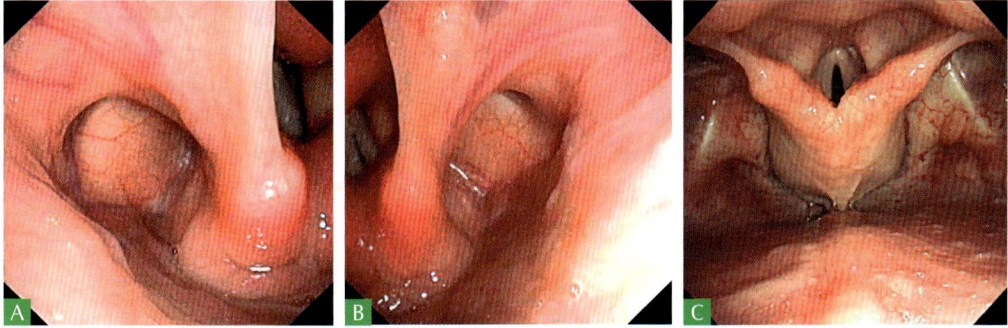

图 1-13 下咽照片采集
A. 左侧梨状窝；B. 右侧梨状窝；C. 下咽后壁与环后区。

5．喉部（包含 2 张照片）

（1）观察内容：声门上区、声门区、声门下区。

（2）拍摄要求：要求在内镜前端到达约会厌尖水平时，将内镜调整到中间位置，分别在发"衣"音时和吸气动作时拍照，同时观察记录双侧声带的活动情况。喉部的图像采集要做到3 个 100%，即观察到 100% 的会厌喉面，100% 的杓区和 100% 的声带。没有达到这 3 个100% 的喉部检查都是不合格，都有可能造成病变漏诊。如果需要观察声门下区及气管，将内镜前端越过声门后拍照（图 1-14）。

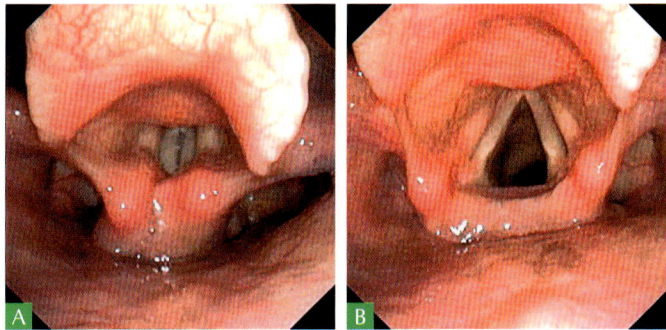

图 1-14 喉部照片采集
A. 下咽与喉部（发"衣"音相）；B. 下咽与喉部（吸气相）。

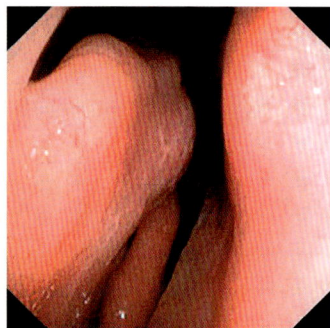

1 左侧鼻腔

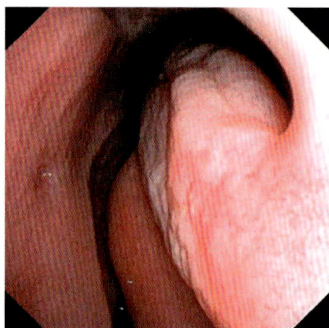

2 右侧鼻腔

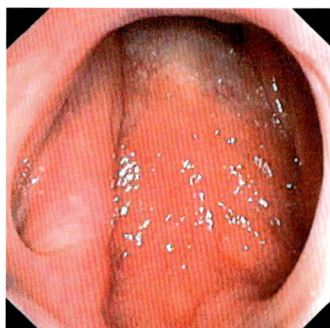

3 左侧鼻咽部

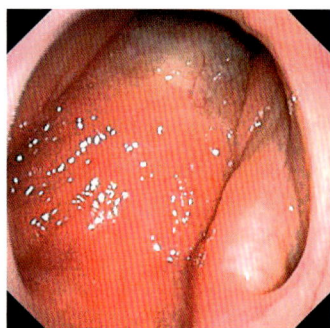

4 右侧鼻咽部

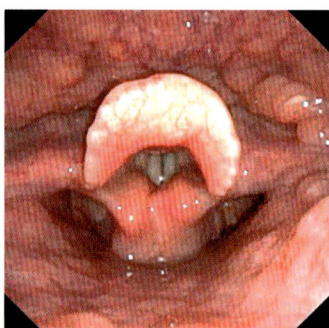

5 口咽与下咽（远景）

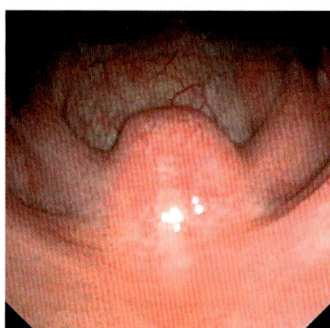

6 软腭与扁桃体

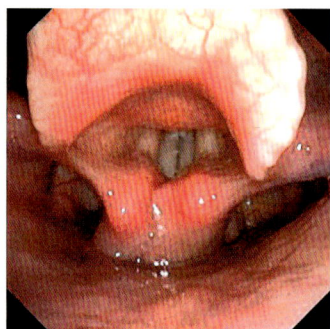

7 下咽与喉部
（发"衣"音相）

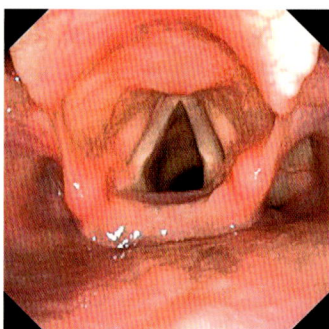

8 下咽与喉部
（吸气相）

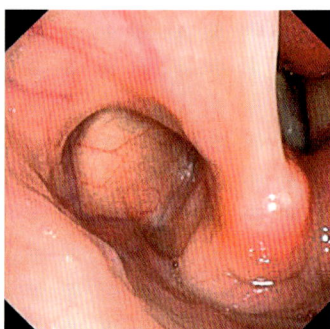

9 左侧梨状窝

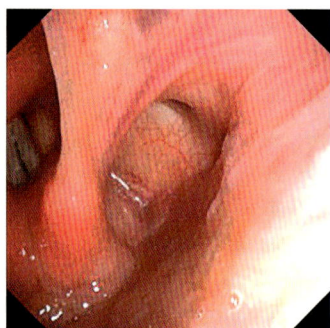

10 右侧梨状窝

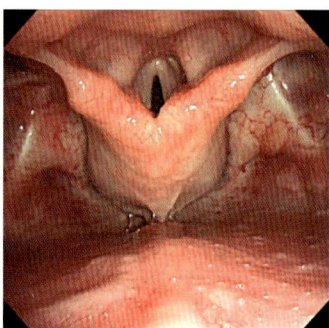

11 下咽后壁与环后区
（显露相）

对病变部位再加拍照片
（远、近及局部）

电子喉镜检查时图像采集标准部位（11 个位点）

三、报告书写

内镜报告应在患者检查结束后由操作医师完成。内镜报告是病情诊断的重要依据，也是病情交流会诊的重要载体，因此要求报告的书写尽量详细、规范。电子鼻咽喉镜检查报告应该包括以下五个基本部分：①患者的基本信息；②内镜下所见，对病变部分要有具体的描述；③选取有代表性的图片；④内镜下的印象诊断；⑤操作医师的签字（图1-15）。

电子鼻咽喉镜的检查报告必须要配有内镜下的照片，2张照片偏少，常不能包括病变的全部信息，应该至少配有4张照片，配6~8张照片更好，从拍摄的照片中选择具有代表性且图像清晰者添加在报告中，对采集照片的部位应在报告中进行标注，以便让同行和非同行了解。报告中还不可缺少对图片内容的文字描述，应该对内镜观察到的部位都要进行描述，正常的部位可以简写，对发现的异常

图1-15 电子鼻咽喉镜检查报告单基本组成部分
①患者的基本信息；②病变具体描述；③典型图片；④内镜下的印象诊断；⑤操作医师的签字。

病变要详细描述，包括病变的部位、大小、形态、范围、活动度等，如果对病变部分进行了活检，报告中要有所描述。最后应该根据内镜下的检查结果，给出内镜下的印象诊断。

电子鼻咽喉镜检查报告书写注意事项如下。

1. 内镜报告中患者的基本信息要仔细核对，不应出现差错，内镜下的具体描述不应有错别字，尤其是左、右侧方向不能搞错。

2. 电子鼻咽喉镜的报告书写上应注意将病变部位准确地进行描述，以及病变与周围邻近结构的关系。在内镜诊断上应该给出内镜下的初步诊断及相关诊疗建议。

3. 如果发现异常病变并进行了活检，应该对病理活检的部位、组织数量以及质量详细记录，以便日后查对。

4. 对检查过程中出现的特殊情况以及患者的反应、病情交代等情况，应该在报告中有所记录。

5. 报告书写完成后，交上级医师审核，确认无误后转交给护士，由护士交给患者或发送到相应部门。

第五节　电子鼻咽喉镜检查麻醉方法

电子鼻咽喉镜检查是鼻咽喉部疾病诊断及治疗的重要手段。内镜探入咽喉部会诱发咽反射，引起恶心呕吐等反应，影响检查操作。能否顺利完成整个检查操作过程的关键在于麻醉效果的好坏。成功的麻醉，患者整个检查过程反应会较小，不适感及疼痛较轻微，会较好地配合检查、活检及鼻咽喉镜下进行的微创治疗（例如切除声带息肉、小结、囊肿等）。麻醉效果差时，患者频繁吞咽、恶心、咳嗽、喉痉挛、缺氧，甚至可能诱发心脑血管疾病等严重并发症，导致检查失败。因此要掌握好软性内镜检查的麻醉方法是非常重要的。

一、局部麻醉药的分类及作用机制

电子鼻咽喉镜检查时的麻醉属于表面麻醉（surface anesthesia），使用的是局部麻醉药（local anesthetics）。局部麻醉药是一类能可逆地阻滞神经冲动的发生和传导，在意识清醒的条件下，使有关神经支配的部位出现暂时性感觉丧失的药物。

（一）分类

常用局部麻醉药在化学结构上由芳香环、中间链和氨基团三部分组成（图1-16），分子结构决定其理化性质和药理性质。

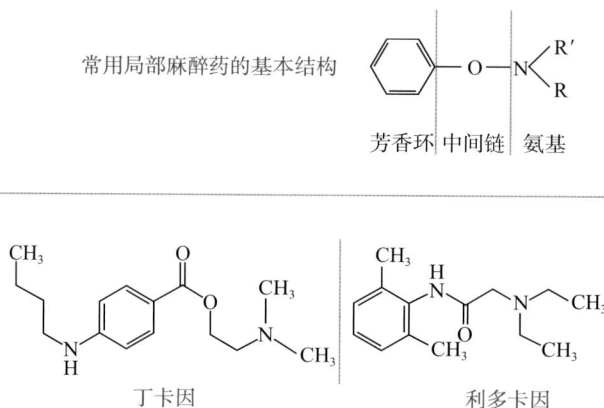

常用局部麻醉药的基本结构

芳香环　中间链　氨基

丁卡因　　　　　　　　利多卡因

图1-16　局部麻醉药分子结构示意图

1．**按中间链分类**　根据中间链的不同，局部麻醉药可以分为两大类：①中间链为酯链者构成酯类局部麻醉药，常用药物有普鲁卡因、氯普鲁卡因和丁卡因；②中间链为酰胺键者构成酰胺类局部麻醉药，常用药物有利多卡因、甲哌卡因、布比卡因、丙胺卡因、依替卡因等。

2．**按作用时效分类**　也可根据局部麻醉药作用时效的长短进行分类：①短效局部麻醉药有普鲁卡因、氯普鲁卡因；②中效局部麻醉药有利多卡因、甲哌卡因和丙胺卡因；③长效局部麻醉药有丁卡因、布比卡因和依替卡因。

（二）作用机制

局部麻醉药必须与神经组织直接接触后才发生作用，对神经的阻滞程度与局部麻醉药的剂量、浓度、神经纤维的类别以及刺激强度等因素有关。想要获得满意的神经传导阻滞效果，应具备三个条件：①局部麻醉药必须达到足够的浓度；②必须有充分的时间，使局部麻醉药分子到达神经膜上的受体部位；③有足够的神经长轴与局部麻醉药直接接触。局部麻醉药应至少接触 1cm 的神经，以保证传导的阻滞，因为有髓鞘神经纤维的冲动能跳越 2~3 个郎飞结（Ranvier's node）。局部麻醉药从给药部位吸收后能引起全身效应。最重要的是中枢神经系统和心血管系统的反应，特别是剂量过大时易出现毒性反应。毒性反应发生的主要原因是局部麻醉药误入血管内或剂量过大。因此，预防局部麻醉药毒性反应关键在于防止或尽量减少局部麻醉药吸收入血和提高机体的耐受力。

二、检查常用局部麻醉药

目前在电子鼻咽喉镜检查中使用的局部麻醉药主要是丁卡因或利多卡因。

1．**丁卡因（tetracaine）**　其又称地卡因（dicaine），属于长效局部麻醉药，作用及毒性均比普鲁卡因强 10 倍，亲脂性高，穿透力强，易进入神经，也易被吸收入血，主要用于黏膜表面麻醉，起效缓慢，作用时间 2~3h，常用浓度为 0.5%~1.0%。丁卡因毒性大，麻醉指数小，大剂量可致心脏传导系统和中枢神经系统抑制，使用时应严格掌握剂量。成人一次表面麻醉不要超过 40mg。电子鼻咽喉镜检查使用丁卡因麻醉时有严重过敏致死的病例报告，检查前需要进行过敏反应试验。

2．**利多卡因（lidocaine）**　其又称赛罗卡因（xylocaine），是目前应用最多的局麻药，作用强度是普鲁卡因的 4 倍，具有起效快、作用强而持久、穿透力强及安全范围较大等特点，同时无扩张血管作用，以及对组织几乎没有刺激性，一般施用 1~3min 后生效，效果维持 1~2h，有全能局部麻醉药之称，还可用于抗心律失常。对酯类局部麻醉药过敏者可改用此药。其毒性大小与药液浓度有关，浓度增加会相应增加毒性。安全范围较大，常用浓度为 2%~4%，用药总量一般不超过 400mg。由于曾出现过使用利多卡因引起严重毒性事件的报道，故在操作过程中要控制药物剂量及浓度，密切观察患者情况。

三、目前常用的麻醉方法介绍

（一）鼻腔麻醉

检查时出现鼻腔疼痛的概率最高，这主要与患者鼻腔的生理及病理结构（尤其是鼻中隔中后段偏曲、鼻甲肥大、鼻道狭窄者）、鼻腔麻醉方法、操作的手法有关。鼻腔麻醉选择的麻醉药主要是 1% 的丁卡因或 2% 的利多卡因，常需要配合减充血剂以收缩鼻甲。鼻腔麻醉主要有以下三种方法。

1. **棉签式麻醉**　将棉签沾上局部麻醉药水，沿下鼻甲或中鼻甲表面探入鼻腔，寻找总鼻道较宽敞处进入，使局部麻醉药与鼻甲及鼻中隔黏膜反复接触，然后将棉签停留在鼻道内，待局部麻醉药起效后进镜检查。

2. **喷雾式麻醉**　一般借助综合诊疗台的麻醉喷枪来完成。从前往后喷洒麻醉药，注意不可将麻醉喷枪向前过伸，以免造成鼻腔或鼻甲黏膜损伤，甚者可造成明显的鼻腔出血。

3. **滴入式麻醉**　患者需取仰卧位，将局部麻醉药滴入双侧鼻腔内。局部麻醉药可以选用液体，也可选用凝胶或胶浆类。这种麻醉方式基本能够覆盖全部鼻腔黏膜，流入咽部的局部麻醉药可以嘱患者吞下。

（二）咽喉部麻醉

咽喉部麻醉是检查时麻醉的重点，如果麻醉效果不佳，患者反应明显，很难充分配合检查过程。常用的咽喉部麻醉方法有如下五种。

1. **喷雾式麻醉**　将 2% 的丁卡因 20mL 倒入容量为 50mL 的喷雾壶内，嘱患者发"啊"音，将喷头对准喉咙深部，每次喷 5~6 下，间歇 2~3 次，每次间隔 1~2min。对于舌肥厚者，嘱其将舌头伸出，用无菌纱布轻轻向外牵拉舌体，充分暴露喉部再喷麻醉药。麻醉起效后，受检者会有吞咽感觉麻痹、喉咙梗阻感，记录患者麻醉起效时间及用药量。

2. **雾化或超声雾化吸入式麻醉**　雾化瓶内倒入 2% 丁卡因 3~5mL，加入 0.9% 氯化钠注射液 10mL，氧流量为 6~8mL/min，受检者取坐位，将咬嘴式雾化器含于口内，嘴唇轻轻闭上，尽量深呼吸，使雾化微粒沉降于鼻咽喉深部，再由双侧鼻孔向外呼出，全部药液喷洒时间为 10~15min。

3. **经喉镜下或经导管喷洒式麻醉**　用注射器抽取 2% 利多卡因溶液 15~30mL，通过喉镜的活检孔道或经鼻腔插入细导管，将麻醉药注入到下咽和喉部，喷洒在黏膜表面，具有较强的针对性，能够深入到下咽和喉部，对下咽和喉部的麻醉效果较好。

4. **口含 - 咽下式麻醉**　常用药物为 2% 利多卡因胶浆 10mL，通常口含 3~5min 后慢慢咽下，使口咽和下咽部黏膜表面与麻醉药接触而产生麻醉效果，但对喉部麻醉效果较差。

5. **环甲膜穿刺麻醉**　用 5mL 注射器抽取 1% 丁卡因或 2% 利多卡因溶液，经环甲膜穿刺，针尖有落空感时表示已经进入喉的声门下区，迅速注入麻醉药，注射完毕后立即让患者坐起，嘱其咳嗽。环甲膜穿刺法是下呼吸道黏膜表面麻醉效果最好的方法，但是该方法不能覆盖口咽到下咽。环甲膜穿刺术常会给患者带来顾虑，该麻醉方法目前仅在特殊情况下使用。

四、麻醉经验介绍

电子鼻咽喉镜检查时麻醉的重点是鼻腔和咽喉部，其中以喉部最为敏感，必须做到充分麻醉，否则很难贴近观察及进行治疗性操作。目前的鼻咽喉镜管径较纤细，基本都可以从容地通过鼻腔。鼻黏膜娇嫩、感觉灵敏，如果麻醉不充分，插入鼻咽喉镜时，患者普遍会感觉明显的疼痛，引起或加重其心理紧张，从而影响后续的操作。在进入鼻腔前，最好使用局部麻醉药＋减充血剂，以减轻患者的疼痛不适。关于局部麻醉药，我们选用的是 2% 利多卡因凝胶，其效果优于利多卡因喷雾。因为利多卡因凝胶具有表面麻醉和润滑的双重作用，既可以减轻患者痛苦，又可以保护鼻腔黏膜免受损伤。如果鼻道条件较好、较宽敞，可以不用减充血剂。如果鼻甲肥大或鼻中隔偏曲，导致鼻道狭窄时，则有必要使用减充血剂。减充血剂可以选用麻黄碱（常由各单位自行配制），也可选用盐酸赛洛唑啉滴鼻液或盐酸羟甲唑啉喷雾剂等。如果不采用经口进镜检查，笔者团队并不是常规采用经口途径喷洒局部麻醉药，这是因为临床中发现经口喷洒局部麻醉药后，有时会增加患者恶心等不适反应。经口喷洒局麻药，主要是对口咽表面的黏膜产生麻醉效果，而常规经鼻腔进镜观察时，将内镜沿咽后壁向下深入，基本不会接触口咽部的黏膜，因此不会刺激到口咽部的感觉。如果经鼻腔进镜后要对扁桃体或舌根部进行活检，以及经口进镜检查，这时需要对口咽部的黏膜进行表面麻醉，可经口用喷壶喷洒或含服 2% 利多卡因溶液 3～5mL，也可以经内镜活检管道推送局部麻醉药，喷洒在口咽部的舌根、扁桃体和咽后壁等部位。

下咽部和喉部的麻醉是电子鼻咽喉镜检查的关键，内镜探查到这些部位时，已经深入咽喉腔，患者常有明显的异物感，要想让患者充分地配合检查，必须做好下咽和喉部的表面麻醉。我们的经验和方法如下。

1. 局部麻醉药的选择 一般使用的是 2% 盐酸利多卡因注射液，主要原因是安全。在笔者所在科室运行以来的 2 万余例患者的使用过程中，没有发生因为使用利多卡因所致的过敏等不良事件；另外，利多卡因起效很快，一般 1～3min 就会发挥作用，起效速度不逊于丁卡因。

2. 局部麻醉药剂量的控制 临床上因为麻醉出现的并发症，主要是与局部麻醉药使用过量有关。局部麻醉药的特点是必须与神经组织直接接触后才会发生作用。1% 的丁卡因每次使用不能超过 4mL，4mL 的药液使用时会有部分损耗，扣除损耗后的药液通常难以完整覆盖咽喉部黏膜，如果黏膜未与局部麻醉药接触，麻醉效果将减弱。选择利多卡因的一个重要特点是用药剂量的安全范围大，根据药理学专著所述一次表面麻醉使用不要超过 400mg（相当于 2% 的利多卡因 20mL）。而从文献报道及临床实际应用过程中来看，超过 400mg 的用量目前尚未见毒性反应报道。关于检查时一次利多卡因的最大用量，国内外还没有相关方面的资料报道，但是参照气管镜检查的相关文献，英国胸科协会指南以及我国中华医学会呼吸病学分会制定的《诊断性可弯曲支气管镜应用指南（2008 年版）》，成人利多卡因的总用量应限制在 8.2mg/kg（按体重 70kg 计算，2% 的利多卡因用量不要超过 29mL）。美国胸科协会建议利多卡因总剂量不要超过 7mg/kg 或血清中利多卡因浓度不要超过 5mg/L。儿童用药总量应控制在 5～7mg/kg 以内。对 6 月龄以下的婴儿，应使用浓度为 1% 的利多卡因。气管镜检查过程与喉镜检查过程有部分相似之处，气管镜更注重将药液注入气管内，喉镜的检查更注重将药液喷洒在声门以上的结构，气管内局部麻醉药物吸收的速度及效率是要大于声门上结构的。由此可以发现，在喉镜检查时使用利多卡因参照气管镜的标准没有问题，甚至可以使用多于气管镜检查推荐的剂量，这是因为喉镜检查时喷洒的很多药液被吞咽进入消化道，消化道黏膜对利多卡因的吸收率明显低于呼吸道。我们在使用利多卡因时，基本都超过 400mg 的剂量，一般为 400～800mg，没有出现明显的因麻醉药剂量过大而引起的相关并发症。因此利多卡因在使用上是安全性较高的，用药剂量增加后有利于对黏膜表面进行充分麻醉，患者的不适反应就明显降低，检查的配合度明显增加。

3. **局部麻醉药的喷洒部位及方法**　局部麻醉药使用的目的是减轻咽喉部的反射，因此要对咽部和喉部的感觉神经支配有所了解，这些神经分布的部位是麻醉药重点喷洒的部位。喉部声门上黏膜的感觉主要由喉上神经支配。喉上神经的内支主要为感觉神经，分布于会厌谷、会厌、声门后部的声门裂上方和下方、口咽、小部分喉咽及杓状软骨前面等部位的黏膜；外支也有感觉支，分布至声带及声门下区前部的黏膜。喉返神经主要为运动神经，但也有感觉支分布于声门下区、气管、食管及部分喉咽的黏膜。喉上神经内支的后支 100% 有小分支分布至杓肌的深部，喉上神经内支与喉返神经后支的吻合主要位于环杓后肌和杓肌。

局部麻醉药喷洒时不是盲目地进行，要将药液喷洒在感觉神经支配的关键区域和病变的部位，这样才能够起到较好的效果，后续操作时患者才能够很好地配合。根据上面神经分布的介绍，在麻醉药喷洒上选择的重点部位依次是双侧杓区、会厌喉面和双侧声带。如果病变位于声门上，要重点对声门上黏膜进行喷洒；如果病变位于声门，要重点对双侧声带进行喷洒；如果要探入声门下及气管检查，必须对声门下及气管进行喷洒。下咽部的病变也主要喷洒杓区，由于在喷洒杓区时会有药液沿着下咽后壁流入双侧梨状窝，然后在病变局部补充少许局部麻醉药就可以，这样下咽和喉部基本都会产生较好的麻醉效果。

在麻醉药的喷洒方法上，笔者采用气管镜检查的渐进式表面麻醉方法——将 2% 的利多卡因溶液抽吸到 20mL 注射器中，通过电子鼻咽喉镜的活检孔道分次、分部位喷洒到关键的表面麻醉部位，每次抽吸药液 3～5mL，对准部位，连续喷洒约 5～6 次。常规第一次喷洒在咽后壁，第二次喷洒在杓区，第三次也喷洒在杓区，第四次喷洒在会厌喉面，第五次喷洒在声带，第六次针对病变部位进行喷洒，6 次喷洒后使用的麻醉药量约 25mL。喷洒时将足量的药液准确地喷洒在黏膜表面，这样药液基本上就能覆盖喉部及下咽部的黏膜。如果选用的局部麻醉药为丁卡因，那么其最大使用剂量为 4mL。如患者稍有反应或药液有所损耗，丁卡因的麻醉覆盖区域将会偏离关键区域，再加上检查者顾虑药物过量而不敢追加药液，最终使得整个咽喉部的黏膜很难被完全麻醉覆盖。而如果选用利多卡因作为局部麻醉药，其具有用量可较大而用量安全范围大的特点，因此即使患者有反应、药液有损耗或偏离关键部位，通过反复多次喷洒，仍可达到良好的麻醉效果。利多卡因起效较快（起效时间为 1~3min），起效后再进镜观察，患者反应较小，能够配合内镜下的活检及微创治疗，可取得较好的检查效果。注意，如果口咽部无明显病变，口咽部常规不进行重点喷洒麻醉药。如果病变位于软腭及扁桃体，常需要经口进镜观察及活检，这时才需要将麻醉药喷洒在口咽部的软腭、舌根及扁桃体表面。如果患者喷洒完麻醉药后仍有明显反应或有吸烟史、饮酒史，可能是对麻醉药产生了一定的耐药性，可适当增加药量，另外在喷洒完后可适当延长作用时间，喷洒完 3~5min 后再进镜观察。

第六节 电子鼻咽喉镜检查注意事项及常见并发症处理

电子鼻咽喉镜检查是一种无创性的检查操作，内镜下的活检及治疗属于微创操作。电子鼻咽喉镜的检查及治疗过程要尽量避免相关并发症的发生，故要注意以下四个方面。

一、了解患者的基本状态和检查目的

检查前，操作医师一定要了解患者的既往史和现病史，尤其是高血压和心脑血管疾病患者要格外注意。如果必须做检查，最好要有心电监护，操作时一定要动作轻柔，避免引起患者过多的刺激和反应。如果有出血倾向，禁忌内镜下活检及治疗性操作。另外在检查前必须要针对患者的主诉，分析患者检查的目的，根据每个患者的实际情况进行内镜下检查、活检及治疗。在患者能够耐受的范围内尽可能细致地观察，如果患者无法配合，应及时终止检查，避免为达到检查目的而不顾患者感受的内镜操作，患者的安全是第一位的。

二、提高患者检查的舒适度

大多数患者对喉镜检查过程不了解，会产生一种紧张、恐惧的心理。电子鼻咽喉镜检查是一种刺激源，这种刺激通过交感神经系统的作用使肾上腺素和去甲肾上腺素分泌增加，引起血压升高、心率加快，进而影响检查。有的检查者通过在咽喉部喷洒局部麻醉药来进行检查前表面麻醉，这种局部用药会让患者感觉不舒适；另外，牵拉舌根会引起反射性恶心、呕吐，麻醉起效后咽喉部产生肿胀、麻木、吞咽梗阻、痰堵等感觉，使吞咽反射增加，患者的不舒适感也增加，更增加了对检查的紧张、恐惧感，对喉镜的耐受性下降。电子鼻咽喉镜检查的护理配合质量高低直接关系到诊治的成败，细节往往起决定性的作用。检查过程中，各种应激作用于患者，不但影响患者机体内环境的稳定，还会增加检查难度。我们在检查前不常规经口对咽喉部喷洒局部麻醉药，仅进行鼻腔局麻，减少进镜时鼻腔的疼痛感，鼻腔疼痛也易引起患者对检查的抵触。观察到咽喉部时，要注意内镜操作的手法，避免触碰舌根、喉咽后壁或会厌壁。如果仅进行观察，咽喉部可以不喷洒局部麻醉药，患者检查结束后就可以立即进食水；如果需要活检则再追加局部麻醉药。在局部麻醉药的选择上，由于丁卡因毒性大，过量使用有中毒的风险，而用量不足又会导致达不到理想麻醉效果，推荐使用利多卡因进行鼻咽喉镜检查时的局部麻醉更加安全、有效。充分局麻后，后续的操作患者反应就较小，有利于内镜下的活检及治疗性操作。对咽反射明显的患者，也要重视语言沟通，嘱其在操作的同时加强自我控制，此时检查操作应迅速而准确，以减少患者痛苦。如果患者仍无法配合，应在局麻后暂停操作，待局部麻醉药充分起效后再进行。充分的局麻是避免内镜操作相关并发症出现的重要保证。

三、检查过程中重大并发症的处理

电子鼻咽喉镜检查及治疗过程是比较安全的，内镜操作过程中会引起疼痛，内镜活检后少量出血都是暂时的，通常不会引起严重并发症。除了要避免患者出现心脑血管意外等情况，电子鼻咽喉镜检查过程中还要注意表面麻醉药物中毒或过敏，以及喉痉挛两种并发症，这些并发症可能导致患者死亡，需格外谨慎。

（一）表面麻醉药物中毒或过敏

表面麻醉药物中毒或过敏主要由丁卡因引起，利多卡因极少出现。丁卡因中毒或过敏，主要表现在中枢神经系统或心血管系统，对中枢神经和心血管有明显的抑制作用。丁卡因表面麻醉出现过敏性休克理论上是速发型变态反应，为Ⅰ型变态反应，一旦发生，来势凶险，发展迅速，若抢救不及时、不正确，患者随时可能死亡。临床表现主要有呼吸道梗阻症状，例如急性喉水肿、支气管痉挛、肺水肿所致的胸闷气促；循环衰竭所致的面色苍白、脉搏细弱、血压下降；中枢神经系统因脑组织缺氧引起的头昏眼花、意识丧失、抽搐、大小便失禁等，很快发展到昏迷、呼吸暂停和心脏停搏。一旦临床诊断，需要立即救治，目前尚无特殊治疗方法，重要的是根据患者出现的不良反应的病理生理机制进行对症和支持治疗。如果出现全身抽搐，应给予抗惊厥治疗，例如地西泮、苯巴比妥；如果出现心脏停搏，应立即采取人工呼吸、心脏按压、电除颤等措施，尽快使心肺复苏，缩短脑缺氧时间，否则后果严重；如果心肺复苏成功，应在对症、支持治疗的基础上，采取促进脑复苏的措施。因此在电子鼻咽喉镜检查和治疗的场所应备有急救相关的各种药品和设备，例如地西泮、阿托品、地塞米松、肾上腺素、硫喷妥钠等药品，麻醉用气管插管、氧气、气管切开包等器械设备。在丁卡因过敏或中毒的防治上必须注意以下七点。

1. **掌握丁卡因的过敏性** 严重过敏体质者禁用。在使用时应小心谨慎，对过敏反应以预防为主，建议使用前做过敏试验。

2．**严格掌握丁卡因的用药剂量** 其作为表面麻醉剂的浓度一般为 0.5%～2.0%，单次用量不超过 60mg；儿童和老人使用浓度以不超过 1% 为宜，用药剂量酌情减少，对于孕妇、重病和体弱者使用该药物时更需要慎重。

3．**严格按照规范流程操作** 在使用丁卡因的过程中，操作者应密切观察患者面色、神志、呼吸、瞳孔等变化，先喷少量药液于口咽部，如果无特殊反应，5～10min 后再喷第 2 次，若患者一般情况良好，无特殊不适感，方可进行第 3 次喷药。

4．**及时应用抗过敏措施** 一旦发生过敏，应采取常规抗过敏措施，立即停止与可疑过敏原接触，给予 0.1% 肾上腺素皮下注射或静脉注射，再以 5% 葡萄糖液滴注，维持静脉给药途径通畅。严重病例应及早静脉注射地塞米松 10～20mg 或琥珀酸氢化可的松 200～400mg。可酌情选用抗休克药物，例如去甲肾上腺素、间羟胺等。同时给予血管活性药物，并及时补充血容量。

5．**保持呼吸道通畅和机体氧供** 对常规抢救无效者和严重阵挛性惊厥者必须保障呼吸道通畅，气管插管或切开和机械通气是重要抢救措施，能够挽救大多数患者生命。

6．**警惕心源性死亡** 警惕丁卡因引起的室颤和心搏骤停而致死，应当进行心电监护，除颤仪备用。

7．**联合抢救** 发生丁卡因过敏和中毒时，联合急诊科和 ICU 抢救重症患者能提高抢救成功率。

（二）喉痉挛

喉痉挛（laryngospasm）是指喉部肌肉反射性痉挛收缩，使声带内收，声门部分或完全关闭，而导致患者出现不同程度的呼吸困难甚至完全性呼吸道梗阻。喉痉挛是麻醉过程中少见的并发症，易发生于麻醉诱导期和苏醒期，亦可发生于一些喉镜检查操作中，尤其多见于低龄儿童。频繁咳嗽是喉痉挛的先兆。根据喉痉挛的严重程度分为三度。①轻度喉痉挛，仅声带发生痉挛性收缩，声门变窄，随呼吸气流可发出调低的喉鸣音；②中度喉痉挛，声带和室带均发生痉挛性收缩，但声门并未完全关闭，因气流明显受阻而发出调高、粗糙的喉鸣音，出现呼吸"三凹征"（锁骨上窝、胸骨上窝和肋间隙凹陷明显）；③重度喉痉挛，咽喉部肌肉皆进入痉挛状态，声门紧闭，呼吸道完全梗阻，因无气流通过反而无任何声音，患者很快呈发绀状态，意识丧失，瞳孔散大，心跳微弱甚至骤停。

1．**喉痉挛的处理原则**

（1）立即停止一切刺激和手术操作。

（2）轻提下颌可缓解轻度喉痉挛，面罩加压纯氧吸入。

（3）在吸氧的同时应用静脉或吸入麻醉药加深麻醉，直至喉痉挛消失。

（4）对重度喉痉挛，紧急情况下可采用 16 号以上粗针行环甲膜穿刺给氧或行高频通气。

（5）如果上述处理无效，可应用短效肌肉松弛药来改善氧合或协助进行气管插管，一般主张给予小剂量的琥珀胆碱（0.1mg/kg），不仅可使喉痉挛得到迅速缓解，而且对自主呼吸的干扰小。

2. 内镜检查时喉痉挛的预防措施

（1）详细询问病史，既往有无喉痉挛以及呼吸道痉挛的病史。

（2）喉部检查时表面麻醉要充分，不要过度刺激声门区。

（3）患者咳嗽剧烈、有明显的呼吸困难时应立即停止内镜检查操作。

（4）避免浅全麻状态下行口腔、咽腔内的各种操作。

（5）及时清除呼吸道分泌物、血液等。

四、检查风险防范措施

1. 核对患者的基本信息以及检查前的准备是否正确和齐全，防止冒名顶替的现象发生。重点关注相关实验室检查的结果，查明传染病情况，如果相关检查指标阳性，需要特别注意消毒情况，防止出现交叉感染。

2. 详细询问病史，了解患者具体的诊疗经过，掌握相关检查结果（重点是 CT/MR/ 内镜 / 病理 / 细胞学等检查），明确此次检查的目的及特殊要求，明确是否符合电子鼻咽喉镜检查的适应证以及有无禁忌证；尤其是要注意申请单上申请医师的特别注明的一些情况，如果有疑问应该及时和相关医师联系进行确认，防止为患者做了检查却没有达到检查目的。

3. 了解患者的一般情况、过敏史等，判断能否耐受检查过程，对一些年龄较大、基础疾病较多的患者，要特别注意防止相关并发症的发生，嘱护士做好心电监护，准备好可能用到的相关药品和物品。

4. 检查前一定要向患者和家属交代检查过程及可能发生的风险，签署知情同意书，对一些特殊的情况，要在知情同意书上签字为证。

5. 在检查过程中，操作要认真仔细，不可粗暴，如果患者反应强烈不能强行检查，防止出现相关并发症。活检时取材部位的选择要准确，避开血管，避免咬取坏死物。活检后观察活检局部情况，细致止血，确认出血停止后再退镜。在检查过程中要求在标准部位拍照记录，照片要清晰，能够充分反映病变的信息，以满足后续诊断及治疗的需要。

6. 检查后开具相关收费单据，避免乱收费和重复收费，一定要检查清楚各个收费项目，确保符合医保的要求。填写病理检查申请单要和护士仔细核对，包括患者的基本信息、活检部位及活检标本数量，避免出现错误，在申请单上要将临床信息及内镜检查结果写清楚和充分，以便给相关科室提供尽可能多的信息。

7. 检查结束后，应该向患者及家属交代检查过程、检查后的注意事项、内镜报告和病理结果的取得时间和流程。

8．内镜报告在检查结束后立即完成，报告中患者的基本信息要仔细核对，不能出现差错；内镜下的具体描述不应有错别字，尤其是左、右侧方向不能搞错。对检查过程中出现的特殊情况（如患者的反应、病情交代等），应该在报告中有所记录。报告书写完成后，交上级医师审核，确认无误后转交给护士，由护士发送到相应部门。

第七节　耳内镜检查规范

一、检查前准备

1．准备好耳内镜设备。

2．嘱患者取坐位，头部向非检查侧倾斜使检查耳的外耳道口稍向斜上，并且牵拉耳廓，以便外耳道变直，方便检查。

二、检查操作流程

1．**检查流程**

（1）将耳内镜轻轻、缓慢地插入外耳道，直达鼓膜。

（2）操作过程中，若发现外耳道被耵聍等遮挡，须先清理外耳道至通畅，以确保清晰的视野。

（3）检查结束后，告知患者保持外耳道清洁，避免污水进入耳内。根据检查结果是否进行进一步治疗或随访。

2．**检查内容**　观察外耳道壁是否红肿，鼓膜的形状、位置、颜色、活动度、标志，鼓膜表面是否有穿孔等。记录观察到的情况并进行图片的采集，以报告的形式进行展示。

三、注意事项

1．检查过程中，如果患者感到不适或疼痛，应立即停止操作。

2．对于有严重基础疾病的患者，应在高年资医生的指导下进行耳内镜检查。

第八节 鼻内镜检查规范

一、检查适应证与禁忌证

（一）适应证

1. 有鼻塞、流涕、头痛症状，疑为鼻炎、鼻窦炎或鼻中隔偏曲。

2. 原因不明、部位不详的鼻出血。

3. 鼻腔持续性或阵发性清水样涕，高度怀疑脑脊液鼻漏者可通过检查探查脑脊液漏口来源。

4. 不明原因嗅觉障碍。

5. 鼻腔或鼻咽部新生物，颈部有转移性包块或传导性耳聋怀疑鼻咽部有占位者，可在镜检下发现原发灶、病变范围及活检。

6. 经鼻内镜术后复查，包括鼻窦手术后观察窦口是否引流通畅，有无粘连、复发。

7. 其他影像学检查（如 X 线、CT、MRI 检查）发现鼻腔异常，需进一步检查。

（二）禁忌证

1. 严重心肺器质性疾病患者不能耐受检查。

2. 受检者年龄过小，不能配合检查。

3. 严重出血倾向、凝血机制障碍患者。

4. 传染性疾病活动期。

5. 既往出现严重的鼻 - 肺反射、鼻 - 心反射反应的患者。

二、检查前准备

1. 操作前了解患者的一般情况，询问现病史以及既往史，如心脑血管疾病史、过敏史等，判断其能否耐受检查过程。

2. 告知患者检查目的及注意事项，消除患者紧张情绪，尽量取得患者配合。

3. 准备好鼻内镜检查设备，如 0° 内镜、70° 内镜。

4. 操作前需使用呋麻滴鼻液、丁卡因喷雾剂收缩并表面麻醉受检者双侧鼻腔。

5. 帮助患者摆好体位。患者取坐位，头部固定，检查者站于患者正前方。

三、检查操作流程

1. **检查顺序** 将鼻内镜自一侧前鼻孔进入鼻腔，沿鼻底深入，依次仔细检查该侧鼻腔鼻咽部结构：①鼻前庭及利特区；②下鼻甲及下鼻道；③鼻中隔及鼻顶；④中鼻甲、钩突、中鼻道；⑤嗅裂、蝶筛隐窝；⑥后鼻孔、鼻咽部（包括鼻咽顶后壁、底壁、咽隐窝、咽鼓管圆枕和咽口）。

2．检查内容

（1）各鼻甲的大小、形态及颜色，有无出血及病变，有无缺失或残留。

（2）上鼻道、中鼻道、下鼻道及总鼻道有无分泌物，分泌物的颜色、有无血迹及黏脓痂皮，有无息肉样物或占位性病变等。

（3）对于术后患者，需观察各鼻窦开口是否通畅、黏膜有无肿胀，有无分泌物、分泌物的颜色，有无息肉样变或占位性病变等。

（4）鼻中隔有无偏曲、穿孔、肿胀、压痛，偏曲的部位及形态、偏曲部位是否与鼻甲相接触，鼻中隔后方有无缺如，有无肿物等。

（5）鼻腔内有无粘连、粘连的部位。

（6）鼻咽部两侧的咽隐窝、咽鼓管咽口及圆枕是否对称；鼻咽黏膜的颜色，有无增厚、充血、出血，有无分泌物，有无粗糙不平或不对称的黏膜下隆起，有无溃烂及新生物，新生物的范围、外观及颜色，黏膜有无坏死。腺样体大小、形态等。

（7）鼻出血的部位。

（8）鼻腔、鼻窦及鼻咽部手术后的恢复情况。

3．检查过程中的技巧

（1）检查前鼻腔黏膜尽可能充分收缩，以免影像进镜及易损伤黏膜引起出血。若鼻腔仍较窄，可改用儿童电子鼻咽喉镜进行检查操作。

（2）检查时必须依次仔细检查，防止出现漏诊可能。

（3）在闭嘴用鼻吸气时拍照鼻咽部，采集照片应当包括咽鼓管圆枕和咽口、咽隐窝、顶壁、顶后壁、软腭鼻咽面，要显示后鼻孔有无病灶侵犯。

（4）病变区域拍照：发现异常病变，需充分暴露，先从远处观察，照片要有远景，显示病变解剖结构关系，对病变进行定位。又要贴近观察，明确病变的具体位置、边界及范围。同时要双侧鼻腔对照观察。

四、报告书写内容

1．**下鼻甲**　采集图片包括下鼻甲、总鼻道、鼻中隔、中鼻甲前端。

2．**中鼻甲**　采集图片主要为中鼻甲、中鼻道、窦口鼻道复合体、嗅裂。

3．**鼻咽部**　采集图片包括咽鼓管咽口、咽隐窝、咽鼓管圆枕和咽口，以及鼻咽顶壁、后壁、底壁。

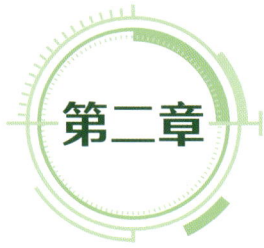

第二章 耳部疾病

第一节 大疱性鼓膜炎

病例 1　患者，男，55 岁，右耳听力下降 1 天

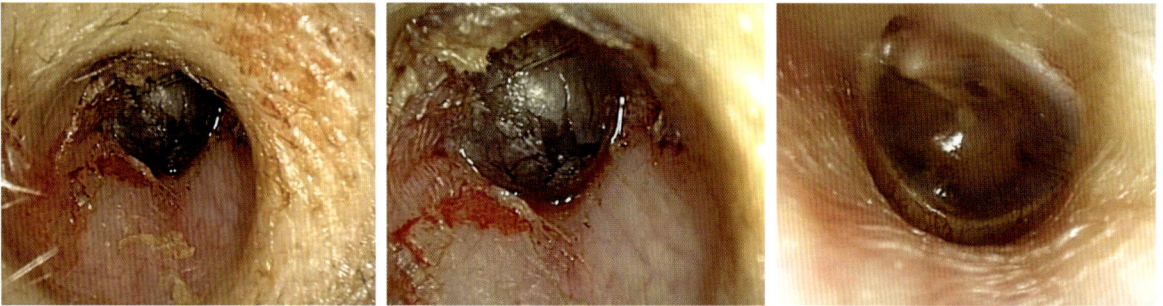

诊断要点：右侧外耳道及鼓膜肿胀明显，可见少许血性渗出物。左耳鼓膜浑浊，鼓室内可见积液。

内镜诊断：1. 右侧大疱性鼓膜炎；2. 左侧分泌性中耳炎。

病例 2　患者，男，41 岁，右耳痛伴闷堵感 1 天

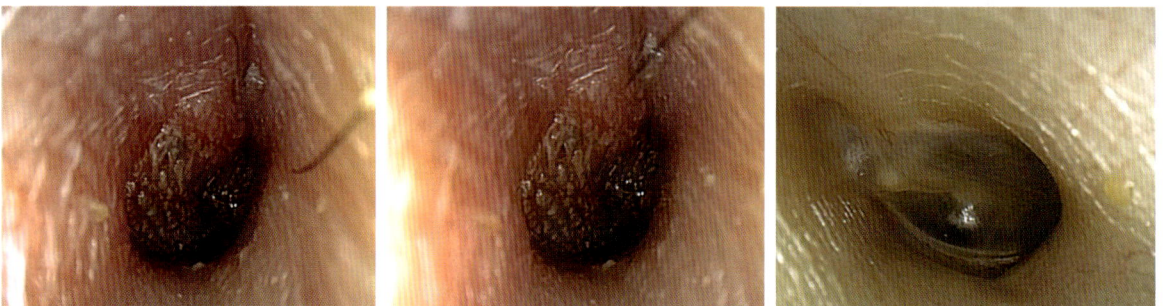

诊断要点：右侧外耳道及鼓膜红肿，右耳鼓膜表面可见血疱形成。左侧外耳道通畅，左耳鼓膜完整，标志清。

内镜诊断：右侧大疱性鼓膜炎。

病例 3　患者，女，33 岁，右耳痛 1 天

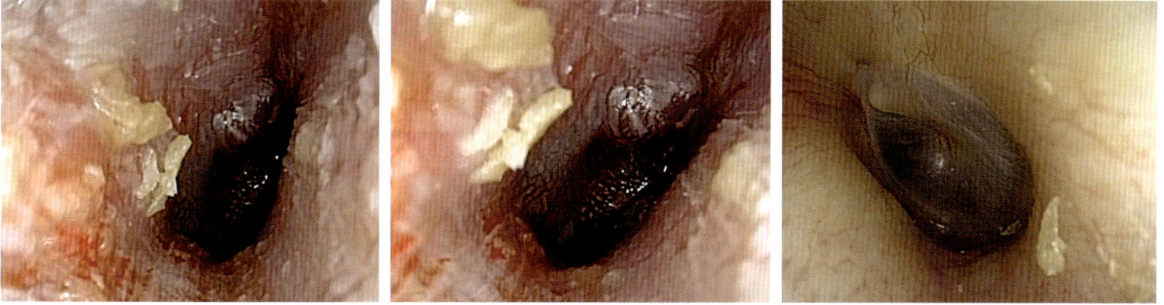

诊断要点：右侧外耳道及鼓膜红肿，可见血性渗出物；右耳鼓膜表面可见血疱形成。左耳鼓膜完整，标志清。

内镜诊断：右侧大疱性鼓膜炎。

病例 4　患者，男，40 岁，左耳痛 1 天

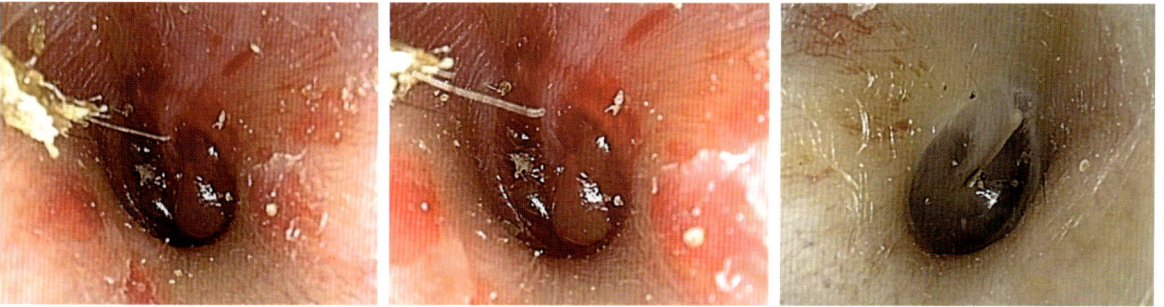

诊断要点：左侧外耳道及鼓膜黏膜充血，左耳鼓膜表面可见血疱形成和少许血性渗出物。右耳鼓膜完整，标志清。

内镜诊断：左侧大疱性鼓膜炎。

病例 5　患者，男，61 岁，右耳痛伴发热 3 天

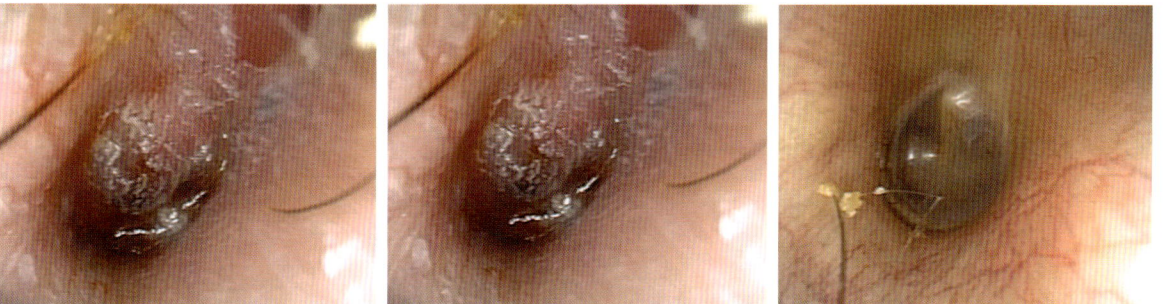

诊断要点：右侧外耳道及鼓膜黏膜红肿，表面可见血性渗出物，右耳鼓膜表面可见血疱形成。左耳鼓膜完整，标志清。

内镜诊断：右侧大疱性鼓膜炎。

病例6　患者，男，12岁，左耳痛1天，右耳闷伴听力下降1周

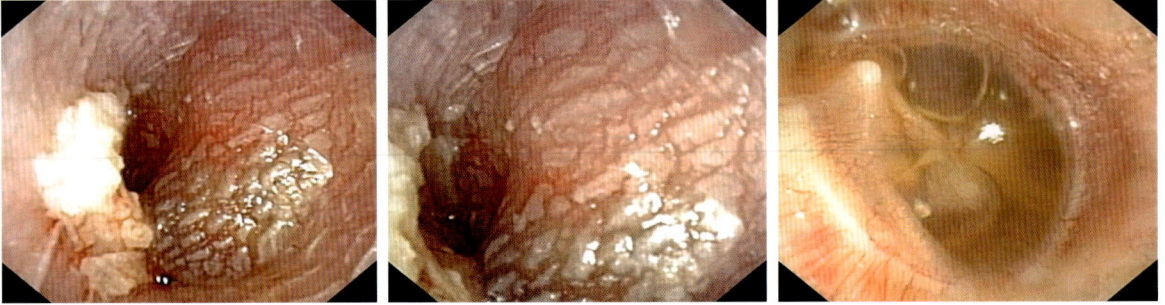

诊断要点：左侧外耳道及鼓膜黏膜表面红肿，左耳鼓膜表面可见血疱形成。右侧外耳道通畅，右耳鼓膜浑浊，鼓室内可见气泡和积液。

内镜诊断：1. 左侧大疱性鼓膜炎；2. 右侧分泌性中耳炎。

病例7　患者，男，33岁，左耳痛伴听力下降1天

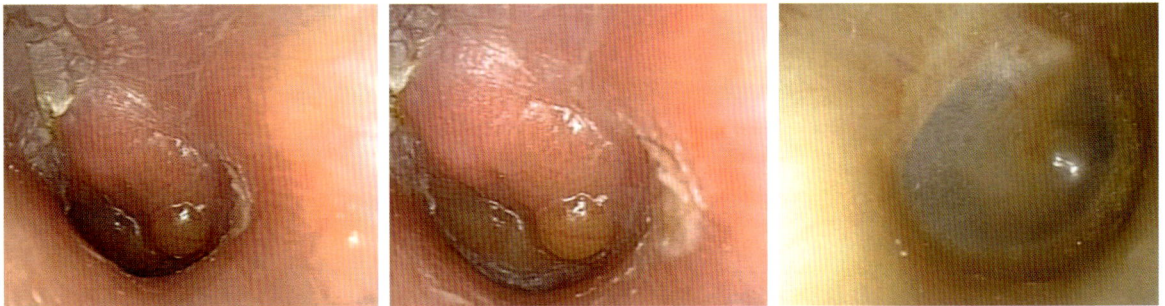

诊断要点：左侧外耳道及鼓膜充血，左耳鼓膜表面可见大疱形成，呈红色及淡黄色。右耳鼓膜完整，标志清。

内镜诊断：左侧大疱性鼓膜炎。

第二节　胆脂瘤

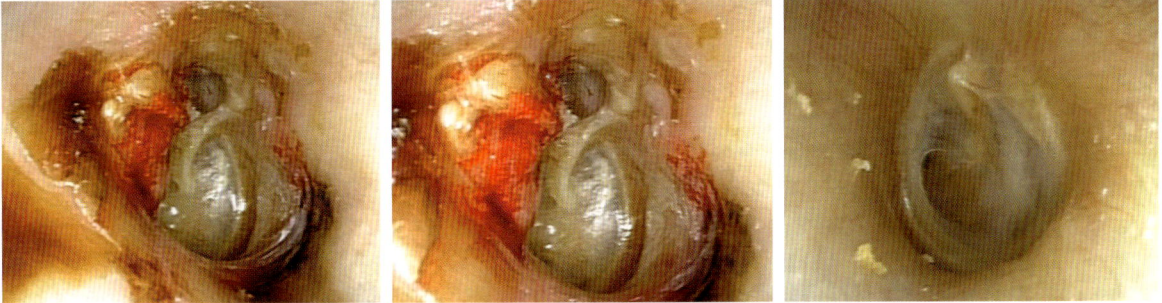

诊断要点： 右侧外耳道、鼓膜表面可见胆脂瘤样新生物，上鼓室内陷，鼓膜边缘可见血性分泌物。左侧外耳道通畅，鼓膜完整、标志清。

内镜诊断： 右侧中耳胆脂瘤。

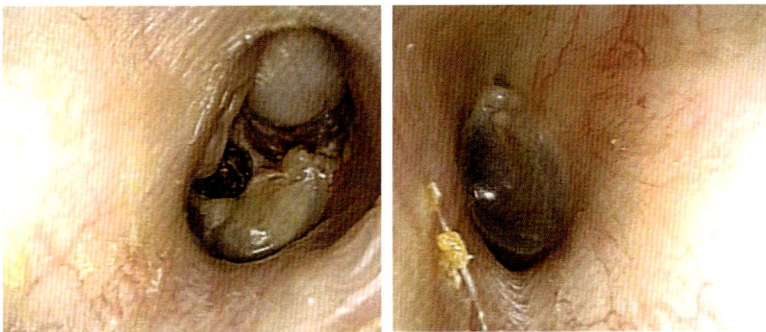

诊断要点： 右侧外耳道通畅，鼓膜标志不清，鼓室内见胆脂瘤样新生物。左侧外耳道通畅，鼓膜完整、标志清。

内镜诊断： 右侧中耳胆脂瘤。

病例 3　患者，男，15 岁，双耳反复流水 3 年余

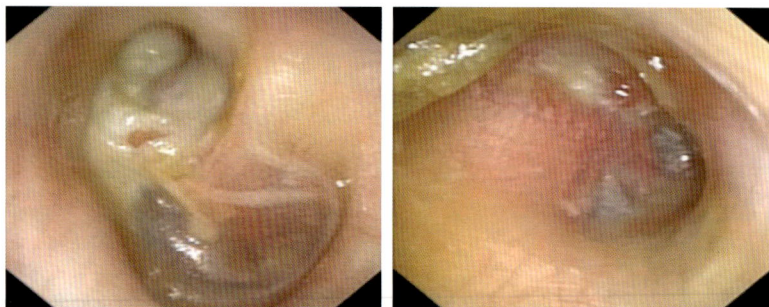

诊断要点： 左耳鼓膜松弛部可见穿孔；左侧上鼓室可见胆脂瘤样新生物；右耳鼓膜充血，标志不清。

内镜诊断： 1. 左侧中耳胆脂瘤；2. 右耳慢性中耳炎。

病例 4　患者，男，23 岁，右耳反复流脓 4 年余

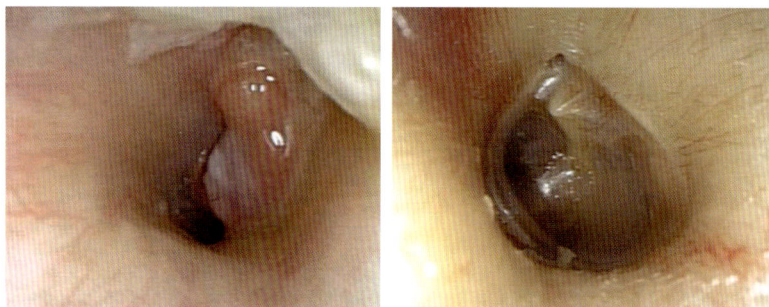

诊断要点： 右侧外耳道及鼓膜表面可见长条状肿物，表面充血、光滑，遮挡右耳部分鼓膜。左耳鼓膜完整、标志清。

术后病理： 炎性肉芽组织伴多核巨细胞反应，另见片状角化物，符合胆脂瘤诊断。

内镜诊断： 右侧中耳胆脂瘤。

病例 5　患者，女，15 岁，右耳反复流脓流水 5 年余，左耳痛 10 余天

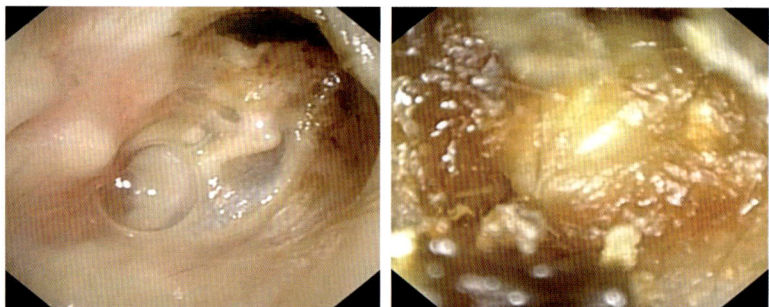

诊断要点： 右耳鼓膜内陷，右耳松弛部可见穿孔；右侧上鼓室可见胆脂瘤样新生物，表面可见分泌物。左侧外耳道可见大量耵聍，遮挡左耳鼓膜。

内镜诊断： 1. 右侧中耳胆脂瘤；2. 左侧耵聍栓塞。

病例 6　患者，女，10 岁，左侧面瘫 1 年

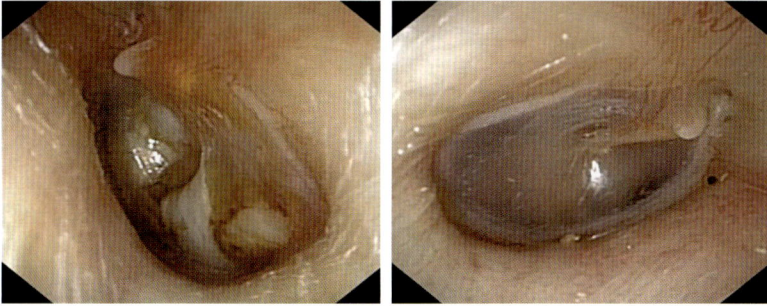

诊断要点：左侧外耳道通畅；左耳鼓膜标志不清、浑浊，呈白色；左耳鼓室内可见胆脂瘤样新
　　　　　生物。右侧外耳道通畅；右耳鼓膜完整，标志清。

内镜诊断：左侧中耳胆脂瘤。

病例 7　患者，女，34 岁，左耳听力下降 4 年余

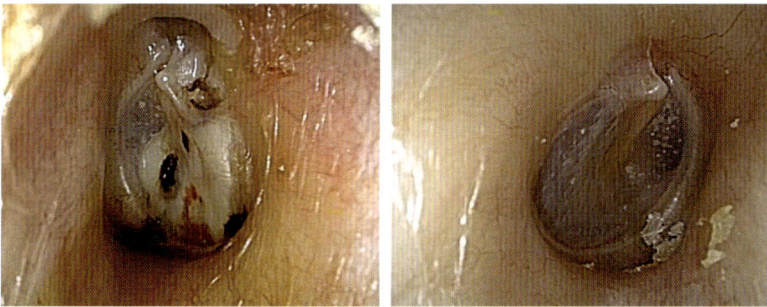

诊断要点：左侧外耳道通畅；左耳鼓膜标志不清、浑浊，呈白色；左侧上鼓室内陷，鼓室内可
　　　　　见胆脂瘤样新生物。右侧外耳道通畅；右耳鼓膜完整、标志清。

内镜诊断：左侧中耳胆脂瘤。

病例 8　患者，男，35 岁，左耳闷 3 个月

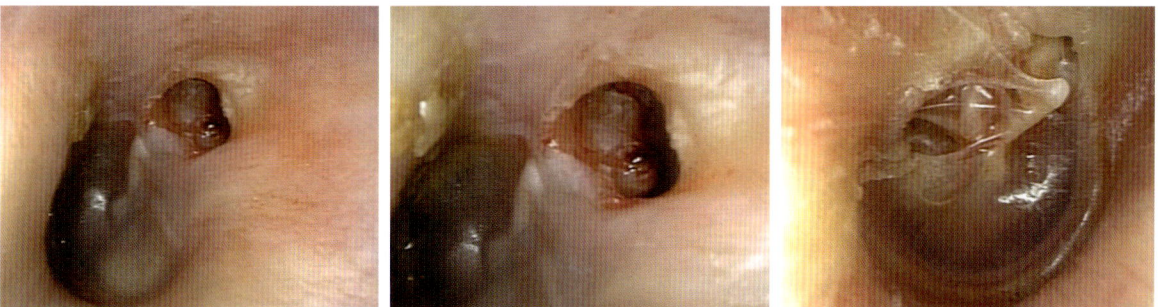

诊断要点：双耳鼓膜浑浊，鼓室内可见积液。左耳鼓膜松弛部可见穿孔，左侧上鼓室可见胆脂
　　　　　瘤样新生物。右耳鼓膜内陷，可见瘢痕及粘连。

内镜诊断：左侧中耳胆脂瘤。

病例 9　患者，男，13 岁，左耳反复流脓流水 1 个月

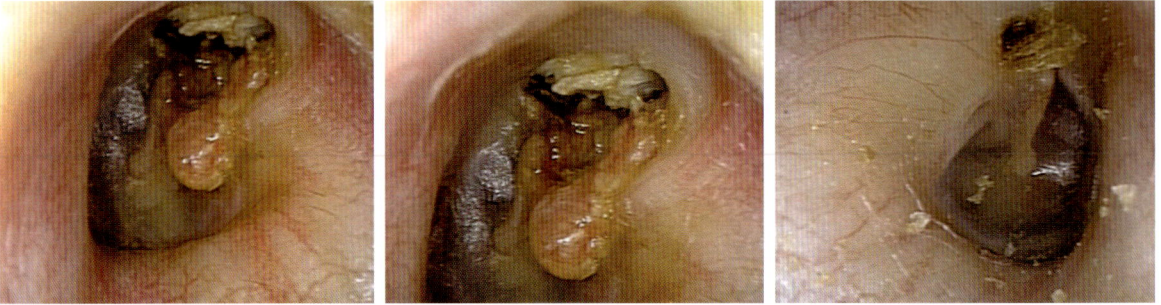

诊断要点：左耳鼓膜淤血，标志不清，左耳鼓膜松弛部可见穿孔；左侧上鼓室及左耳鼓膜表面可见胆脂瘤样新生物，表面可见血痂。右耳鼓膜完整、标志清。

内镜诊断：左侧中耳胆脂瘤。

病例 10　患者，女，39 岁，左耳痛伴听力下降 1 年

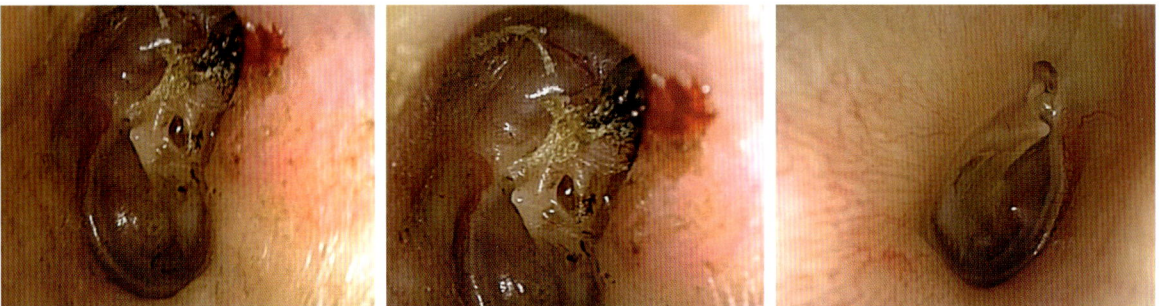

诊断要点：左耳鼓膜浑浊，鼓室内可见积液；左耳上鼓室内陷，可见胆脂瘤样新生物。右耳鼓膜浑浊。

内镜诊断：左侧中耳胆脂瘤。

第三节 耵 聍 栓 塞

病例1 患者，女，6岁，腺样体、扁桃体肥大术前检查

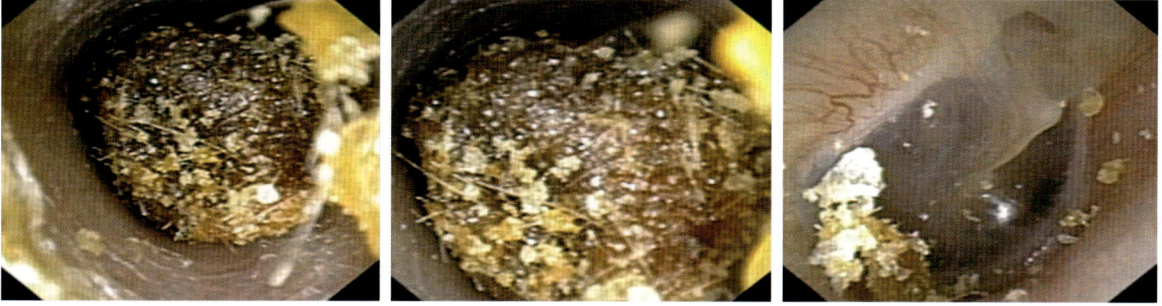

诊断要点：左侧外耳道可见球形耵聍，遮挡鼓膜。右侧外耳道可见少许耵聍，鼓膜完整、标志清。

内镜诊断：左侧耵聍栓塞。

病例2 患者，女，5岁，腺样体、扁桃体肥大术前检查

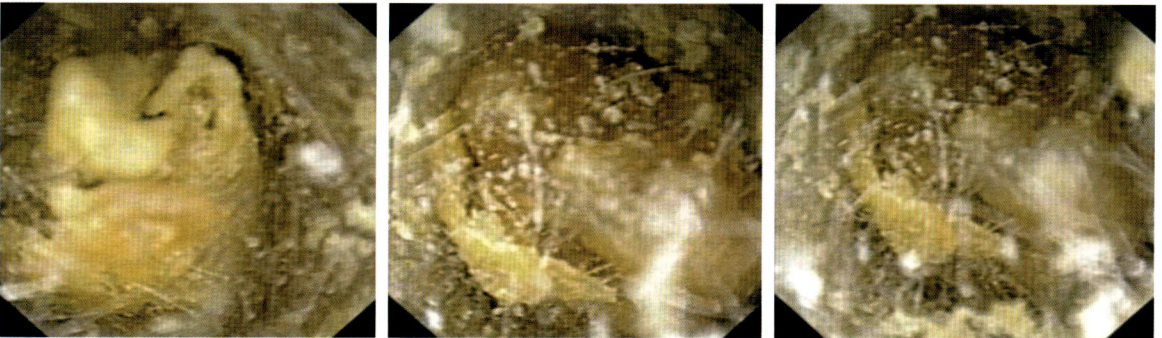

诊断要点：双侧外耳道可见耵聍，完全遮挡双耳鼓膜。

内镜诊断：双侧耵聍栓塞。

病例3　患者，男，70岁，发现左耳肿物1天

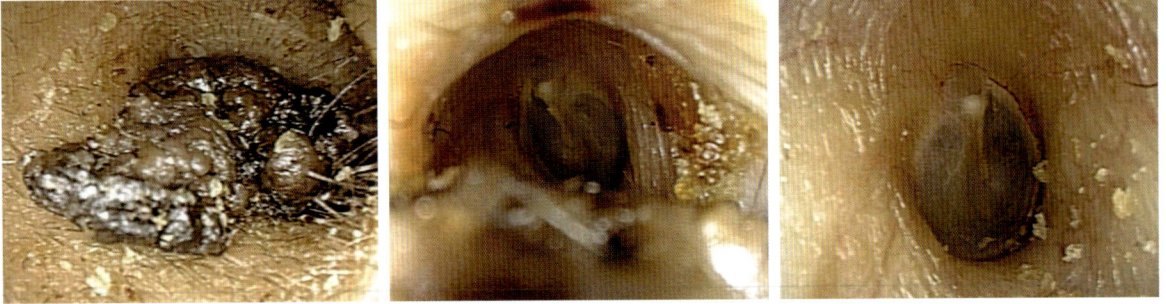

诊断要点：左侧外耳道可见不规则黑色肿物（耵聍？）。双耳鼓膜完整、标志清。

内镜诊断：左侧耵聍栓塞？

第四节　分泌性中耳炎

病例1　患者，女，6岁，扁桃体腺样体肥大术前检查

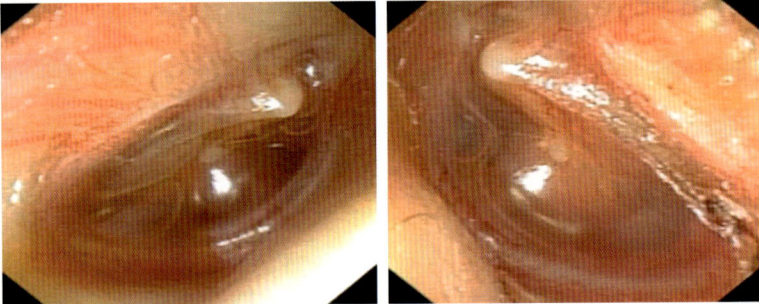

诊断要点：双耳鼓膜浑浊，呈琥珀色；双侧鼓室内均可见气泡和液平面。

内镜诊断：双侧分泌性中耳炎。

病例2　患者，女，7岁，左耳听力下降10天

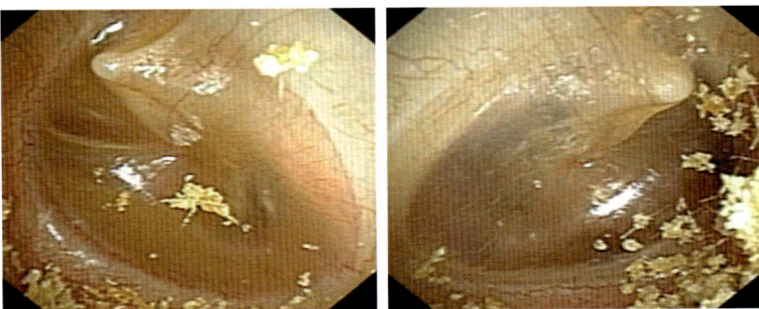

诊断要点：左耳鼓膜浑浊，鼓室内可见积液及气泡形成；右耳鼓膜标志清，未见积液。

内镜诊断：左侧分泌性中耳炎。

病例 3　患者，男，36 岁，左耳闷胀感 2 周

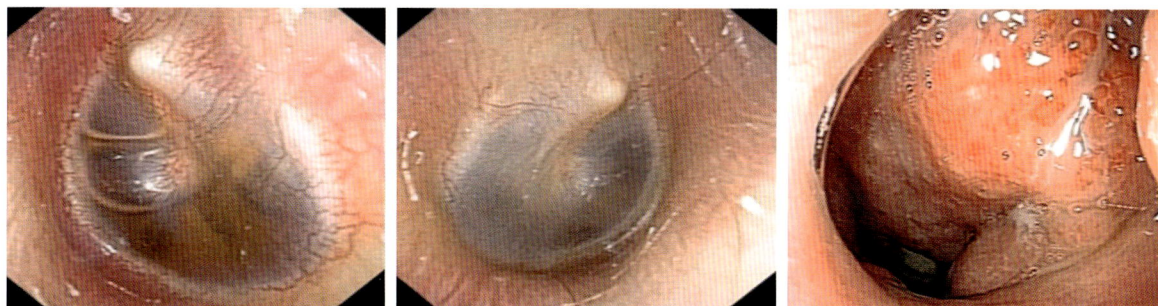

诊断要点：左耳鼓膜浑浊，鼓室内可见液平面形成和气泡。右耳鼓膜完整，标志清。鼻咽顶壁黏膜充血、水肿，表面可见脓性分泌物。

内镜诊断：1. 左侧分泌性中耳炎；2. 急性鼻咽炎。

病例 4　患者，男，15 岁，双耳闷胀感伴听力下降 10 天

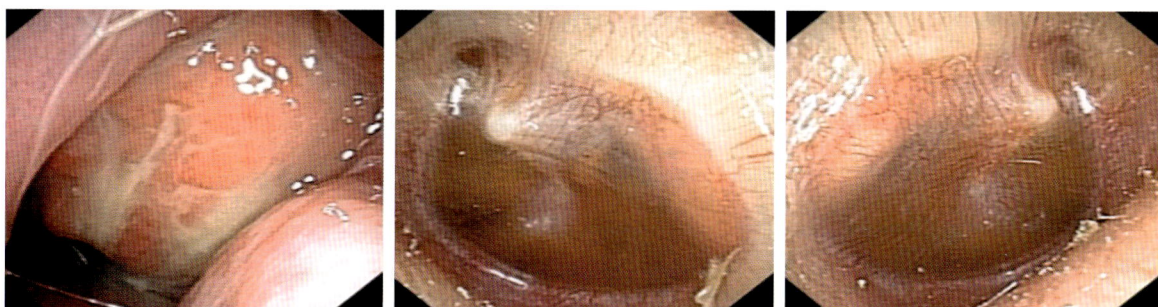

诊断要点：鼻咽部可见腺样体增生，腺样体肥大分度为Ⅳ度。双耳鼓膜浑浊，呈琥珀色，鼓室内可见积液形成。

内镜诊断：1. 腺样体肥大；2. 双侧分泌性中耳炎。

病例 5　患者，男，72 岁，鼻咽癌放化疗后

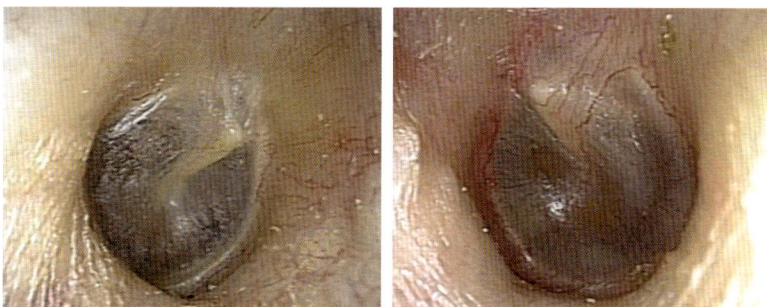

诊断要点：右耳鼓膜完整，标志清；左耳鼓膜浑浊，鼓室内可见积液形成。

内镜诊断：左侧分泌性中耳炎。

病例 6　患者，男，14 岁，左耳听力下降伴耳痛 1 周

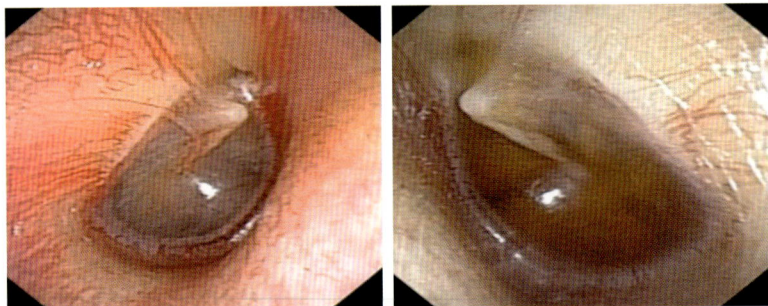

诊断要点：右耳鼓膜完整、标志清；左耳鼓膜浑浊，呈琥珀色，鼓室内可见积液形成。

内镜诊断：左侧分泌性中耳炎。

病例 7　患者，男，10 岁，听力下降 1 个月

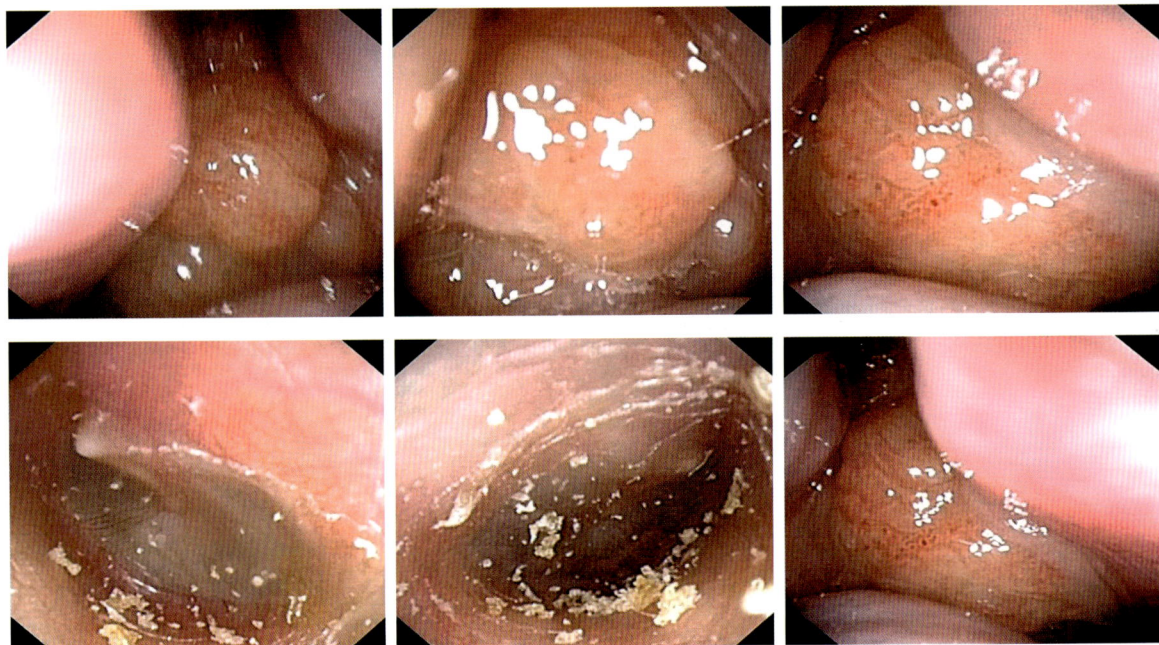

诊断要点：鼻咽部可见腺样体增生，腺样体肥大Ⅳ度。双耳鼓膜浑浊，标志不清，鼓室内可见积液形成。

内镜诊断：1. 腺样体肥大；2. 双侧分泌性中耳炎。

病例 8　患者，男，39 岁，左耳耳鸣 1 周

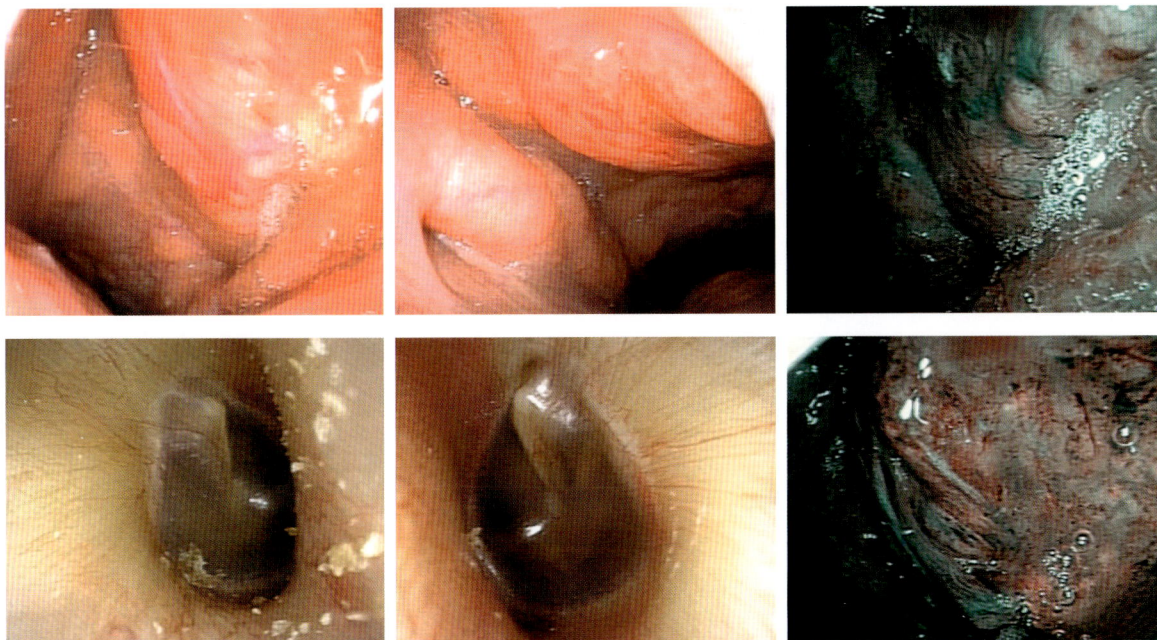

诊断要点：鼻咽顶壁可见菜花状新生物形成，表面粗糙充血；左侧咽隐窝消失，左侧咽鼓管圆枕、咽鼓管咽口受压，向右到达右侧咽隐窝；右侧咽鼓管圆枕黏膜光滑，咽口通畅；鼻咽后壁可见部分受累。左耳鼓膜浑浊，呈琥珀色，鼓室内可见积液形成；右耳鼓膜完整、标志清。NBI 模式下鼻咽新生物表面上皮内乳头状毛细血管袢（intraepithelial papillary capillary loop，IPCL）呈蛇形改变，NBI 分型为 Vb 型。左耳鼓膜浑浊，呈琥珀色，鼓室内可见积液形成。

术后病理：低分化型鳞状细胞癌。

内镜诊断：1. 鼻咽癌；2. 左侧分泌性中耳炎。

病例 9　患者，男，6 岁，体检时听力学检查未通过

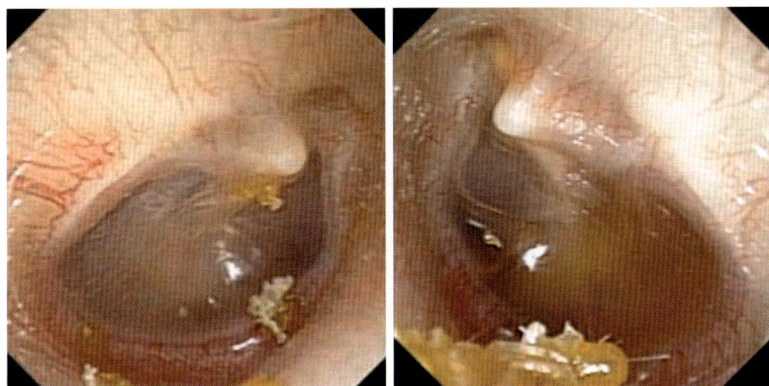

诊断要点：右耳鼓膜完整、标志清；左耳鼓膜浑浊，呈琥珀色；左耳鼓室内可见积液及液平面形成。

内镜诊断：左侧分泌性中耳炎。

病例 10　患者，男，42 岁，鼻咽癌放化疗后

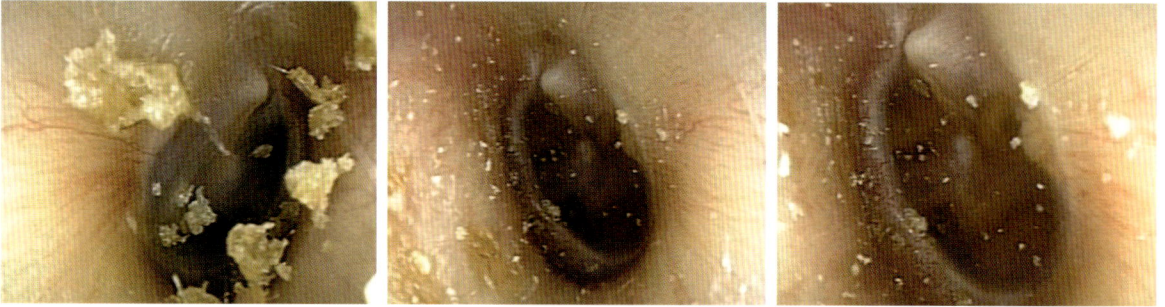

诊断要点：右耳鼓膜完整、标志清。左耳鼓膜浑浊，呈琥珀色，鼓室内可见积液形成。

内镜诊断：左侧分泌性中耳炎。

病例 11　患者，女，49 岁，右耳听力下降 1 年

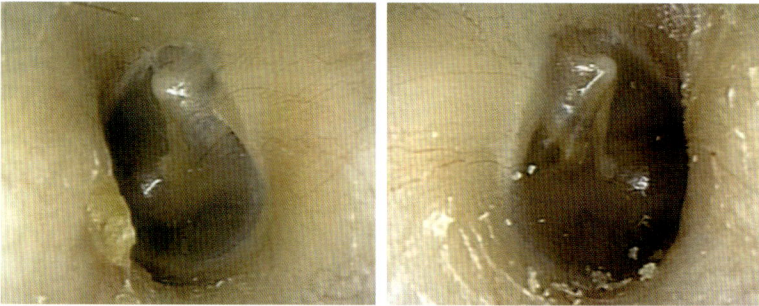

诊断要点：左耳鼓膜完整、标志清。右耳鼓膜浑浊，鼓室内可见积液形成。

内镜诊断：右侧分泌性中耳炎。

病例 12　患者，男，55 岁，鼻部不适半年

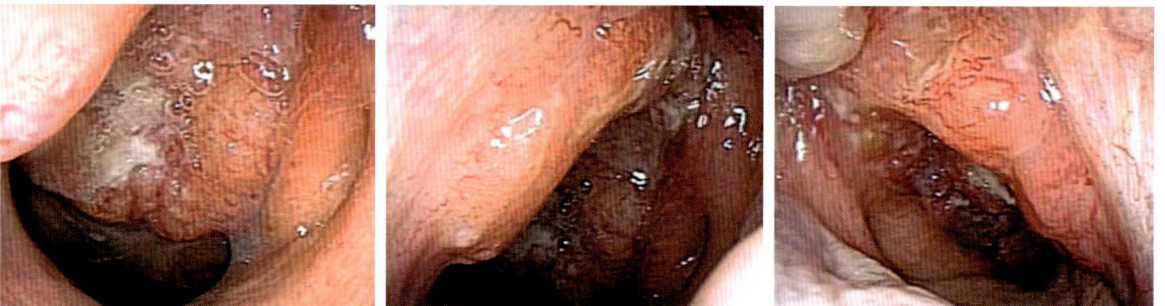

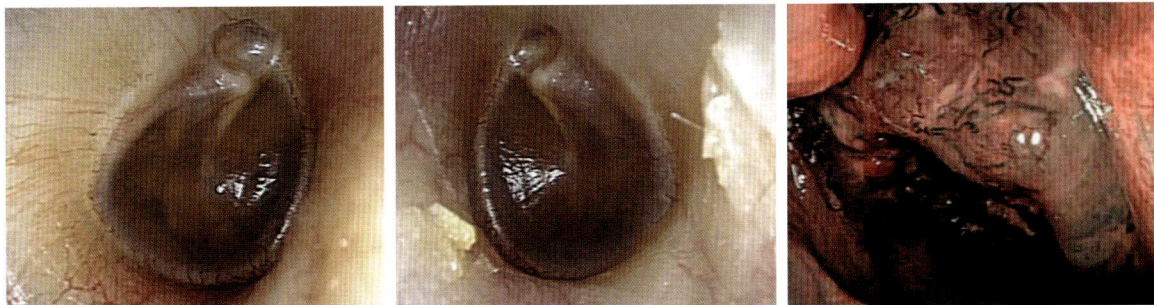

诊断要点：鼻咽部可见菜花状新生物形成；双侧咽隐窝消失，可见侵犯，双侧咽鼓管圆枕可见受累，压迫咽口；鼻咽后壁及鼻中隔后端可见侵及。双耳鼓膜浑浊，鼓室内可见积液形成。NBI 模式下鼻咽新生物表面 IPCL 呈蛇形改变，NBI 分型为 V b 型。

术后病理：低分化型非角化性鳞状细胞癌。

内镜诊断：1．鼻咽癌；2．双侧分泌性中耳炎。

第五节 急性中耳炎

病例 1 患者，女，4 岁，耳痛数天

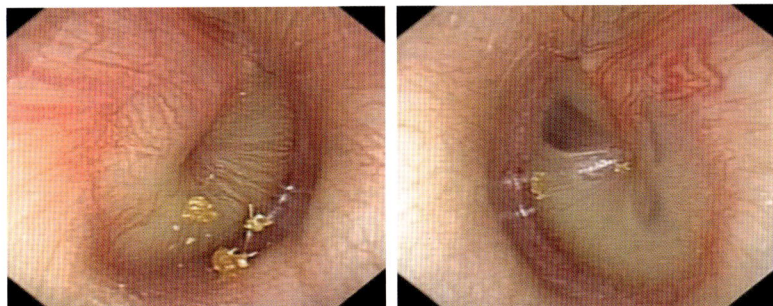

诊断要点：双侧外耳道通畅，双耳鼓膜及外耳道充血，双耳鼓膜浑浊，呈淡黄色。

内镜诊断：双侧急性中耳炎。

病例 2　患者，男，49 岁，右耳痛、耳闷，伴听力下降 5 天

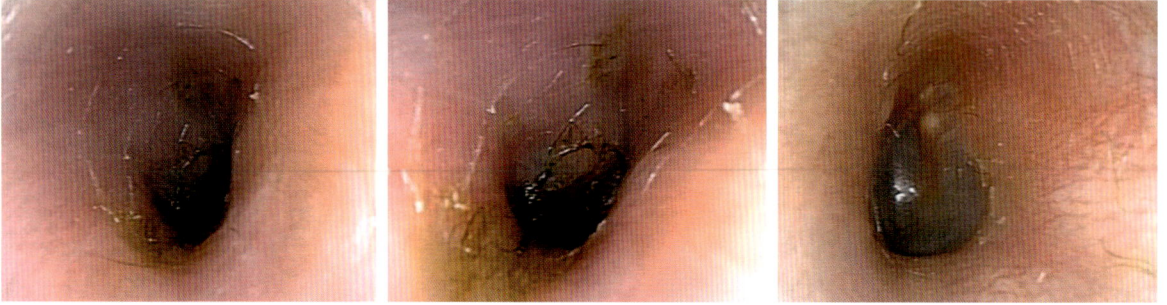

诊断要点：右侧外耳道及鼓膜黏膜充血、红肿，右耳鼓膜浑浊；左耳鼓膜完整，标志清。

内镜诊断：右侧急性中耳炎。

病例 3　患者，女，61 岁，右耳痛伴流黄水 2 天

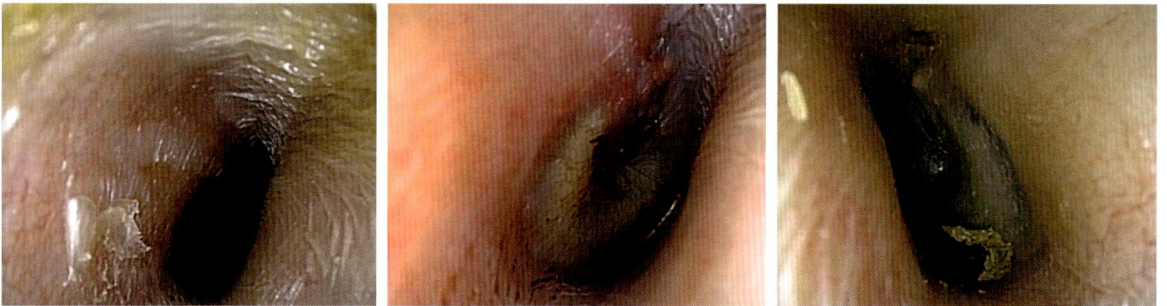

诊断要点：右侧外耳道及右耳鼓膜充血，局部可见血痂形成，右耳鼓膜浑浊，呈淡黄色；左耳鼓膜完整，标志清。

内镜诊断：右侧急性中耳炎。

第六节 慢性中耳炎

病例1 患者，女，41岁，右耳反复流水3个月

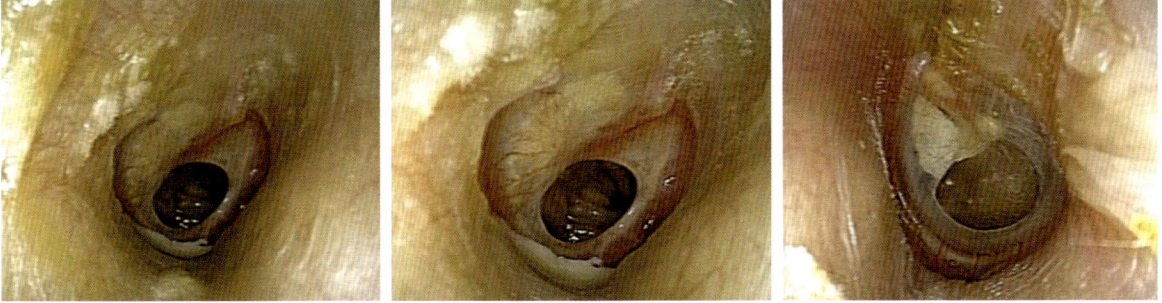

诊断要点：双侧外耳道通畅，可见少许耵聍；右耳鼓膜紧张部可见圆形穿孔，鼓室内可见清水样分泌物；左耳鼓膜表面可见陈旧性穿孔，表面可见钙化斑。

内镜诊断：双侧慢性中耳炎。

病例2 患者，男，48岁，右耳反复流水3年

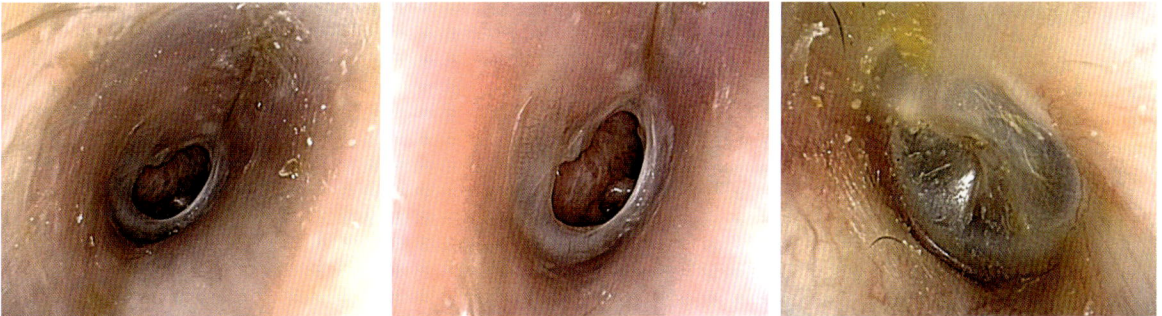

诊断要点：双侧外耳道通畅；右耳鼓膜紧张部可见椭圆形穿孔；左耳鼓膜完整、标志清。

内镜诊断：右侧慢性中耳炎。

病例 3 患者，男，30 岁，左耳痛 2 周

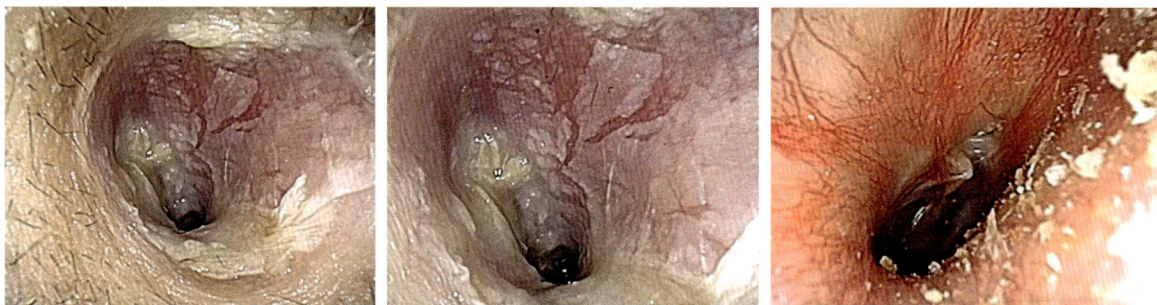

诊断要点：左侧外耳道及左耳鼓膜红肿，表面可见脓性分泌物，左耳鼓膜标志不清。右耳鼓膜完整，标志清。

内镜诊断：左侧慢性中耳炎。

病例 4 患者，女，56 岁，左耳反复流脓 8 年

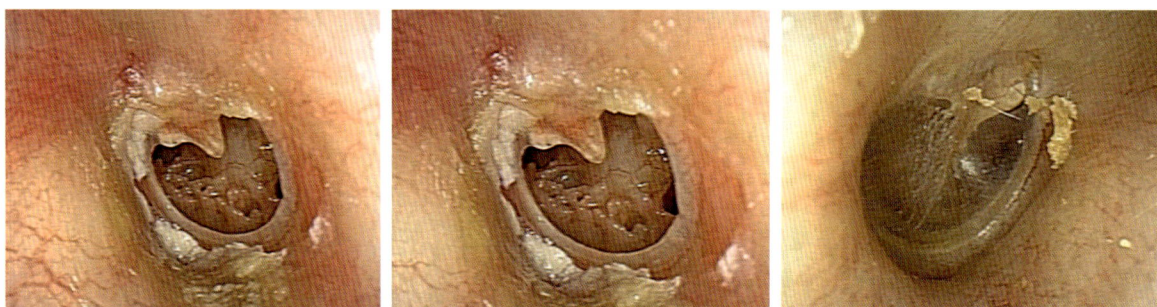

诊断要点：双侧外耳道通畅；左耳鼓膜紧张部可见近似圆形穿孔，穿孔边缘可见少许耵聍；右耳鼓膜完整、标志清。

内镜诊断：左侧慢性中耳炎。

病例 5 患者，女，57 岁，右耳反复流脓 2 年

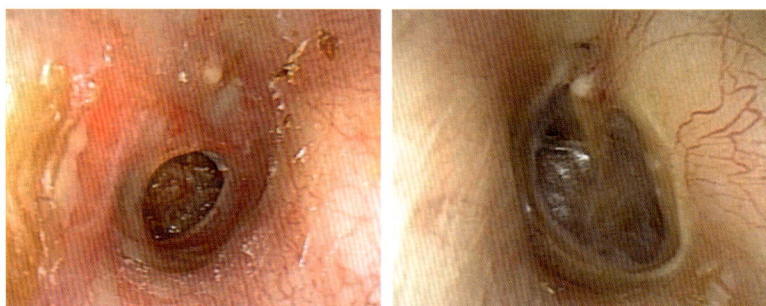

诊断要点：双侧外耳道通畅；右耳鼓膜紧张部可见圆形穿孔，穿孔边缘及外耳道黏膜充血；左耳鼓膜完整、标志清。

内镜诊断：右侧慢性中耳炎。

病例 6 患者，女，61 岁，双耳听力下降 10 余年

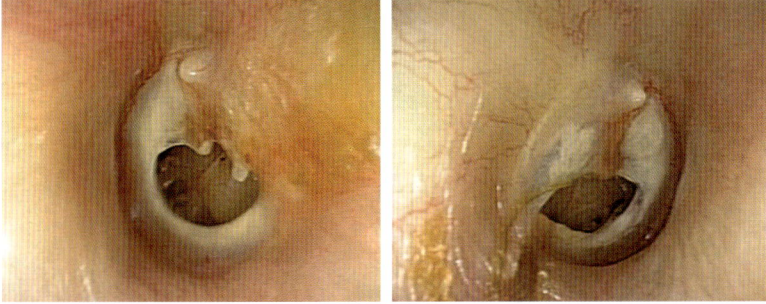

诊断要点：双侧外耳道通畅；双耳鼓膜紧张部可见近圆形穿孔，双耳鼓膜表面可见钙化斑。

内镜诊断：双侧慢性中耳炎。

病例 7 患者，男，49 岁，右耳耳鸣半年余

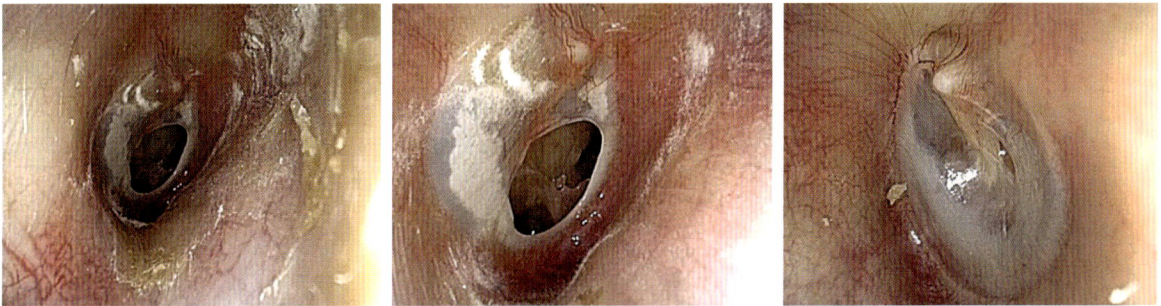

诊断要点：双侧外耳道通畅；右耳鼓膜紧张部可见椭圆形穿孔，鼓膜表面可见钙化斑；左耳鼓膜完整，标志清，鼓膜表面可见钙化斑。

内镜诊断：右侧慢性中耳炎。

第七节 外耳带状疱疹

病例 1 患者，男，68 岁，左耳起疹伴疼痛 3 天

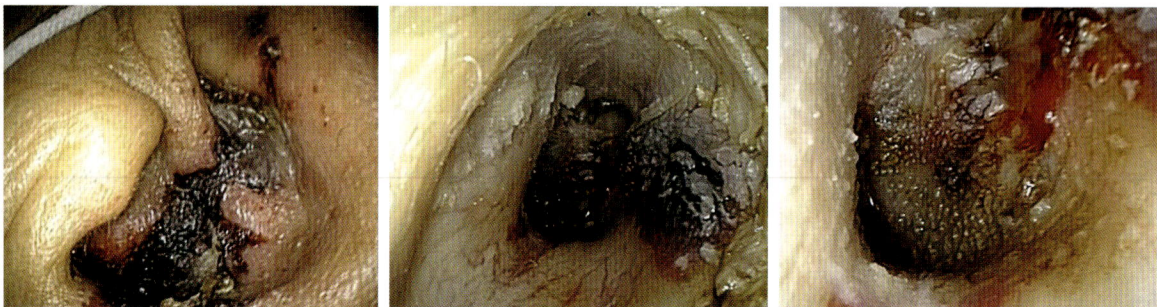

诊断要点：左侧耳廓、外耳道、鼓膜红肿明显，表面集簇水疱；左耳鼓膜表面可见血性渗出物。

内镜诊断：左耳带状疱疹。

病例 2 患者，男，36 岁，左耳疼痛 1 天

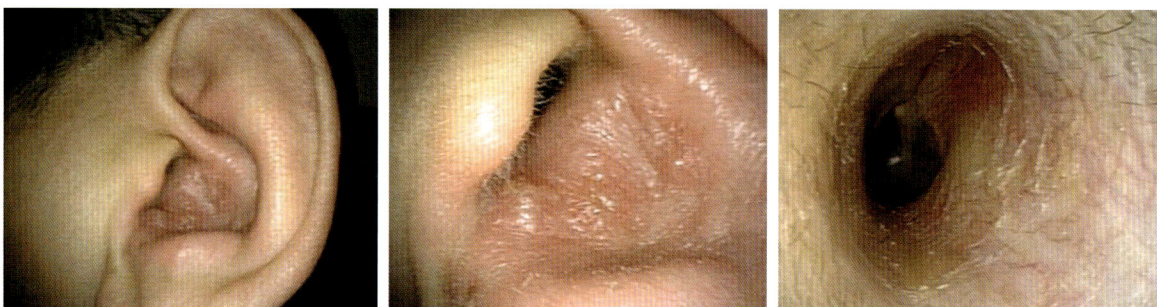

诊断要点：左侧耳廓及外耳道口红肿，表面可见集簇水疱。左侧外耳道充血，左耳鼓膜完整，标志清。

内镜诊断：1. 左耳带状疱疹；2. 急性左侧外耳道炎。

病例 3 患者，男，69 岁，右耳及右侧面部肿胀 1 周

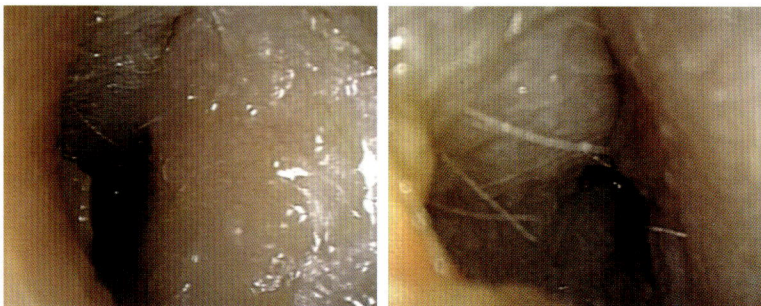

诊断要点：右侧外耳道底壁及侧壁黏膜肿胀，可见集簇水疱。

内镜诊断：右侧耳带状疱疹。

第八节 外耳道肿物

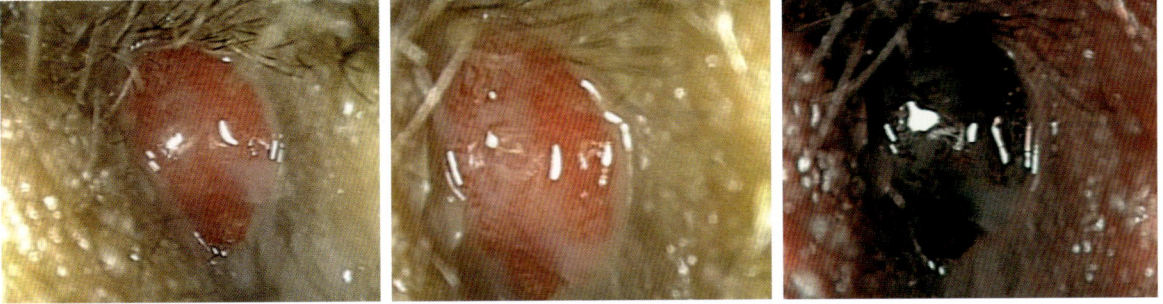

诊断要点：左侧外耳道可见椭圆形肿物，呈深红色，表面可见分泌物附着，肿物完全堵塞外耳道。NBI 模式下可见左侧外耳道肿物表面 IPCL 扩张。

术后病理：化脓性肉芽肿。

内镜诊断：左侧外耳道肿物。

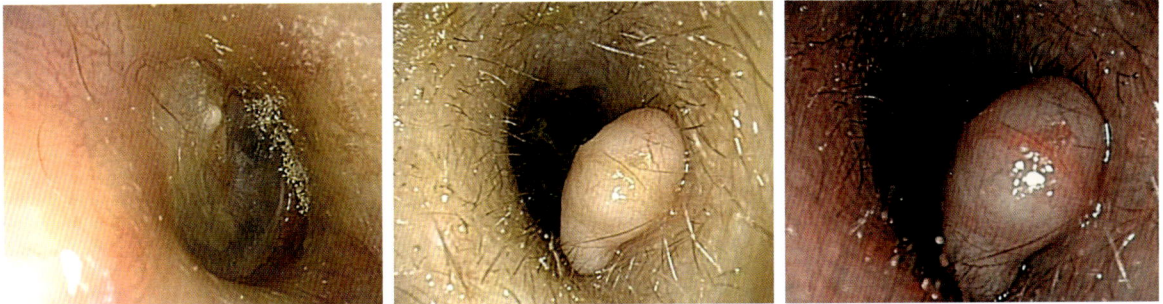

诊断要点：右侧外耳道可见真菌；右耳鼓膜完整，标志清。左侧外耳道可见一枚近似椭圆形肿物，呈白色，表面光滑。NBI 模式下左侧外耳道肿物表面未见异常血管形成。

术后病理：骨瘤。

内镜诊断：1. 左侧外耳道肿物；2. 右侧真菌性外耳道炎。

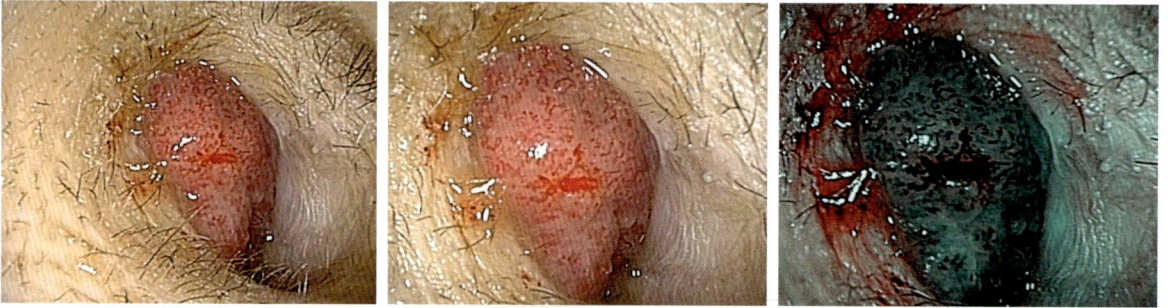

诊断要点：左侧外耳道可见菜花状新生物，呈粉红色，触之易出血，新生物完全堵塞左侧外耳道。NBI 模式下左耳新生物表面 IPCL 呈蛇形改变，NBI 分型为 Ⅴb 型。

术后病理：中 - 低分化型鳞状细胞癌。

内镜诊断：左侧外耳道恶性肿瘤。

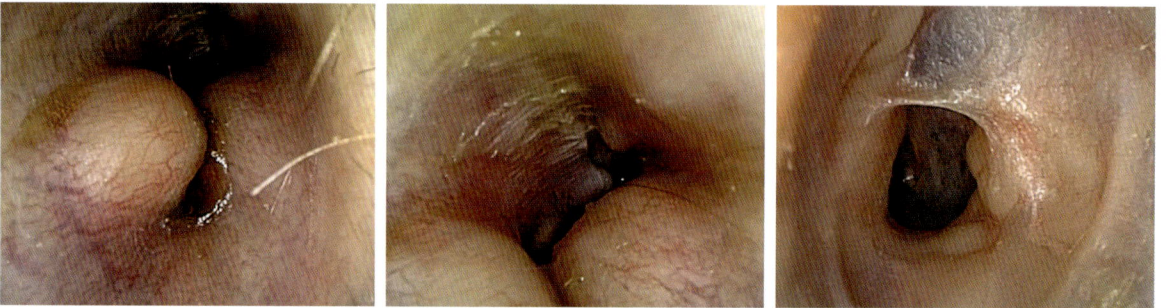

诊断要点：右侧外耳道可见两枚圆形肿物，表面光滑，肿物遮挡右耳部分鼓膜；右耳鼓膜及右侧外耳道充血。左侧外耳道可见新生物隆起，左侧外耳道及鼓膜表面可见粘连带。

术后病理：骨瘤。

内镜诊断：双侧外耳道肿物。

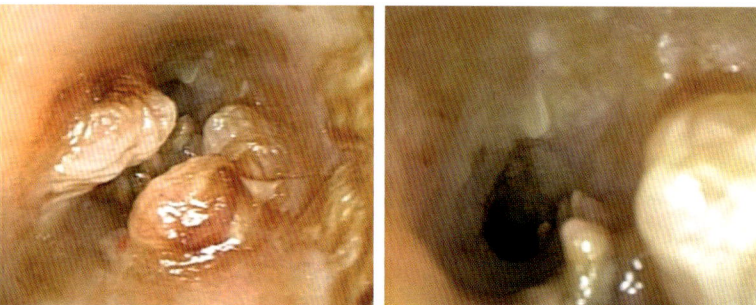

诊断要点：右侧外耳道可见分叶状肿物，呈白色；左侧外耳道可见大量脓性分泌物。

术后病理：考虑为纤维上皮息肉，局灶伴少量多核巨细胞反应。

内镜诊断：1. 右侧外耳道肿物；2. 左侧急性中耳炎

病例 6　患者，女，67 岁，发现左耳新生物 1 年，左耳异物感 3 天

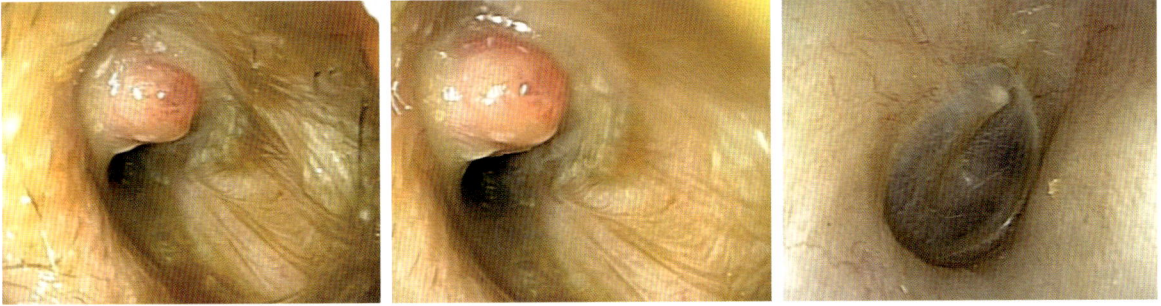

诊断要点：左侧外耳道可见圆形肿物，呈浅红色，表面可见分泌物附着，肿物遮挡左侧外耳道口和左耳鼓膜；右侧外耳道通畅，右耳鼓膜完整、标志清。

术后病理：炎性肉芽组织伴钙化。

内镜诊断：左侧外耳道肿物。

病例 7　患者，女，29 岁，发现左侧外耳道肿物 1 个月

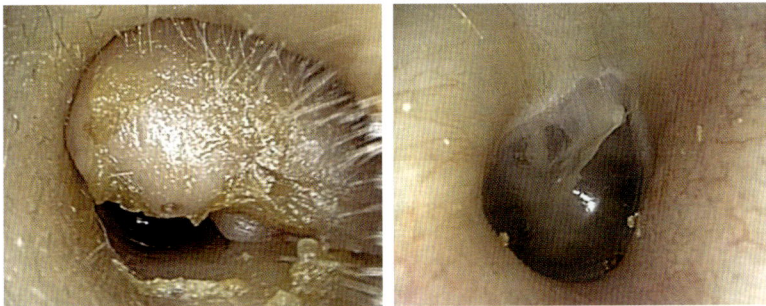

诊断要点：左侧外耳道口可见巨大肿物，呈苍白色，堵塞左侧外耳道及鼓膜；右侧外耳道通畅，右耳鼓膜完整、标志清。

术后病理：骨瘤。

内镜诊断：左侧外耳道肿物。

病例 8　患者，男，36 岁，体检发现左侧外耳道肿物 2 年

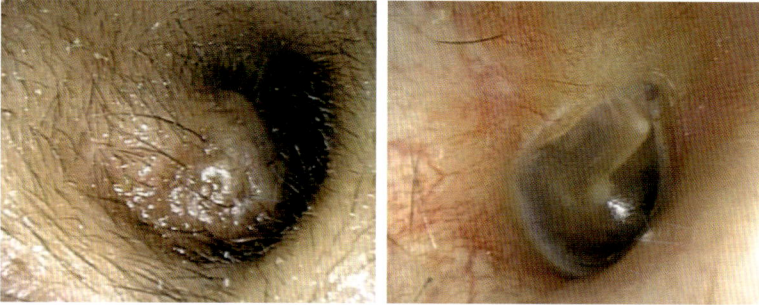

诊断要点： 左侧外耳道口可见一枚圆形肿物，呈暗色，表面稍粗糙，欠光滑，堵塞左侧外耳道口，遮挡左耳鼓膜；右侧外耳道通畅，右耳鼓膜完整、标志清。

术后病理： 皮内痣，基底及两侧切缘未见痣细胞。

内镜诊断： 左侧外耳道肿物。

病例 9　患者，男，35 岁，发现右侧外耳道肿物 20 年

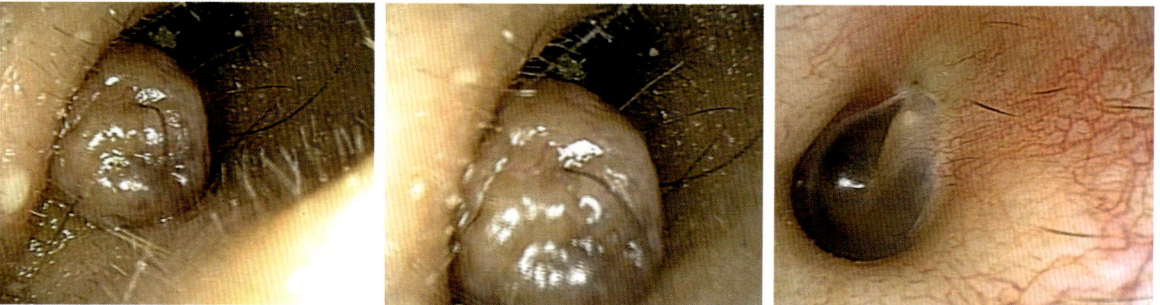

诊断要点： 右侧外耳道口可见一枚圆形肿物，呈暗色，表面稍粗糙，欠光滑，堵塞右侧外耳道口，遮挡右侧鼓膜。左侧外耳道通畅，左耳鼓膜完整、标志清。

术后病理： 皮内痣，痣细胞紧邻一侧切缘，基底切缘及另一侧切缘未见痣细胞。

内镜诊断： 右侧外耳道肿物。

病例 10　患者，男，68 岁，听力下降 1 个月

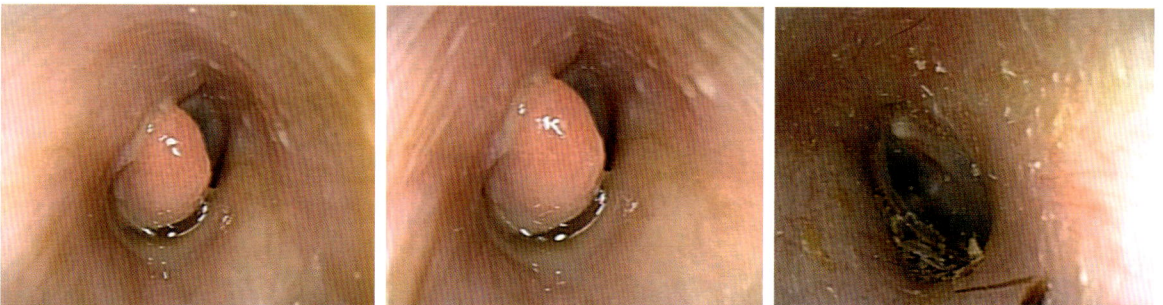

诊断要点：右侧外耳道侧壁可见一枚椭圆形肿物，呈粉红色，遮挡右耳鼓膜，肿物表面可见分泌物；左侧外耳道通畅，左耳鼓膜完整、标志清。

术后病理：黏膜急慢性炎症伴肉芽组织增生，表面见坏死，炎性渗出。

内镜诊断：右侧外耳道肿物。

病例 11　患者，男，73 岁，左侧外耳道出血数天

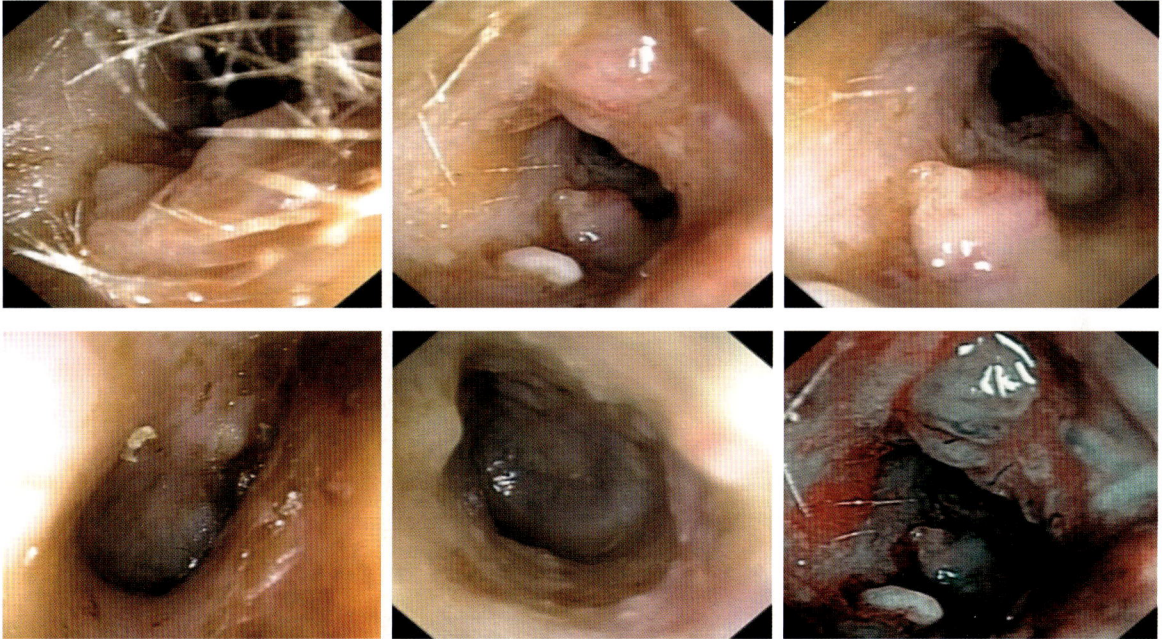

诊断要点：左侧外耳道上、下和两侧壁可见菜花状新生物形成，遮挡外耳道口约 1/2，触之易出血；双耳鼓膜浑浊、标志不清。NBI 模式下左侧外耳道新生物表面 IPCL 呈蛇形改变，NBI 分型为 Vb 型。

术后病理：病变组织示鳞状细胞呈肿瘤性生长伴角化珠和细胞异型，结合临床病史，考虑高分化型鳞状细胞癌。

内镜诊断：左侧外耳道恶性肿瘤。

第九节　外伤性鼓膜穿孔

病例 1　患者，男，42 岁，外伤后左耳闷胀感伴听力下降半天

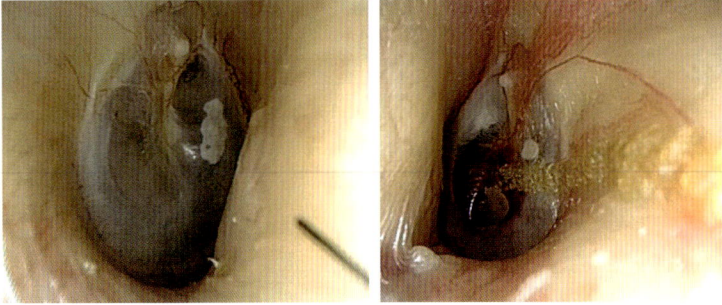

诊断要点：右耳鼓膜完整、标志清；左耳鼓膜紧张部可见圆形穿孔，边缘可见血痂。
内镜诊断：左侧外伤性鼓膜穿孔。

病例 2　患者，男，37 岁，外伤后左耳不适 7 天

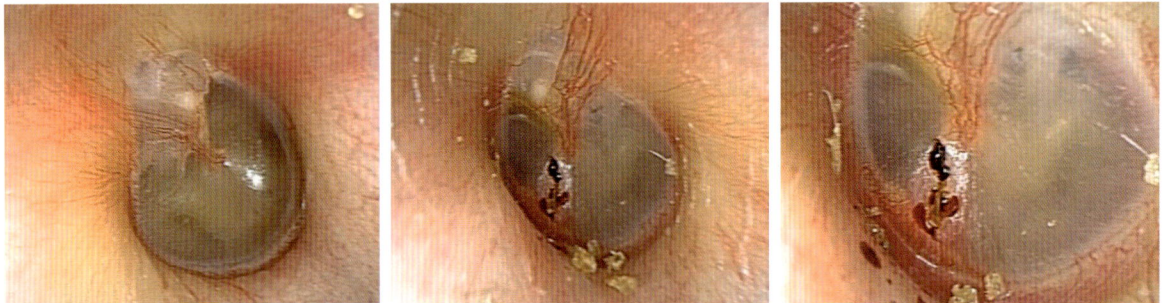

诊断要点：右耳鼓膜完整、标志清；左耳鼓膜紧张部可见穿孔，边缘可见血痂形成。
内镜诊断：左侧外伤性鼓膜穿孔。

病例 3　患者，女，27 岁，左耳撞伤后 2 天

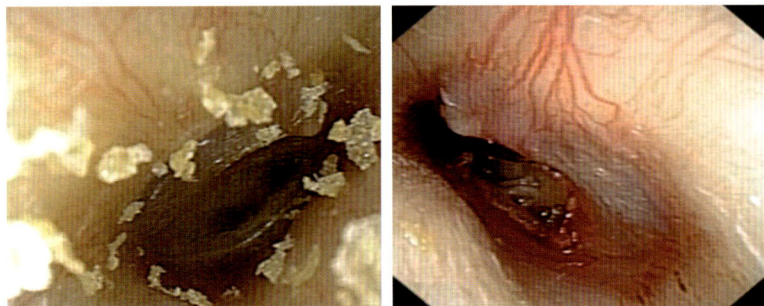

诊断要点：右耳鼓膜完整、标志清；左耳鼓膜紧张部可见较大穿孔，边缘可见血痂形成。
内镜诊断：左侧外伤性鼓膜穿孔。

病例 4 患者，男，35 岁，左耳外伤后不适 1 天

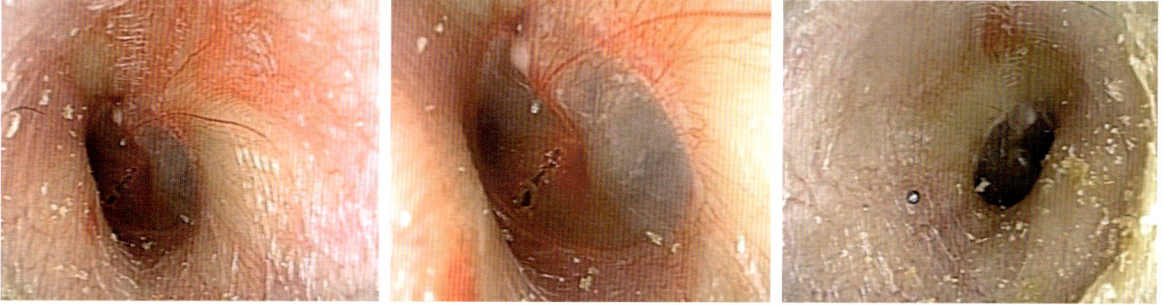

诊断要点：左耳鼓膜充血，紧张部可见裂隙样穿孔。右侧外耳道通畅，外耳道深部可见一枚圆形金属异物；右耳鼓膜完整、标志清。

内镜诊断：1. 左侧外伤性鼓膜穿孔；2. 右侧耳内异物。

病例 5 患者，女，35 岁，外伤后听力下降 2 天

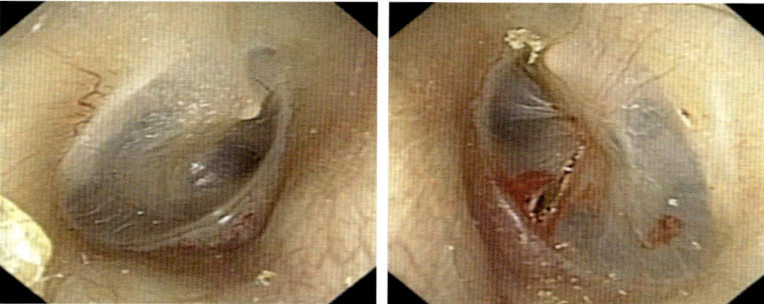

诊断要点：右耳鼓膜完整，标志清；左耳鼓膜紧张部可见裂隙样穿孔，穿孔边缘黏膜充血。

内镜诊断：左侧外伤性鼓膜穿孔。

病例 6 患者，女，35 岁，右耳外伤 1 天

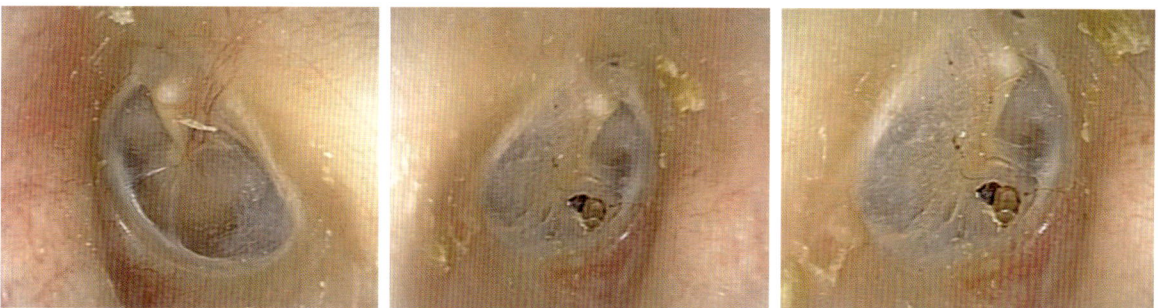

诊断要点：左耳鼓膜完整，表面稍浑浊；右耳鼓膜紧张部可见不规则穿孔，边缘可见血痂形成。

内镜诊断：右侧外伤性鼓膜穿孔。

病例 7 患者，男，24 岁，左耳外伤后 3 天

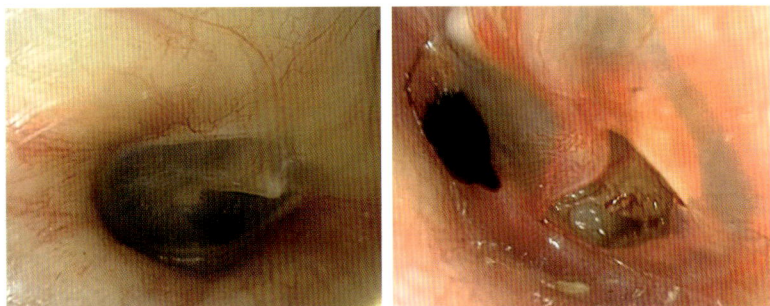

诊断要点： 右耳鼓膜完整、标志清；左耳鼓膜紧张部可见不规则穿孔，边缘充血、水肿。
内镜诊断： 左侧外伤性鼓膜穿孔。

病例 8 患者，男，25 岁，右耳外伤后耳闷 1 天

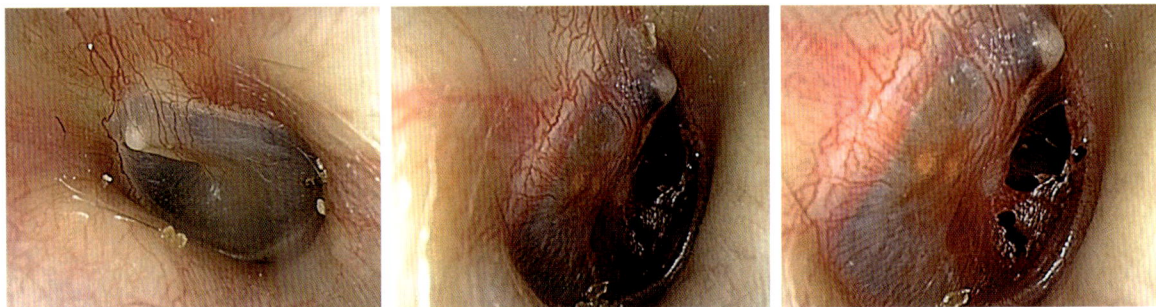

诊断要点： 左耳鼓膜完整、标志清；右耳鼓膜紧张部可见多处不规则穿孔，边缘可见血痂形成。
内镜诊断： 右侧外伤性鼓膜穿孔。

病例 9 患者，男，35 岁，掏耳后左耳流血 1 天

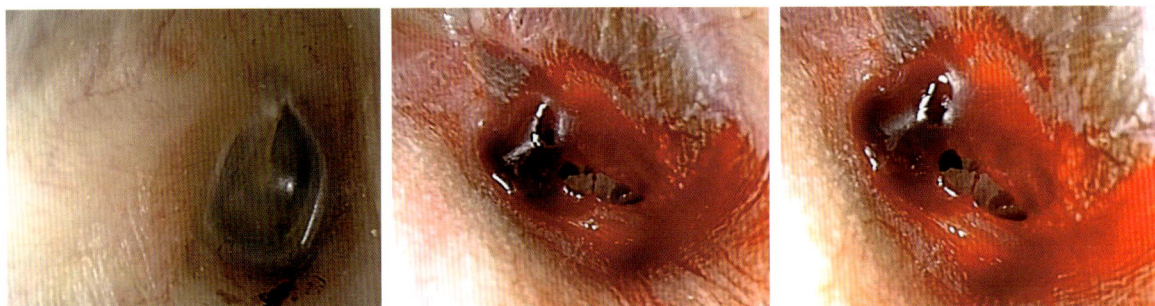

诊断要点： 右耳鼓膜完整、标志清；左耳鼓膜紧张部可见不规则穿孔，边缘可见新鲜血液。
内镜诊断： 左侧外伤性鼓膜穿孔。

第十节　真菌性外耳道炎

病例 1　患者，女，22 岁，左耳疼痛 1 个月

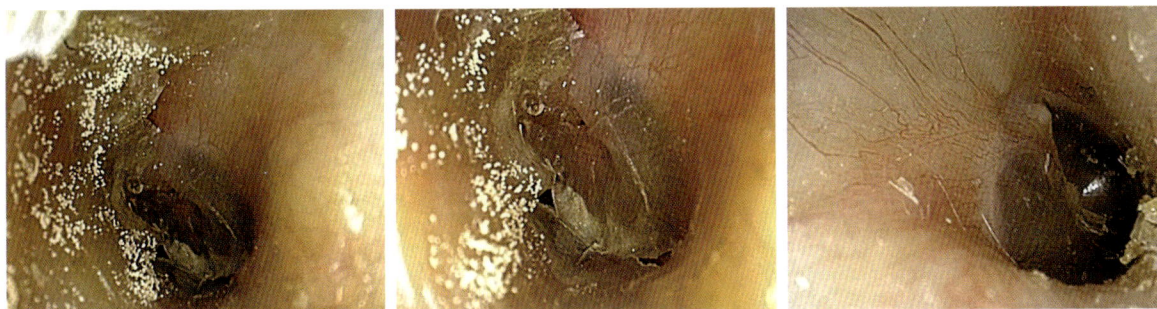

诊断要点：左侧外耳道可见耵聍，表面可见白色颗粒状真菌附着，覆盖左耳鼓膜；右侧外耳道通畅，右耳鼓膜完整、标志清。

内镜诊断：左侧真菌性外耳道炎。

病例 2　患者，男，30 岁，左耳瘙痒伴听力下降数日

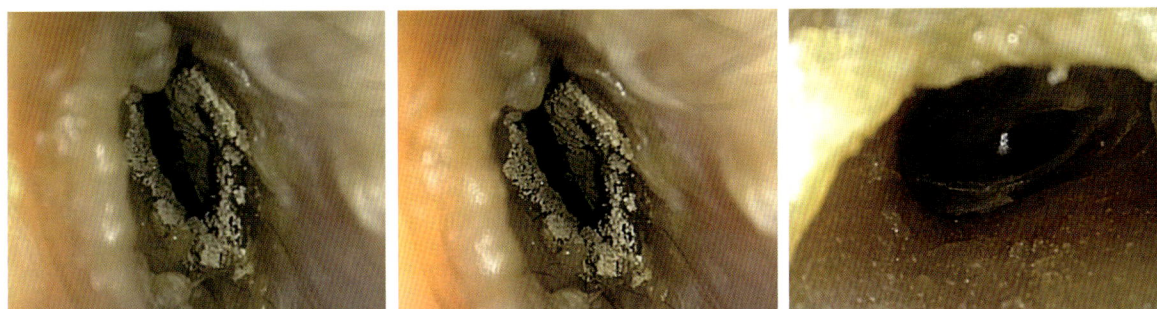

诊断要点：左侧外耳道可见大量耵聍，遮挡左耳鼓膜，表面可见大量白色真菌。右侧外耳道可见少许耵聍，右耳鼓膜完整、标志清。

内镜诊断：左侧真菌性外耳道炎。

病例 3　患者，女，52 岁，左耳鸣 1 年余，听力下降 2 周

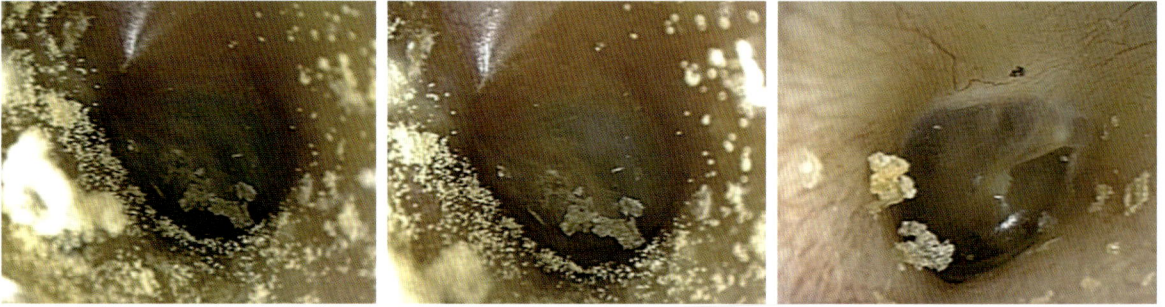

诊断要点：左侧外耳道及鼓膜可见耵聍，左侧外耳道表面可见大量白色颗粒状真菌；右耳鼓膜完整、标志清。

内镜诊断：左侧真菌性外耳道炎。

病例 4　患者，女，47 岁，右耳反复流脓 1 个月

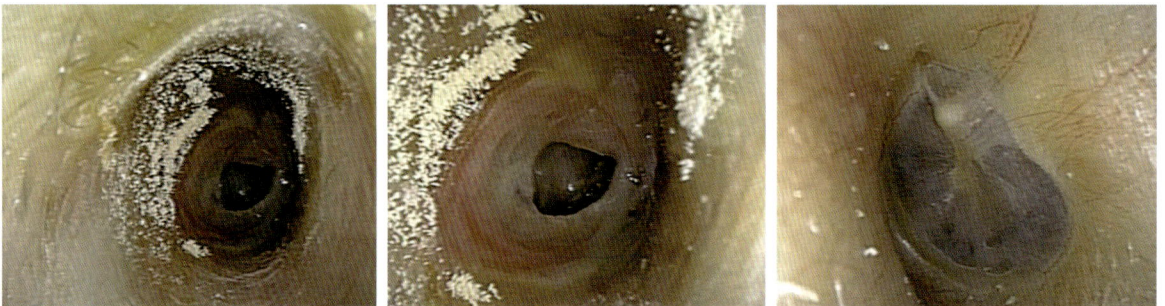

诊断要点：右侧外耳道可见大量白色颗粒状真菌，右侧鼓膜紧张部可见圆形穿孔；左侧外耳道通畅、光滑，左耳鼓膜完整、标志清。

内镜诊断：1. 右侧真菌性外耳道炎；2. 右侧慢性中耳炎。

病例 5　患者，男，89 岁，反复眩晕 2 个月

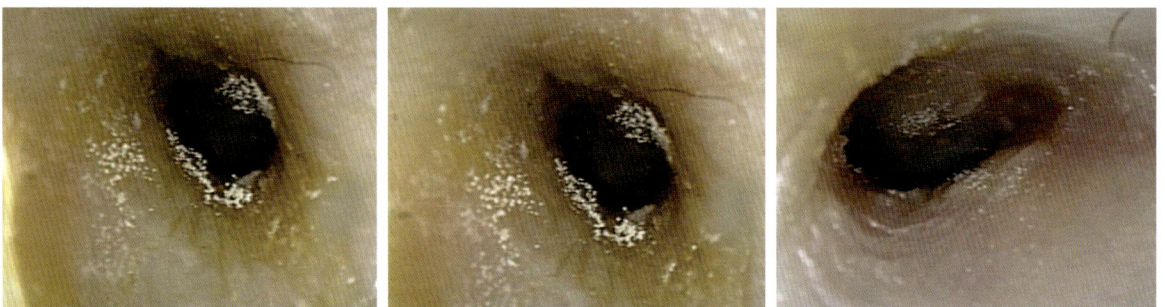

诊断要点：双侧外耳道可见白色颗粒状真菌，双耳鼓膜浑浊。

内镜诊断：双侧真菌性外耳道炎。

病例 6　患者，女，23 岁，左耳听力下降 3 天

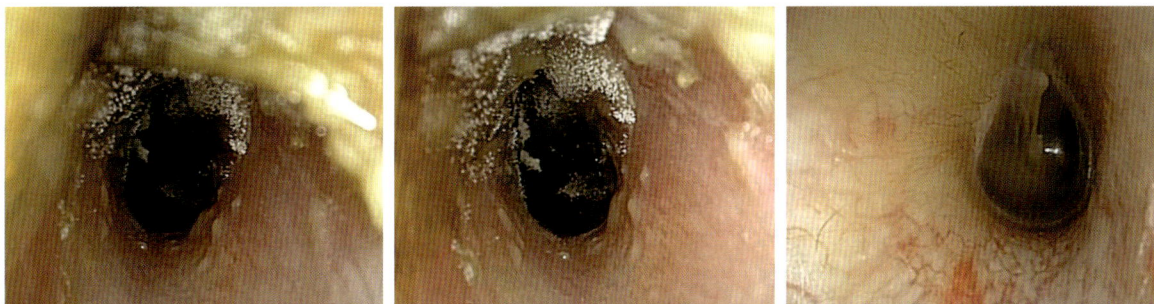

诊断要点：左侧外耳道及鼓膜表面可见耵聍，表面可见白色颗粒状真菌；右耳鼓膜完整、标志清。

内镜诊断：左侧真菌性外耳道炎。

病例 7　患者，男，23 岁，真菌性外耳道炎治疗后复查

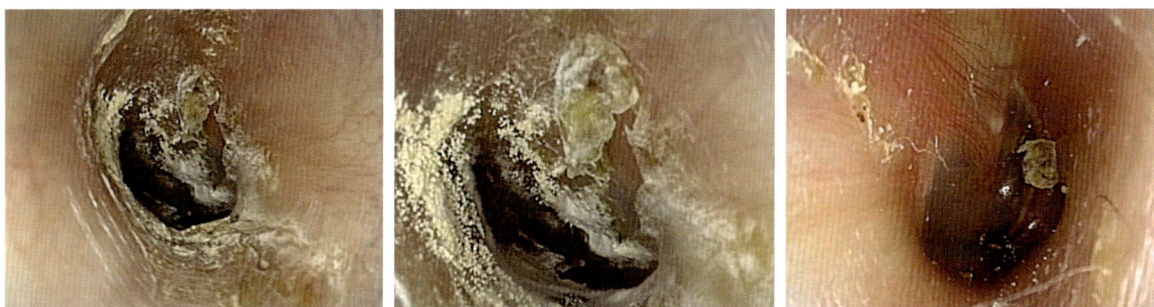

诊断要点：左侧外耳道及鼓膜可见耵聍，表面可见大片颗粒状白色真菌；右侧外耳道充血，右耳鼓膜完整、标志清。

内镜诊断：左侧真菌性外耳道炎。

病例 8　患者，男，45 岁，左耳闷 3 天

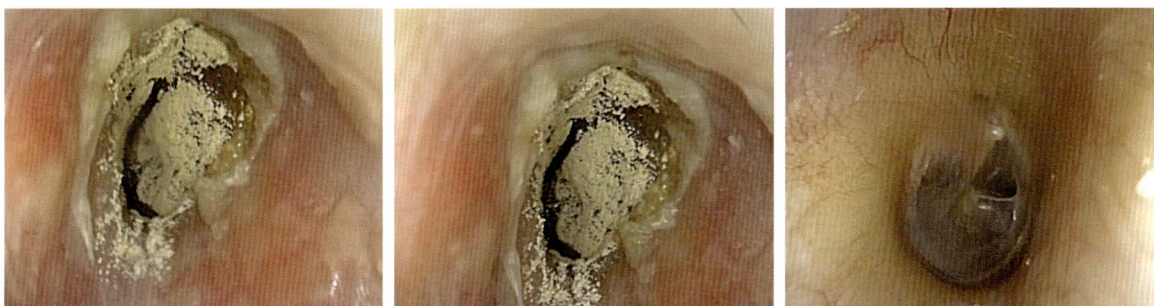

诊断要点：左侧外耳道可见大量耵聍，遮挡左耳鼓膜，耵聍表面可见大量白色真菌；右耳鼓膜完整、标志清。

内镜诊断：左侧真菌性外耳道炎。

病例 9　患者，男，72 岁，双侧耳痒不适数天

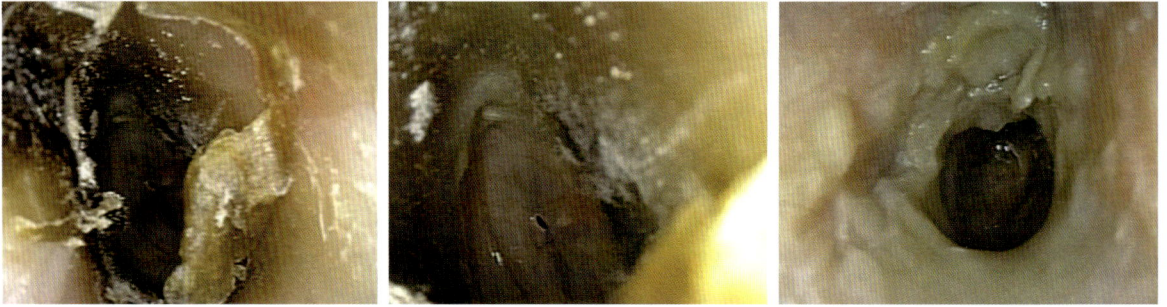

诊断要点：左侧外耳道可见大量耵聍，表面可见白色真菌，左耳鼓膜表面可见针尖样穿孔；右侧外耳道可见大量脓性分泌物，右耳鼓膜浑浊。

内镜诊断：1. 左侧真菌性外耳道炎；2. 右侧慢性中耳炎。

病例 10　患者，男，71 岁，双耳听力下降数天

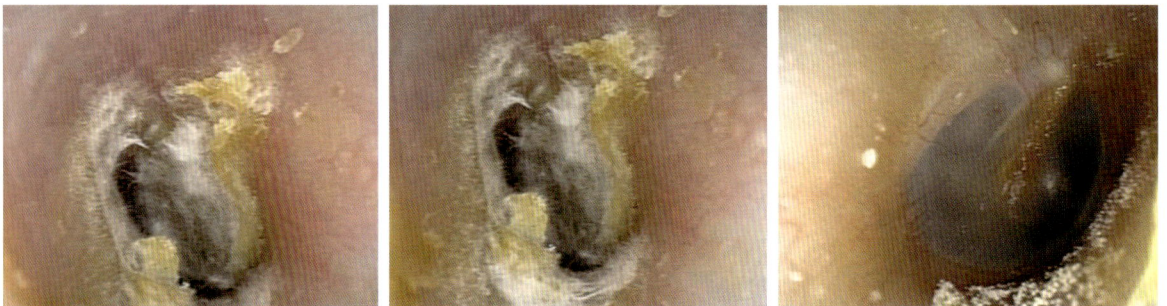

诊断要点：左侧外耳道可见大量耵聍遮挡鼓膜，左侧外耳道可见白色真菌附着。右侧外耳道可见少许耵聍和白色真菌附着；右耳鼓膜完整、标志清。

内镜诊断：双侧真菌性外耳道炎。

病例 11　患者，男，70 岁，左耳耳鸣伴瘙痒数天

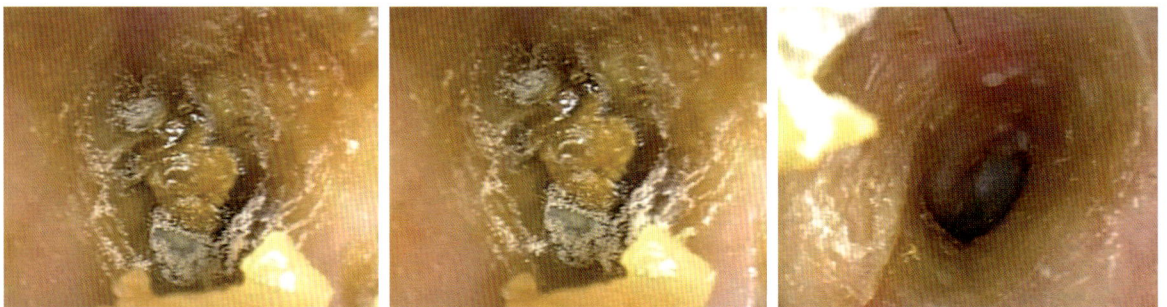

诊断要点：左侧外耳道可见大量耵聍，遮挡左耳鼓膜，表面可见大量白色颗粒状真菌；右侧外耳道可见少许耵聍，右耳鼓膜及外耳道黏膜充血。

内镜诊断：左侧真菌性外耳道炎。

病例 12　患者，女，9 岁，扁桃体腺样体肥大术前检查

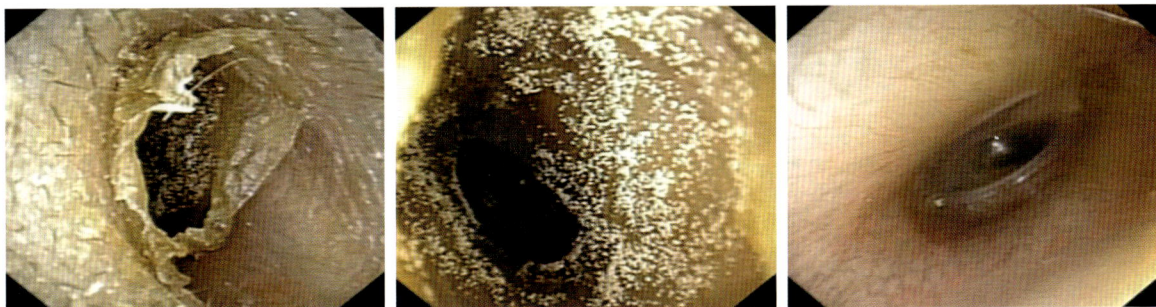

诊断要点：左侧外耳道可见耵聍，表面可见白色颗粒状真菌；左耳鼓膜完整、标志清。右侧外
　　　　　　耳道通畅；右耳鼓膜完整、标志清。

内镜诊断：左侧真菌性外耳道炎。

病例 13　患者，男，51 岁，双耳不适数天

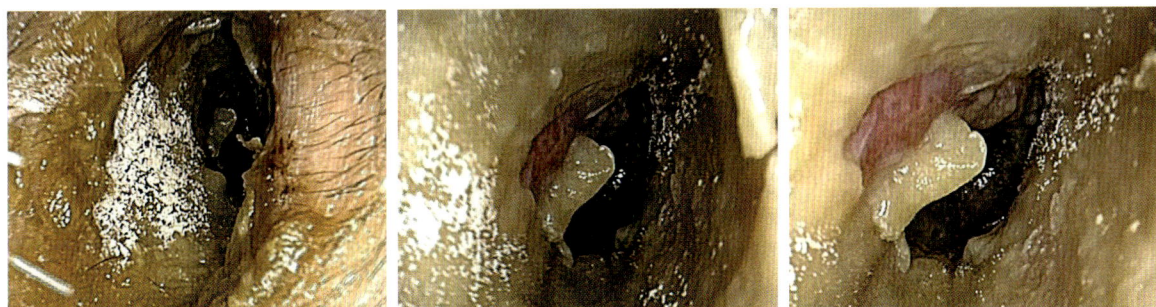

诊断要点：双侧外耳道可见大量淡黄色耵聍，表面可见大量白色颗粒状真菌。

内镜诊断：双侧真菌性外耳道炎。

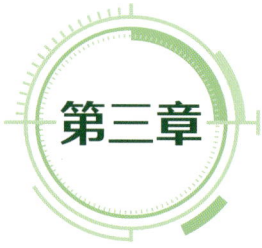

第三章 鼻部疾病

第一节 鼻 窦 炎

病例1 患者，男，10岁，鼻塞、流涕1周

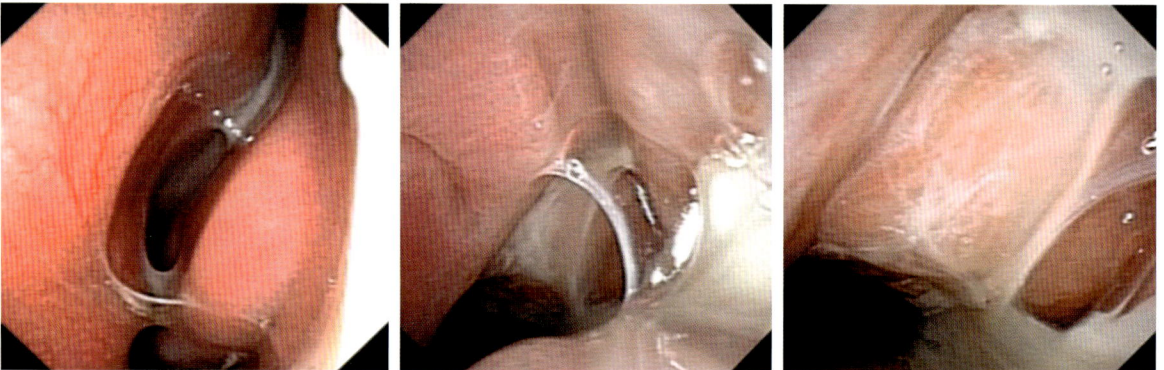

诊断要点：左侧下鼻甲表面、中鼻甲表面、中鼻道、后鼻孔以及鼻咽部可见大量白色脓性分泌物。鼻咽部可见腺样体增生，腺样体肥大分度为Ⅲ度。

内镜诊断：1. 急性鼻窦炎；2. 腺样体肥大。

病例2 患者，女，12岁，鼻塞、流涕1周

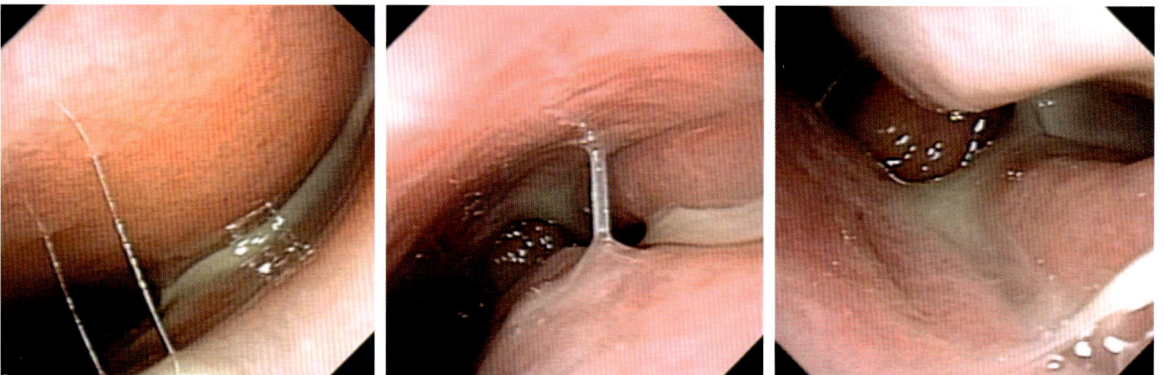

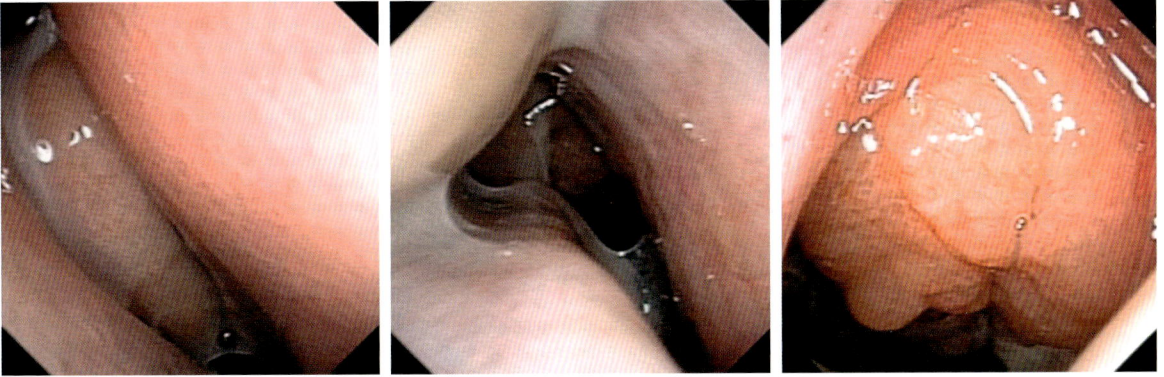

诊断要点： 双侧中鼻甲表面、双侧中鼻道、后鼻孔处可见大量白色脓性分泌物。鼻咽部可见腺样体增生，腺样体肥大分度为Ⅲ度。

内镜诊断： 1. 急性鼻窦炎；2. 腺样体肥大。

病例3　患者，女，9岁，左侧耳闷2周

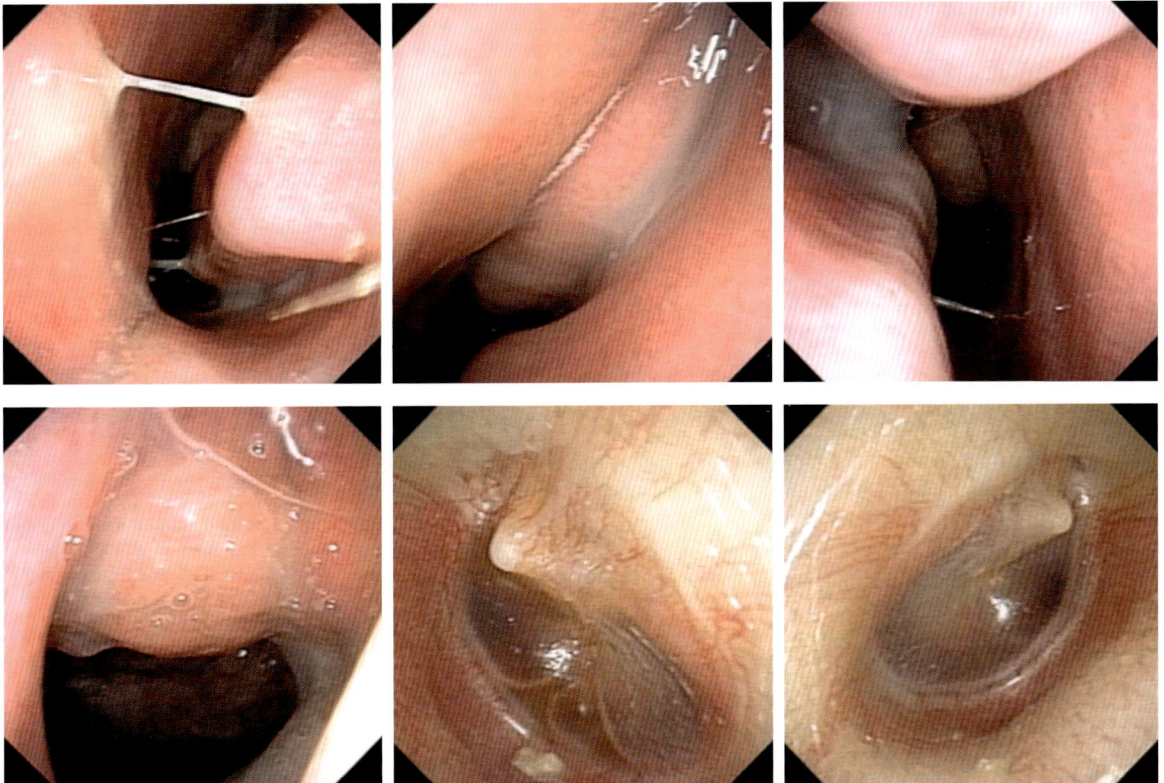

诊断要点： 左侧下鼻道、左侧中鼻甲表面、双侧中鼻道、鼻咽部可见大量白色脓性分泌物。鼻咽部可见Ⅲ度腺样体增生。左耳鼓室内可见气泡及液平面；右侧鼓膜完整，标志清。

内镜诊断： 1. 急性鼻窦炎；2. 左侧分泌性中耳炎；3. 腺样体肥大。

病例 4　患者，女，34 岁，鼻塞、流脓涕 15 天

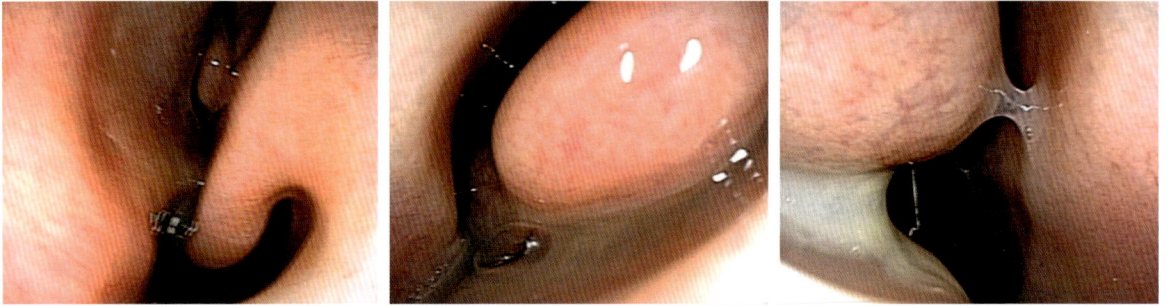

诊断要点：左侧中鼻甲黏膜水肿，双侧中鼻道可见白色脓性分泌物。左侧鼻中隔可见骨嵴。

内镜诊断：1. 急性鼻窦炎；2. 鼻中隔偏曲。

病例 5　患者，男，37 岁，鼻塞 10 天

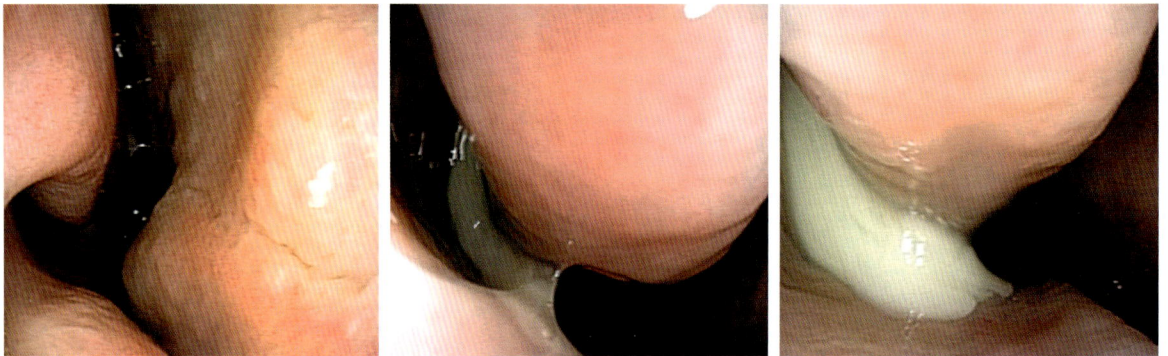

诊断要点：右侧中鼻道可见黄色脓性分泌物，右侧鼻中隔可见棘突。

内镜诊断：1. 急性鼻窦炎；2. 鼻中隔偏曲。

病例 6　患者，男，36 岁，右耳闷胀感伴鼻塞、流脓涕 4 天

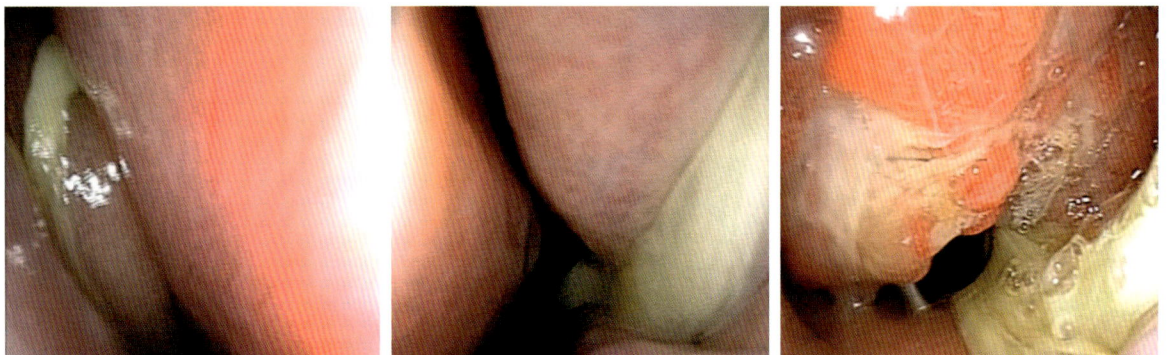

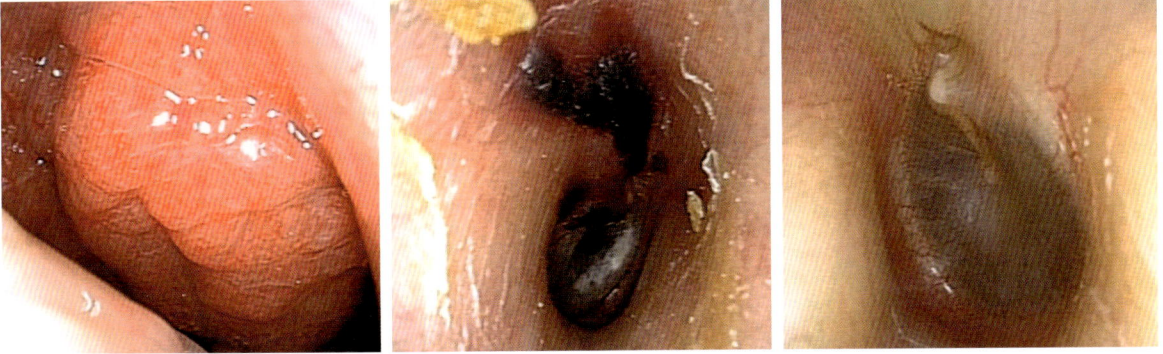

诊断要点：双侧中鼻道、后鼻孔、鼻咽部可见黄色脓性分泌物。鼻咽部可见腺样体增生，腺样体肥大分度为Ⅳ度。双耳鼓膜浑浊，鼓室内可见积液；右侧外耳道黏膜充血，表面可见血痂形成。

内镜诊断：1. 急性鼻窦炎；2. 腺样体肥大；3. 双侧分泌性中耳炎。

病例 7 患者，女，44 岁，咽部异物感 3 个月

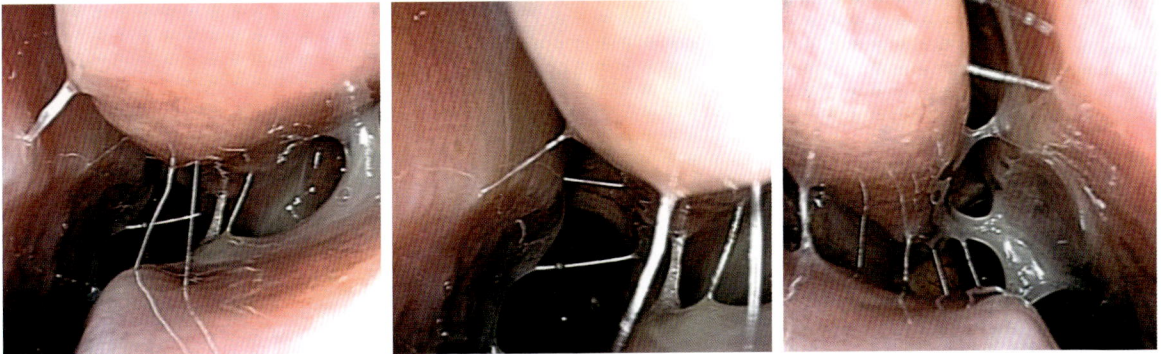

诊断要点：双侧中鼻道可见大量黄白色脓性分泌物。

内镜诊断：急性鼻窦炎。

病例 8 患者，男，8 岁，鼻塞伴耳闷 1 周

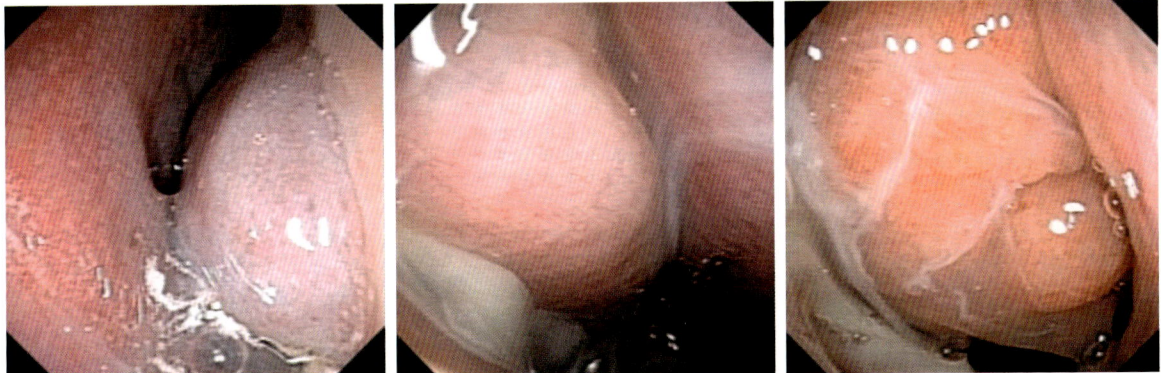

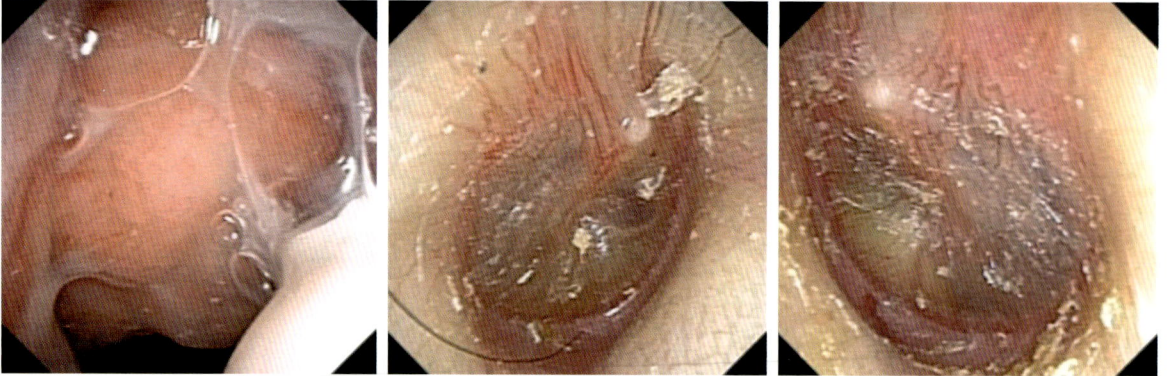

诊断要点：左侧下鼻甲、右侧中鼻甲黏膜苍白水肿；右侧中鼻道及鼻咽部可见大量白色脓性分泌物。鼻咽部可见腺样体增生，腺样体肥大分度为Ⅳ度。双耳鼓膜浑浊，鼓室内可见积液。

内镜诊断：1. 急性鼻窦炎；2. 变应性鼻炎；3. 腺样体肥大；4. 双侧分泌性中耳炎。

病例 9　患者，男，14 岁，鼻塞、流脓涕 2 个月

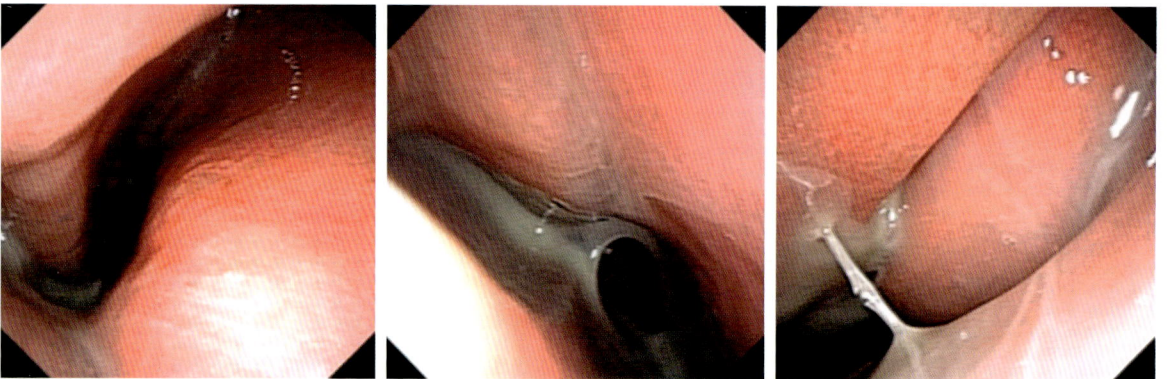

诊断要点：右侧下鼻道、双侧中鼻道、双侧嗅裂区可见大量白色脓性分泌物。

内镜诊断：急性鼻窦炎。

病例 10　患者，女，34 岁，鼻塞、流涕 2 周

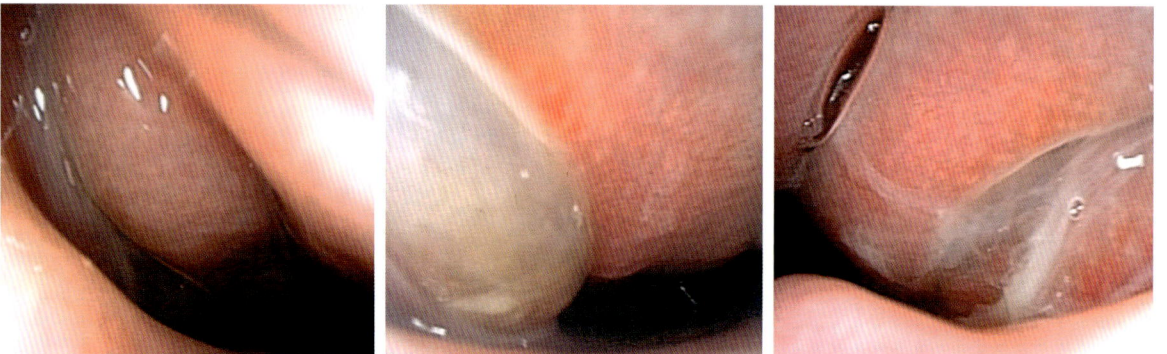

诊断要点：双侧中鼻道可见白色脓性分泌物。右侧中鼻道可见荔枝肉样新生物，表面光滑。

内镜诊断：1. 急性鼻窦炎；2. 右侧鼻息肉。

病例11　患者，女，7岁，鼻塞、流涕1周

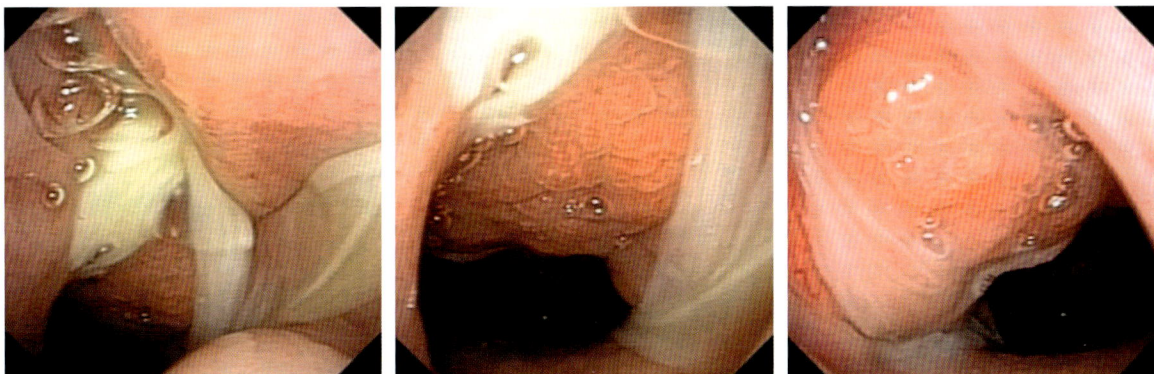

诊断要点：左侧中鼻道可见大量黄白色脓性分泌物，鼻咽部可见Ⅲ度腺样体。

内镜诊断：1. 急性鼻窦炎；2. 腺样体肥大。

病例12　患者，男，41岁，咳嗽10天余

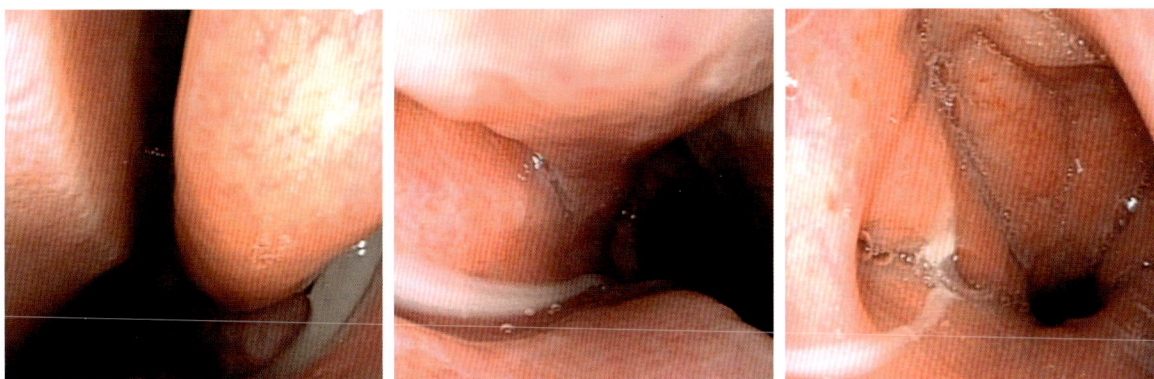

诊断要点：双侧中鼻道及鼻咽部可见白色脓性分泌物。

内镜诊断：急性鼻窦炎。

病例 13　患者，男，33 岁，咽痛、声音嘶哑 7 天

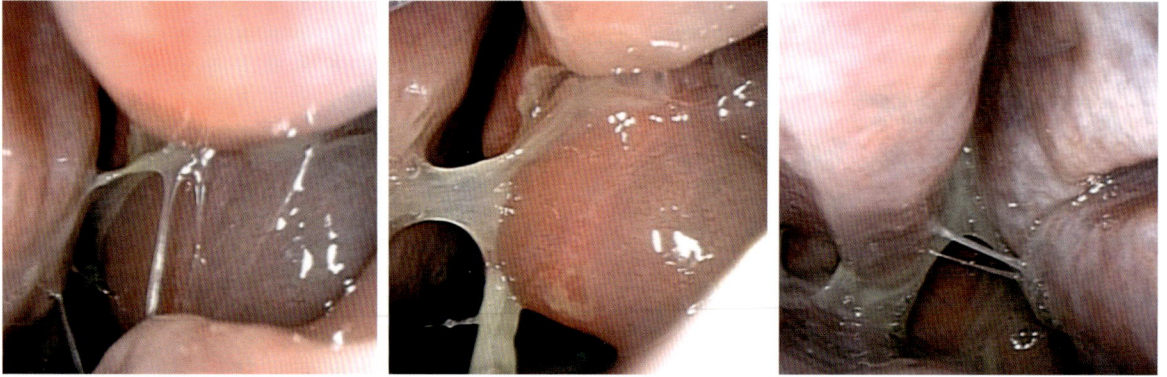

诊断要点：双侧中鼻道可见大量黄色脓性分泌物，左侧中鼻道可见近似圆形肿物，表面光滑。

内镜诊断：1. 急性鼻窦炎；2. 左侧鼻息肉。

病例 14　患者，男，63 岁，声带白斑复查

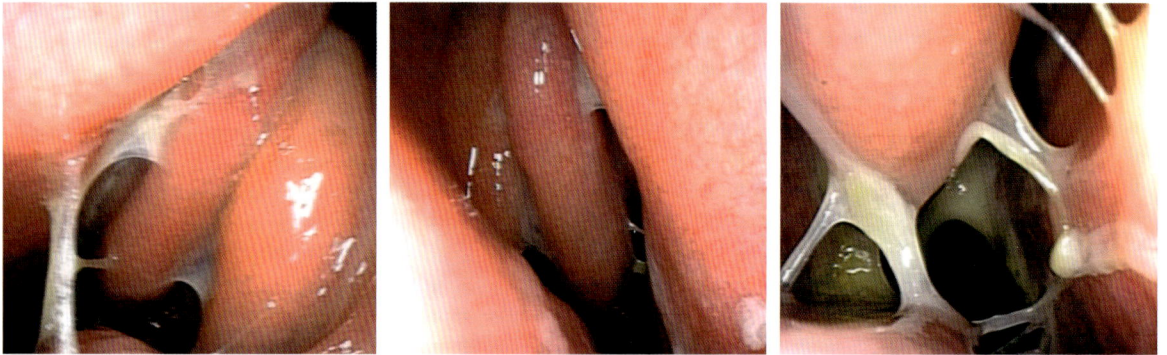

诊断要点：双侧中鼻道及嗅裂区可见大量白色及黄色脓性分泌物。

内镜诊断：急性鼻窦炎。

病例 15　患者，男，64 岁，头痛 1 年

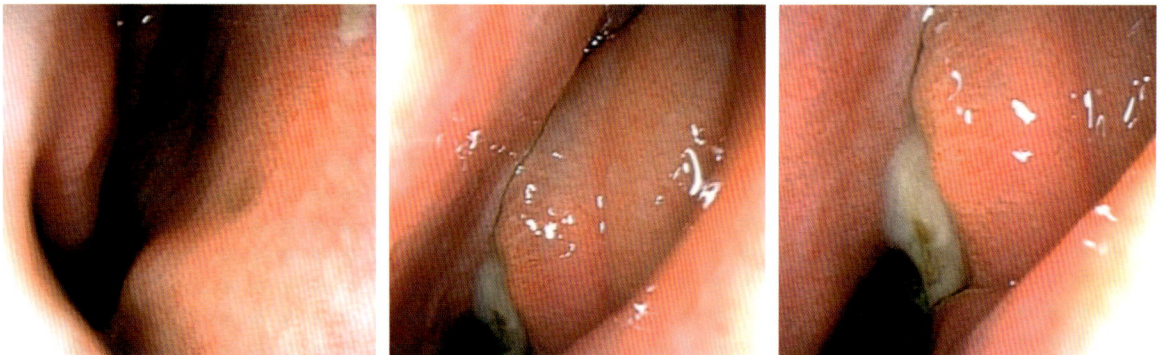

诊断要点：右侧鼻中隔可见骨嵴。左侧中鼻甲和钩突黏膜水肿，嗅裂区可见脓性分泌物。

内镜诊断：1. 急性鼻窦炎；2. 鼻中隔偏曲。

病例 16　患者，女，70 岁，咽部不适 4 天

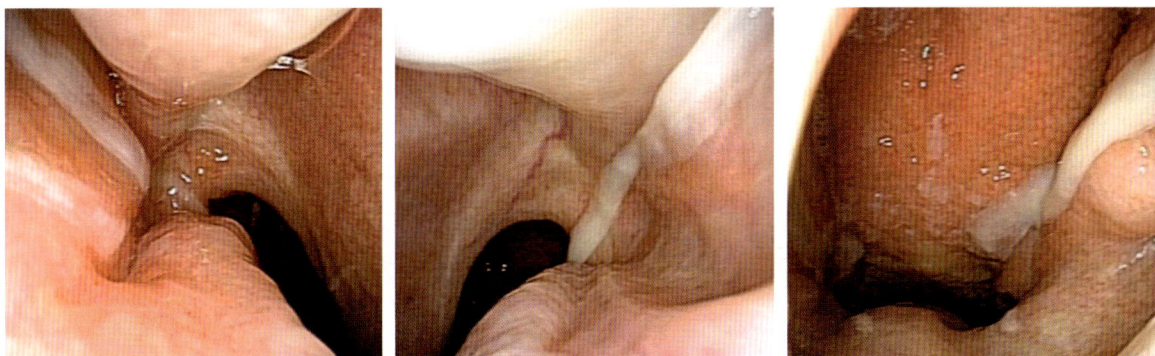

诊断要点：双侧中鼻道可见白色脓性分泌物。鼻咽部可见脓性分泌物流向口咽部。

内镜诊断：急性鼻窦炎。

病例 17　患者，男，13 岁，夜间睡眠时打鼾 1 个月

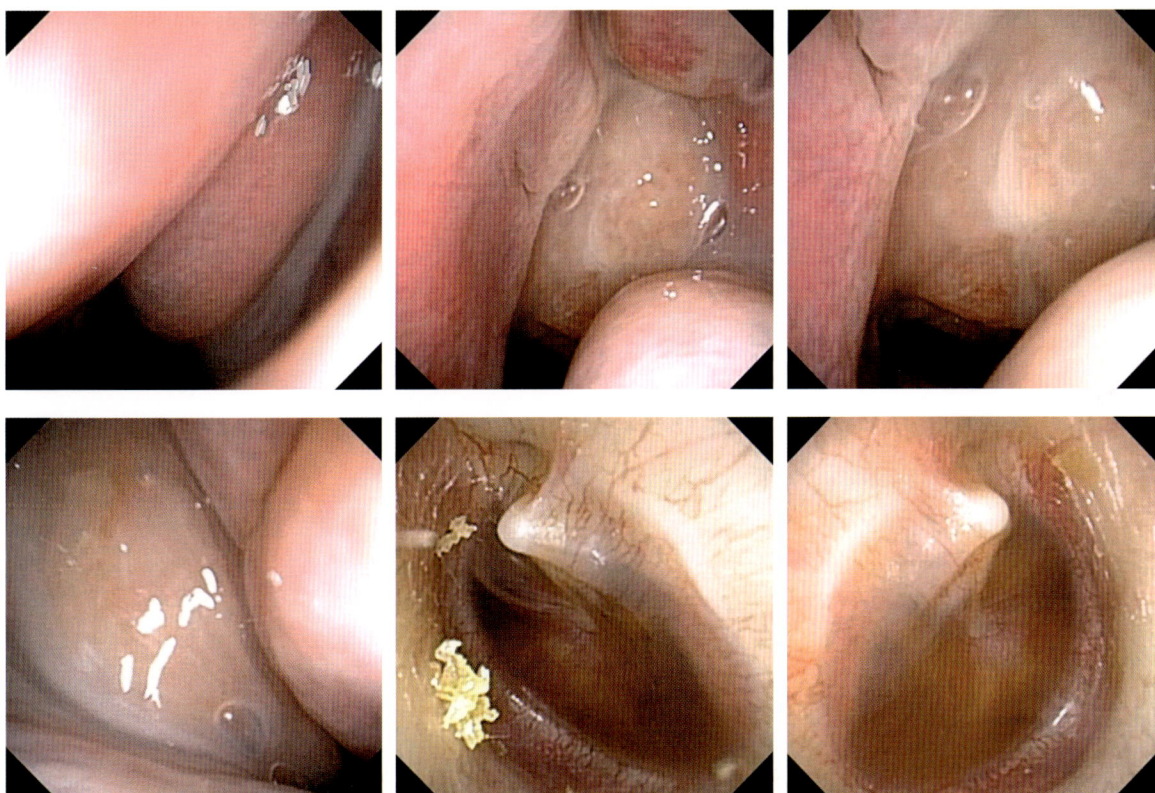

诊断要点：双侧中鼻甲黏膜水肿，双侧中鼻道可见白色脓性分泌物。鼻咽部可见腺样体增生，
　　　　　腺样体肥大分度为Ⅳ度。双耳鼓膜浑浊，颜色呈琥珀色，鼓室内可见积液。

内镜诊断：1. 急性鼻窦炎；2. 腺样体肥大；3. 双侧分泌性中耳炎。

病例 18　患者，女，6 岁，耳部不适 1 天

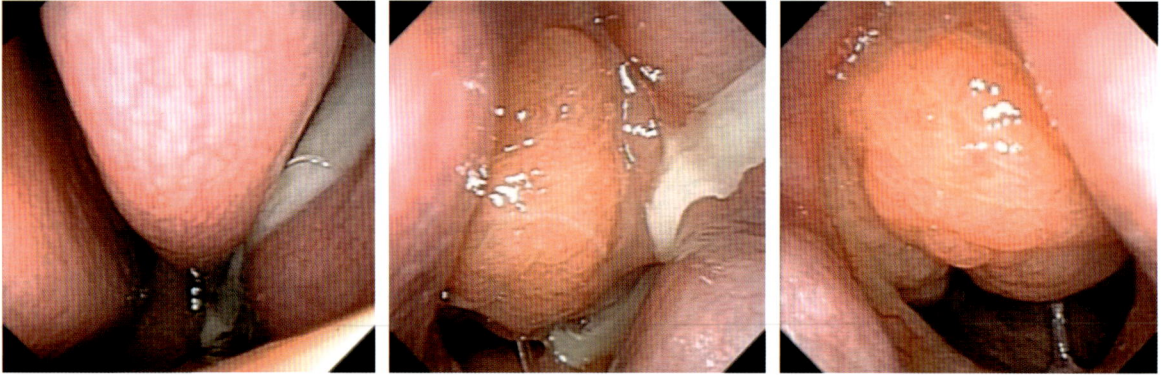

诊断要点：左侧中鼻道可见白色脓性分泌物。鼻咽部可见腺样体增生，腺样体肥大分度为Ⅳ度。

内镜诊断：1. 急性鼻窦炎；2. 腺样体肥大。

第二节　鼻腔恶性肿瘤

病例 1　患者，女，64 岁，鼻面部隆起 2 个月

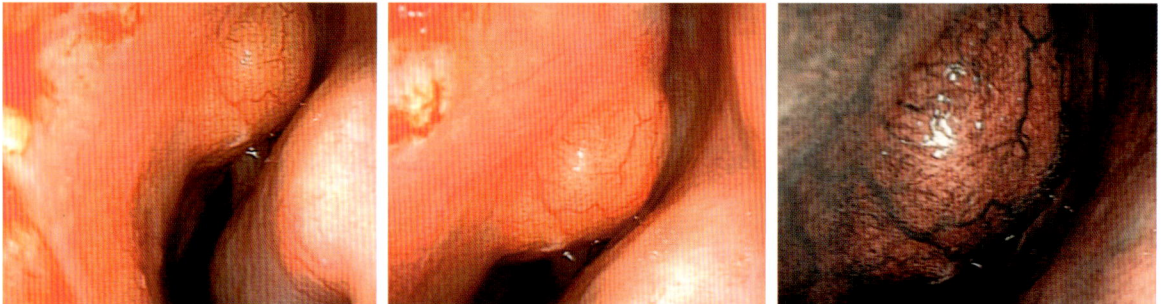

诊断要点：左侧鼻中隔面可见椭圆形肿物，表面充血，可见血管扩张，遮挡左侧鼻腔。NBI 模式下左侧鼻腔肿物表面 IPCL 扩张。

术后病理：腺样囊性癌。

内镜诊断：左侧鼻腔腺样囊腺癌。

病例 2　患者，男，43 岁，鼻塞伴流涕 1 年

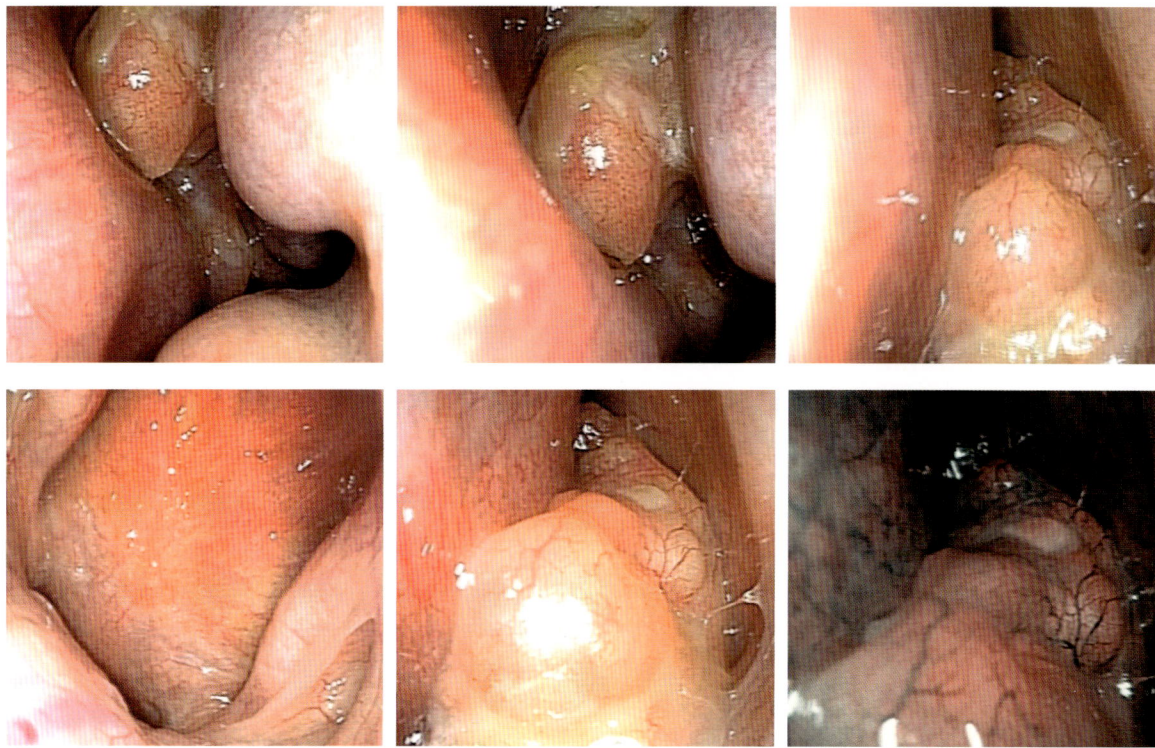

诊断要点：左侧鼻腔可见不规则肿物，表面光滑，肿物累及左侧下鼻道、总鼻道、中鼻道；左侧后鼻孔及鼻咽部未见受累。NBI 模式下左侧鼻腔新生物表面 IPCL 扩张。

术后病理：内翻性乳头状瘤。

内镜诊断：左侧鼻腔内翻性乳头状瘤。

病例 3　患者，女，69 岁，发现左侧鼻腔息肉样新生物 10 年

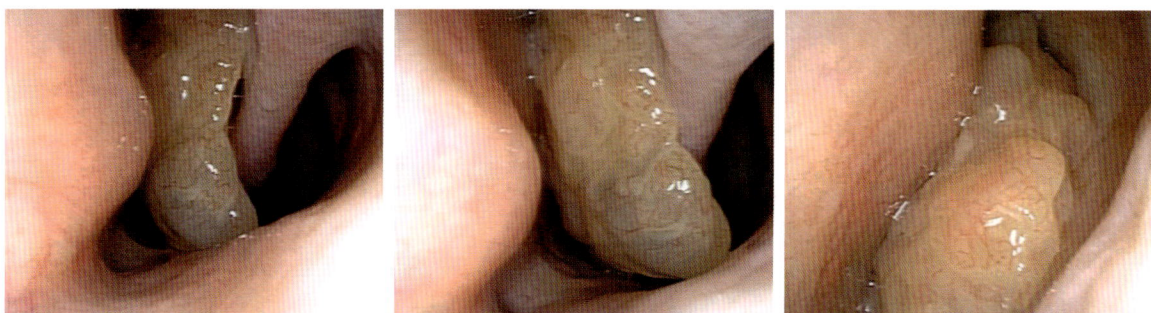

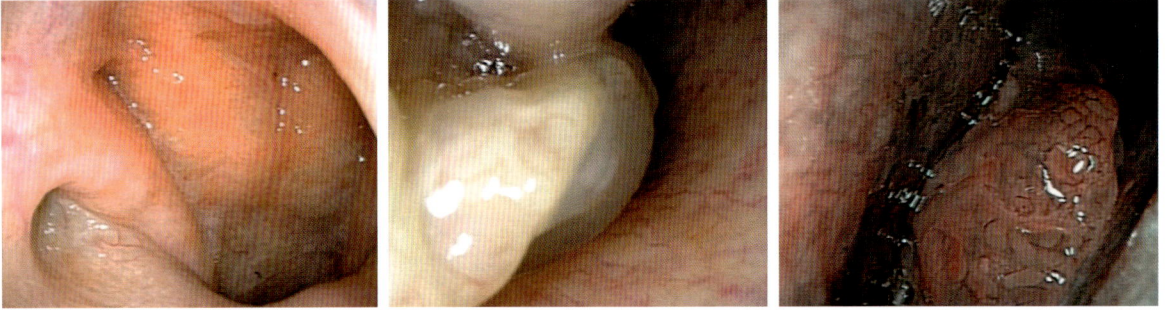

诊断要点：左侧总鼻道、下鼻道、中鼻道可见不规则半透明新生物，遮挡左侧鼻腔；左侧后鼻孔未窥见。鼻咽部未见新生物遮挡。NBI模式下左侧鼻腔新生物表面IPCL扩张。

术后病理：内翻性乳头状瘤，伴部分间质水肿，呈息肉样改变。

内镜诊断：左侧鼻腔内翻性乳头状瘤。

病例4　患者，女，68岁，发现右侧鼻腔肿物5个月

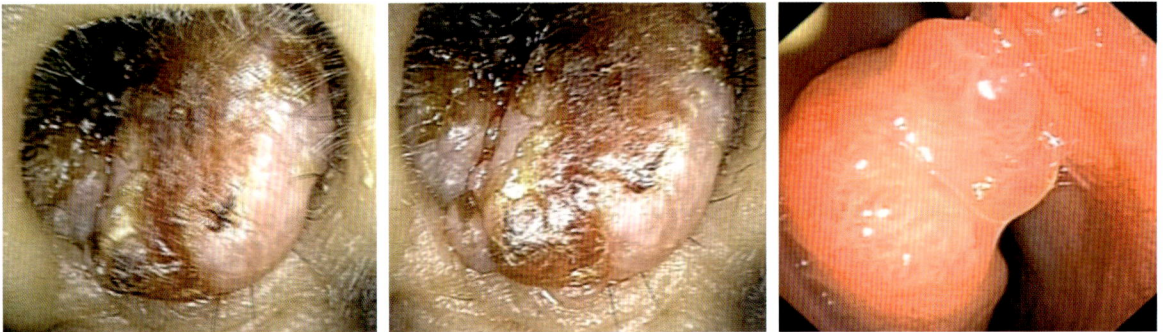

诊断要点：右侧鼻腔可见巨大包块状新生物形成，堵塞右侧鼻腔，表面可见血痂形成。

术后病理：上皮性恶性肿瘤，考虑透明细胞性鳞状细胞癌。

内镜诊断：右侧鼻腔恶性肿瘤（鳞状细胞癌）。

病例5　患者，男，56岁，鼻塞伴流涕半年余

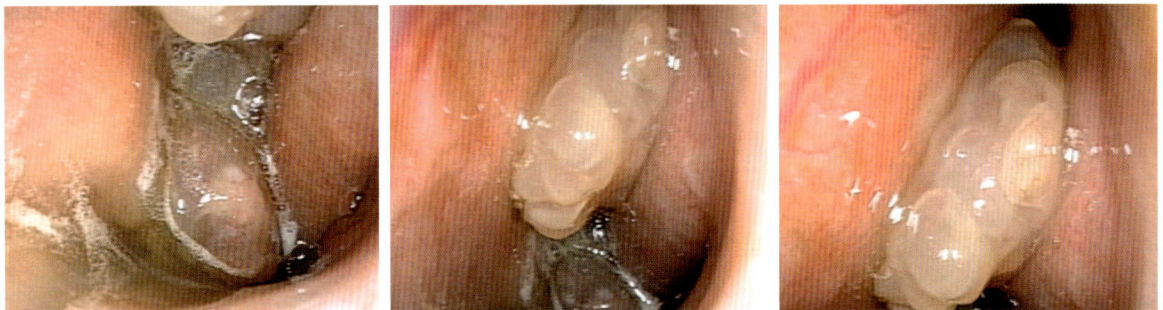

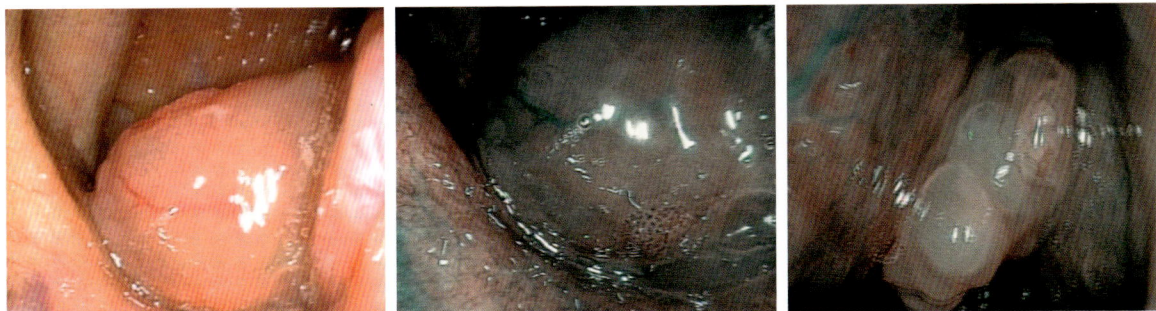

诊断要点：左侧下鼻道、总鼻道、中鼻道可见半透明、不规则新生物，向后到达后鼻孔；鼻咽部黏膜光滑。NBI 模式下左侧鼻腔新生物表面 IPCL 斑点状改变，NBI 分型为 Ⅴa 型。

术后病理：内翻性乳头状瘤伴鳞状上皮高级别上皮内瘤变（原位癌），局灶伴微小浸润，浸润深度约 1mm。

内镜诊断：左侧鼻腔内翻性乳头状瘤。

病例 6　患者，女，57 岁，左侧鼻塞 2 年余

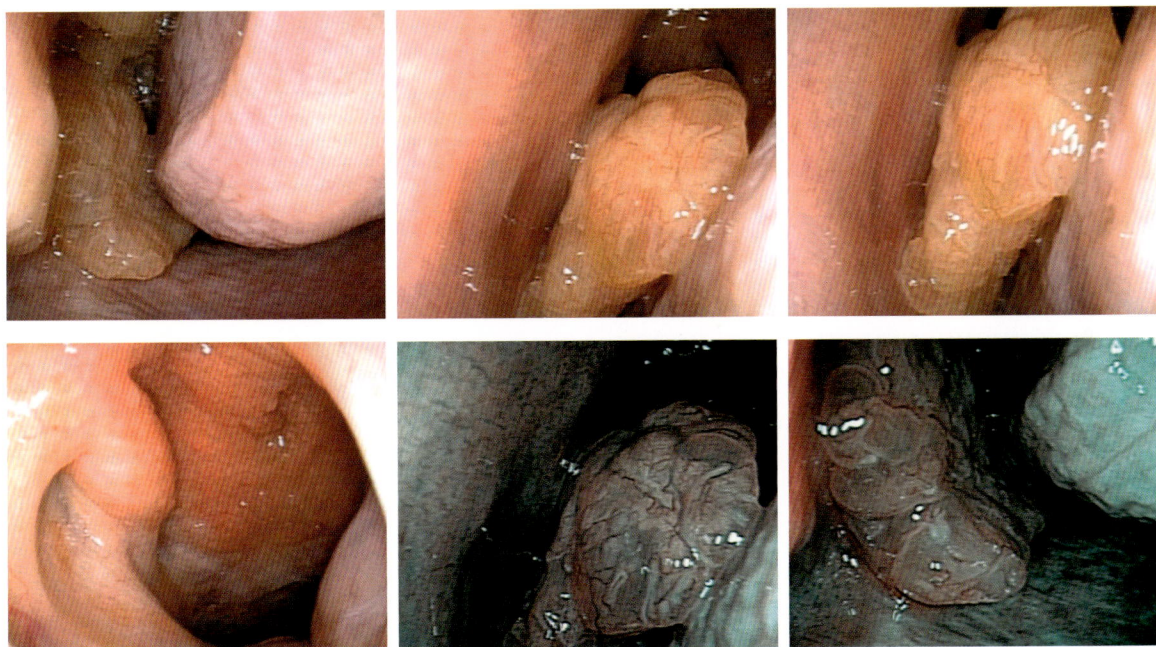

诊断要点：左侧下鼻道、总鼻道、中鼻道、可见不规则新生物；鼻咽部黏膜光滑。NBI 模式下左侧鼻腔新生物表面 IPCL 扩张。

术后病理：内翻性乳头状瘤。

内镜诊断：左侧鼻腔内翻性乳头状瘤。

病例 7　患者，男，65 岁，左侧鼻塞伴出血半年

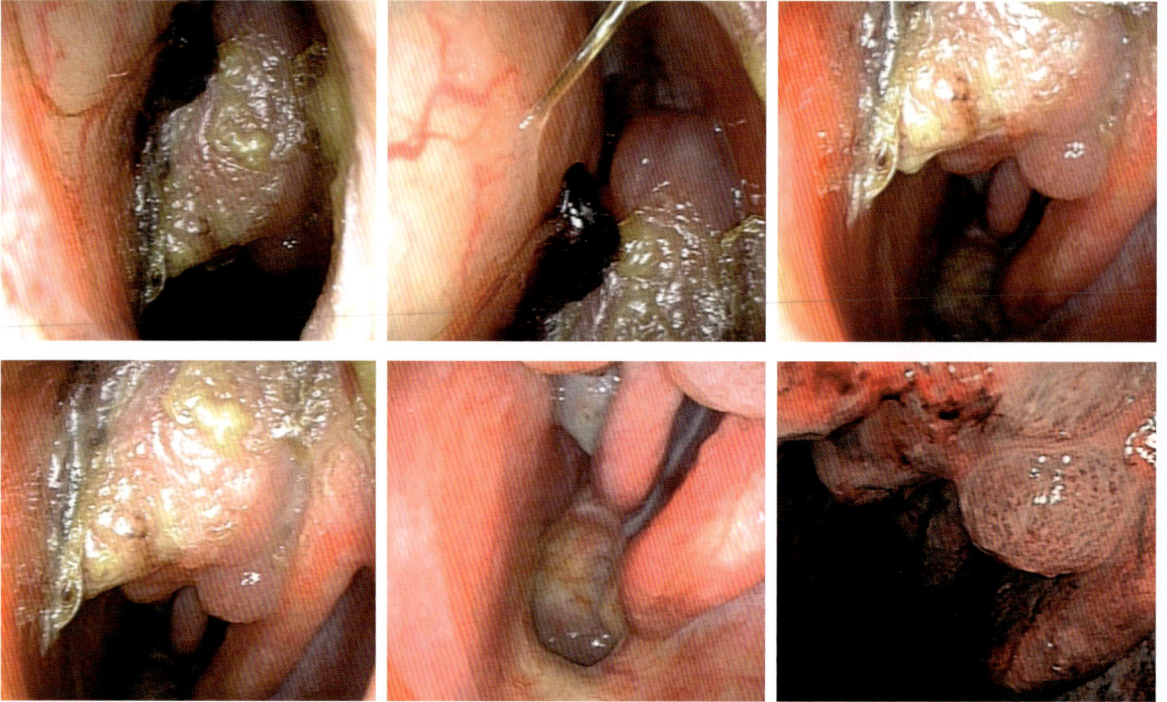

诊断要点：左侧总鼻道、中鼻甲表面、嗅裂区可见不规则肿物，表面粗糙。NBI 模式下左侧鼻
　　　　　腔新生物表面 IPCL 呈斑点状改变，NBI 分型为Ⅴa 型。

术后病理：骨肉瘤。

内镜诊断：左侧鼻腔骨肉瘤。

第三节　鼻腔良性肿瘤

病例 1　患者，女，66 岁，体检发现右侧鼻腔肿物 1 周

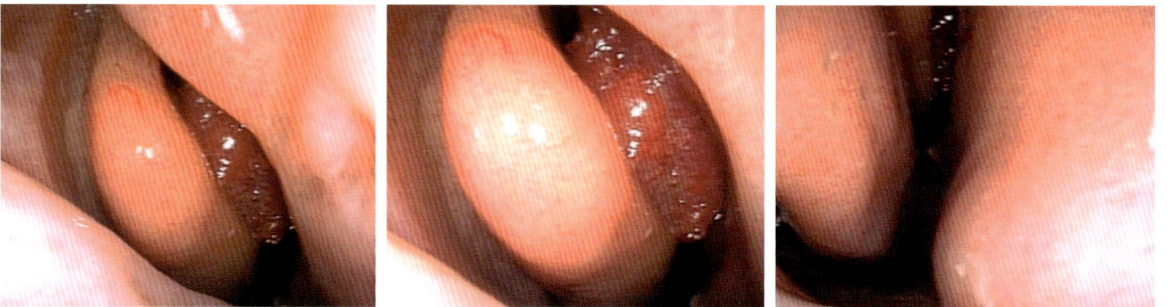

诊断要点：右侧中鼻甲嗅裂区可见类圆形深红色新生物，表面光滑。

术后病理：血管瘤。

内镜诊断：右侧鼻腔血管瘤。

病例2　患者，男，64岁，右侧鼻腔出血1天

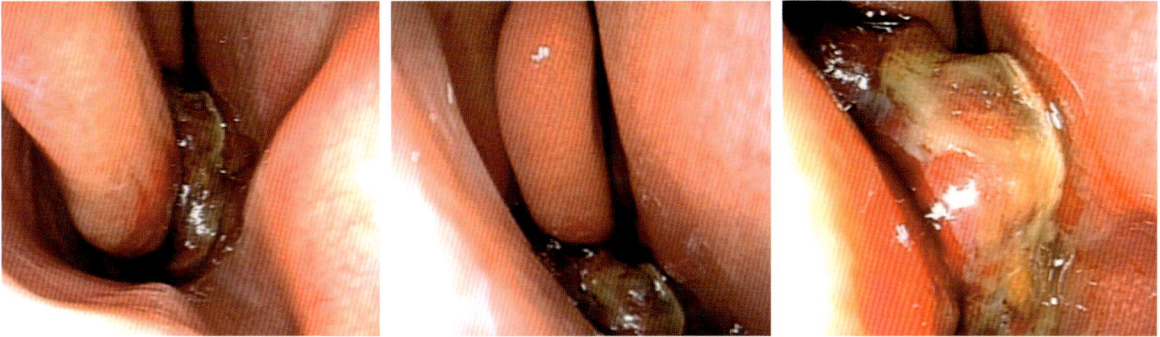

诊断要点：右侧总鼻道、下鼻道、中鼻道可见不规则深红色新生物，表面可见大量脓血性分泌物，堵塞右侧鼻腔。

术后病理：血管瘤，伴局灶血管内皮增生，表面局部化脓、坏死。

内镜诊断：右侧鼻腔血管瘤。

病例3　患者，女，32岁，鼻部不适数年

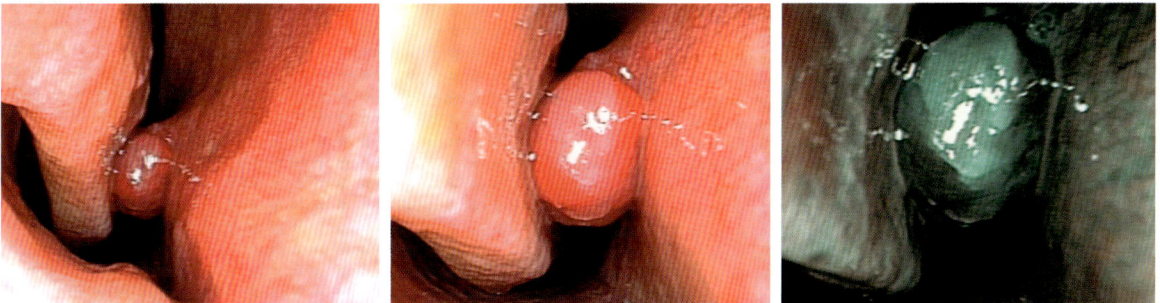

诊断要点：右侧鼻中隔面可见一枚圆形肿物，表面充血。NBI模式下右侧鼻腔新生物表面未见异常血管形成。

术后病理：血管瘤。

内镜诊断：右侧鼻腔血管瘤。

病例 4　患者，男，73 岁，右侧鼻腔出血 10 天

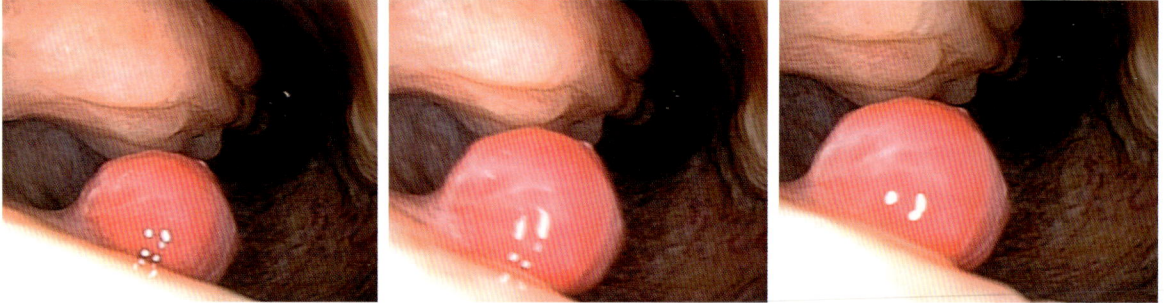

诊断要点：右侧下鼻道可见圆形肿物，表面充血。

术后病理：血管瘤。

内镜诊断：右侧鼻腔血管瘤。

第四节　鼻中隔穿孔

病例 1　患者，女，63 岁，反复喷嚏 1 年余

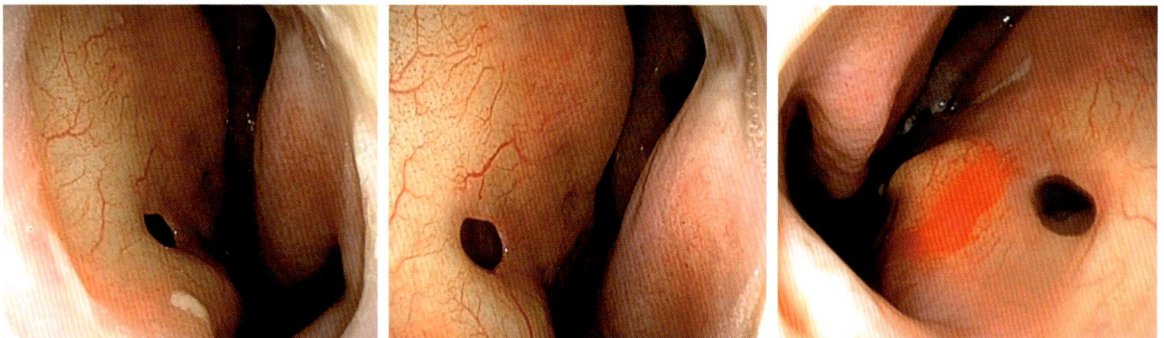

诊断要点：鼻中隔面可见圆形穿孔，右侧利特尔区可见血性分泌物。

内镜诊断：鼻中隔穿孔。

病例 2　患者，男，18 岁，鼻部不适数年

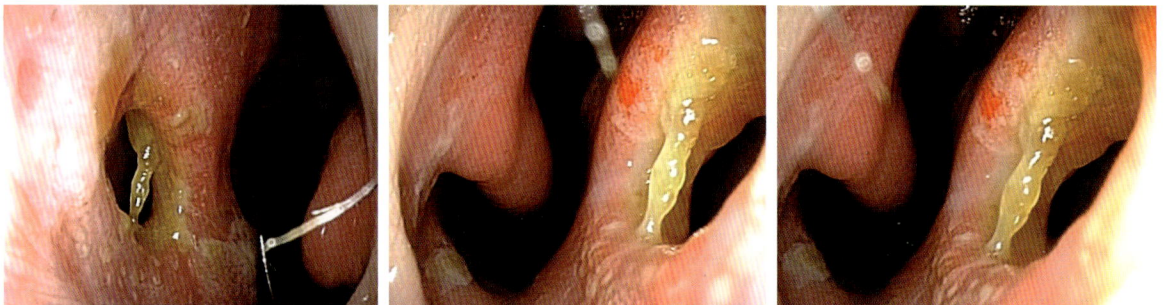

诊断要点：鼻中隔面可见圆形穿孔，穿孔边缘可见黄色干痂形成。

内镜诊断：鼻中隔穿孔。

病例3　患者，男，67岁，鼻部不适数年

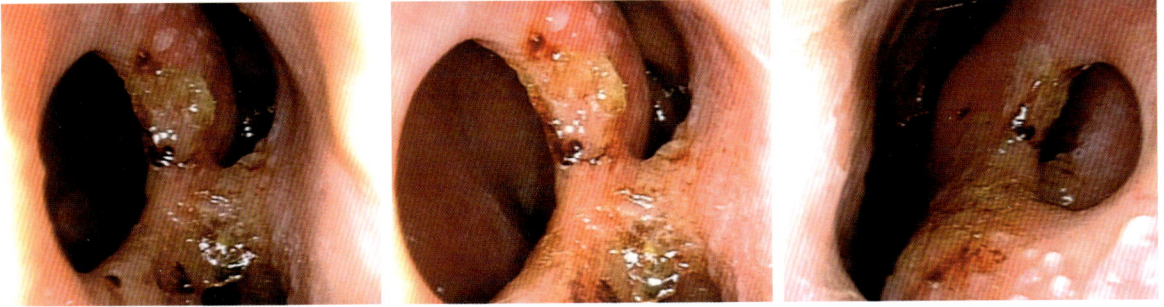

诊断要点：鼻中隔面可见较大圆形穿孔，穿孔边缘可见血痂附着；左侧鼻中隔面与下鼻甲表面可见粘连。

内镜诊断：1. 鼻中隔穿孔；2. 左侧鼻腔粘连。

病例4　患者，男，31岁，鼻部不适数年

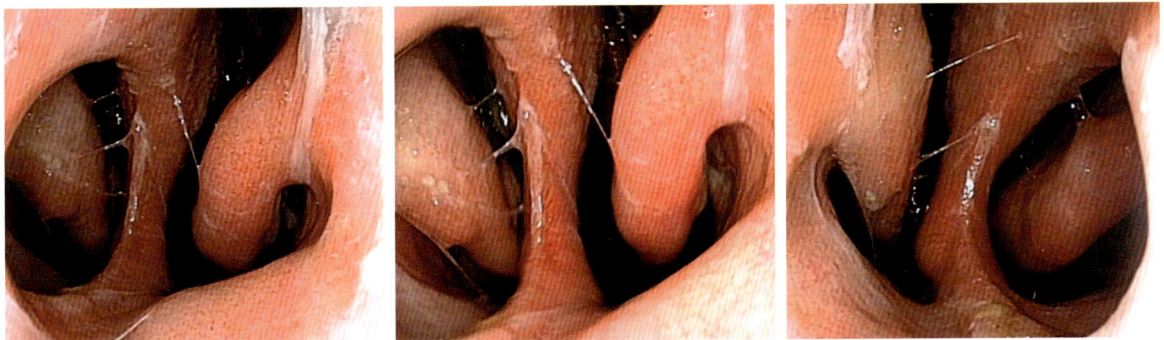

诊断要点：鼻中隔面可见巨大圆形穿孔。

内镜诊断：鼻中隔穿孔。

病例 5　患者，男，29 岁，鼻部不适数年

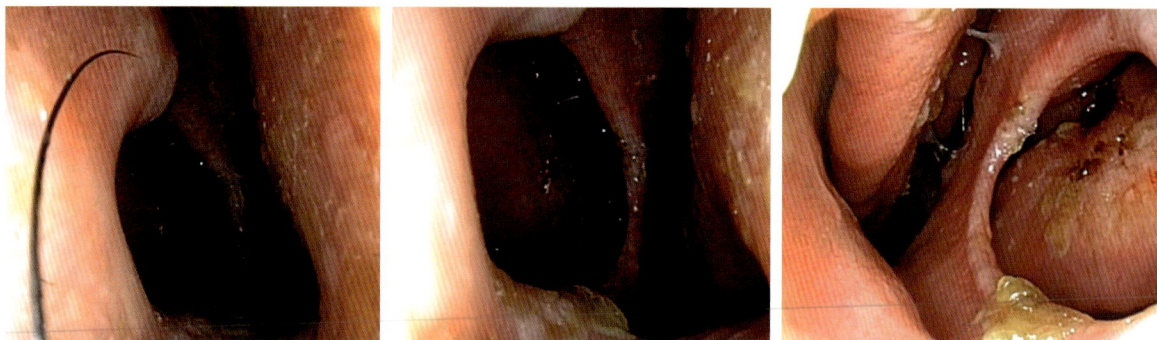

诊断要点：鼻中隔面可见较大类似圆形穿孔，边缘可见血痂形成。

内镜诊断：鼻中隔穿孔。

病例 6　患者，男，58 岁，鼻部不适 1 个月

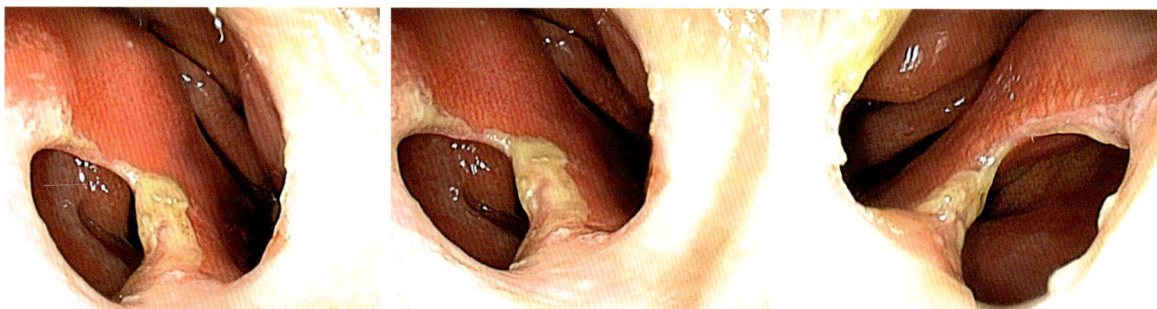

诊断要点：鼻中隔面可见不规则穿孔，边缘可见黄色干痂附着。

内镜诊断：鼻中隔穿孔。

病例 7　患者，女，83 岁，反复鼻出血 1 年余

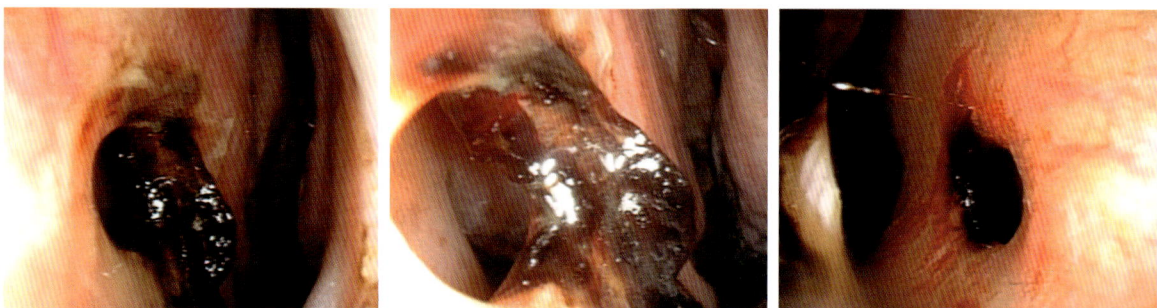

诊断要点：鼻中隔面可见圆形穿孔，边缘可见大量血性干痂附着。

内镜诊断：鼻中隔穿孔。

病例 8 患者，女，74 岁，鼻部不适数年

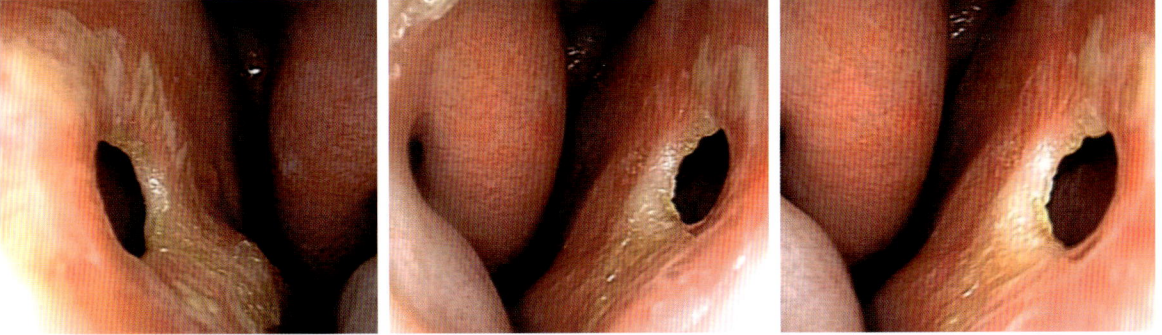

诊断要点：鼻中隔面可见圆形穿孔，边缘可见黄色干痂形成。

内镜诊断：鼻中隔穿孔。

病例 9 患者，男，26 岁，双侧鼻腔反复出血 1 周

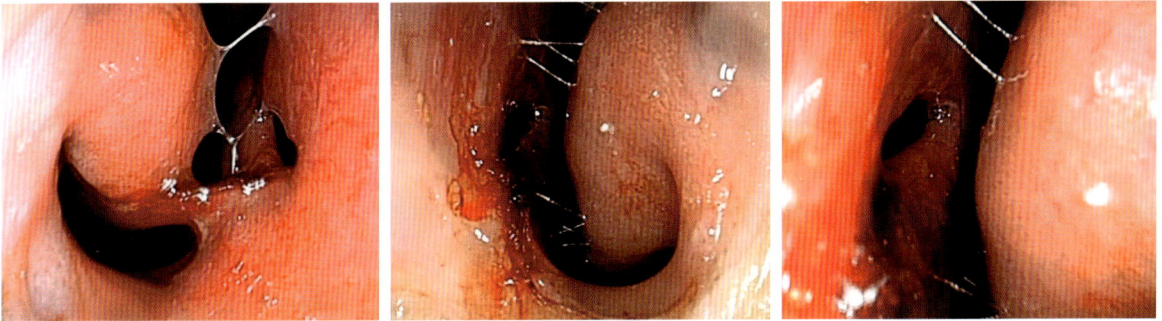

诊断要点：鼻中隔面可见圆形穿孔，边缘可见血痂形成，双侧鼻中隔面黏膜充血。

内镜诊断：鼻中隔穿孔。

第五节 鼻中隔偏曲

病例1 患者，男，43岁，鼻部不适1周

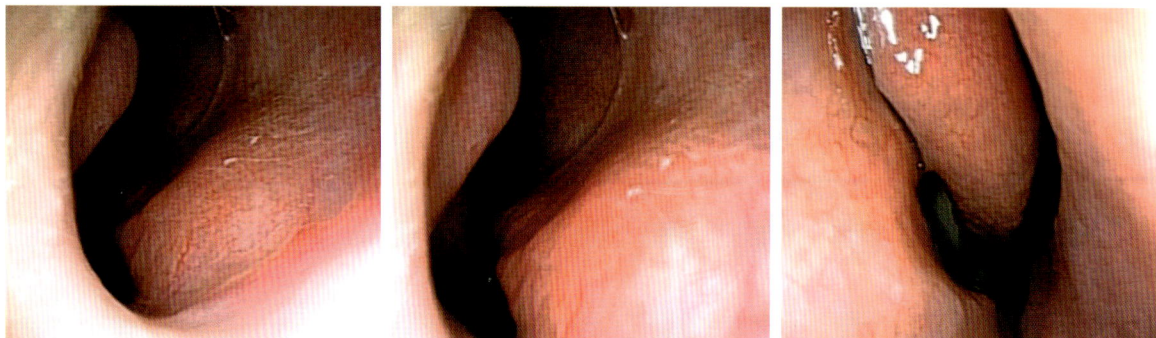

诊断要点：右侧鼻中隔可见骨嵴，右侧中鼻道可见脓性分泌物。

内镜诊断：1. 鼻中隔偏曲；2. 急性鼻窦炎。

病例2 患者，男，29岁，反复鼻塞伴鼻出血10天

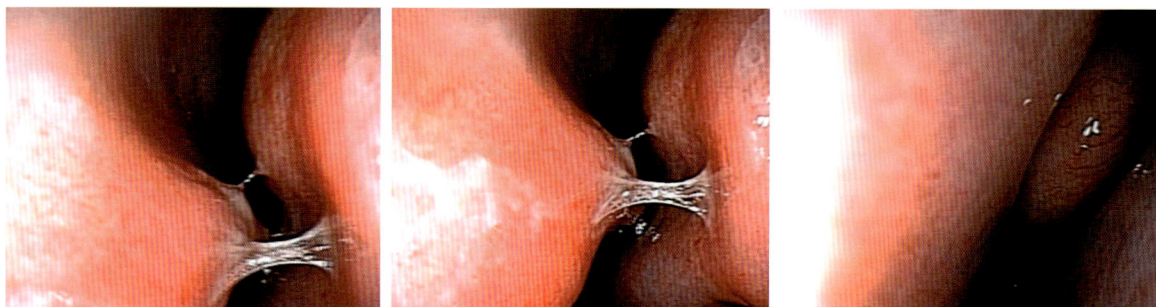

诊断要点：左侧鼻中隔可见骨棘抵住下鼻甲，鼻腔及鼻道狭窄。

内镜诊断：鼻中隔偏曲。

病例3 患者，男，25岁，鼻部不适数天

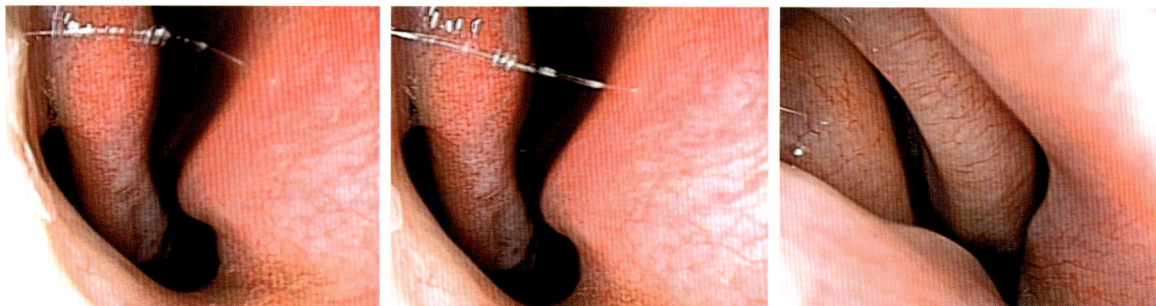

诊断要点：右侧鼻中隔可见骨嵴，遮挡右侧鼻腔，抵住右侧下鼻甲，鼻腔及鼻道狭窄。

内镜诊断：鼻中隔偏曲。

病例 4　患者，女，39 岁，鼻部不适数天

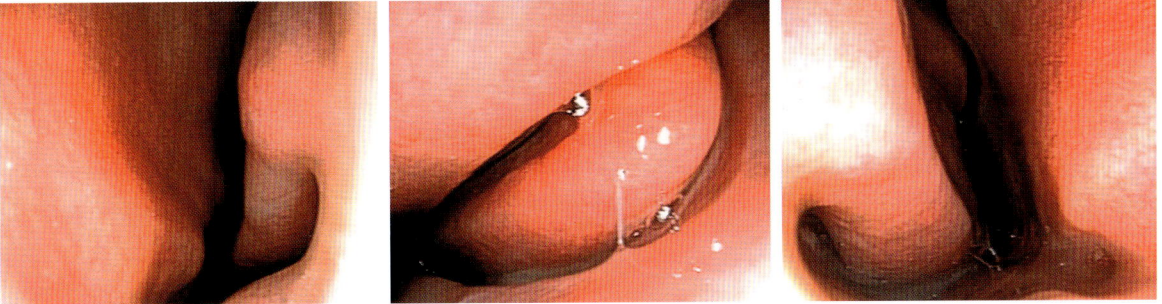

诊断要点：左侧鼻中隔可见骨嵴。左侧中鼻道、右侧下鼻道可见脓性分泌物。

内镜诊断：1. 鼻中隔偏曲；2. 急性鼻窦炎。

病例 5　患者，女，20 岁，鼻部不适数天

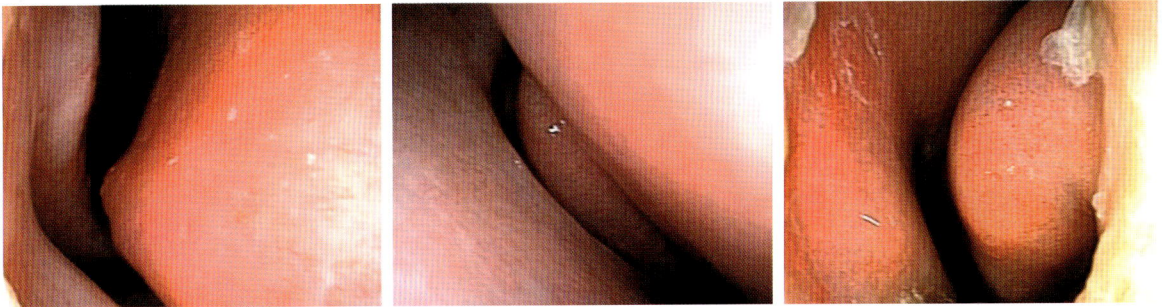

诊断要点：右侧鼻中隔可见骨棘，遮挡右侧鼻腔，鼻腔及鼻道狭窄；左侧下鼻甲黏膜稍充血。

内镜诊断：鼻中隔偏曲。

病例 6　患者，男，61 岁，喷嚏、鼻塞、鼻痒、流清涕 4 年余

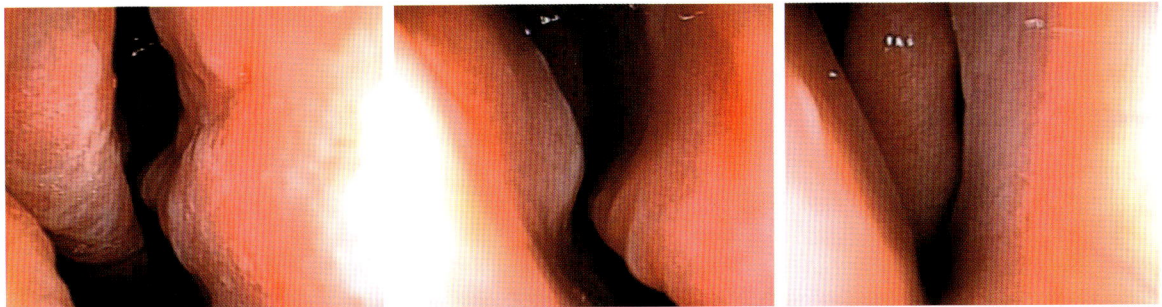

诊断要点：右侧鼻中隔可见骨嵴，遮挡右侧鼻腔，鼻腔及鼻道狭窄。右侧鼻中隔面及右侧下鼻甲黏膜水肿。

内镜诊断：1. 鼻中隔偏曲；2. 变应性鼻炎。

病例 7　患者，女，65 岁，鼻塞伴睡眠打鼾数年

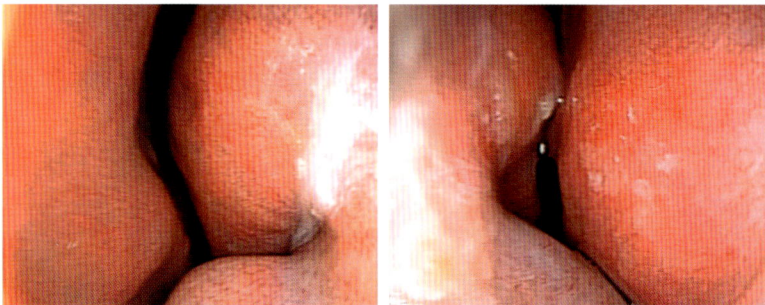

诊断要点：右侧鼻中隔呈 C 形偏曲，遮挡右侧鼻腔；双侧下鼻甲肿大，表面可见黏性分泌物附着；双侧鼻腔和鼻道狭窄。

内镜诊断：1. 鼻中隔偏曲；2. 慢性鼻炎。

第六节　变应性鼻炎

病例 1　患者，男性，8 岁，变应性鼻炎脱敏治疗半年余

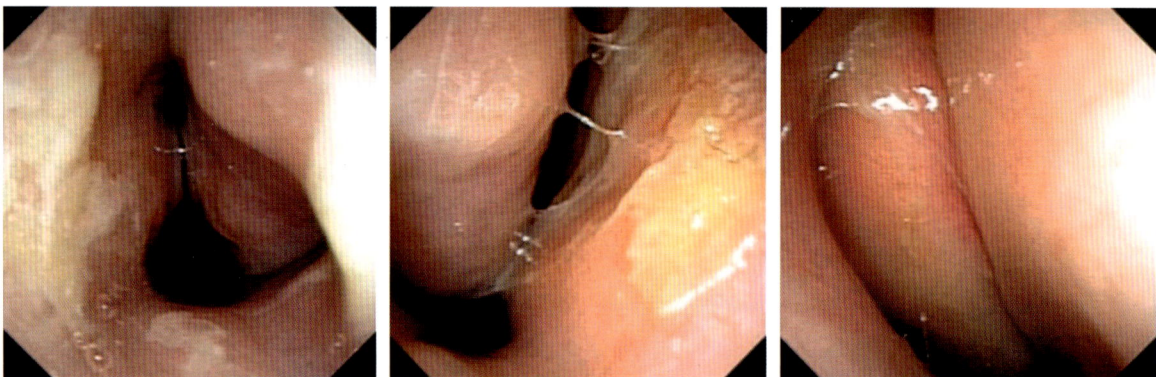

诊断要点：双侧下鼻甲、鼻中隔、中鼻甲黏膜苍白水肿，双侧鼻腔可见清水样鼻涕，双侧鼻中隔面可见分泌物附着。

内镜诊断：变应性鼻炎。

病例 2　患者，女性，66 岁，反复鼻出血 30 天

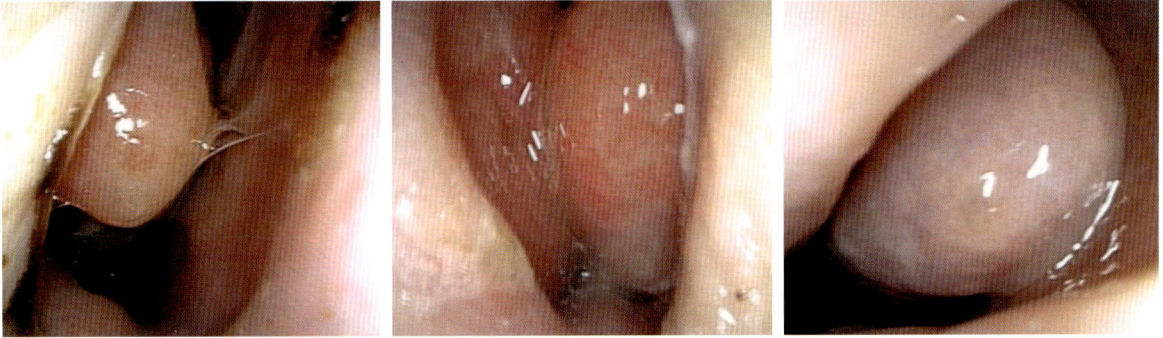

诊断要点：双侧下鼻甲、鼻中隔、中鼻甲黏膜苍白水肿，双侧鼻腔可见清水样鼻涕。

内镜诊断：变应性鼻炎。

病例 3　患者，男，12 岁，反复鼻塞、打喷嚏 3 年余

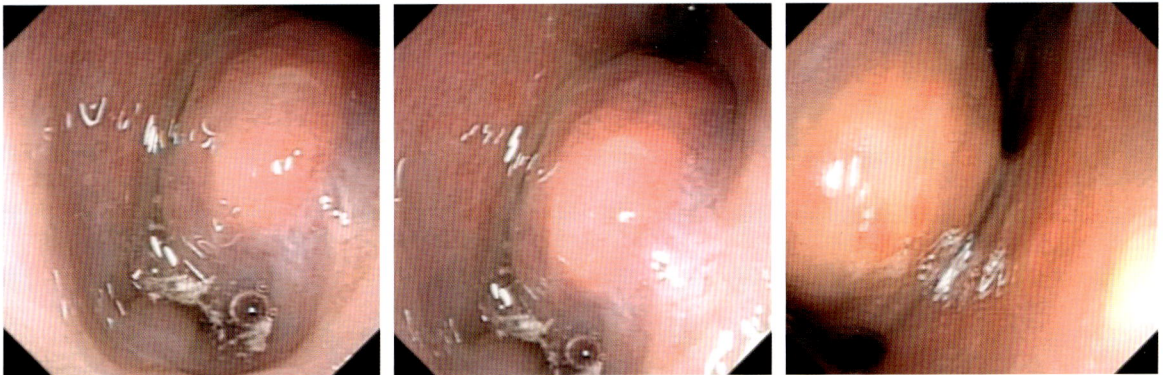

诊断要点：双侧下鼻甲、鼻中隔黏膜苍白水肿。双侧鼻腔堵塞，可见大量清水样鼻涕。

内镜诊断：变应性鼻炎。

病例 4　患者，男，6 岁，变应性鼻炎脱敏治疗后 12 个月

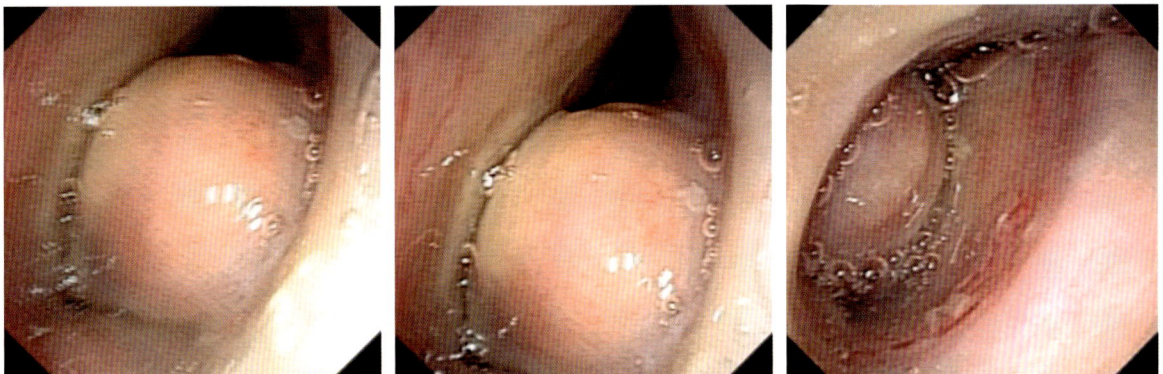

诊断要点：双侧下鼻甲、鼻中隔黏膜苍白水肿。双侧鼻腔堵塞，可见大量清水样鼻涕。

内镜诊断：变应性鼻炎。

病例 5　患者，女，12 岁，鼻塞数年

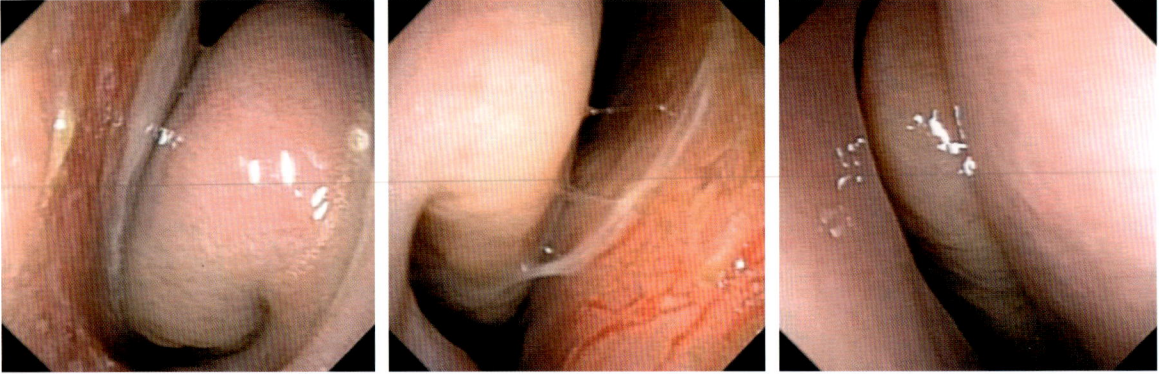

诊断要点：双侧下鼻甲、鼻中隔、中鼻甲黏膜苍白水肿。双侧鼻腔堵塞，可见少许脓性分泌物。

内镜诊断：1. 变应性鼻炎；2. 急性鼻窦炎。

病例 6　患者，女，26 岁，呕吐后咽部异物感 1 天

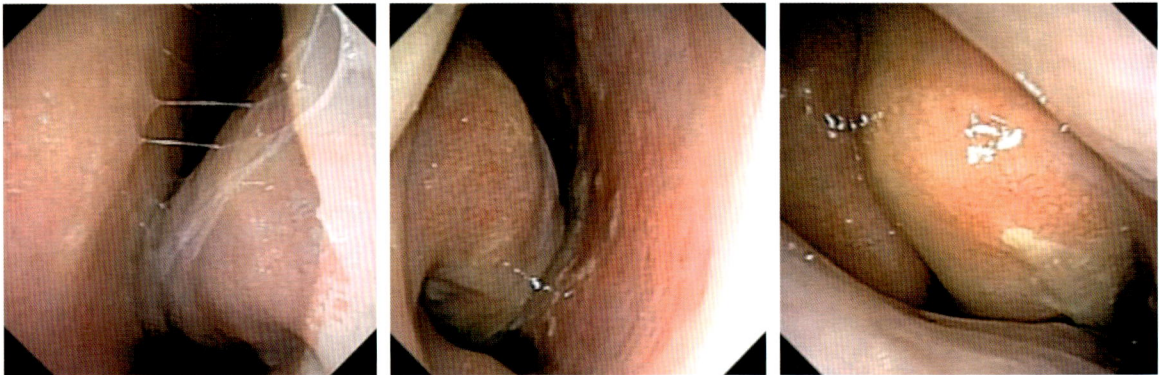

诊断要点：双侧下鼻甲、鼻中隔、中鼻甲黏膜苍白水肿。双侧鼻腔可见少许脓性分泌物。

内镜诊断：1. 变应性鼻炎；2. 急性鼻窦炎。

第七节　腺样体肥大

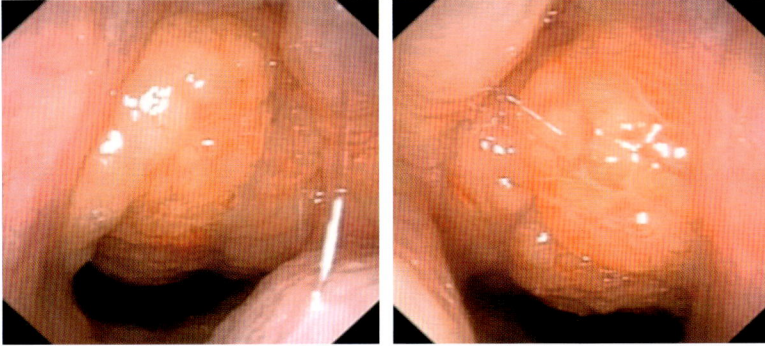

诊断要点：鼻咽部可见明显隆起型病变，表面呈橘瓣状；病变主要位于鼻咽顶后壁，向两侧到达咽隐窝，双侧咽隐窝消失，双侧咽鼓管圆枕明显肿胀，双侧咽鼓管咽口明显受压。腺样体肥大分度为Ⅳ度。

内镜诊断：腺样体肥大。

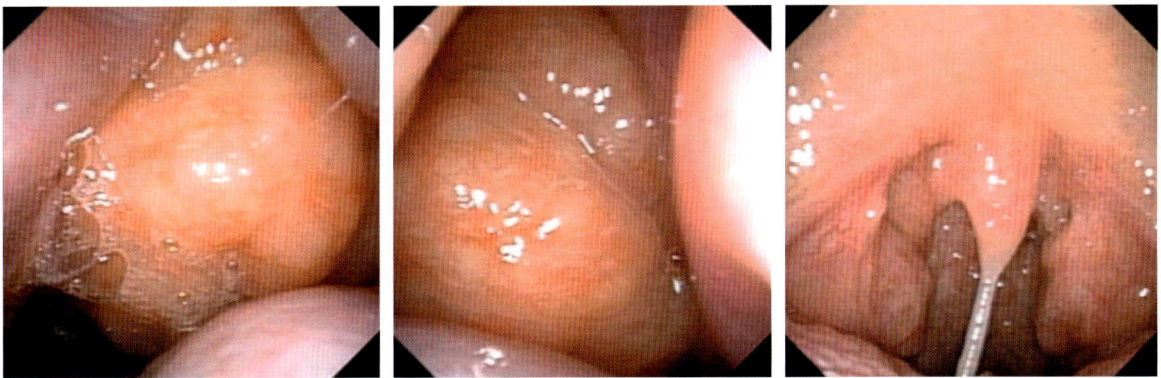

诊断要点：鼻咽部可见明显隆起型病变，表面呈橘瓣状；病变主要位于鼻咽顶后壁，向两侧到达咽隐窝，双侧咽隐窝消失，双侧咽鼓管圆枕明显肿胀，双侧咽鼓管咽口明显受压。腺样体肥大分度为Ⅳ度。双侧扁桃体Ⅱ度肥大。

内镜诊断：扁桃体伴腺样体肥大。

病例3　患者，男，4岁，睡眠打鼾伴张口呼吸半年

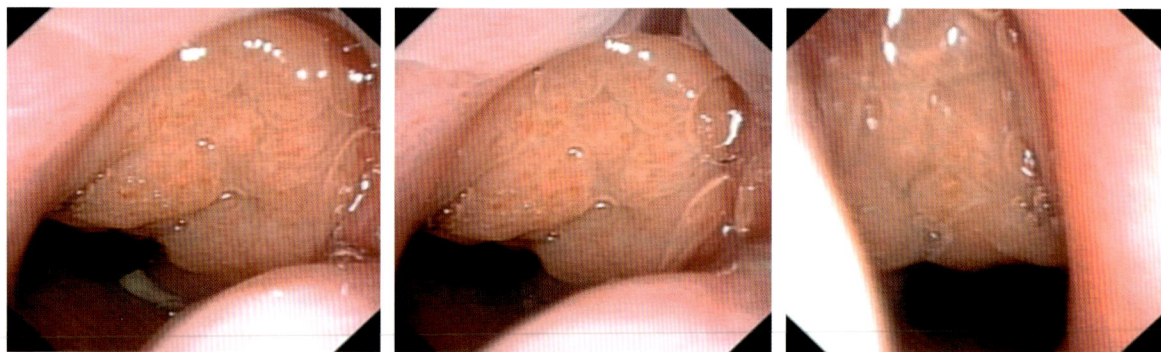

诊断要点： 鼻咽部可见明显隆起型病变，表面呈橘瓣状；病变主要位于鼻咽顶后壁，向两侧到达咽隐窝，双侧咽隐窝消失，双侧咽鼓管圆枕明显肿胀，双侧咽鼓管咽口明显受压。腺样体肥大分度为Ⅲ度。

内镜诊断： 腺样体肥大。

病例4　患者，男，13岁，鼻塞伴流涕1年

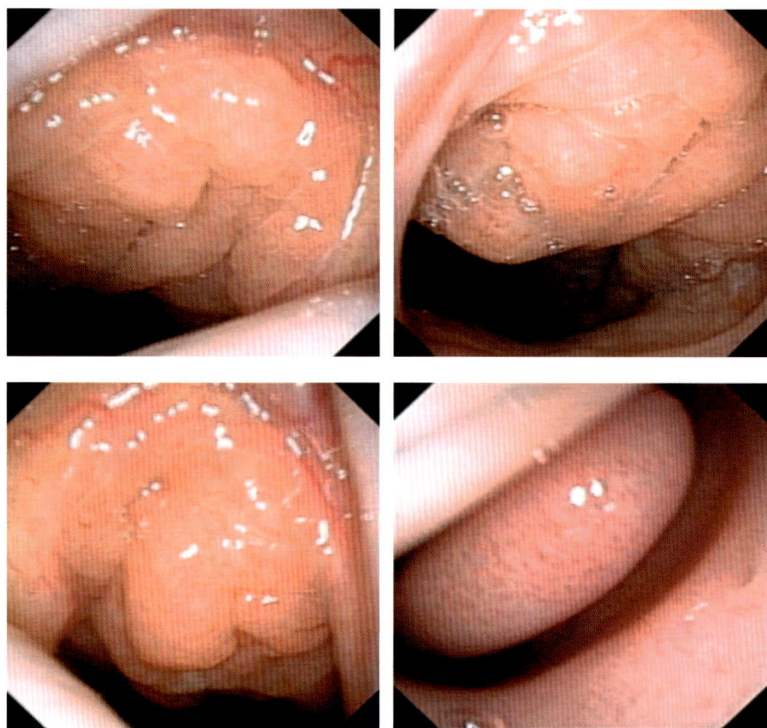

诊断要点： 鼻咽部可见明显隆起型病变，表面呈橘瓣状；病变主要位于鼻咽顶后壁，向两侧到达咽隐窝，双侧咽隐窝消失，双侧咽鼓管圆枕明显肿胀，双侧咽鼓管咽口明显受压。腺样体肥大分度为Ⅲ度。

内镜诊断： 腺样体肥大。

病例 5　患者，男，5 岁，咽部不适 2 周

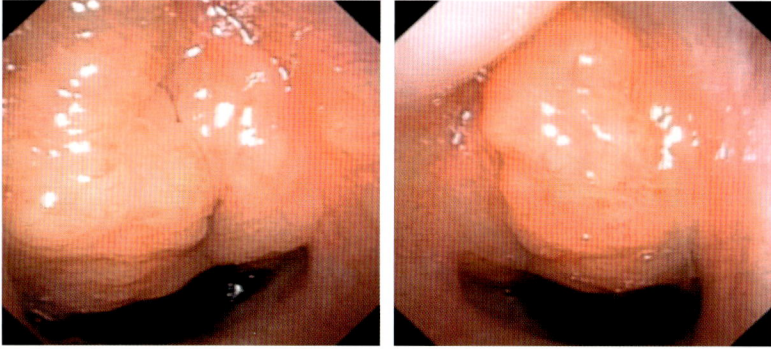

诊断要点：鼻咽部可见明显隆起型病变，表面呈橘瓣状；病变主要位于鼻咽顶后壁，向两侧到达咽隐窝，双侧咽隐窝消失，双侧咽鼓管圆枕明显肿胀，双侧咽鼓管咽口明显受压。腺样体肥大分度为Ⅳ度。

内镜诊断：腺样体肥大。

病例 6　患者，男，7 岁，右耳闷伴鼻塞、流脓涕 4 天

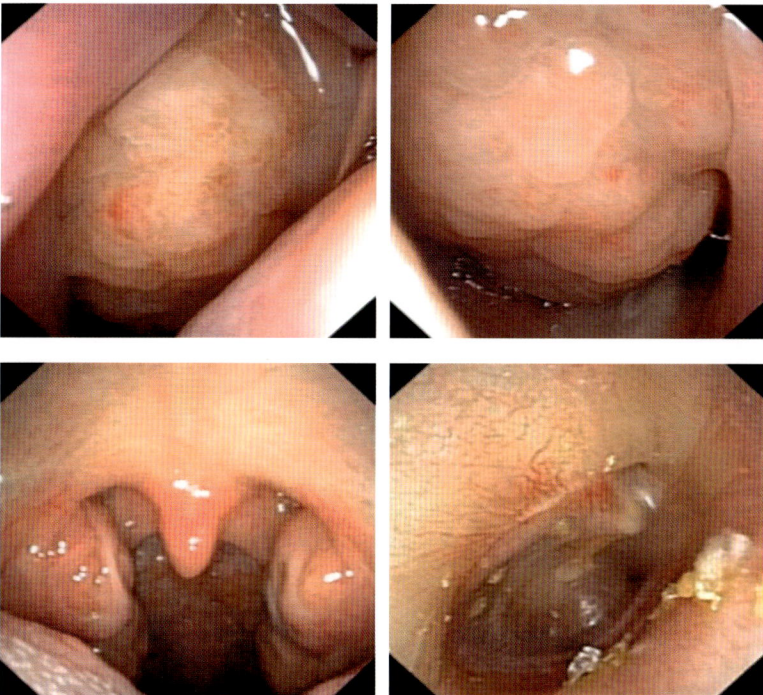

诊断要点：鼻咽部可见明显隆起型病变，表面呈橘瓣状；病变主要位于鼻咽顶后壁，向两侧到达咽隐窝，双侧咽隐窝消失，双侧咽鼓管圆枕肿胀明显，双侧咽鼓管咽口明显受压。腺样体肥大分度为Ⅳ度。双侧扁桃体Ⅱ度肥大。右耳鼓膜完整，标志清。

内镜诊断：1. 扁桃体肥大；2. 腺样体肥大。

病例 7　患者，男，7 岁，睡眠打鼾伴张口呼吸 1 个月

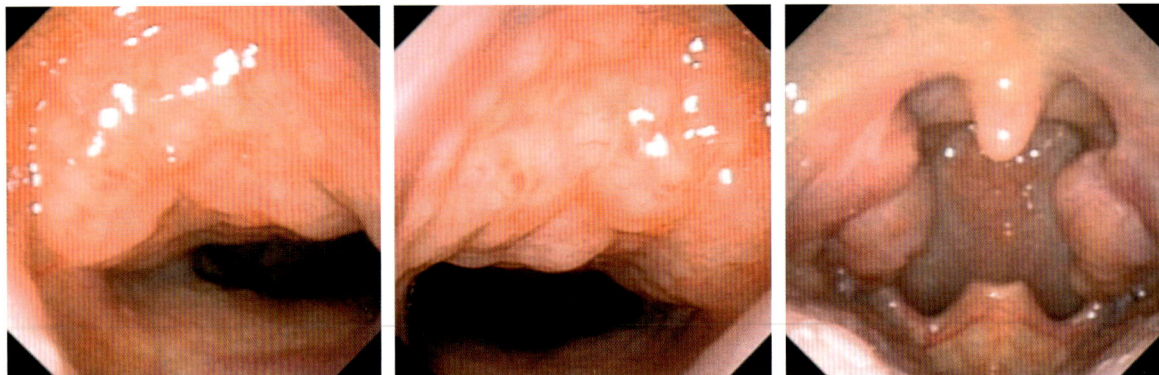

诊断要点：鼻咽部可见明显隆起型病变，表面呈橘瓣状；病变主要位于鼻咽顶后壁，向两侧到达双侧咽隐窝，双侧咽隐窝消失，双侧咽鼓管圆枕明显肿胀，双侧咽鼓管咽口明显受压。腺样体肥大分度为Ⅲ度。双侧扁桃体Ⅱ度肥大。

内镜诊断：1. 扁桃体肥大；2. 腺样体肥大。

病例 8　患者，女，12 岁，睡眠打鼾伴张口呼吸 3 年余

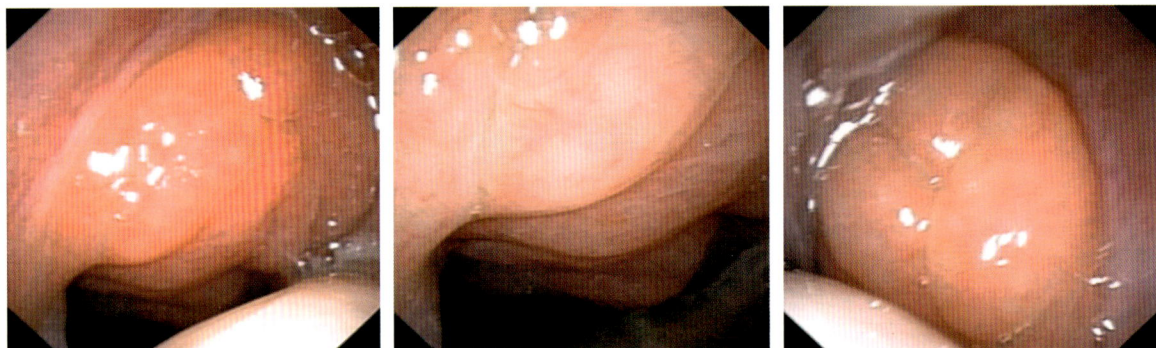

诊断要点：鼻咽部可见明显隆起型病变，表面呈橘瓣状，其主要位于鼻咽顶后壁，向两侧到达咽隐窝。双侧咽隐窝消失，双侧咽鼓管圆枕明显肿胀，咽口明显受压。腺样体肥大Ⅳ度。

内镜诊断：腺样体肥大。

病例9 患者，女，7岁，鼻塞、流涕1周

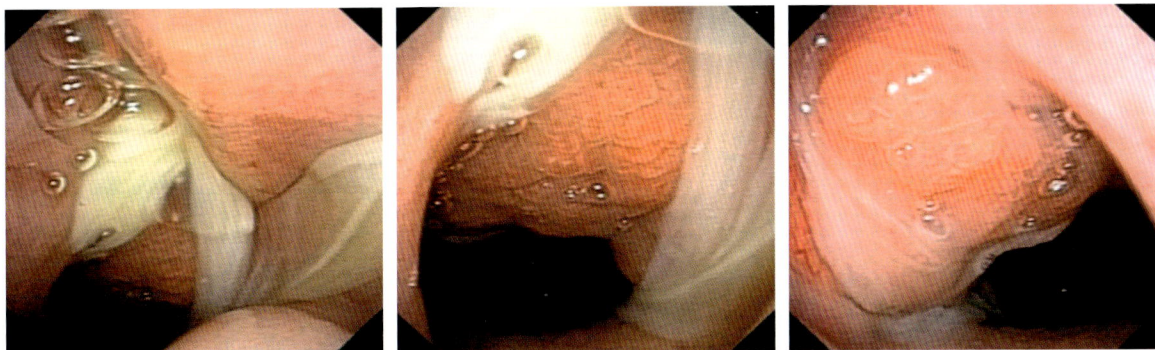

诊断要点： 双侧中鼻道及鼻咽部可见大量黄白色脓性分泌物。鼻咽部可见明显隆起型病变，表面呈橘瓣状；病变主要位于鼻咽顶后壁，向两侧到达双侧咽隐窝，双侧咽隐窝消失，双侧咽鼓管圆枕肿胀明显，双侧咽鼓管咽口明显受压。腺样体肥大Ⅲ度。

内镜诊断： 1. 腺样体肥大；2. 急性鼻窦炎。

病例10 患者，男，8岁，睡眠时打鼾伴张口呼吸2年

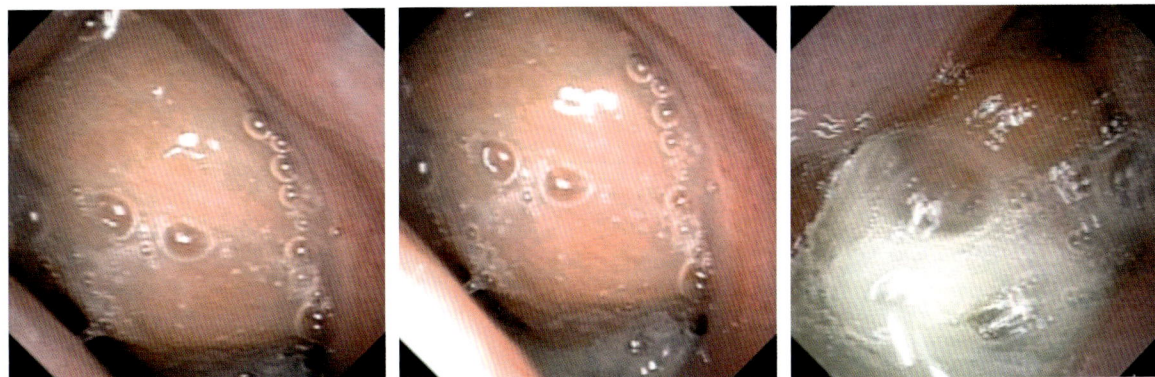

诊断要点： 鼻咽部可见明显隆起型病变，表面呈橘瓣状；病变主要位于鼻咽顶后壁，向两侧到达咽隐窝，双侧咽隐窝消失，双侧咽鼓管圆枕明显肿胀，双侧咽鼓管咽口明显受压。腺样体肥大分度为Ⅳ度。表面可见大量白色脓性分泌物。

内镜诊断： 腺样体肥大。

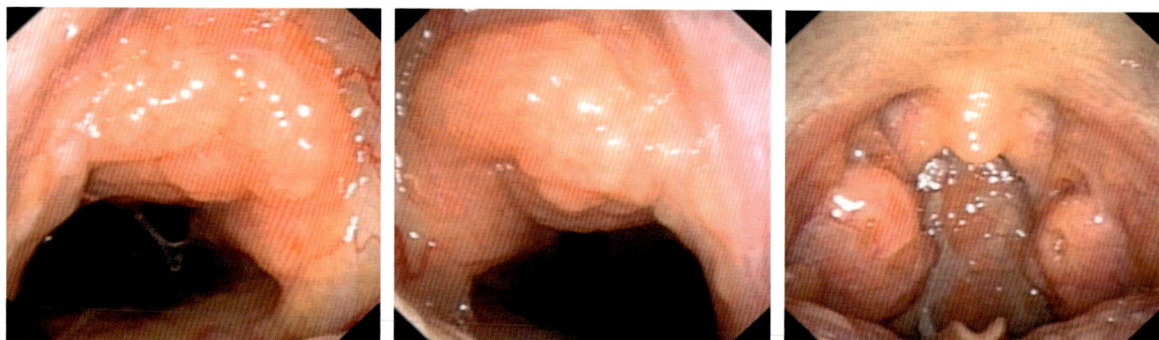

诊断要点：鼻咽部可见明显隆起型病变，表面呈橘瓣状；病变主要位于鼻咽顶后壁，向两侧到达咽隐窝，双侧咽隐窝消失，双侧咽鼓管圆枕明显肿胀，双侧咽鼓管咽口明显受压。腺样体肥大Ⅲ度。双侧扁桃体肥大Ⅱ度。

内镜诊断：1. 扁桃体肥大；2. 腺样体肥大。

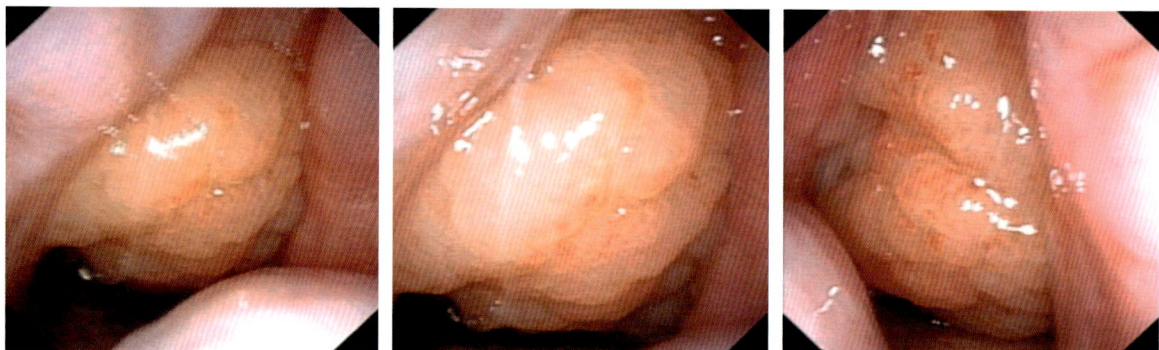

诊断要点：鼻咽部可见明显隆起型病变，表面呈橘瓣状；病变主要位于鼻咽顶后壁，向两侧到达咽隐窝，双侧咽隐窝消失，双侧咽鼓管圆枕明显肿胀，双侧咽鼓管咽口明显受压。腺样体肥大分度为Ⅳ度。

内镜诊断：腺样体肥大。

病例 13　患者，女，9 岁，左耳不适 7 天

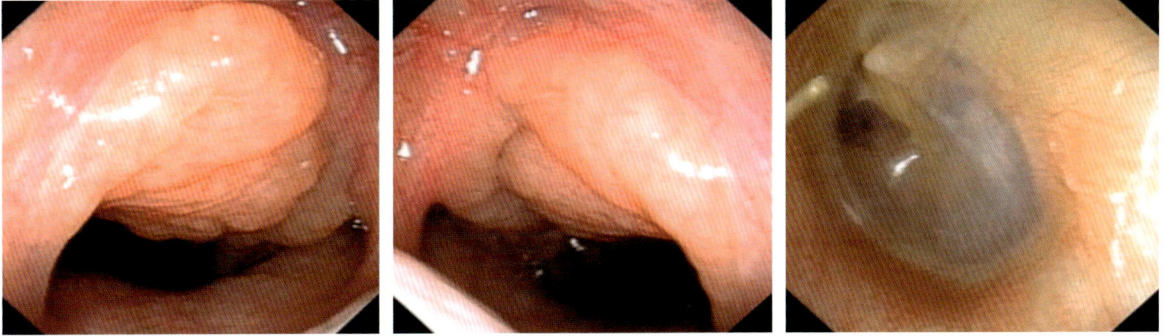

诊断要点：鼻咽部可见明显隆起型病变，表面呈橘瓣状；病变主要位于鼻咽顶后壁，向两侧到达咽隐窝，双侧咽隐窝消失，双侧咽鼓管圆枕明显肿胀，双侧咽鼓管咽口明显受压。腺样体肥大分度为Ⅲ度。左耳鼓膜完整，标志清。

内镜诊断：腺样体肥大。

病例 14　患者，女，5 岁，睡眠时打鼾伴张口呼吸 1 年，双耳闷 10 天

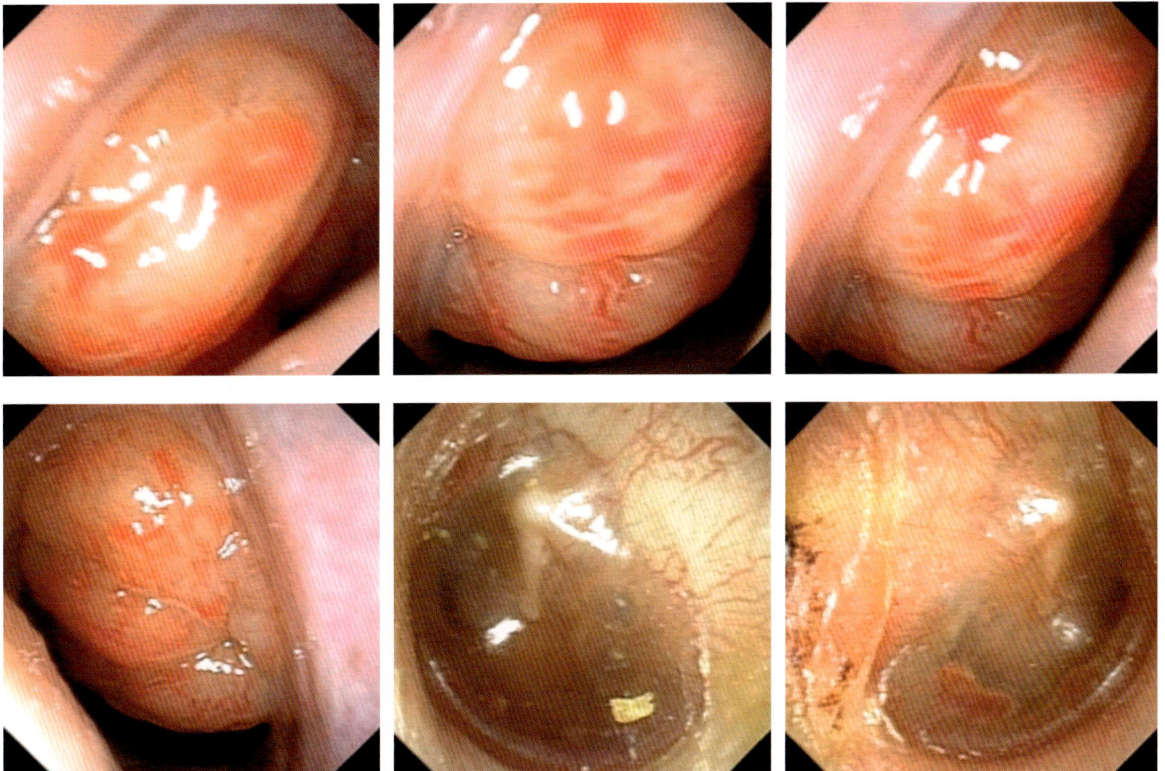

诊断要点：鼻咽部可见明显隆起型病变，表面呈橘瓣状；病变主要位于鼻咽顶后壁，向两侧到达咽隐窝，双侧咽隐窝消失，双侧咽鼓管圆枕明显肿胀，双侧咽鼓管咽口明显受压。腺样体肥大Ⅳ度。双耳鼓膜浑浊，颜色呈琥珀色，鼓室内可见积液。

内镜诊断：1. 腺样体肥大；2. 双侧分泌性中耳炎。

病例 15 患者，男，13 岁，睡眠时打鼾 1 个月

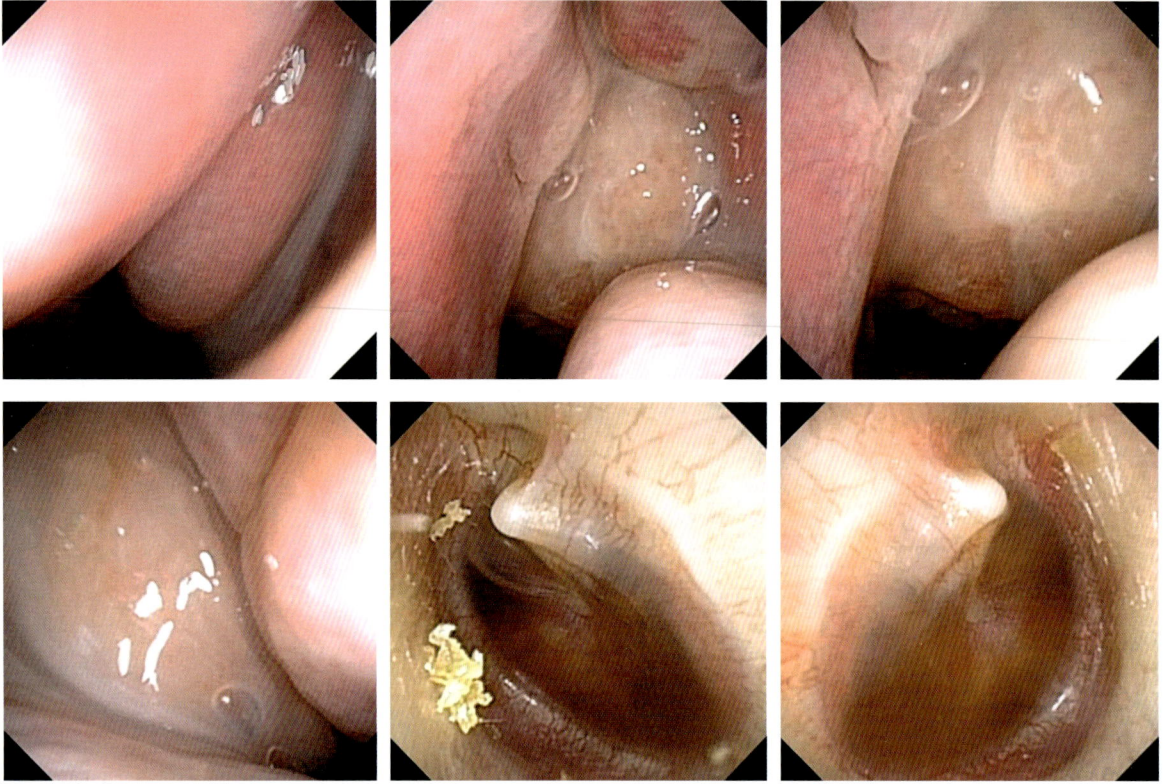

诊断要点： 左侧中鼻甲黏膜水肿，左侧中鼻道可见白色脓性分泌物。鼻咽部可见明显隆起型病变，表面呈橘瓣状；病变主要位于鼻咽顶后壁，向两侧到达咽隐窝，双侧咽隐窝消失，双侧咽鼓管圆枕明显肿胀，双侧咽鼓管咽口明显受压。腺样体肥大分度为Ⅳ度。双耳鼓膜浑浊，颜色呈琥珀色，鼓室内可见积液。

内镜诊断： 1. 腺样体肥大；2. 急性鼻窦炎；3. 双侧分泌性中耳炎。

病例 16 患者，女，耳部不适 1 天

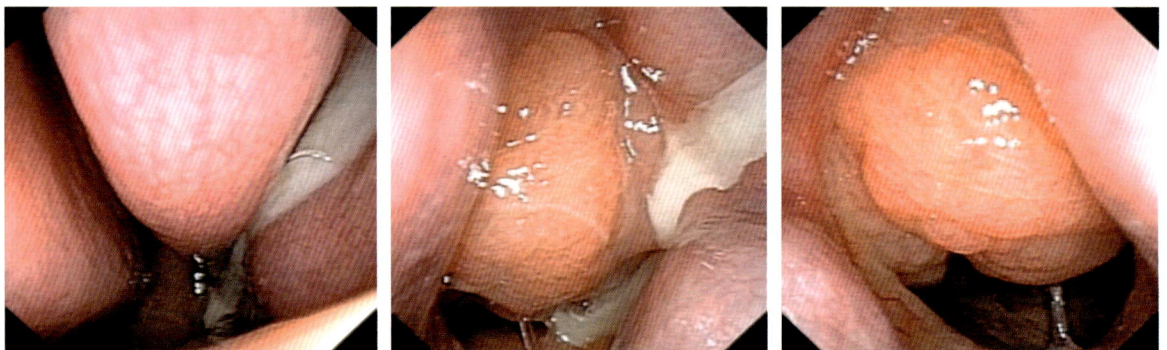

诊断要点：左侧中鼻道可见白色脓性分泌物。鼻咽部可见明显隆起型病变，表面呈橘瓣状，可见白色脓性分泌物。病变主要位于鼻咽顶后壁，向两侧到达咽隐窝，双侧咽隐窝消失，双侧咽鼓管圆枕明显肿胀，双侧咽鼓管咽口明显受压。腺样体肥大Ⅳ度。

内镜诊断：1. 腺样体肥大；2. 急性鼻窦炎。

病例 17　患者，女，4 岁，睡眠打鼾 1 个月余

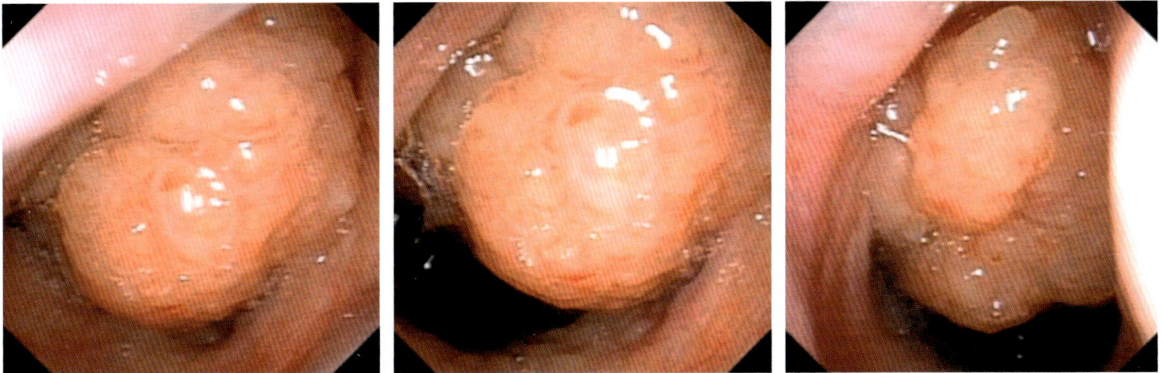

诊断要点：鼻咽部可见明显隆起型病变，表面呈橘瓣状；病变主要位于鼻咽顶后壁，向两侧到达咽隐窝，双侧咽隐窝消失，双侧咽鼓管圆枕明显肿胀，双侧咽鼓管咽口明显受压。腺样体肥大Ⅳ度。

内镜诊断：腺样体肥大。

病例 18　患者，男，11 岁，变应性鼻炎治疗后 1 年

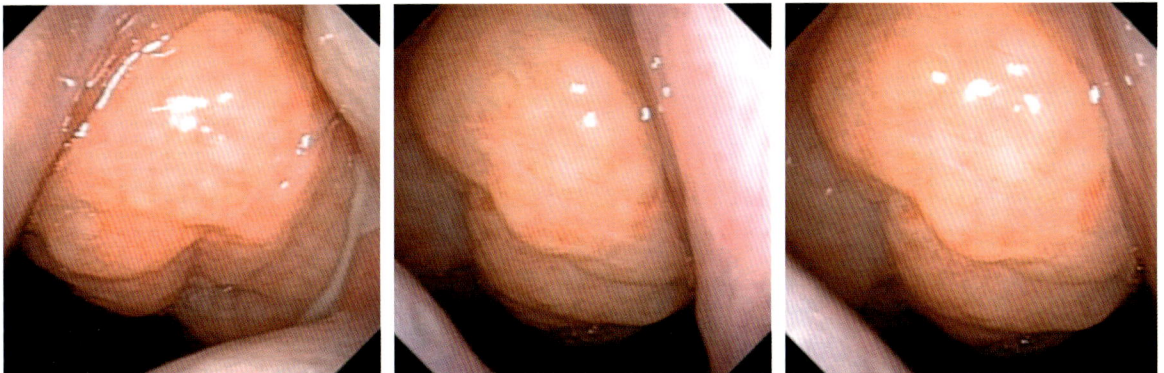

诊断要点：鼻咽部可见明显隆起型病变，表面呈橘瓣状；病变主要位于顶后壁，向两侧到达咽隐窝，双侧咽隐窝消失，双侧咽鼓管圆枕明显肿胀，双侧咽鼓管咽口明显受压。腺样体肥大Ⅳ度。

内镜诊断：腺样体肥大。

病例 19　患者，女，12 岁，睡眠打鼾伴张口呼吸半年

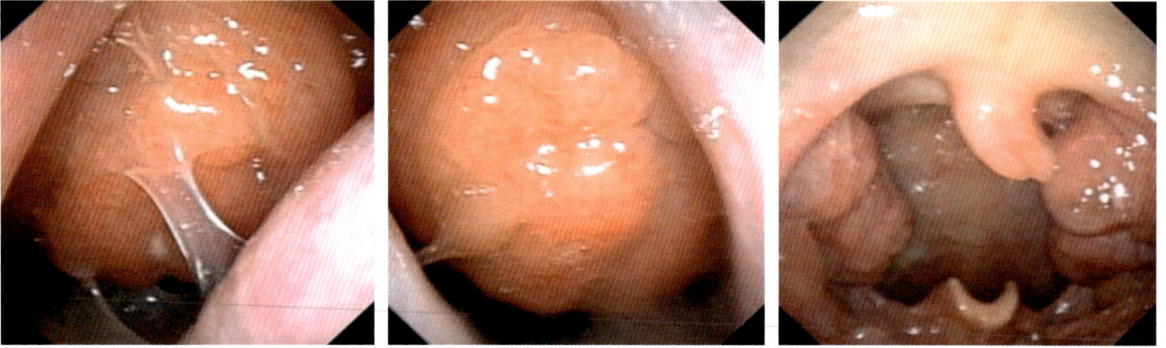

诊断要点： 鼻咽部可见明显隆起型病变，表面呈橘瓣状；病变主要位于鼻咽顶后壁，向两侧到达咽隐窝，双侧咽隐窝消失，双侧咽鼓管圆枕明显肿胀，双侧咽鼓管咽口明显受压。腺样体肥大Ⅳ度。双侧扁桃体肥大Ⅱ度。

内镜诊断： 扁桃体伴腺样体肥大。

病例 20　患者，女，6 岁，睡眠打鼾伴张口呼吸 2 年

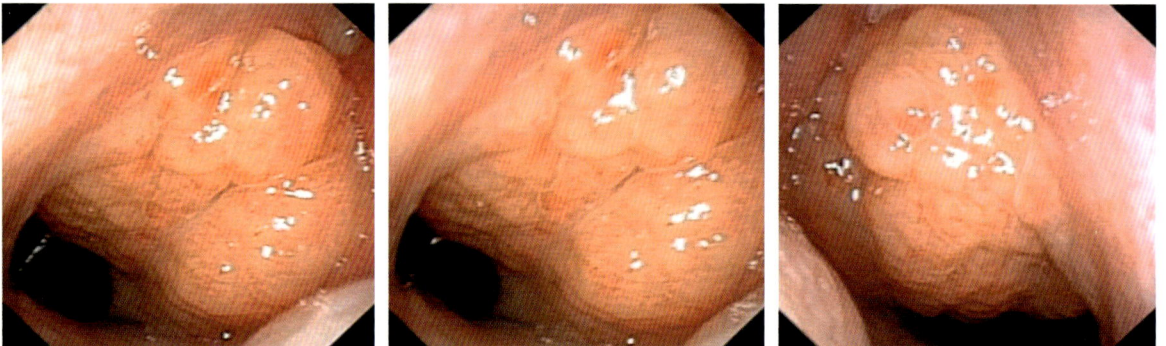

诊断要点： 鼻咽部可见明显隆起型病变，表面呈橘瓣状；病变主要位于鼻咽顶后壁，向两侧到达咽隐窝，双侧咽隐窝消失，双侧咽鼓管圆枕明显肿胀，双侧咽鼓管咽口明显受压。腺样体肥大Ⅳ度。

内镜诊断： 腺样体肥大。

病例 21　患者，男，9 岁，睡眠打鼾伴张口呼吸 1 年

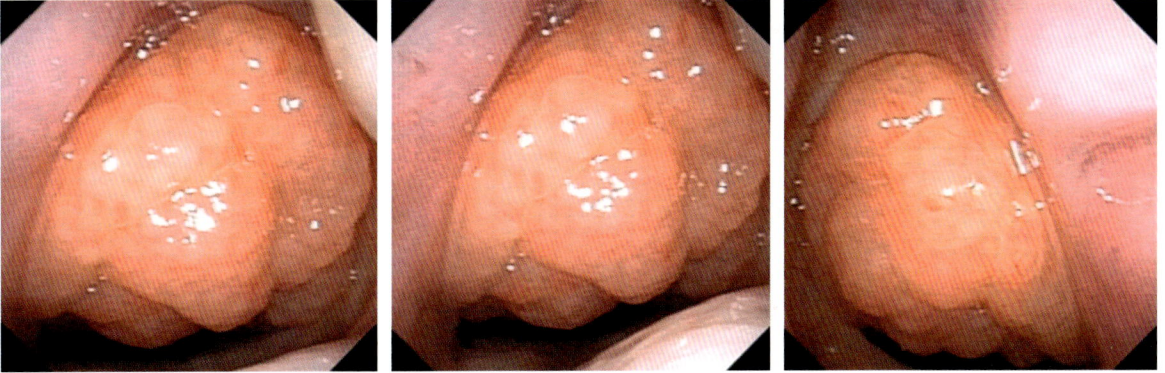

诊断要点：鼻咽部可见明显隆起型病变，表面呈橘瓣状；病变主要位于鼻咽顶后壁，向两侧到达咽隐窝，双侧咽隐窝消失，双侧咽鼓管圆枕明显肿胀，双侧咽鼓管咽口明显受压。腺样体肥大分度为Ⅳ度。

内镜诊断：腺样体肥大。

病例 22　患者，男，7 岁，鼻塞伴流涕、睡眠打鼾伴张口呼吸 1 个月

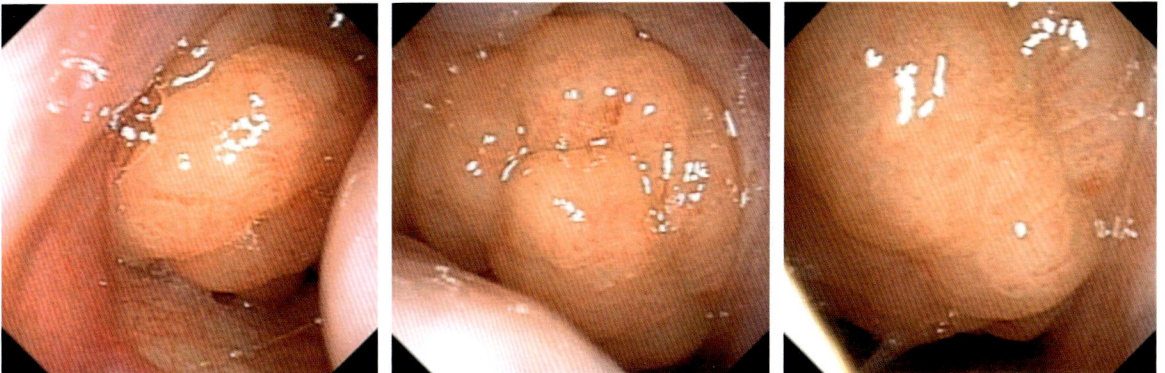

诊断要点：鼻咽部可见明显隆起型病变，表面呈橘瓣状；病变主要位于鼻咽顶后壁，向两侧到达咽隐窝，双侧咽隐窝消失，双侧咽鼓管圆枕明显肿胀，双侧咽鼓管咽口明显受压。腺样体肥大分度为Ⅳ度。

内镜诊断：腺样体肥大。

病例 23　患者，男，4 岁，睡眠打鼾 1 年余

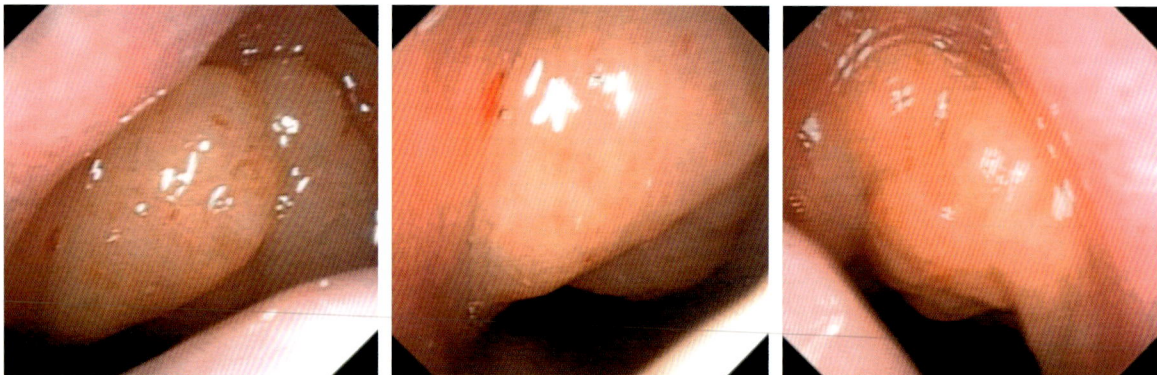

诊断要点：鼻咽部可见明显隆起型病变，表面呈橘瓣状；病变主要位于鼻咽顶后壁，向两侧到达咽隐窝，双侧咽隐窝消失，双侧咽鼓管圆枕明显肿胀，双侧咽鼓管咽口明显受压。腺样体肥大分度为Ⅳ度。

内镜诊断：腺样体肥大。

病例 24　患者，男，9 岁，睡眠时张口呼吸数天

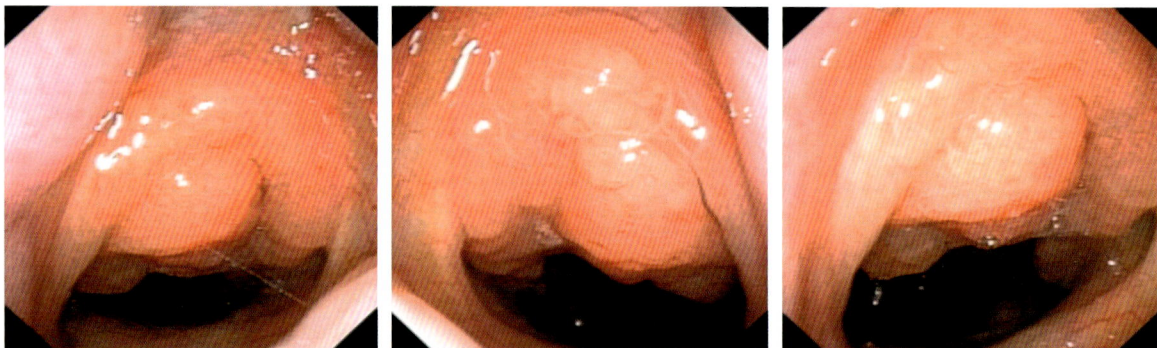

诊断要点：鼻咽部可见明显隆起型病变，表面呈橘瓣状；病变主要位于顶后壁，向两侧到达咽隐窝，双侧咽隐窝消失。双侧咽鼓管圆枕明显肿胀，咽口明显受压。腺样体肥大Ⅲ度。

内镜诊断：腺样体肥大。

病例 25 患者，女，5 岁，睡眠打鼾 3 个月余

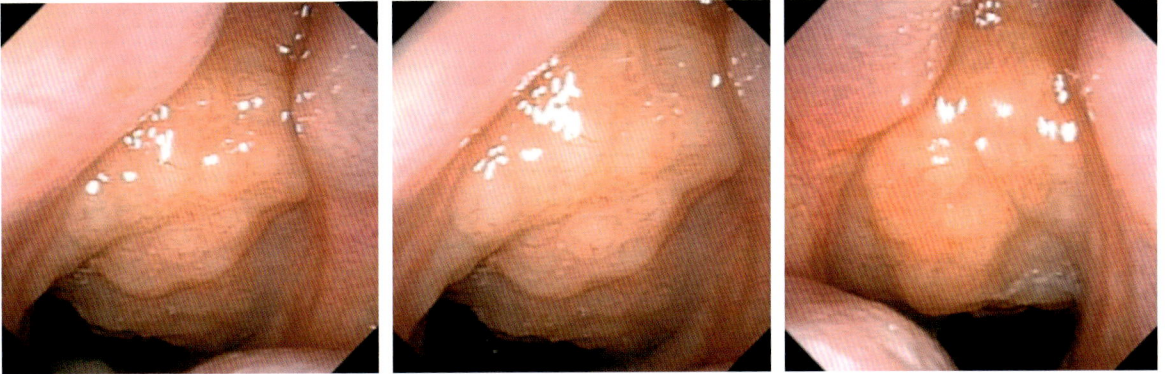

诊断要点：鼻咽部可见明显隆起型病变，表面呈橘瓣状；病变主要位于顶后壁，向两侧到达咽隐窝，双侧咽隐窝消失。双侧咽鼓管圆枕明显肿胀，咽口明显受压。腺样体肥大Ⅳ度。

内镜诊断：腺样体肥大。

病例 26 患者，男，11 岁，左耳闷 3 天余

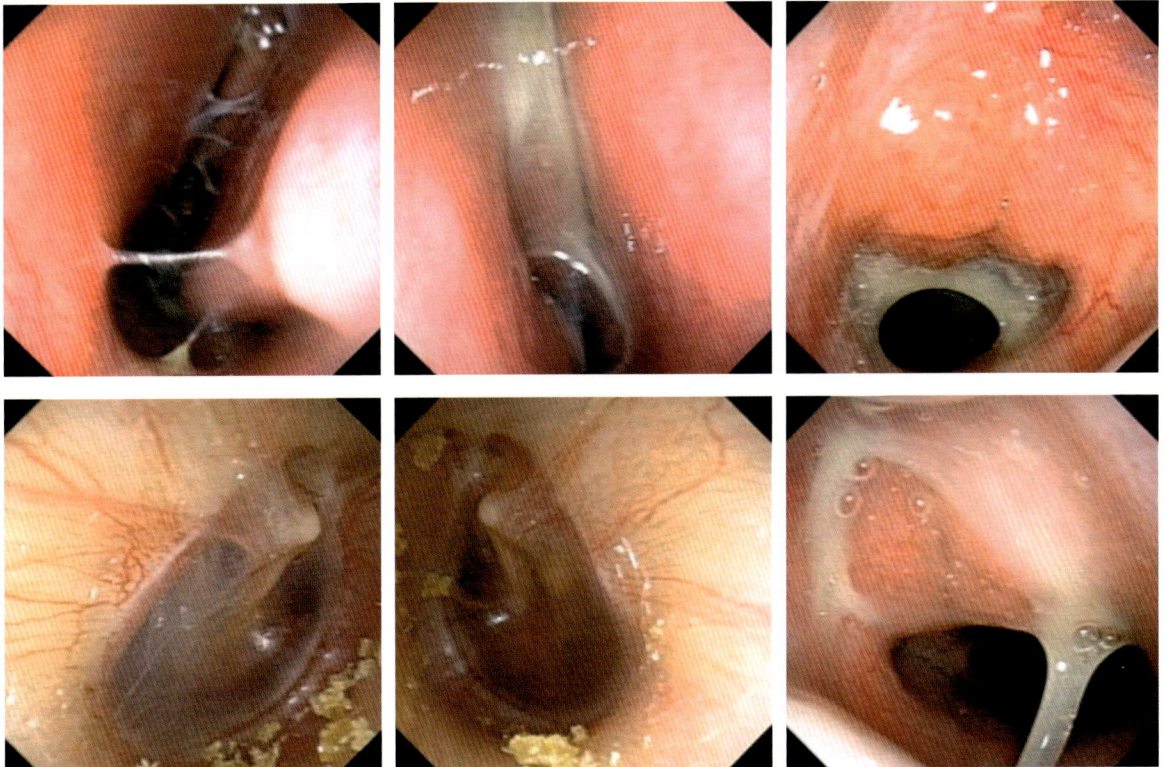

诊断要点：双侧中鼻甲黏膜水肿，左侧中鼻甲、中鼻道可见白色脓性分泌物。鼻咽部可见明显隆起型病变，呈橘瓣状，表面附着大量白色脓性分泌物；病变主要位于顶后壁，向

两侧到达咽隐窝，双侧咽隐窝消失，双侧咽鼓管圆枕明显肿胀，双侧咽鼓管咽口明显受压。腺样体肥大分度为Ⅳ度。左耳鼓膜浑浊，颜色呈琥珀色，鼓室内可见积液，右侧鼓膜完整，标志清。

内镜诊断：1. 腺样体肥大；2. 急性鼻窦炎；3. 左耳分泌性中耳炎。

第八节 鼻咽囊肿

病例1 患者，女，76岁，健康查体

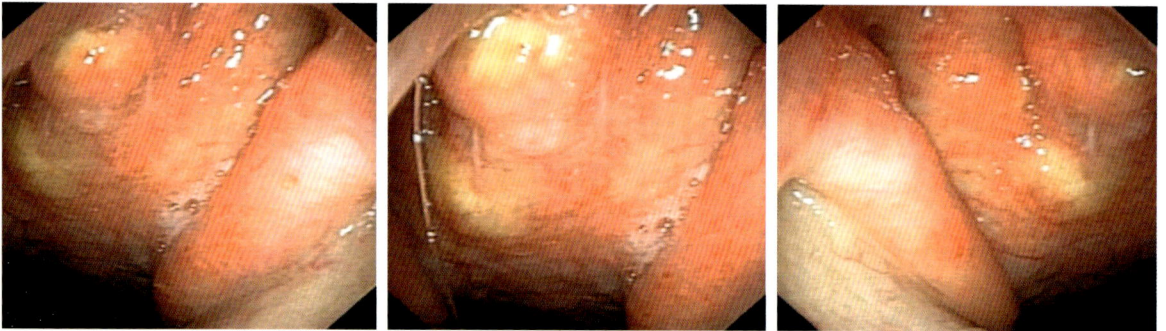

诊断要点：鼻咽顶壁及后壁可见圆形、淡黄色肿物，表面光滑。

内镜诊断：鼻咽囊肿。

病例2 患者，女，32岁，健康查体

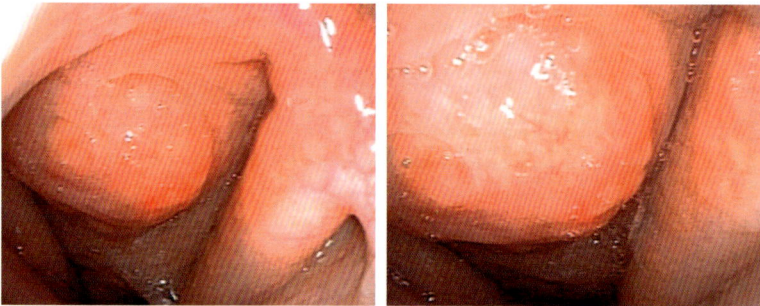

诊断要点：鼻咽顶壁及后壁可见圆形肿物，表面光滑。

内镜诊断：鼻咽囊肿。

病例 3　患者，女，45 岁，健康查体

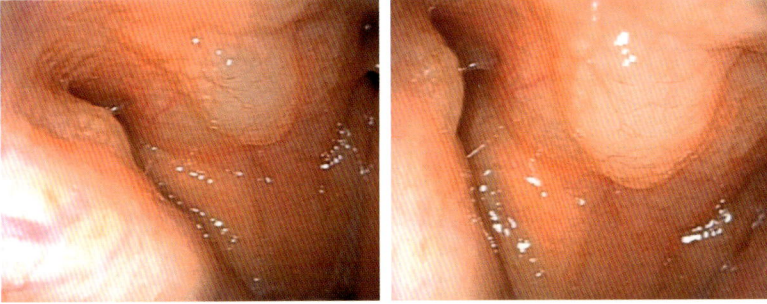

诊断要点：鼻咽顶壁可见圆形、半透明肿物，表面光滑。

内镜诊断：鼻咽囊肿。

病例 4　患者，男，40 岁，健康查体

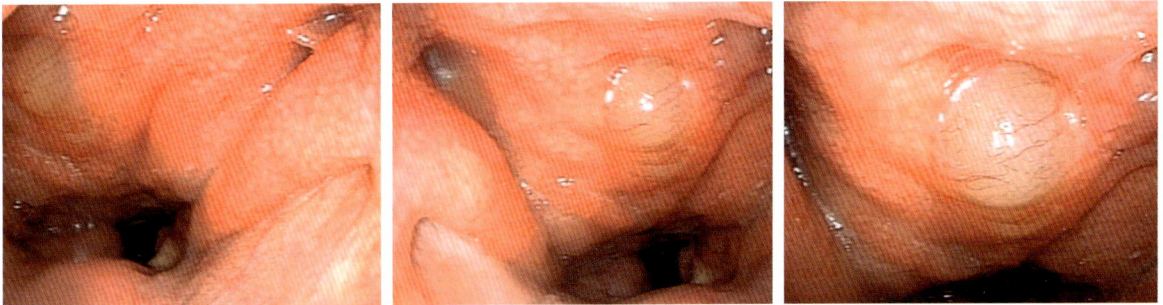

诊断要点：鼻咽顶壁可见圆形、半透明肿物，表面光滑。

内镜诊断：鼻咽囊肿。

病例 5　患者，男，66 岁，健康查体

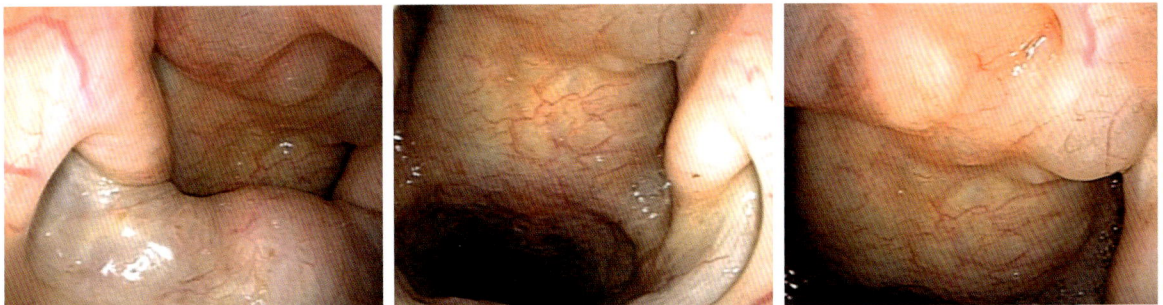

诊断要点：鼻咽顶壁可见圆形、半透明肿物，表面光滑。

内镜诊断：鼻咽囊肿。

病例6　患者，女，70岁，健康查体

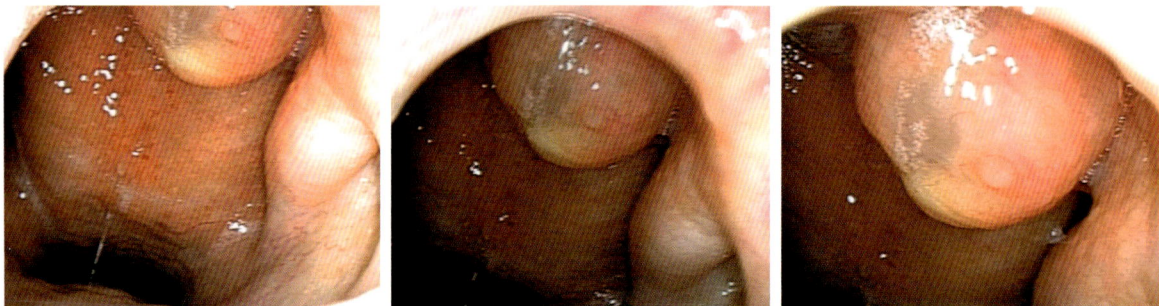

诊断要点：鼻咽顶壁可见圆形、半透明肿物，表面光滑。

内镜诊断：鼻咽囊肿。

病例7　患者，男，32岁，健康查体

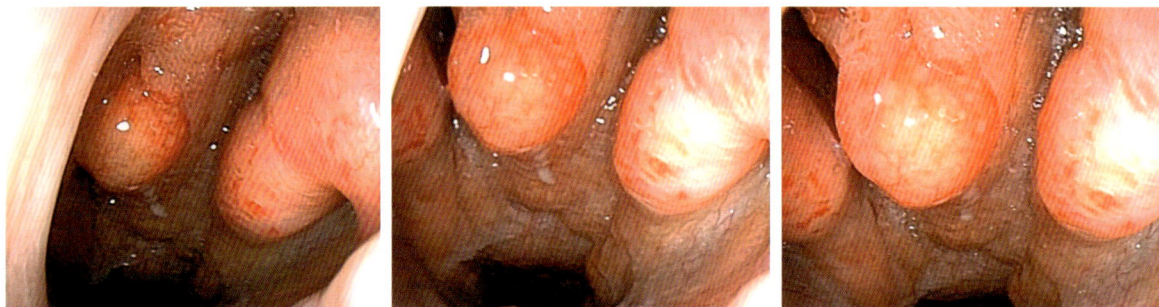

诊断要点：鼻咽顶壁及后壁可见圆形、淡黄色肿物，表面光滑。

内镜诊断：鼻咽囊肿。

病例8　患者，男，26岁，健康查体

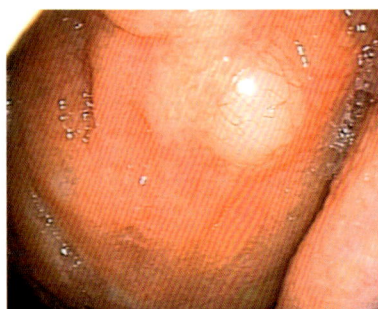

诊断要点：鼻咽顶壁可见圆形、半透明肿物，表面光滑。

内镜诊断：鼻咽囊肿。

病例 9 患者，男，43 岁，健康查体

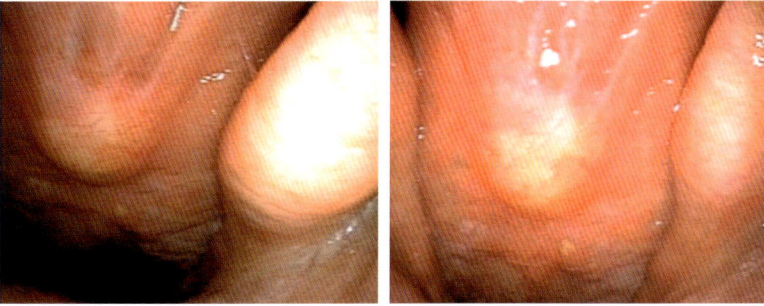

诊断要点：鼻咽顶壁可见圆形、淡黄色肿物，表面光滑。

内镜诊断：鼻咽囊肿。

病例 10 患者，女，43 岁，健康查体

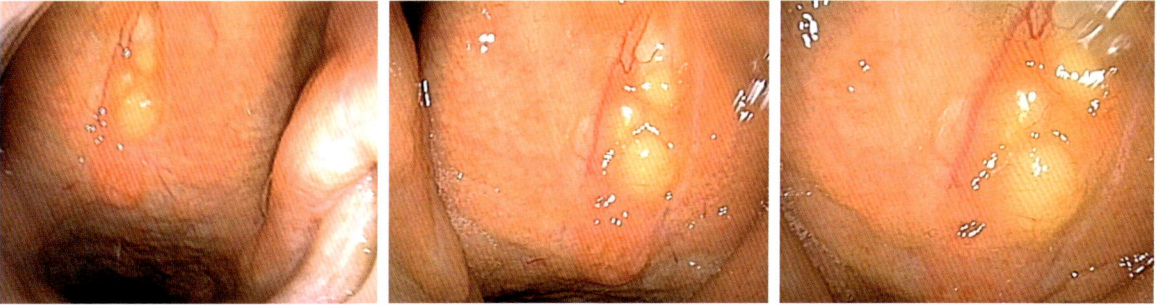

诊断要点：鼻咽顶壁及后壁可见圆形、淡黄色肿物，表面光滑。

内镜诊断：鼻咽囊肿。

病例 11 患者，男，28 岁，健康查体

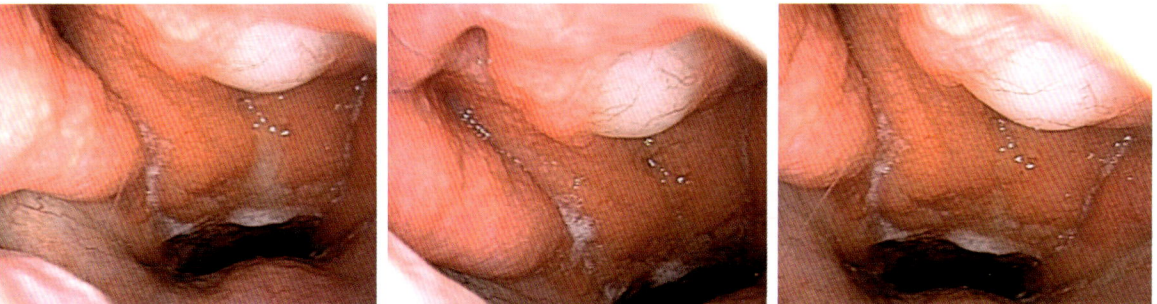

诊断要点：鼻咽顶壁可见圆形、半透明肿物，表面光滑。

内镜诊断：鼻咽囊肿。

病例 12　患者，女，61 岁，健康查体

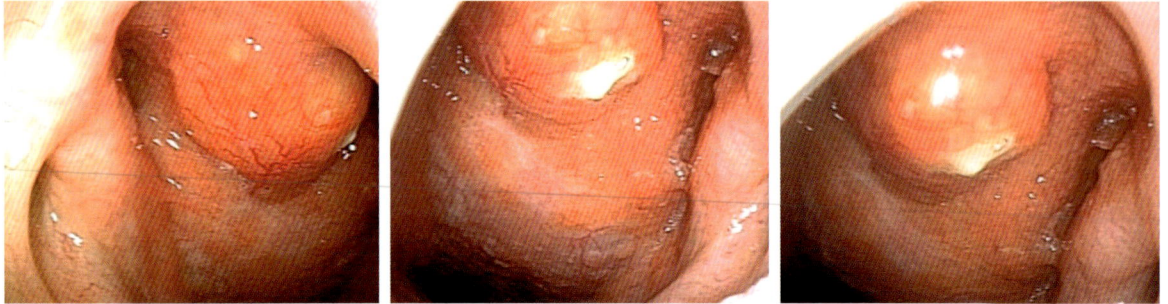

诊断要点：鼻咽顶壁可见圆形、淡黄色肿物，表面光滑。

内镜诊断：鼻咽囊肿。

病例 13　患者，女，46 岁，健康查体

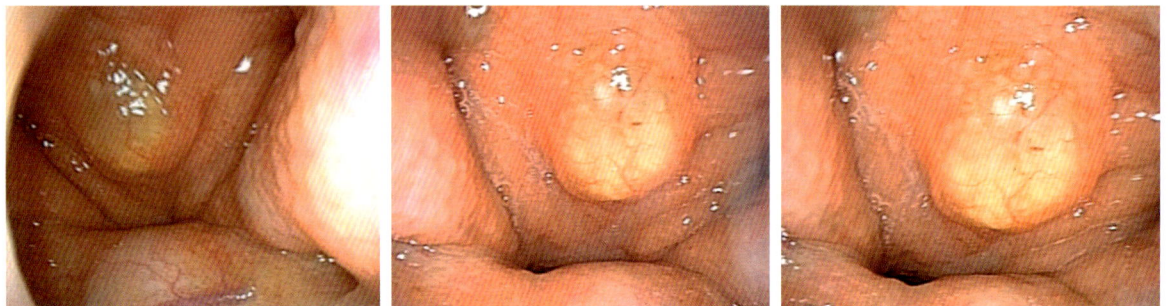

诊断要点：鼻咽后壁可见圆形、淡黄色肿物，表面光滑。

内镜诊断：鼻咽囊肿。

病例 14　患者，男，49 岁，健康查体

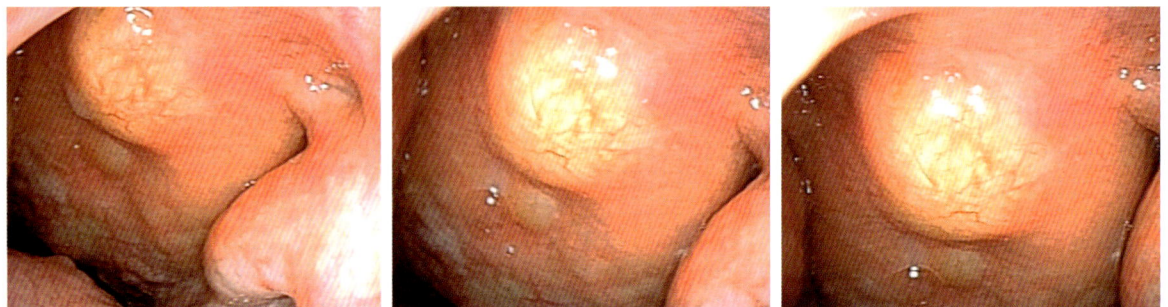

诊断要点：鼻咽顶壁可见圆形、淡黄色肿物，表面光滑。

内镜诊断：鼻咽囊肿。

第九节　急性鼻咽炎

病例 1　患者，女，50 岁，咽痛 1 天

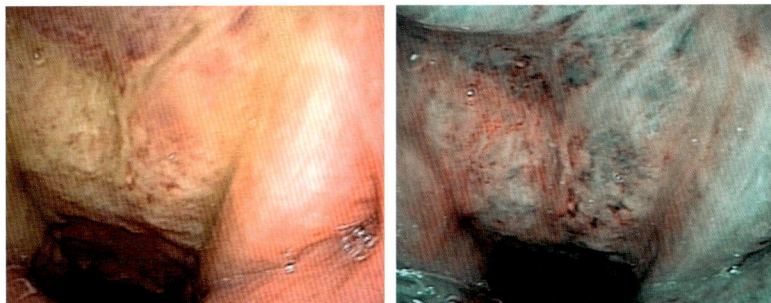

诊断要点：鼻咽部黏膜充血、水肿，表面可见大量脓性分泌物。NBI 模式下鼻咽部未见异常血管形成。

内镜诊断：急性鼻咽炎。

病例 2　患者，女，59 岁，咽痛 1 天

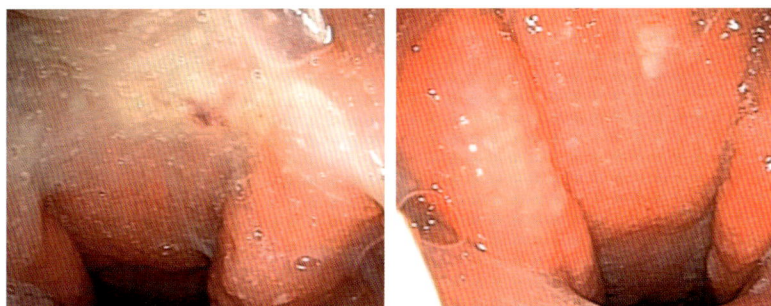

诊断要点：鼻咽部黏膜充血、水肿，表面可见大量脓性分泌物。

内镜诊断：急性鼻咽炎。

病例 3　患者，男，26 岁，咽痛 4 天

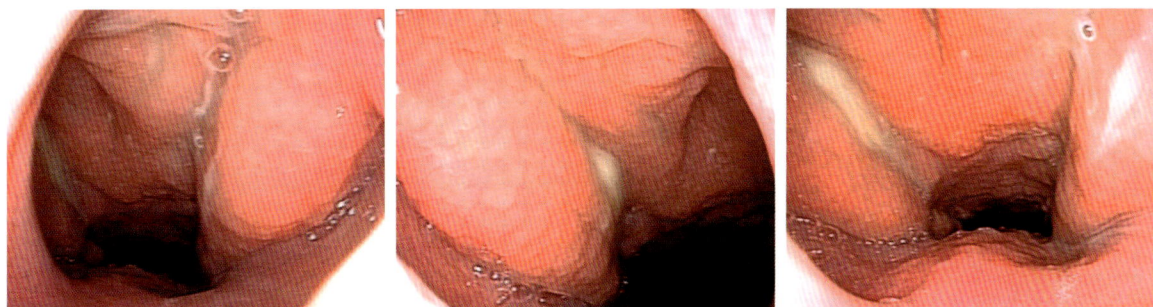

诊断要点：鼻咽顶壁、后壁、底壁，双侧咽鼓管圆枕黏膜红肿，表面可见脓性分泌物附着。

内镜诊断：急性鼻咽炎。

病例 4　患者，女，43 岁，咽痛 3 天

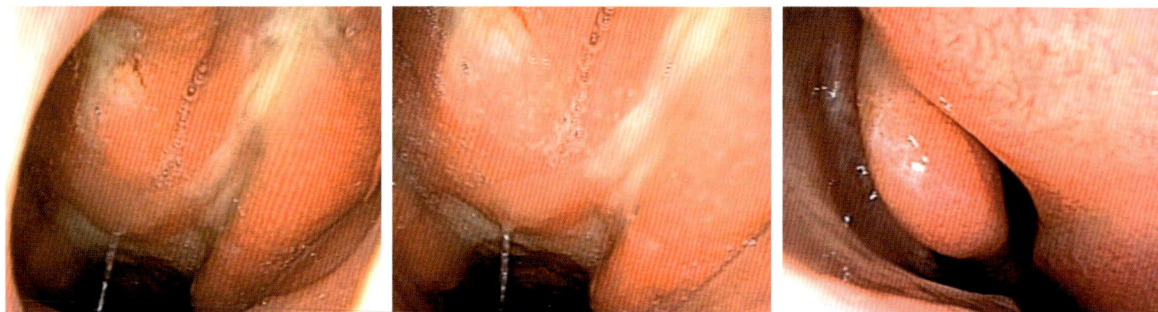

诊断要点：鼻咽顶壁、后壁、底壁，双侧咽鼓管圆枕黏膜红肿，表面可见脓性分泌物附着。
内镜诊断：急性鼻咽炎。

病例 5　患者，女，37 岁，咽痛 1 天

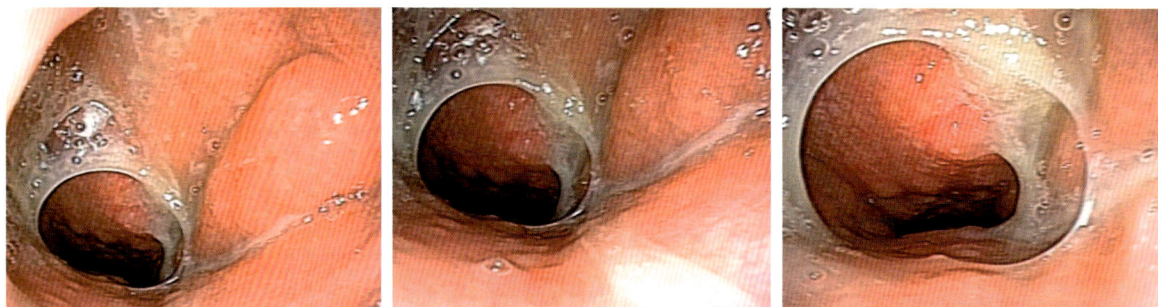

诊断要点：鼻咽顶壁、后壁、底壁，双侧咽鼓管圆枕黏膜红肿，表面可见脓性分泌物附着。
内镜诊断：急性鼻咽炎。

病例 6　患者，女，30 岁，咽痛 2 天

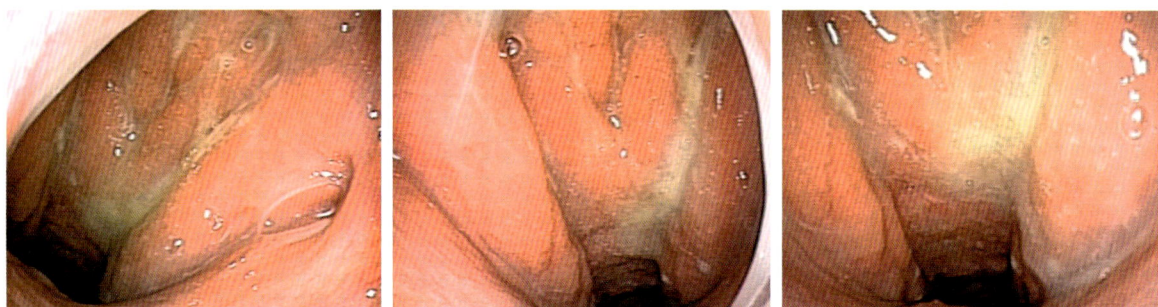

诊断要点：鼻咽顶壁、后壁、底壁，双侧咽鼓管圆枕黏膜红肿，表面可见脓性分泌物附着。
内镜诊断：急性鼻咽炎。

病例 7　患者，男，23 岁，咽痛 2 天

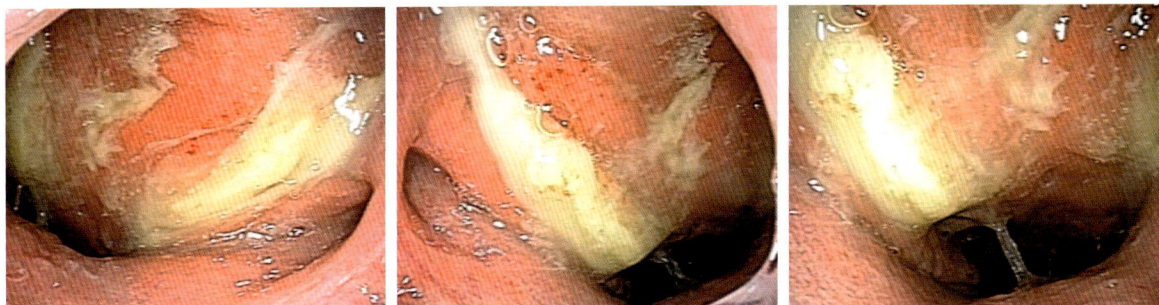

诊断要点：鼻咽顶壁、后壁、底壁，双侧咽鼓管圆枕黏膜红肿，表面可见脓性分泌物附着。

内镜诊断：急性鼻咽炎。

病例 8　患者，女，53 岁，咽痛 1 周

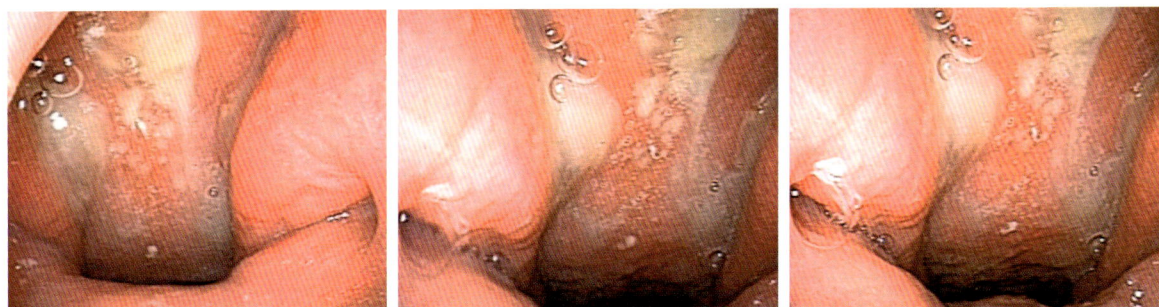

诊断要点：鼻咽顶壁、后壁、底壁，双侧咽鼓管圆枕黏膜红肿，表面可见脓性分泌物附着。

内镜诊断：急性鼻咽炎。

病例 9　患者，女，54 岁，咽痛 10 天

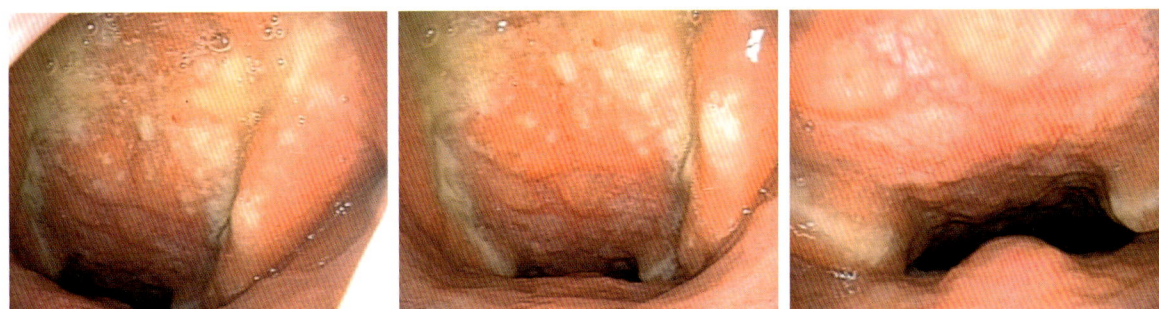

诊断要点：鼻咽顶壁、后壁、底壁，双侧咽鼓管圆枕黏膜红肿，表面可见脓性分泌物附着。

内镜诊断：急性鼻咽炎。

第十节 鼻 咽 癌

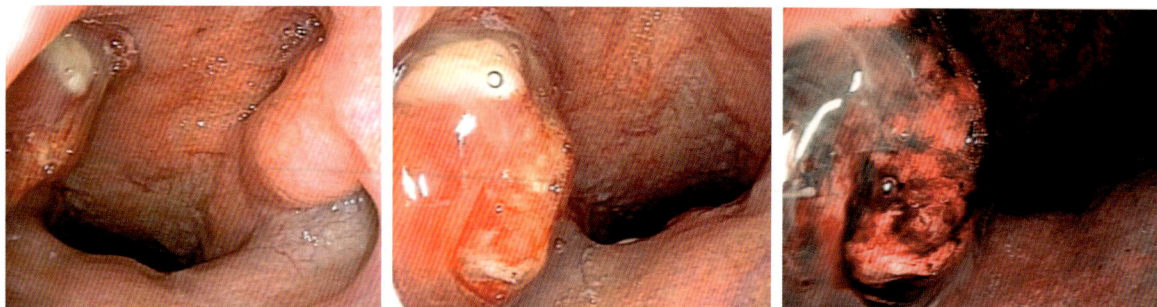

诊断要点：右侧咽鼓管圆枕、咽隐窝可见菜花状新生物形成，触之易出血，表面可见坏死物质形成，右侧咽鼓管咽口被覆盖、遮挡，新生物向左未达中线；后鼻孔、鼻底部未见侵及。左侧咽隐窝、咽鼓管咽口、咽鼓管圆枕黏膜光滑。NBI 模式下右侧鼻咽部新生物表面 IPCL 破坏不可见。

内镜诊断：鼻咽癌。

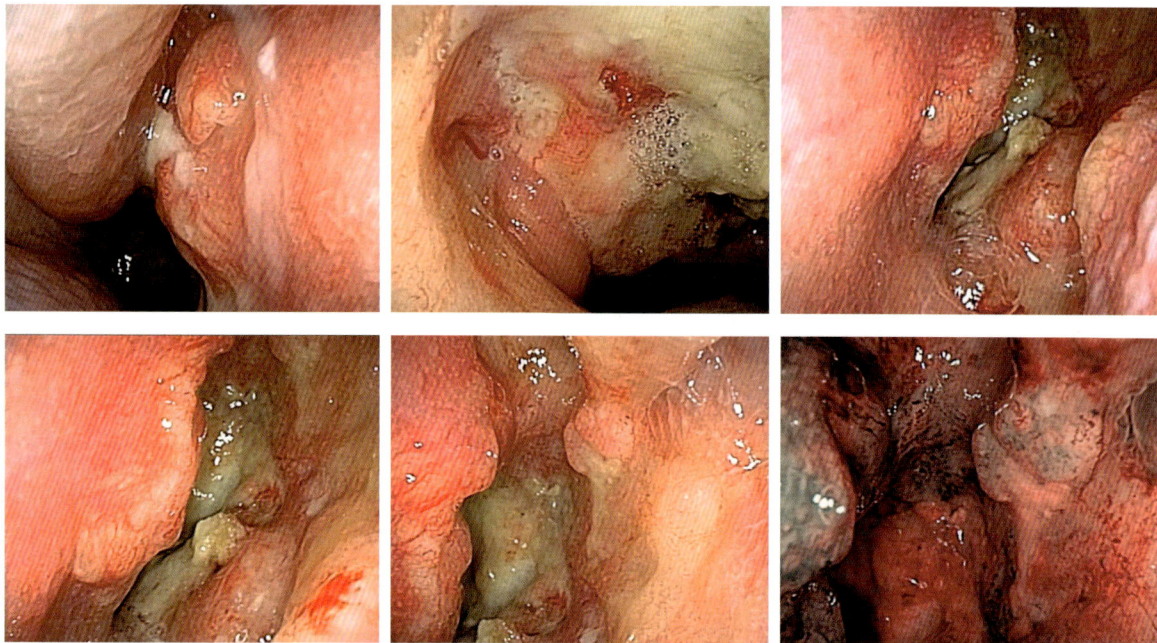

诊断要点：鼻咽部可见大量坏死物质形成，双侧鼻中隔后端、鼻咽顶壁、后鼻孔可见菜花状新生物，触之易出血。双侧咽隐窝、咽鼓管圆枕被肿物破坏、消失。NBI 模式下鼻咽新生物表面 IPCL 呈蛇形改变，NBI 分型为 V 型。

术后病理：中分化型非角化性鳞状细胞癌。

内镜诊断：鼻咽癌。

病例 3　患者，男，57 岁，鼻塞、鼻部疼痛，涕中带血 2 个月

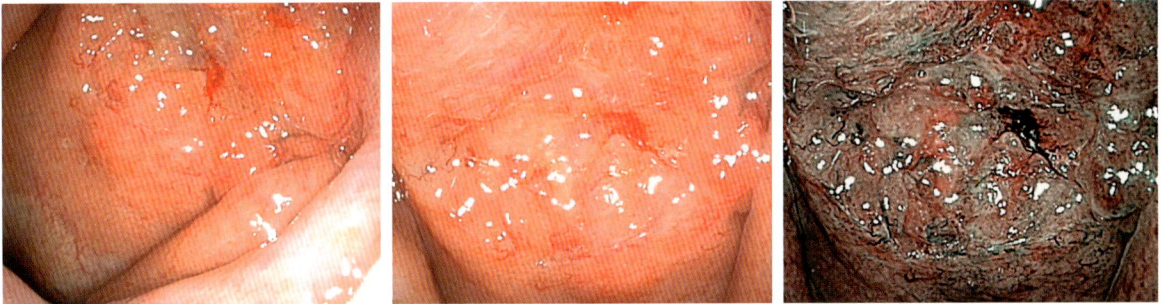

诊断要点：鼻咽部可见溃疡型新生物形成，触之易出血。左侧咽隐窝、咽鼓管咽口变浅、消失，右侧咽隐窝、咽鼓管咽口存在。NBI 模式下鼻咽新生物表面 IPCL 迂曲、扩张。NBI 分型为 V 型。

术后病理：非角化性鳞状细胞癌。

内镜诊断：鼻咽癌。

病例 4　患者，女，35 岁，右耳下淋巴结肿大 1 天

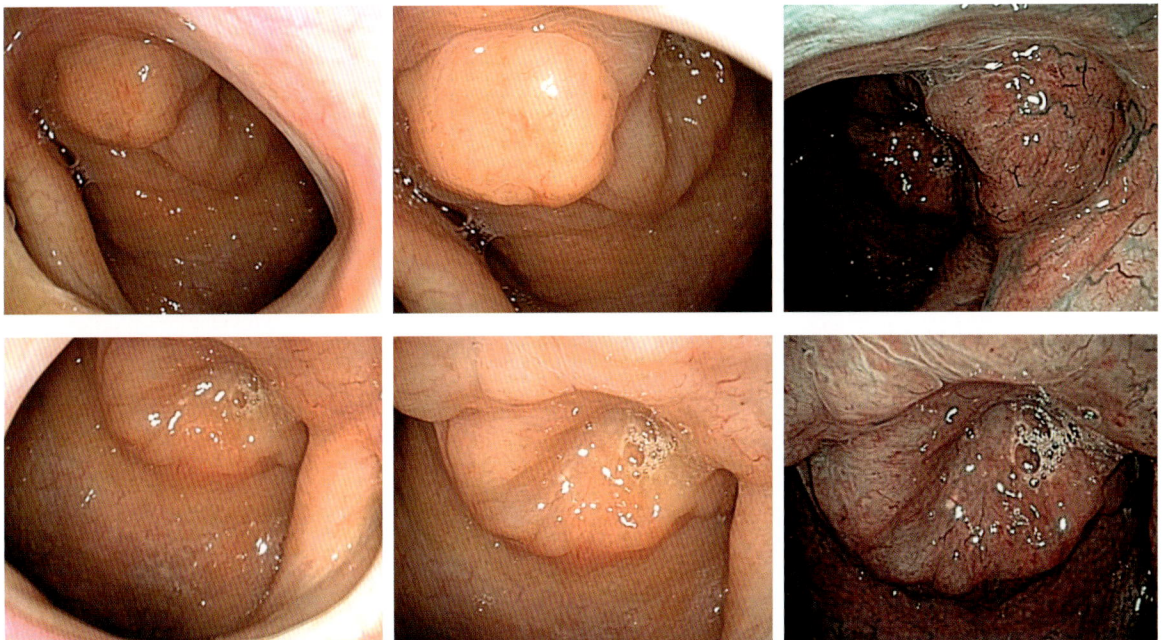

诊断要点：鼻咽顶后壁可见黏膜下隆起，遮挡左侧咽隐窝；左侧鼻咽新生物表面凹陷，呈火山口样改变。NBI 模式下鼻咽部新生物表面 IPCL 呈蛇形改变，NBI 分型为 V 型。

术后病理：低分化型鳞状细胞癌。

内镜诊断：鼻咽癌。

病例 5　患者，男，65 岁，左耳闷 10 天

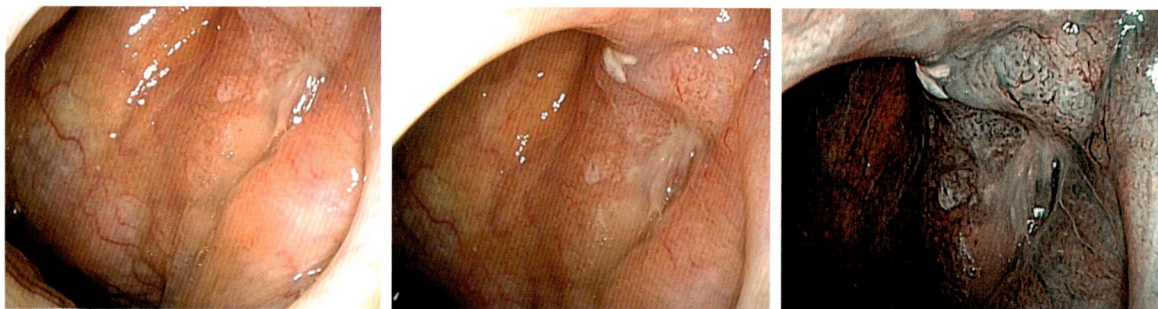

诊断要点：左侧咽隐窝、咽鼓管圆枕、鼻咽后壁可见黏膜下隆起，表面充血，左侧咽隐窝消失，左侧咽鼓管咽口处可见局部受压。NBI 模式下左侧鼻咽部新生物表面 IPCL 呈蛇形改变，NBI 分型为 V 型。

内镜诊断：鼻咽癌。

病例 6　患者，男，42 岁，发现左颈部肿物半年

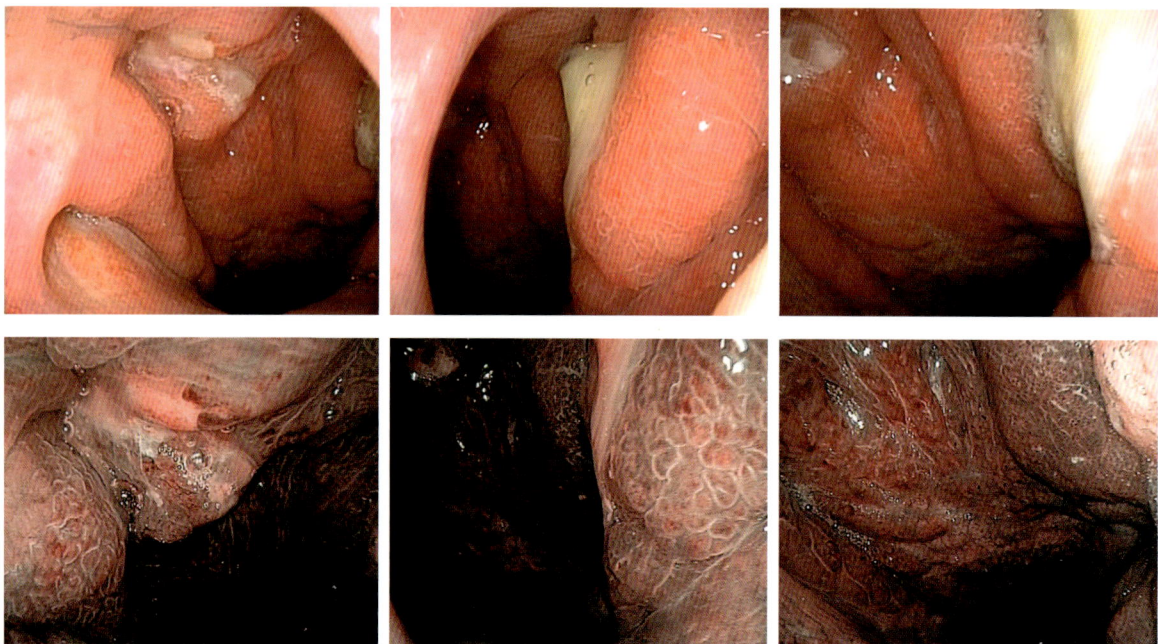

诊断要点：双侧咽隐窝隆起、消失，左侧咽隐窝处可见大量脓性分泌物，左侧咽鼓管圆枕膨隆、红肿，挤压左侧咽鼓管咽口。NBI 模式下左侧鼻咽后壁 IPCL 呈斑点状改变，NBI 分型为 IV 型；左侧咽隐窝处 IPCL 被分泌物覆盖，未显露。

术后病理：中 - 低分化型非角化性鳞状细胞癌。

内镜诊断：鼻咽癌。

病例 7　患者，男，44 岁，发现左颈上部肿块 3 个月

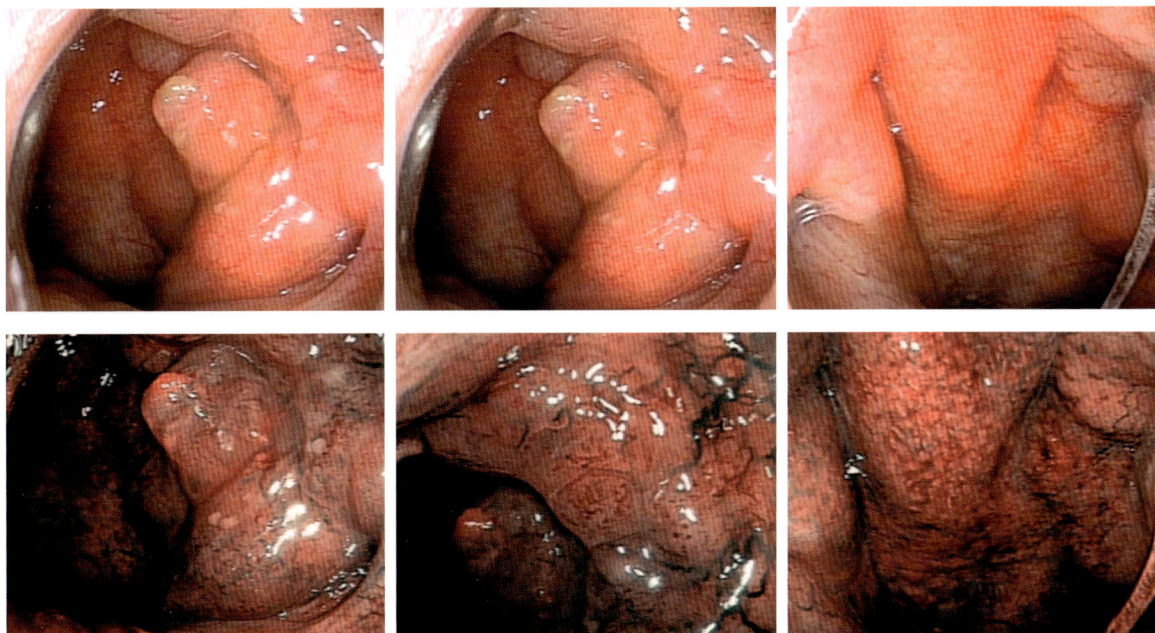

诊断要点：左侧咽隐窝、鼻咽后壁可见菜花状新生物形成，左侧咽鼓管圆枕可见受累，向右接近鼻咽中线；左侧咽鼓管圆枕肿胀，左侧咽鼓管咽口可见受压；右侧咽隐窝、咽鼓管圆枕黏膜光滑，右侧咽鼓管咽口通畅。NBI 模式下左侧鼻咽新生物表面 IPCL 呈蛇形改变，NBI 分型为 V 型。

术后病理：低分化型鳞状细胞癌。

内镜诊断：鼻咽癌。

病例 8　患者，女，49 岁，发现左颈部肿物 1 天

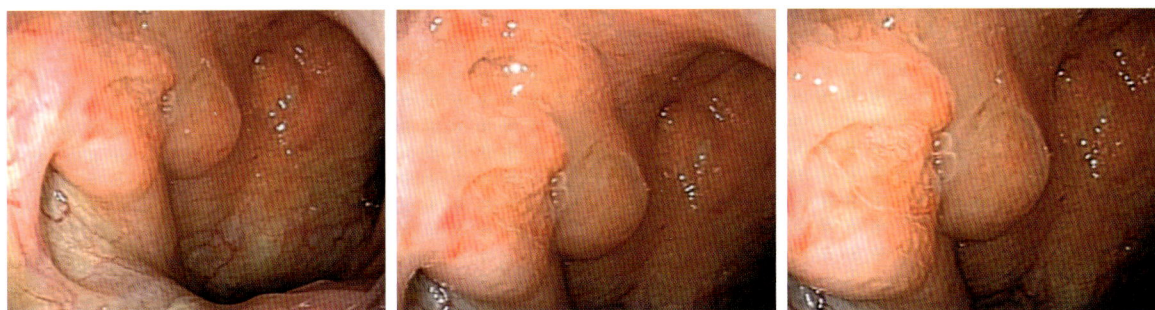

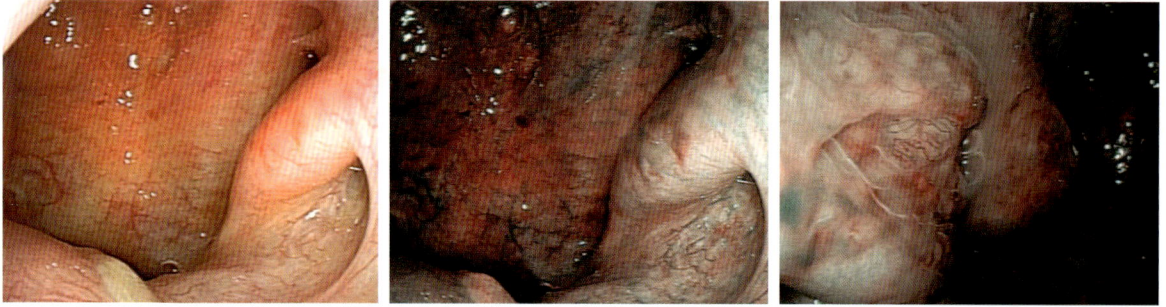

诊断要点：右侧咽隐窝可见包块状新生物形成，右侧咽鼓管圆枕可见受累，右侧咽鼓管咽口通畅；鼻咽后壁未见侵及；左侧咽隐窝、咽鼓管圆枕黏膜光滑，左侧咽鼓管咽口通畅。NBI 模式下右侧鼻咽部新生物表面 IPCL 呈蛇形改变，NBI 分型为 V 型。

术后病理：鳞状细胞癌。

内镜诊断：鼻咽癌。

病例 9　患者，女，54 岁，发现左颈部肿物 2 个月

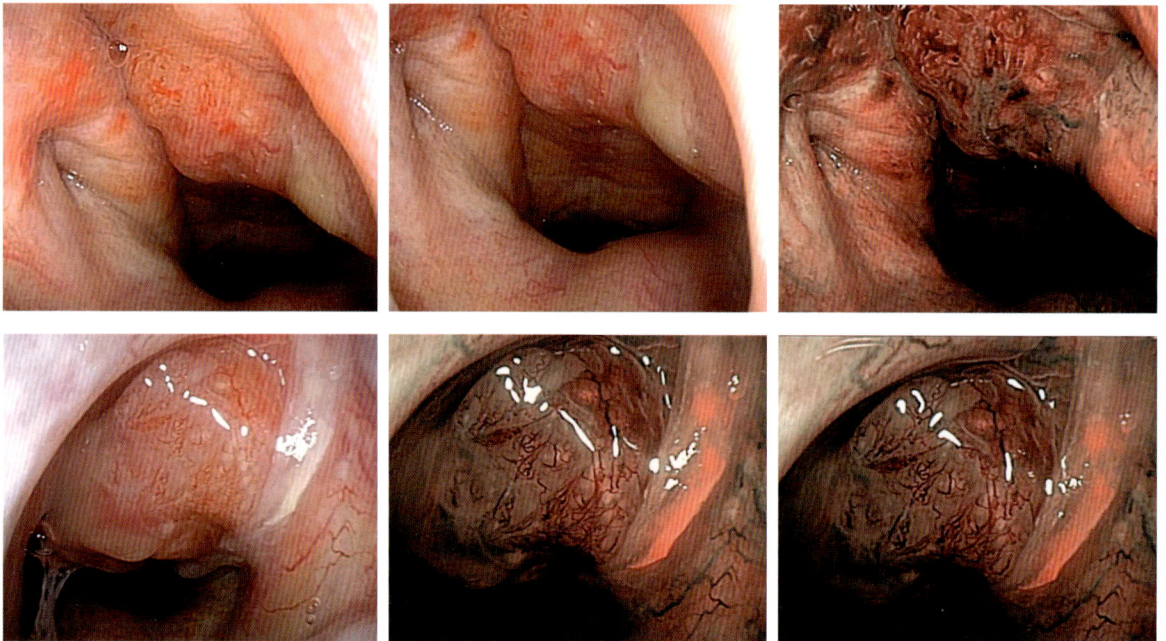

诊断要点：鼻咽部可见包块状新生物形成，鼻咽后壁、双侧咽隐窝、左侧咽鼓管圆枕、咽鼓管咽口可见侵犯；右侧咽鼓管圆枕可见局部受累，右侧咽鼓管咽口可见受压。NBI 模式下鼻咽新生物表面 IPCL 呈蛇形改变，NBI 分型为 V 型。

术后病理：低分化型鳞状细胞癌。

内镜诊断：鼻咽癌。

病例 10　患者，男，69 岁，声音嘶哑伴讲话费力 2 个月

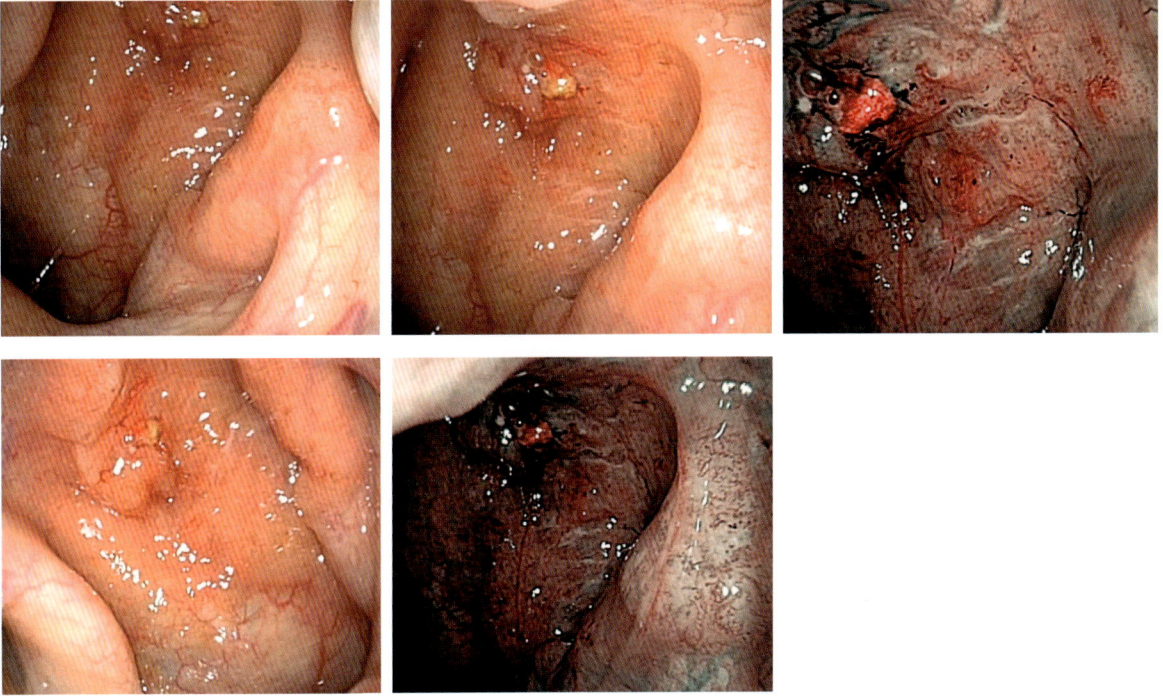

诊断要点： 鼻咽顶壁黏膜粗糙、充血、隆起，局部可见菜花状新生物形成，鼻咽后壁、左侧咽隐窝、左侧咽鼓管圆枕可见受累，双侧咽鼓管咽口通畅。NBI 模式下鼻咽新生物表面 IPCL 呈蛇形改变，NBI 分型为 V 型。

术后病理： 低分化型非角化性鳞状细胞癌。

内镜诊断： 鼻咽癌。

病例 11　患者，男，42 岁，左侧分泌性中耳炎外院治疗后复诊

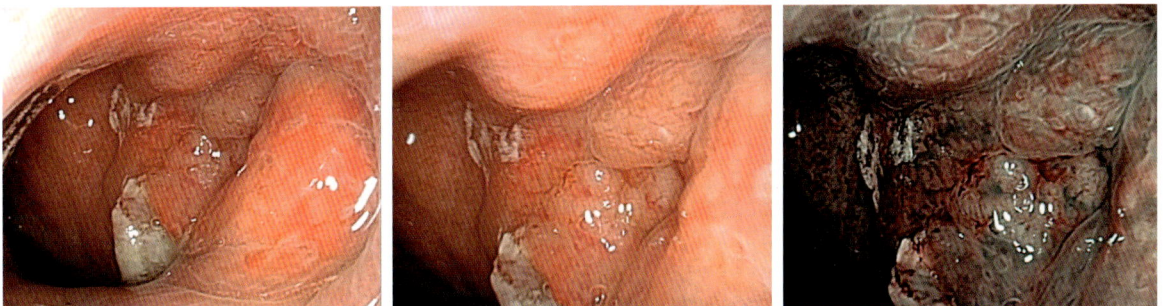

诊断要点： 左侧咽隐窝、鼻咽后壁可见菜花状新生物形成。左侧咽鼓管圆枕红肿，可见受累，咽口堵塞。NBI 模式下左侧鼻咽新生物表面 IPCL 蛇形改变，NBI 分型为 V 型。

术后病理： 低分化型非角化性鳞状细胞癌。

内镜诊断： 鼻咽癌。

病例 12　患者，男，56 岁，外院 MRI 发现鼻咽顶壁占位

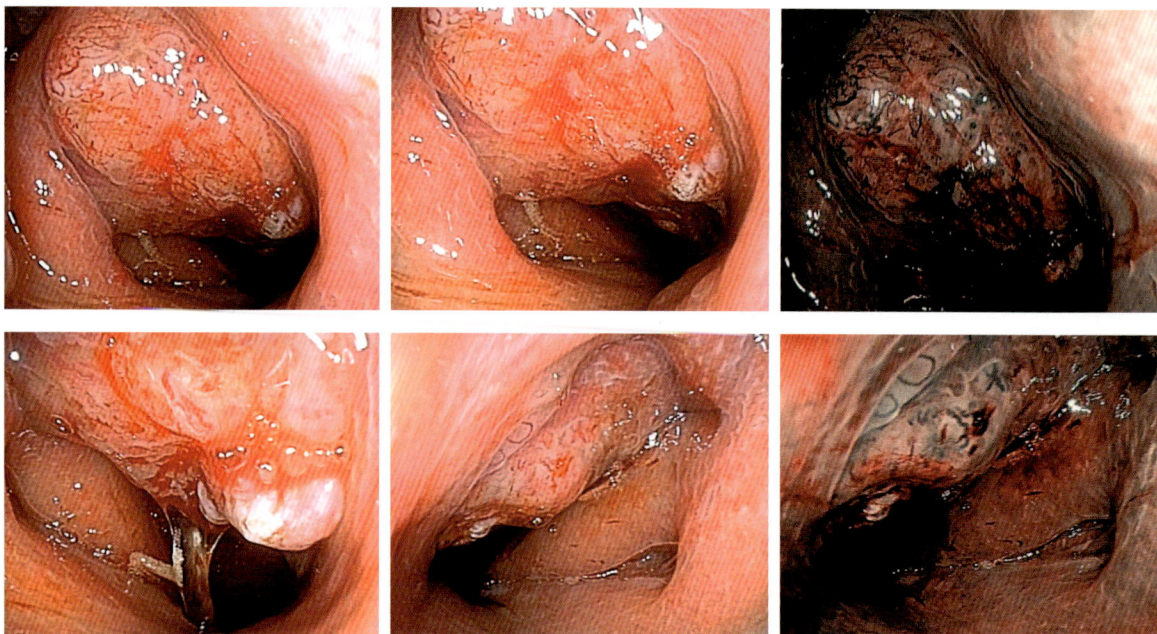

诊断要点：鼻咽部可见菜花状新生物形成，触之易出血，表面可见大量血性分泌物，双侧咽隐窝可见侵犯；双侧咽鼓管圆枕、双侧咽鼓管咽口可见受压。NBI 模式下鼻咽新生物表面 IPCL 呈蛇形改变，NBI 分型为 V 型。

内镜诊断：鼻咽癌。

病例 13　患者，男，42 岁，左侧分泌性中耳炎外院治疗后复诊

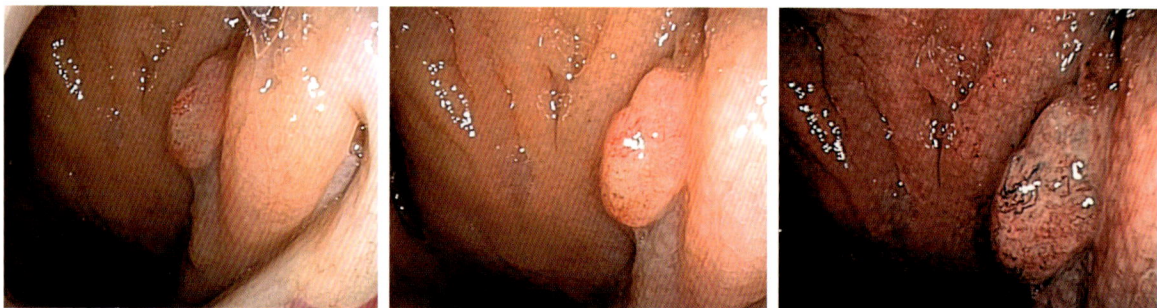

诊断要点：左侧咽隐窝可见包块状新生物，表面充血，左侧咽鼓管圆枕肿胀，左侧咽鼓管咽口受压。NBI 模式下左侧鼻咽新生物表面 IPCL 呈蛇形改变，NBI 分型为 V 型。

术后病理：中 - 低分化型鳞状细胞癌。

内镜诊断：鼻咽癌。

病例 14　患者，女，49 岁，咽部干痛不适 8 个月

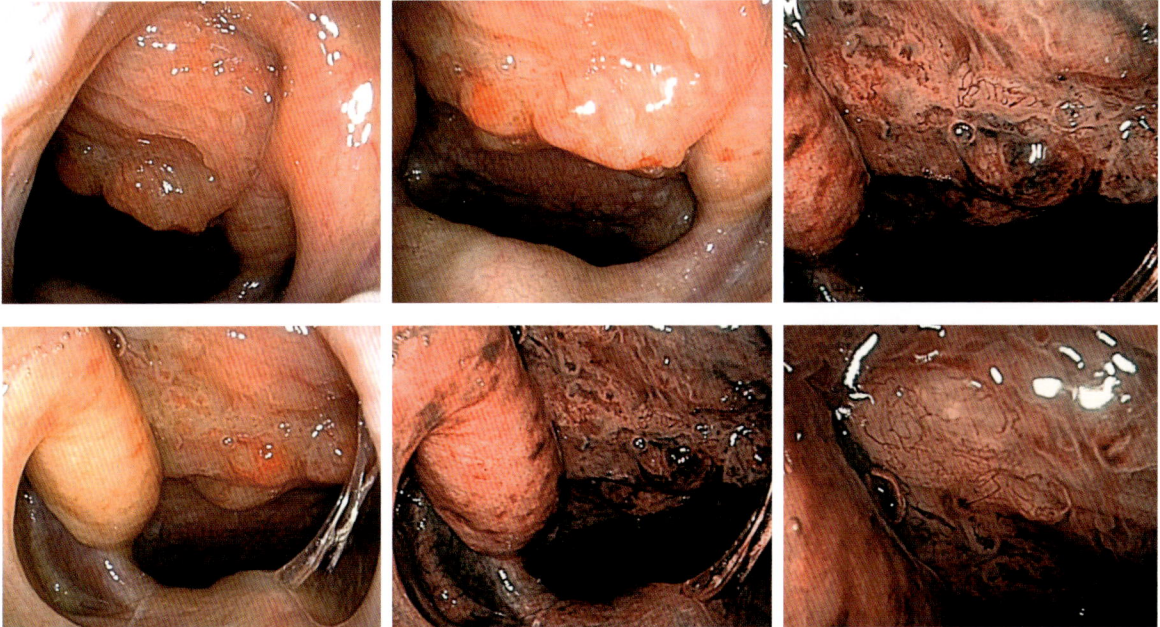

诊断要点：鼻咽顶壁、后壁见菜花状新生物形成，双侧咽隐窝可见侵犯。左侧咽鼓管圆枕可见
　　　　　受压，咽口通畅。NBI 模式下鼻咽新生物表面 IPCL 蛇形改变，NBI 分型为 V 型。

内镜诊断：鼻咽癌。

病例 15　患者，男，55 岁，涕中带血半年

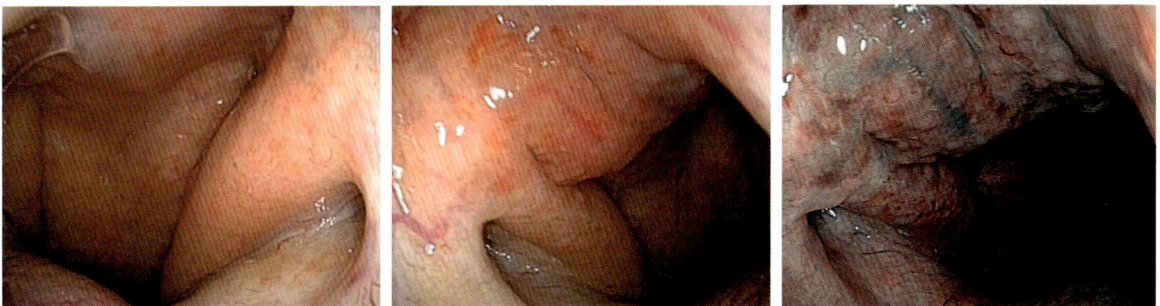

诊断要点：右侧咽隐窝、鼻咽顶壁可见包块状新生物隆起，表面光滑，左侧咽隐窝可见部分受
　　　　　累；右侧咽鼓管圆枕可见局部受侵、受压，左侧咽鼓管圆枕黏膜光滑，未见受侵；
　　　　　双侧咽鼓管咽口通畅。NBI 模式下鼻咽新生物表面 IPCL 未见异常血管形成。

术后病理：低分化型鳞状细胞癌。

内镜诊断：鼻咽癌。

病例 16　患者，男，45 岁，头痛 1 个月

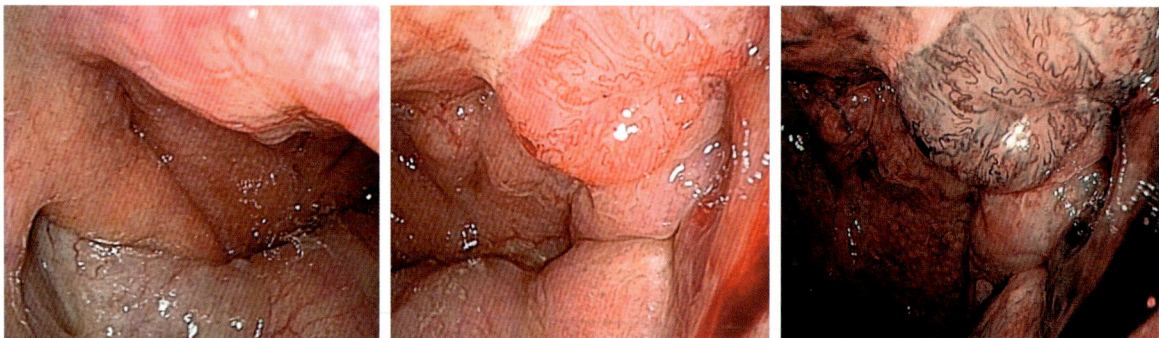

诊断要点：鼻咽顶壁可见菜花状新生物形成，左侧咽隐窝、咽鼓管圆枕可见受累；左侧咽鼓管咽口堵塞、受压；右侧咽隐窝上端局部受累，右侧咽鼓管圆枕黏膜光滑，右侧咽鼓管咽口通畅。NBI 模式下鼻咽部新生物表面 IPCL 呈蛇形改变，NBI 分型为 V 型。

内镜诊断：鼻咽癌。

病例 17　患者，男，45 岁，头痛 1 个月

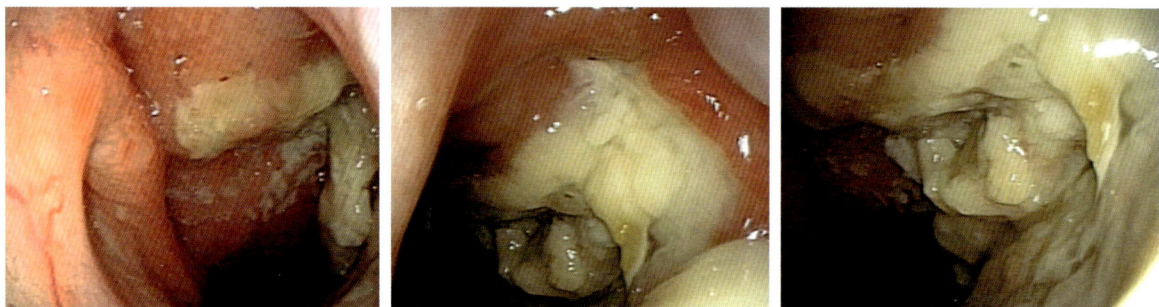

诊断要点：左侧咽隐窝、咽鼓管圆枕、鼻咽后壁可见大量坏死物质形成。

内镜诊断：鼻咽癌。

病例 18　患者，男，45 岁，鼻咽癌放疗后头痛 1 个月

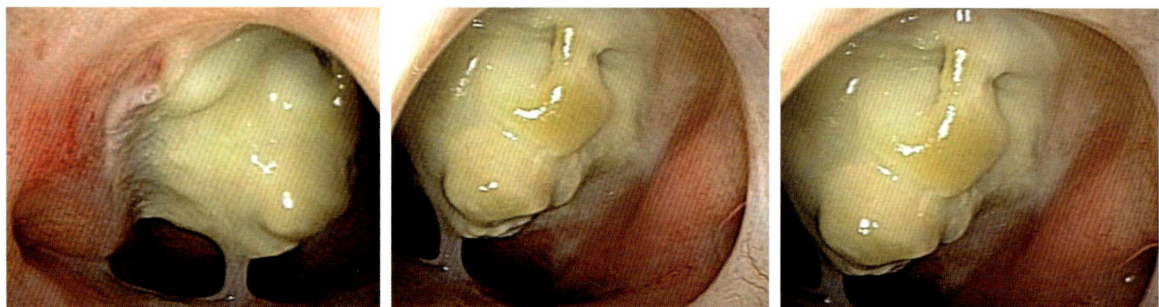

诊断要点：鼻咽部放疗后改变，鼻咽顶壁可见大量坏死物质形成，双侧咽隐窝可见侵及。

内镜诊断：鼻咽癌。

病例 19　患者，男，45 岁，鼻咽癌放疗后头痛 1 个月

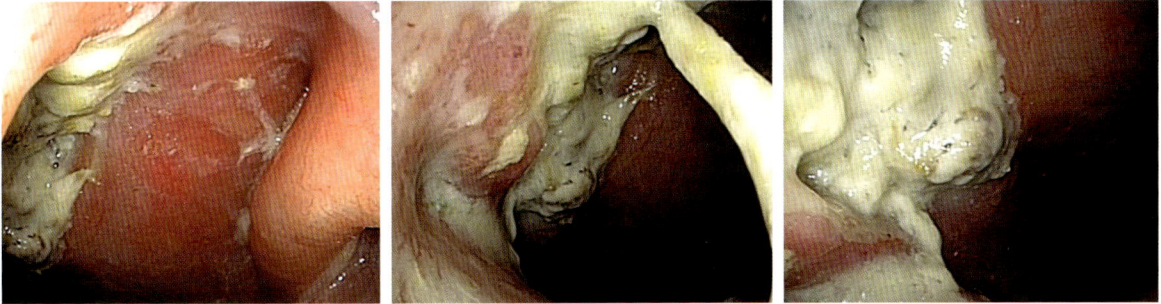

诊断要点：右侧咽隐窝、鼻咽后壁见大量坏死物质形成，咽鼓管圆枕黏膜红肿，压迫咽口。

内镜诊断：鼻咽癌。

第十一节　鼻咽淋巴组织增生

病例 1　患者，男，30 岁，睡眠打鼾 7 年

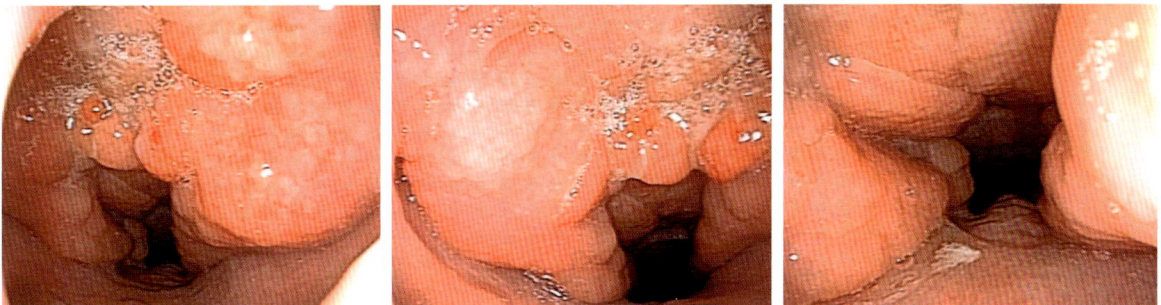

诊断要点：鼻咽顶壁、双侧咽鼓管圆枕可见淋巴组织增生，压迫双侧咽鼓管咽口。

内镜诊断：鼻咽淋巴组织增生。

病例 2　患者，男，27 岁，健康查体

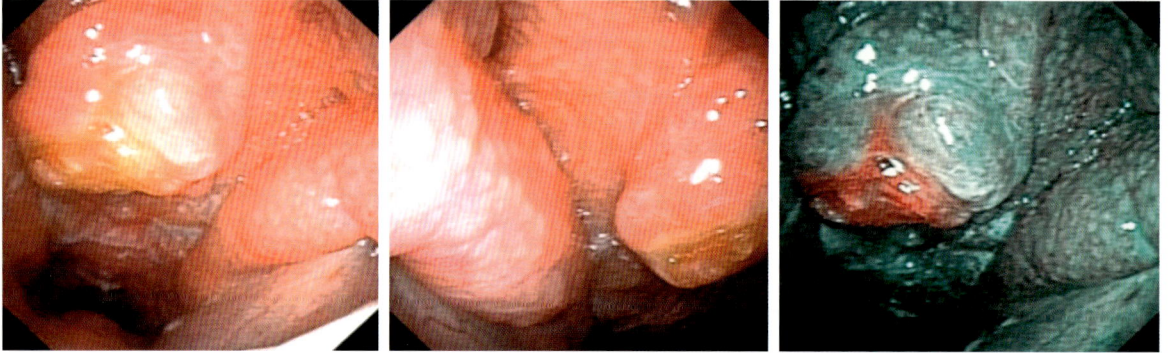

诊断要点：鼻咽顶壁可见黏膜下隆起，表面充血，局部可见血性分泌物，NBI 模式下鼻咽部新生物表面未见异常血管形成。

内镜诊断：鼻咽淋巴组织增生。

病例 3　患者，男，40 岁，健康查体

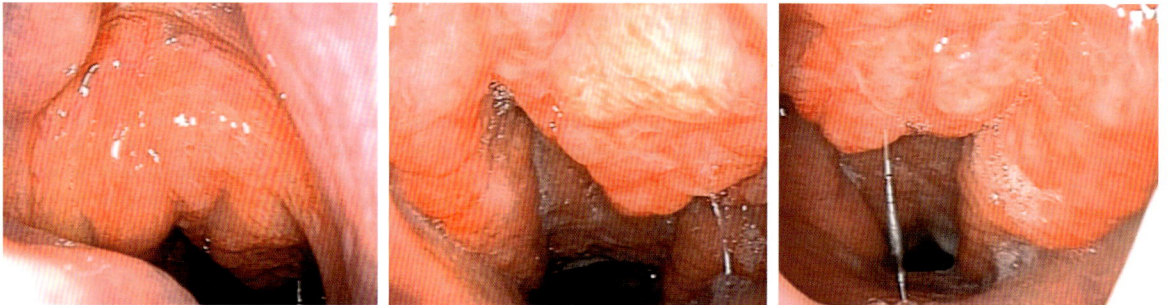

诊断要点：鼻咽顶壁、双侧咽鼓管圆枕黏膜增厚、隆起，压迫双侧咽鼓管咽口，表面充血。

内镜诊断：鼻咽淋巴组织增生。

第十二节　鼻　息　肉

病例 1　患者男性，56 岁，健康查体

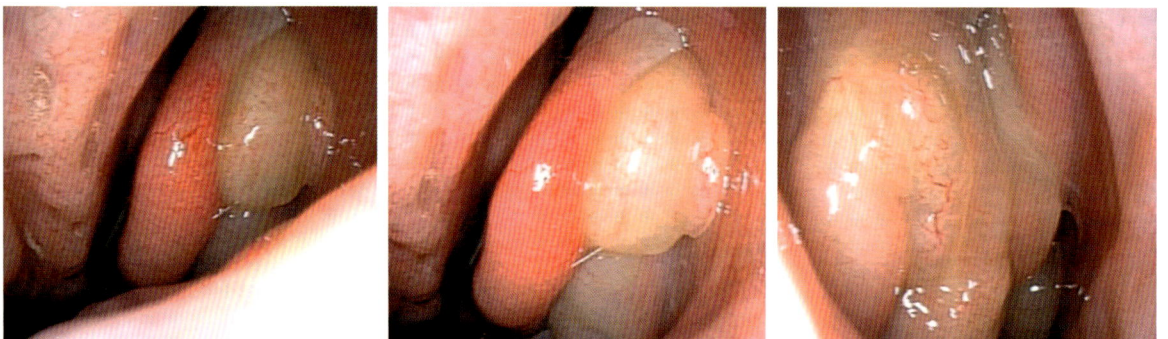

诊断要点：双侧中鼻道可见荔枝肉样新生物形成，息肉堵塞双侧鼻腔。

内镜诊断：双侧鼻息肉。

病例 2 患者男性，77 岁，鼻塞伴流脓涕 14 天余

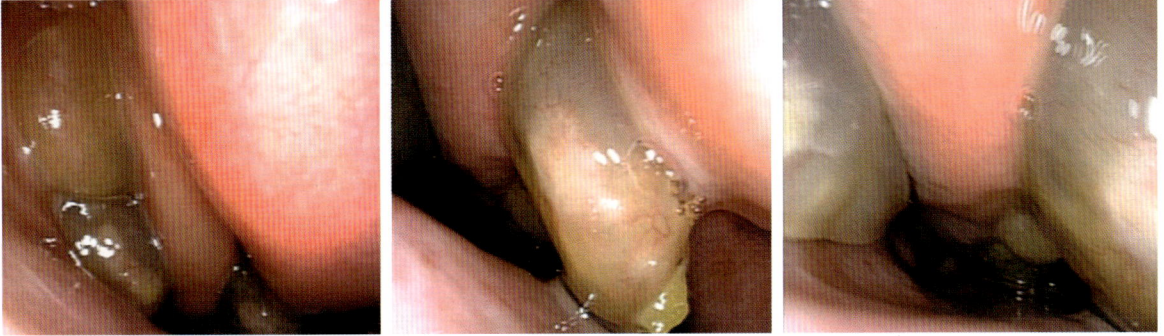

诊断要点：右侧中鼻道、嗅裂区可见荔枝肉样新生物形成，堵塞右侧鼻腔。

内镜诊断：右侧鼻息肉。

病例 3 患者，女，34 岁，鼻塞、流脓涕、鼻痒伴喷嚏 5 年

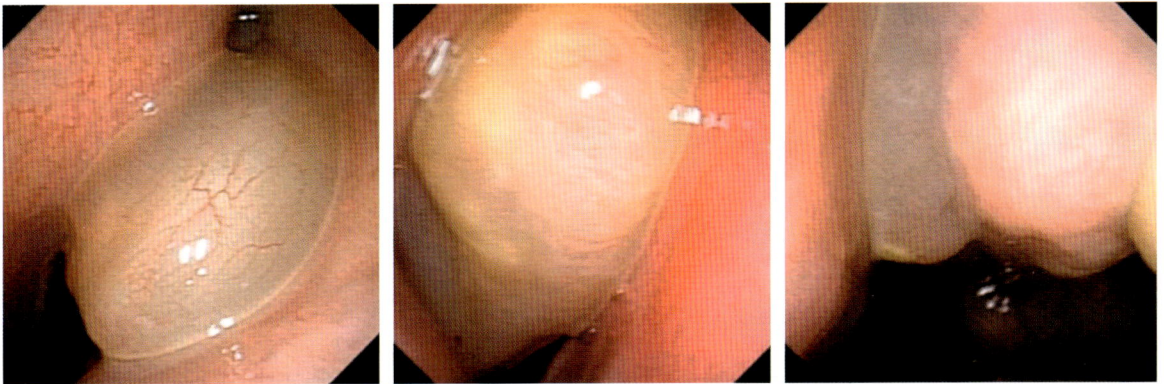

诊断要点：双侧中鼻甲表面、中鼻道、嗅裂区可见荔枝肉样新生物形成。

内镜诊断：双侧鼻息肉。

病例4　患者，男，68岁，反复鼻出血1年

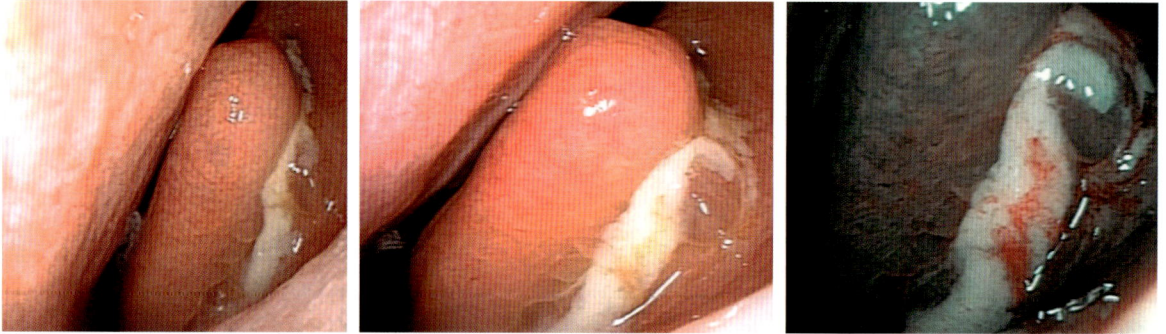

诊断要点： 左侧中鼻道可见荔枝肉样新生物形成，表面可见大量白色脓性分泌物。

内镜诊断： 1. 左侧鼻息肉；2. 慢性鼻窦炎。

病例5　患者，男，49岁，健康查体

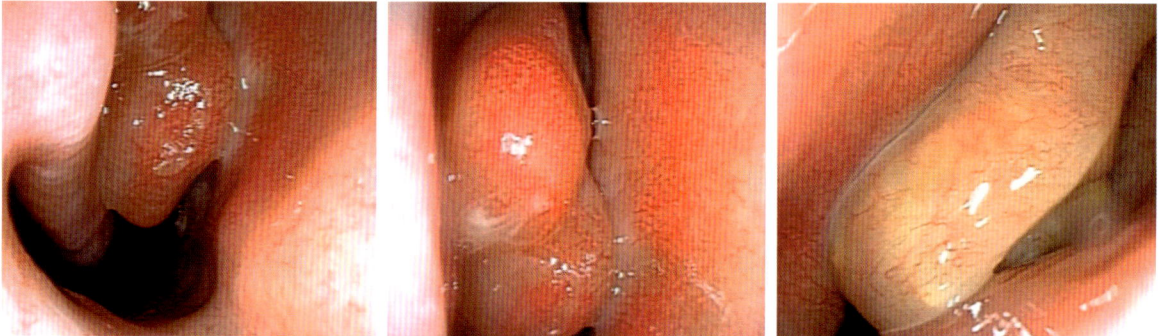

诊断要点： 双侧总鼻道、中鼻甲表面可见荔枝肉样新生物，右侧鼻腔息肉表面黏膜充血。

内镜诊断： 双侧鼻息肉。

病例6　患者，女，60岁，健康查体

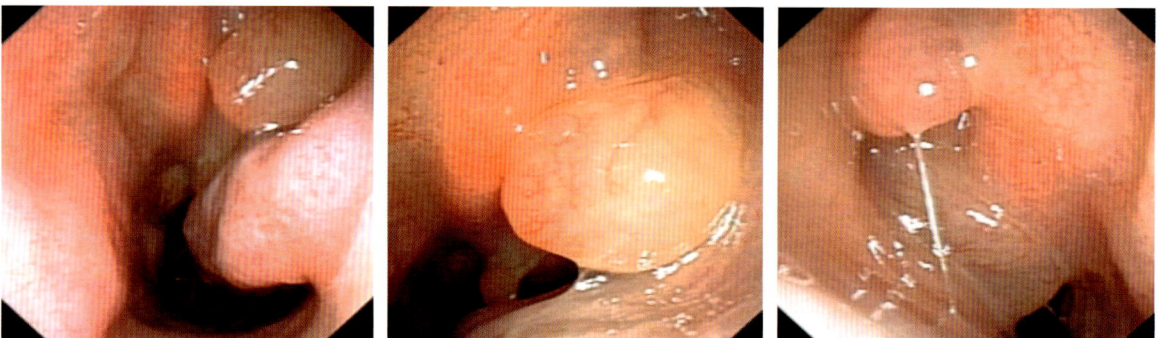

诊断要点： 双侧中鼻甲表面、中鼻道可见荔枝肉样新生物，堵塞双侧鼻腔。

内镜诊断： 双侧鼻息肉。

病例 7　患者，男，70 岁，健康查体

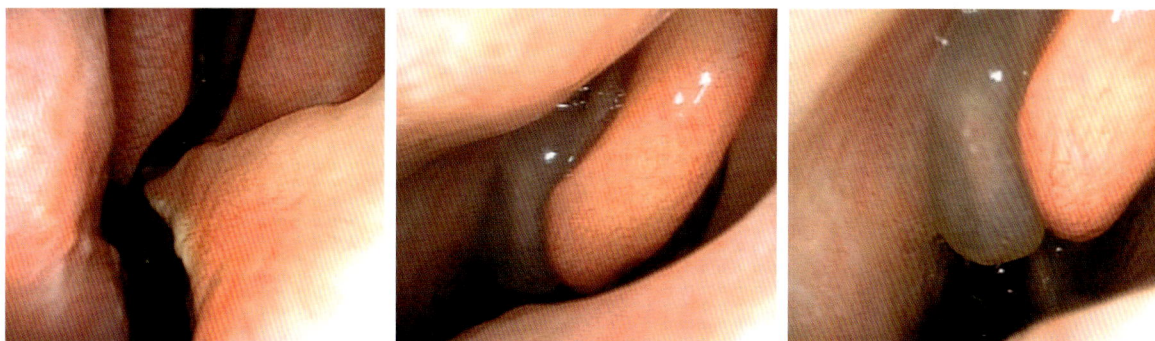

诊断要点：右侧鼻中隔可见骨嵴，左侧嗅裂区可见荔枝肉样新生物形成。

内镜诊断：1. 鼻中隔偏曲；2. 左侧鼻息肉。

病例 8　患者，男，48 岁，鼻塞伴流涕 4 天余

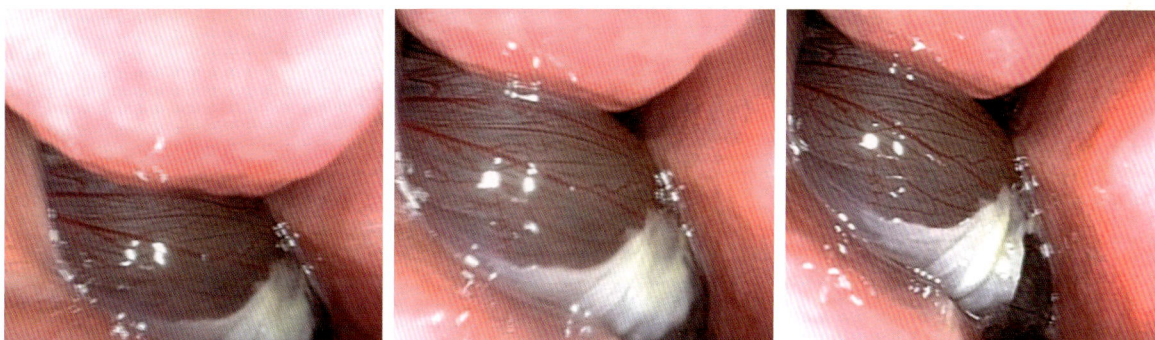

诊断要点：右侧中鼻道、总鼻道可见荔枝肉样新生物形成；右侧中鼻道可见大量白色脓性分泌物，息肉堵塞右侧鼻腔。

内镜诊断：1. 右侧鼻息肉；2. 急性鼻窦炎。

病例 9　患者，男，65 岁，鼻塞多年

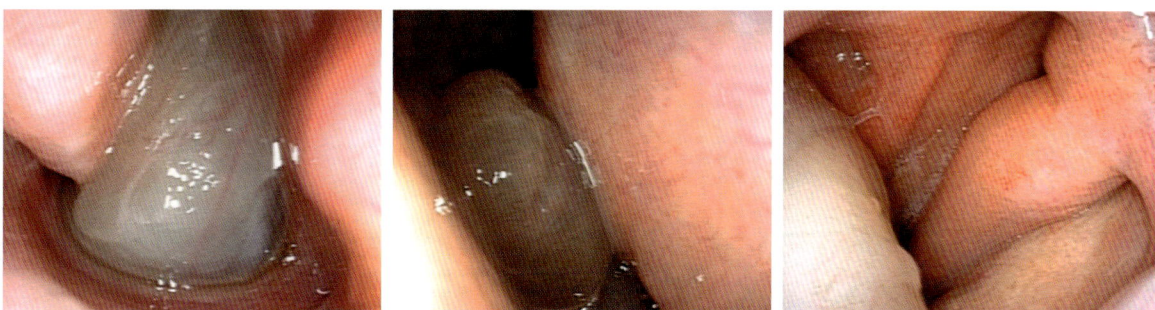

诊断要点：右侧下鼻道、总鼻道、中鼻道、中鼻甲表面可见荔枝肉样新生物形成，向后到达右侧后鼻孔以及鼻咽部，息肉完全堵塞右侧鼻腔。

内镜诊断：右侧鼻息肉。

第四章 咽部疾病

第一节 扁 桃 体 癌

病例 1 患者，男，71 岁，咽部异物感 1 年

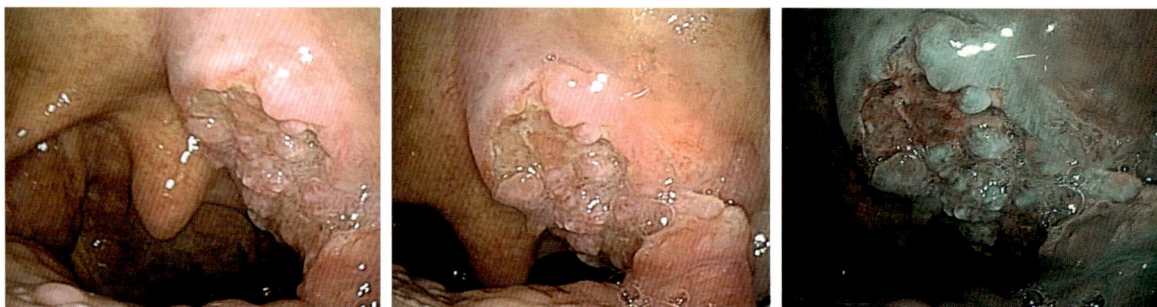

诊断要点：左侧扁桃体、硬腭、舌根、悬雍垂可见菜花状新生物形成。NBI 模式下左侧扁桃体新生物表面 IPCL 呈斑点状改变，NBI 分型为Ⅴa 型。

术后病理：中分化型鳞状细胞癌，癌组织浸润至浅层横纹肌。

内镜诊断：左侧扁桃体癌。

病例 2 患者，男，56 岁，舌根鳞癌术后 5 年余，口咽部出血 1 个月

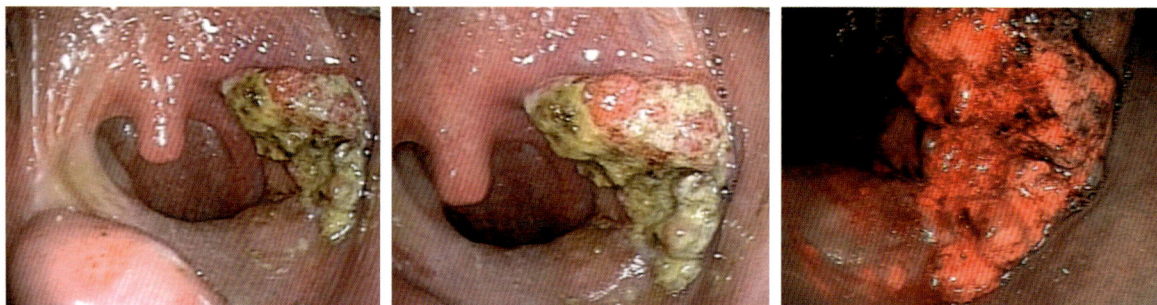

诊断要点：左侧软腭、磨牙后区、扁桃体表面可见菜花状新生物形成，表面可见大量坏死物质。NBI 模式下左侧扁桃体新生物表面 IPCL 破坏、不可见，NBI 分型为Ⅴc 型。

术后病理：中分化型浸润性鳞状细胞癌。

内镜诊断：左侧扁桃体癌。

病例3　患者，女，49岁，反复咽痛伴左侧下颌下淋巴结肿大半年

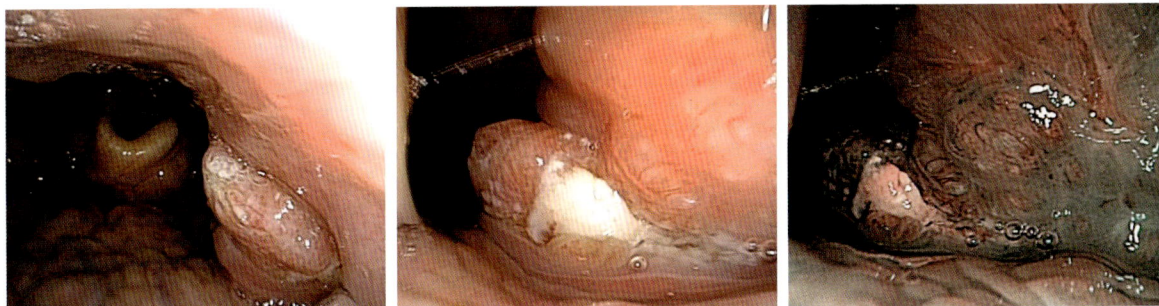

诊断要点：左侧扁桃体可见菜花状新生物形成。NBI模式下左侧扁桃体新生物表面IPCL呈蛇形改变，NBI分型为Ⅴb型。

术后病理：低分化型鳞状细胞癌，伴坏死，癌肿大小为3.0cm×2.8cm×1.0cm，可见多处脉管内癌栓，局灶侵及周围横纹肌组织，侧切缘及基底切缘均（–）。

内镜诊断：左侧扁桃体癌。

病例4　患者，男，60岁，颈部肿物术后1年余，再发半年

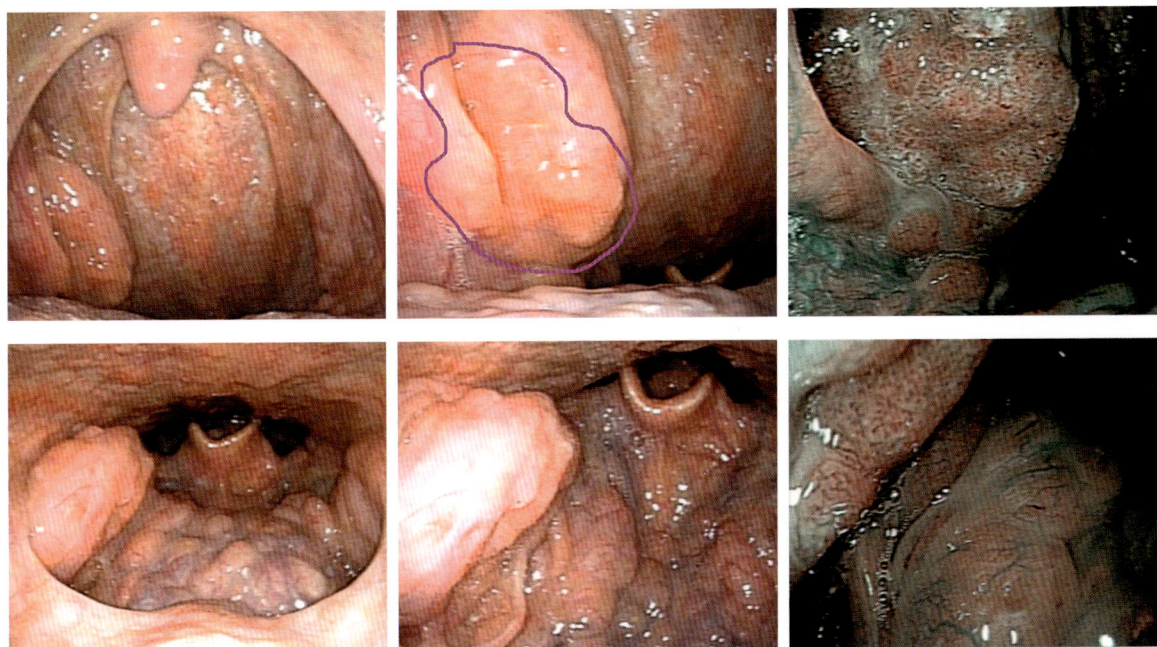

诊断要点：右侧扁桃体膨隆、充血，表面粗糙。NBI模式下右侧扁桃体表面IPCL呈蛇形及斑点状改变，NBI分型为Ⅴb型、Ⅴa型。

术后病理：中分化型鳞状细胞癌。

内镜诊断：右侧扁桃体癌。

病例 5 患者，男，76 岁，咽部异物感 20 天

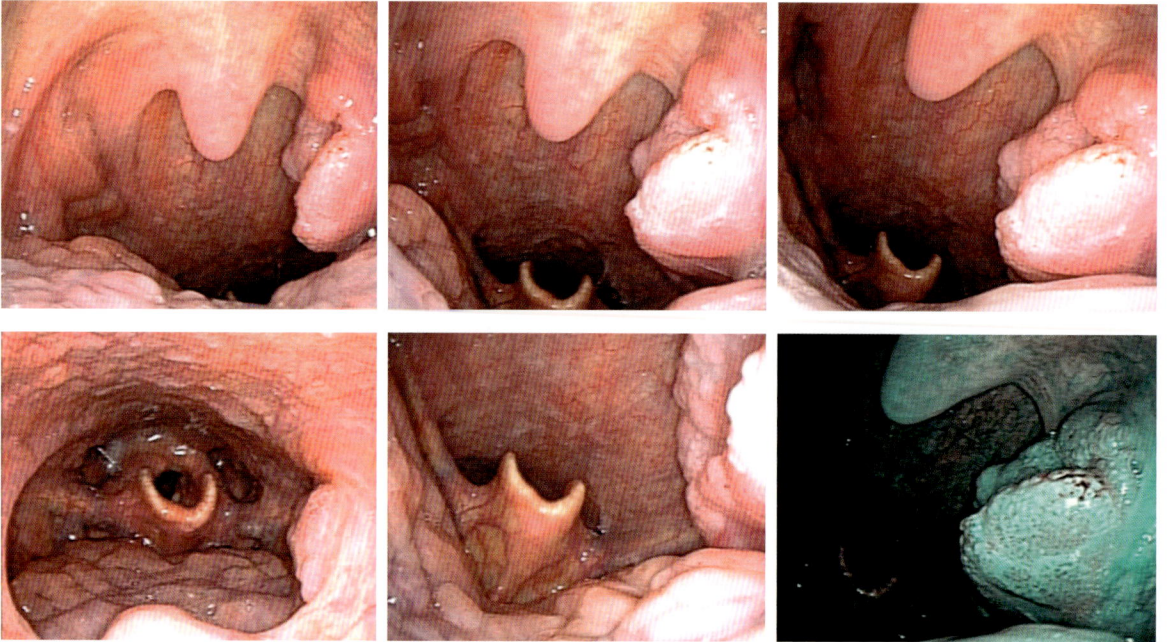

诊断要点：左侧扁桃体可见菜花状新生物形成，向上累及左侧腭咽弓、腭舌弓，悬雍垂未见累及，向下未达舌根，左侧咽侧壁未见侵及。NBI 模式下左侧扁桃体新生物表面 IPCL 呈斑点状改变，NBI 分型为 Ⅴa 型。

术后病理：外生型高分化鳞状细胞癌，微灶微浸润。

内镜诊断：左侧扁桃体癌。

病例 6 患者，男，41 岁，咽部异物感半年

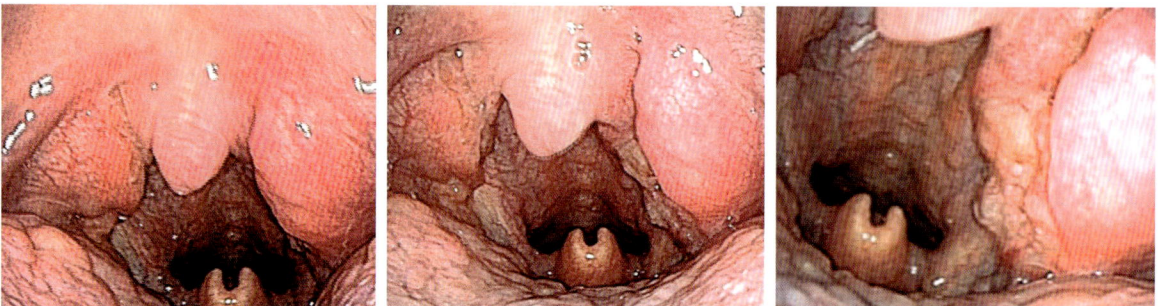

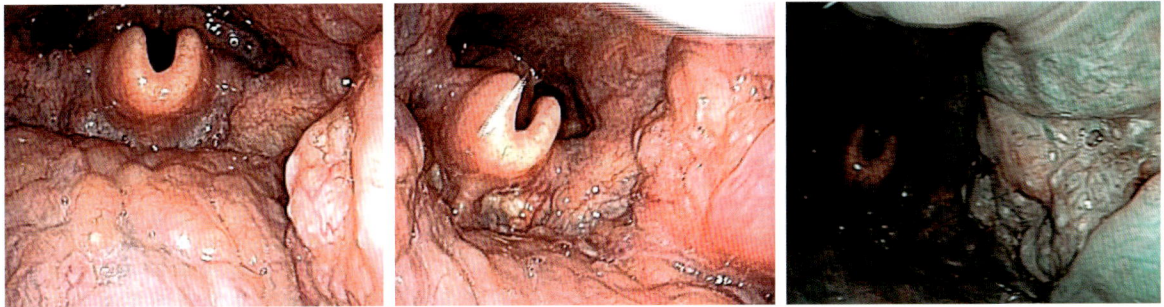

诊断要点：左侧扁桃体膨隆、红肿，表面可见菜花状新生物形成，向外累及左侧腭咽弓，悬雍垂及口咽后壁未见受累。左侧咽侧壁、舌根未见受累。NBI 模式下左侧扁桃体新生物表面 IPCL 呈蛇形改变，NBI 分型为 Ⅴb 型。

术后病理：低分化型鳞状细胞癌。

内镜诊断：左侧扁桃体癌。

病例 7　患者，男，31 岁，发现右侧颈部包块半年余

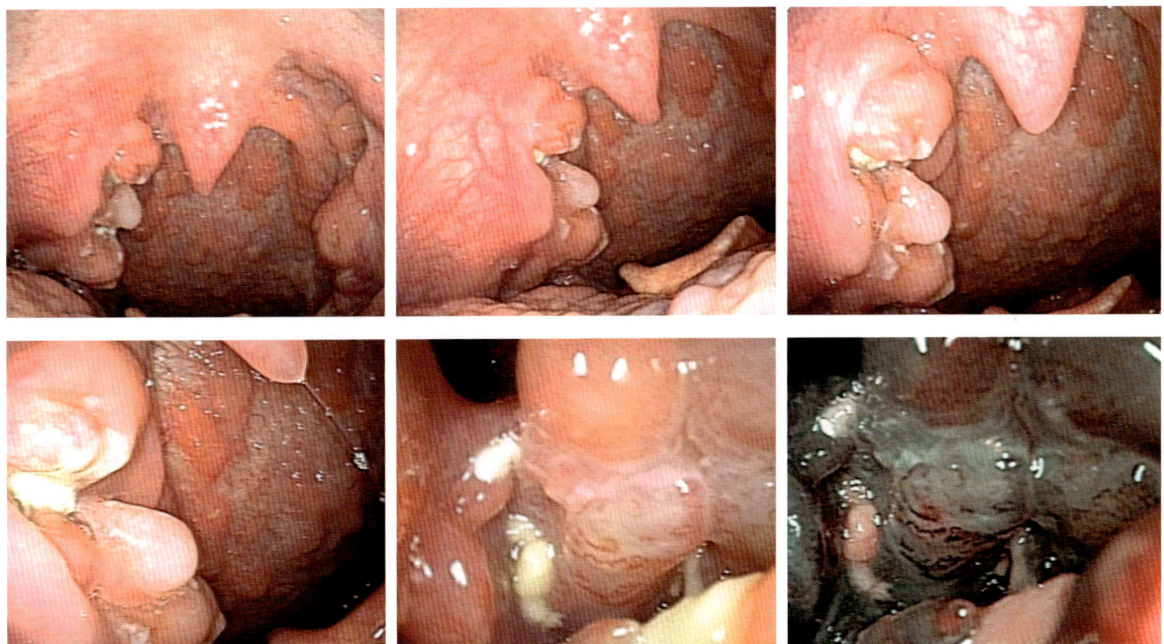

诊断要点：右侧扁桃体可见菜花状新生物形成，扁桃体上、下极可见侵及，右侧舌根未见受累。NBI 模式下右侧扁桃体新生物表面 IPCL 呈蛇形改变，NBI 分型为 Ⅴb 型。

术后病理：弥漫性大 B 细胞淋巴瘤，生发中心亚型。

肿瘤组织免疫组化标记结果：CKpan（－），p40（－），p63（－），CD20cy（＋），PAX-5（＋），CD10（＋），bcl-2（＋），bcl-6（＋），MUM1（＋），CD3（散在反应性＋），CD5（散在反应性＋），Ki67（80%＋）。

内镜诊断：右侧扁桃体癌（淋巴瘤）。

病例 8　患者，男，63 岁，发现右侧颈部肿物 20 天

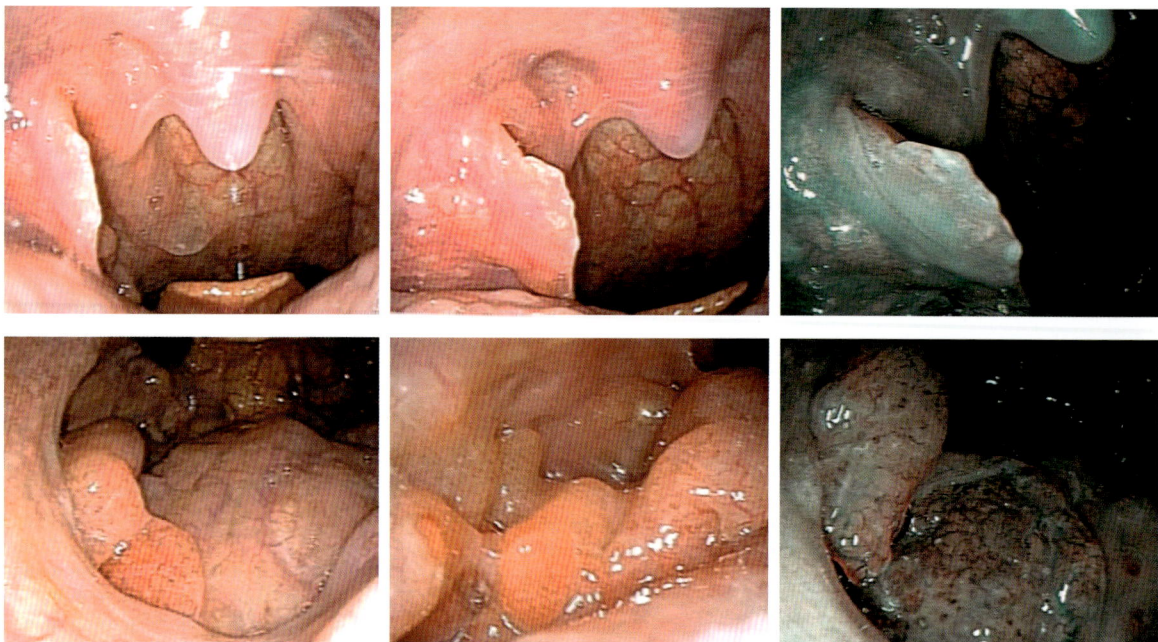

诊断要点：右侧扁桃体可见菜花状新生物形成，右侧扁桃体上下极可见受累，肿瘤向左未达软腭中线，右侧舌根与肿瘤关系密切。NBI 模式下右侧扁桃体新生物表面 IPCL 呈蛇形及斑点状改变，NBI 分型为 Ⅴb 型、Ⅴa 型。

术后病理：非角化性鳞状细胞癌。

内镜诊断：右侧扁桃体癌。

第二节　扁桃体囊肿

病例 1　患者，男，69 岁，咽痛不适 1 天

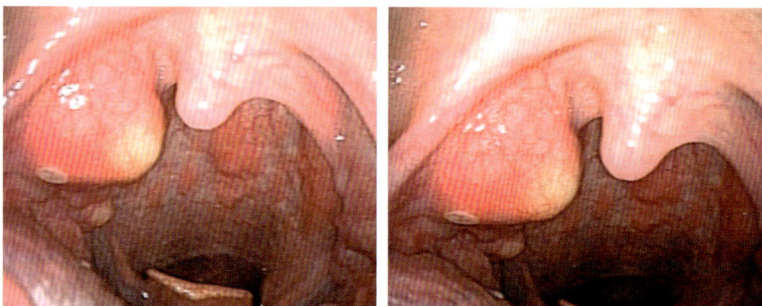

诊断要点：右侧扁桃体表面黏膜充血，可见一处溃疡面；右侧扁桃体表面可见一枚囊肿，呈淡黄色。

内镜诊断：1. 右侧扁桃体囊肿；2. 咽部溃疡。

病例 2 患者，女，36 岁，健康查体

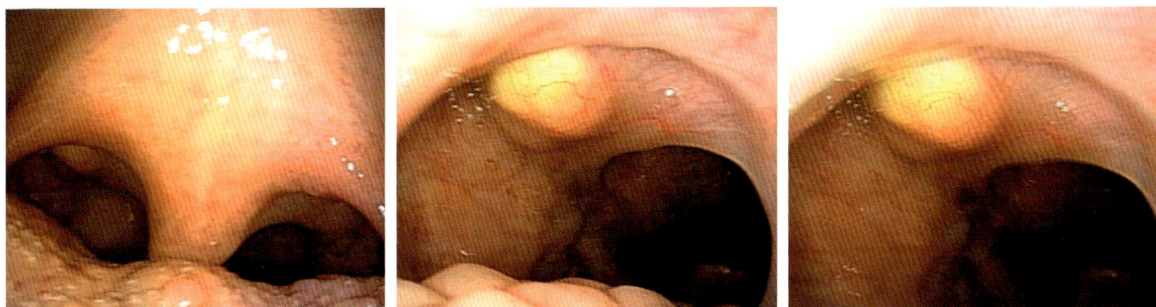

诊断要点：右侧扁桃体上极可见一枚囊肿，呈圆形、淡黄色。

内镜诊断：右侧扁桃体囊肿。

病例 3 患者，女，69 岁，健康查体

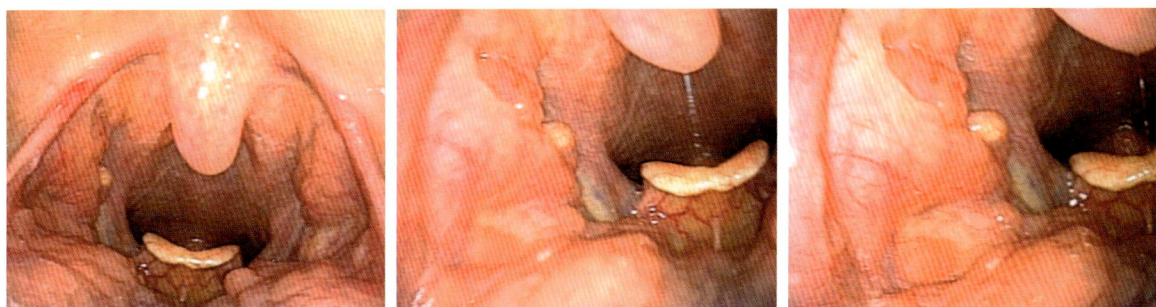

诊断要点：右侧扁桃体表面可见一枚绿豆大囊肿，呈圆形、淡黄色。

内镜诊断：右侧扁桃体囊肿。

病例 4 患者，女，37 岁，健康查体

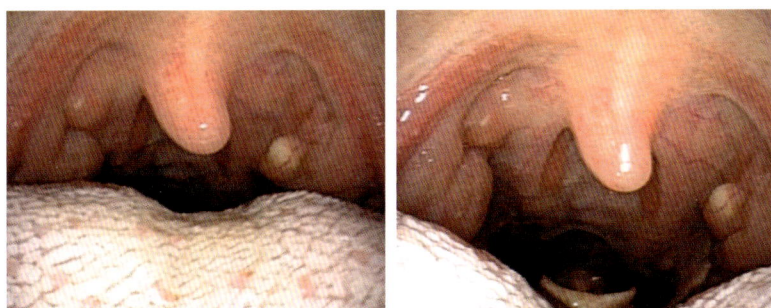

诊断要点：左侧扁桃体表面可见一枚绿豆大的囊肿，呈圆形、淡黄色。

内镜诊断：左侧扁桃体囊肿。

病例5　患者，男，76岁，健康查体

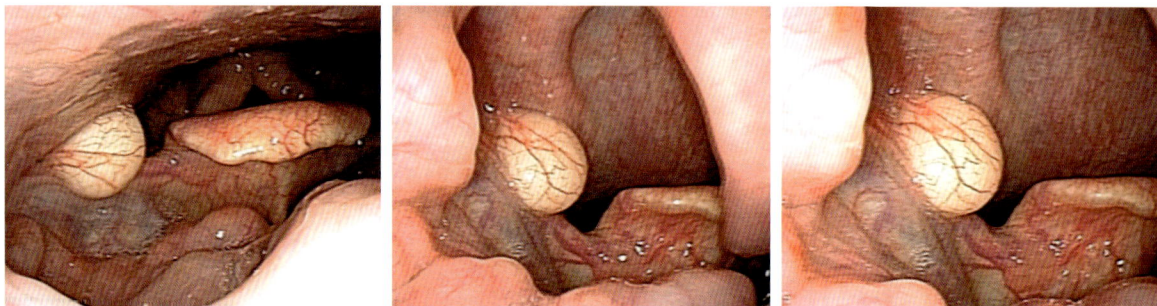

诊断要点：右侧咽侧壁可见一囊肿，呈圆形、淡黄色。

内镜诊断：右侧扁桃体囊肿。

第三节　扁桃体周围炎

病例1　患者，男，71岁，咽痛2天

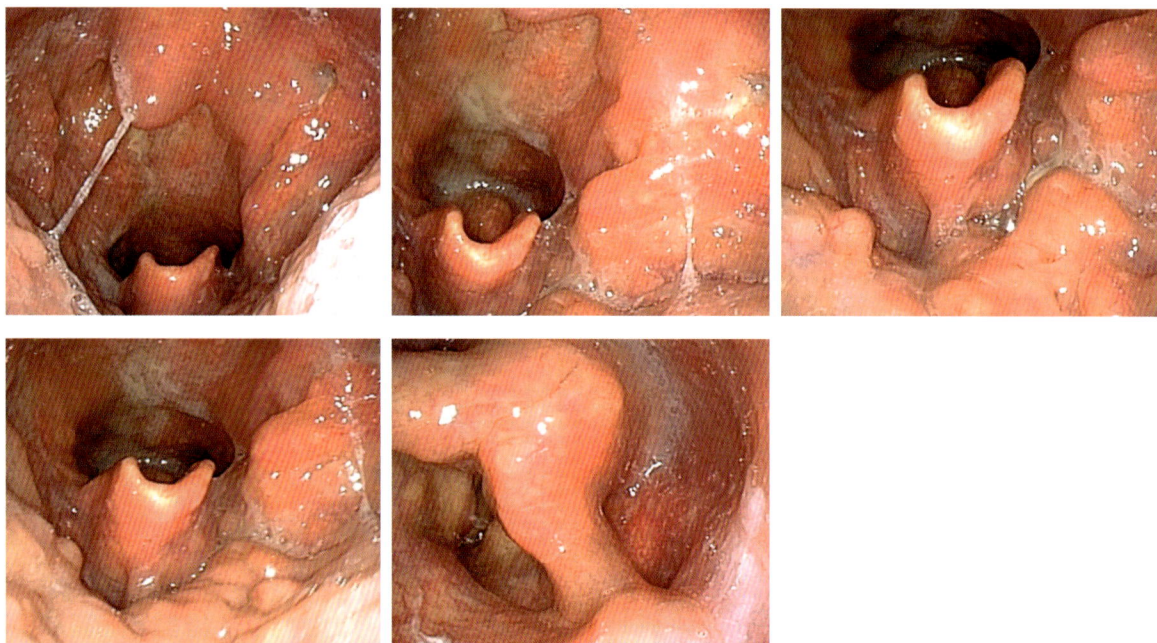

诊断要点：悬雍垂、左侧扁桃体、左侧咽侧壁、会厌舌面、左侧杓会厌襞、左侧梨状窝黏膜水肿。

内镜诊断：1. 左侧扁桃体周围炎；2. 左侧急性扁桃体炎；3. 急性会厌炎。

病例 2 患者，女，65 岁，咽痛 2 天

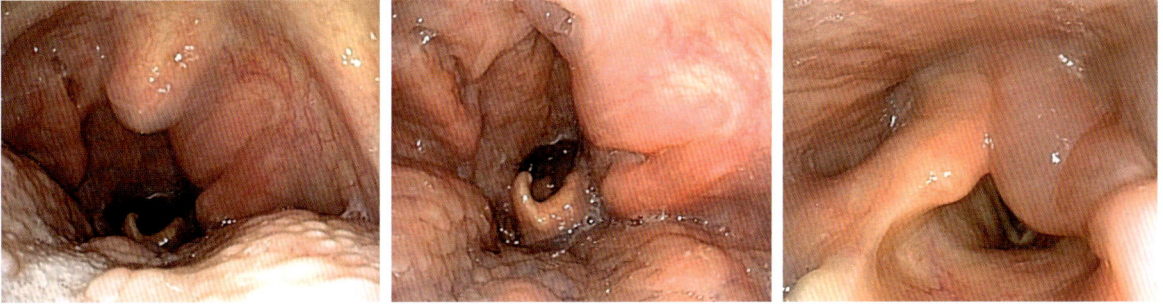

诊断要点：悬雍垂、左侧扁桃体、左侧咽侧壁、会厌舌面、左侧杓会厌襞、左侧梨状窝黏膜水肿。

内镜诊断：1. 左侧扁桃体周围炎；2. 左侧急性扁桃体炎；3. 急性会厌炎。

病例 3 患者，女，55 岁，咽痛 6 天

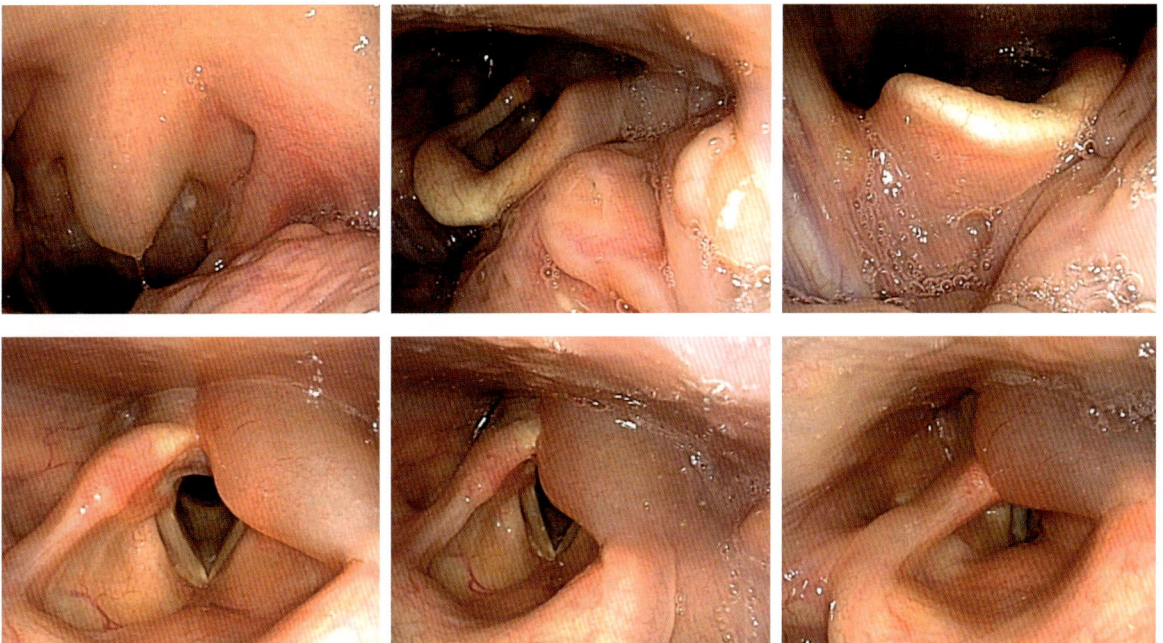

诊断要点：悬雍垂、左侧扁桃体、左侧咽侧壁、会厌舌面、左侧杓会厌襞、左侧梨状窝黏膜水肿。

内镜诊断：1. 左侧扁桃体周围炎；2. 左侧急性扁桃体炎；3. 急性会厌炎。

病例4 患者，女，61岁，咽痛伴吞咽痛2天

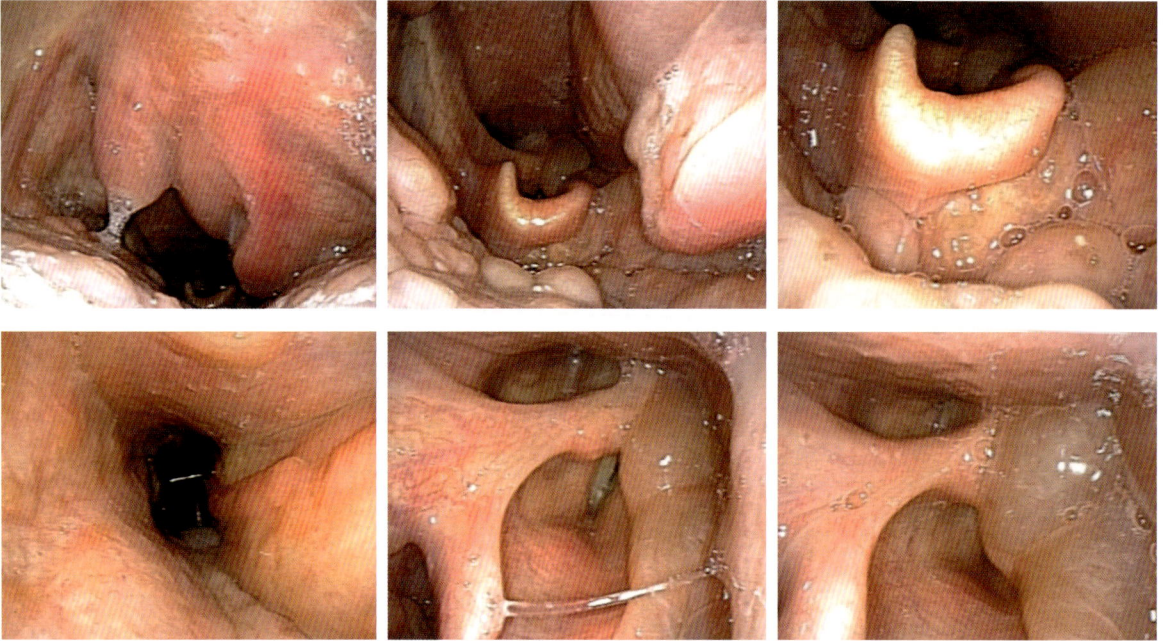

诊断要点：悬雍垂和左侧扁桃体、咽侧壁、软腭背面、口咽后壁、下咽后壁、会厌舌面、梨状窝、杓会厌襞黏膜水肿。

内镜诊断：1. 左侧扁桃体周围炎；2. 左侧急性扁桃体炎；3. 急性会厌炎。

病例5 患者，男，45岁，咽痛3天

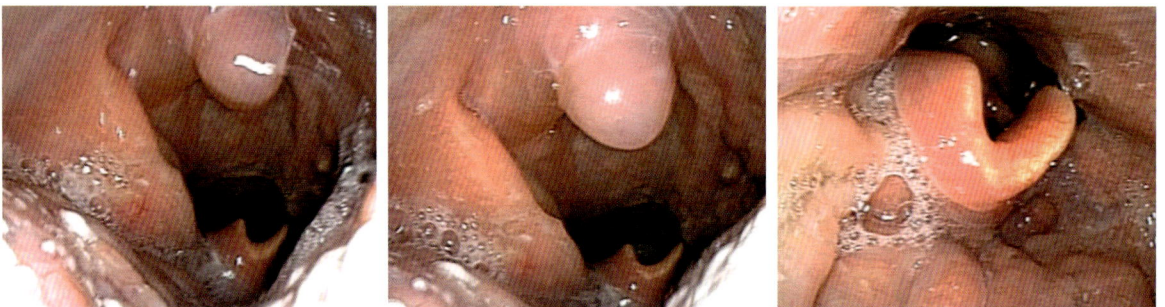

诊断要点：悬雍垂、右侧扁桃体、右侧咽侧壁、会厌舌面黏膜水肿，表面可见大量分泌物残留。

内镜诊断：1. 右侧扁桃体周围炎；2. 右侧急性扁桃体炎；3. 急性会厌炎。

病例 6　患者，男，38 岁，咽痛 2 天

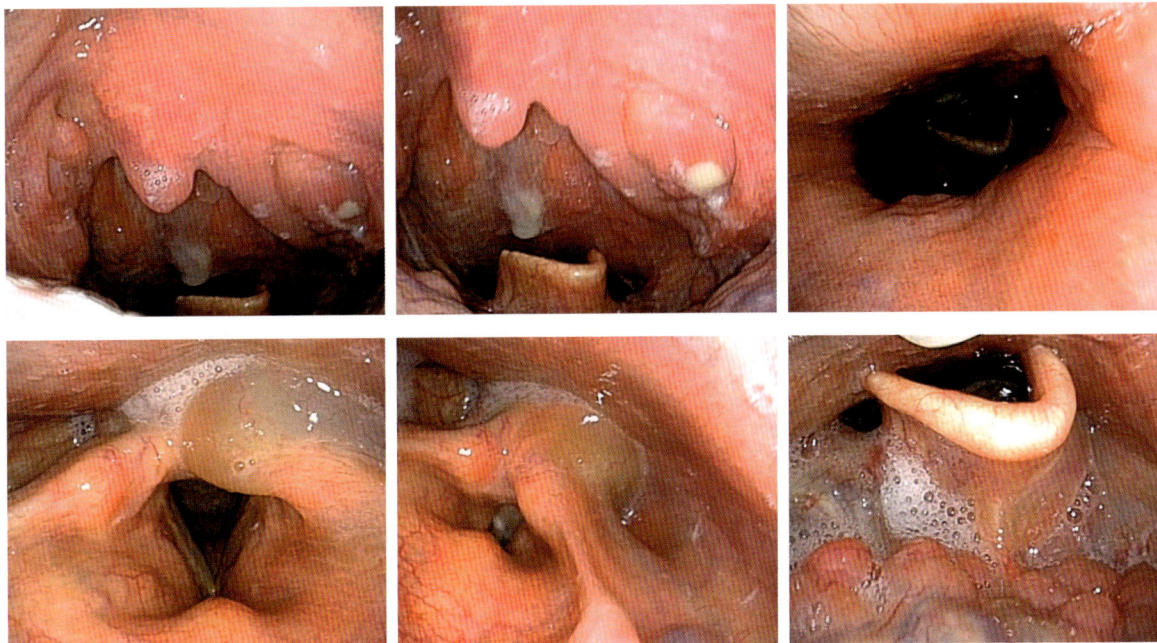

诊断要点：悬雍垂和左侧扁桃体、咽侧壁、软腭背面、会厌舌面、梨状窝、杓会厌襞黏膜水肿。

内镜诊断：1. 左侧扁桃体周围炎；2. 左侧急性扁桃体炎；3. 急性会厌炎。

第四节　会厌囊肿

病例 1　患者，男，37 岁，MRI 发现会厌囊肿

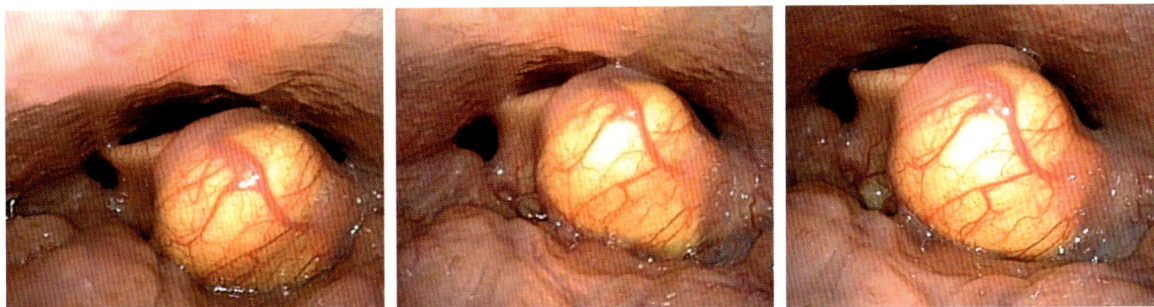

诊断要点：会厌舌面可见淡黄色、圆形肿物，表面光滑。

内镜诊断：会厌囊肿。

病例 2　患者，女，55 岁，健康查体

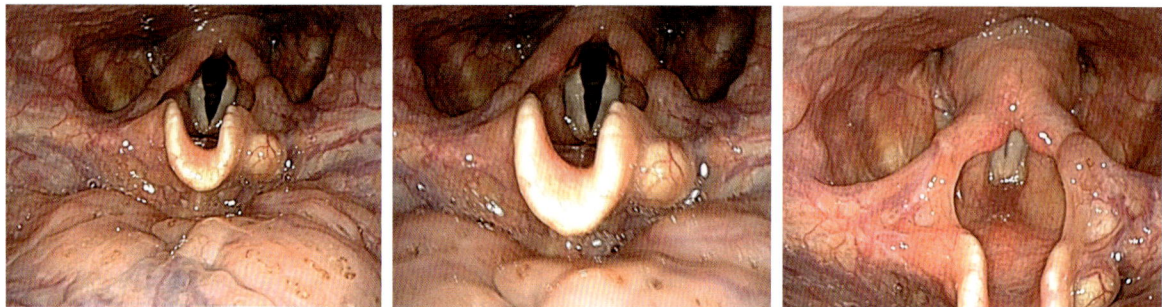

诊断要点：会厌舌面左侧可见淡黄色、圆形肿物，表面光滑。

内镜诊断：会厌囊肿。

病例 3　患者，男，34 岁，咽部异物感 2 年

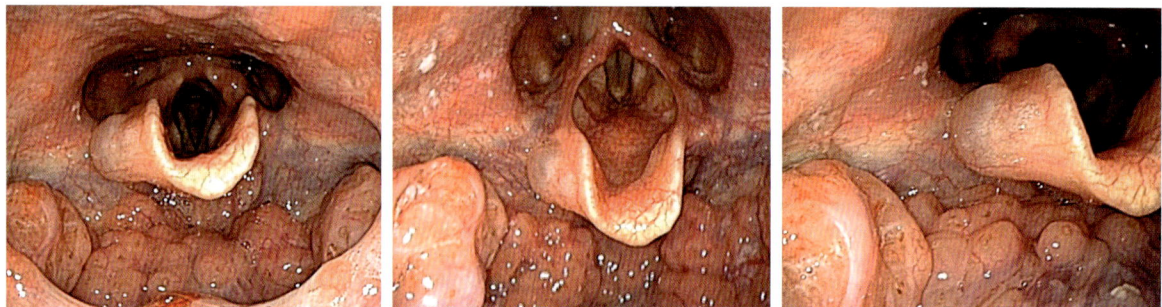

诊断要点：会厌舌面右侧可见一枚囊肿，呈圆形，表面光滑。

内镜诊断：会厌囊肿。

病例 4　患者，男，56 岁，咽部异物感 1 个月

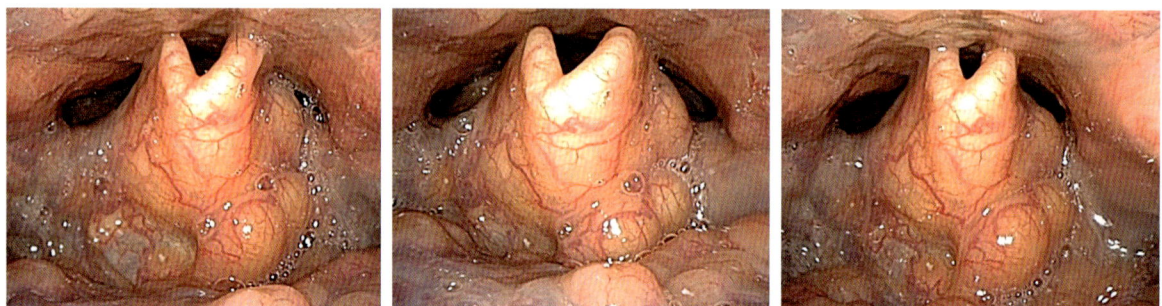

诊断要点：会厌舌面左侧可见多枚囊肿，呈圆形，表面光滑。

内镜诊断：会厌囊肿。

病例 5　患者，男，70 岁，健康查体

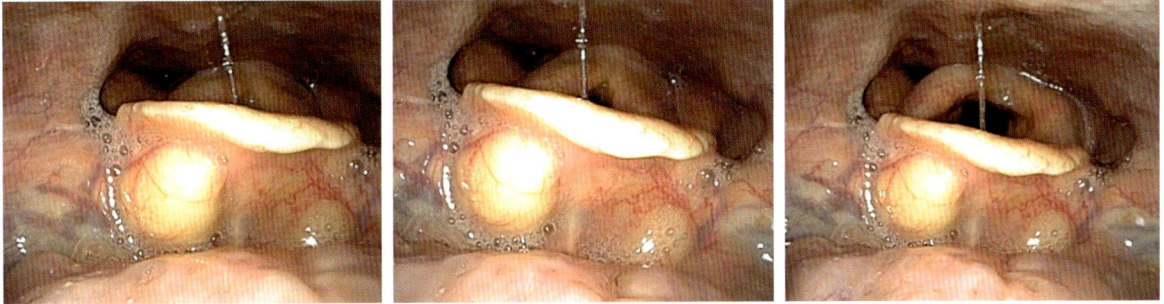

诊断要点：会厌舌面右侧可见一枚囊肿，呈圆形、淡黄色，表面光滑。

内镜诊断：会厌囊肿。

病例 6　患者，男，41 岁，咽部异物感 4 个月

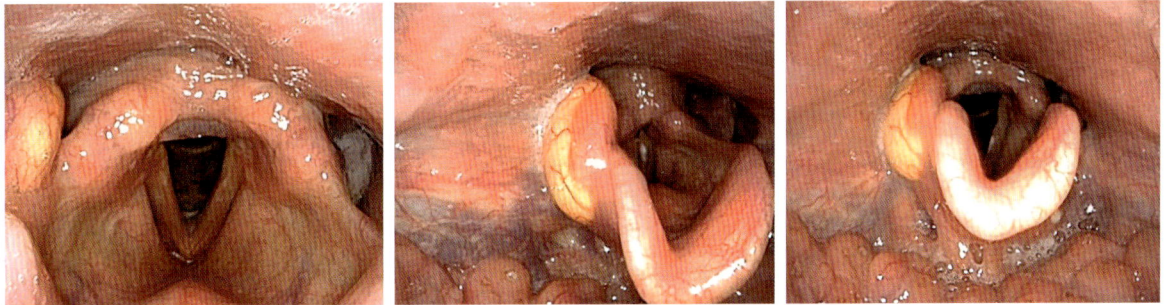

诊断要点：会厌舌面右侧可见一枚囊肿，呈椭圆形、淡黄色，表面光滑。

内镜诊断：会厌囊肿。

病例 7　患者，女，83 岁，健康查体

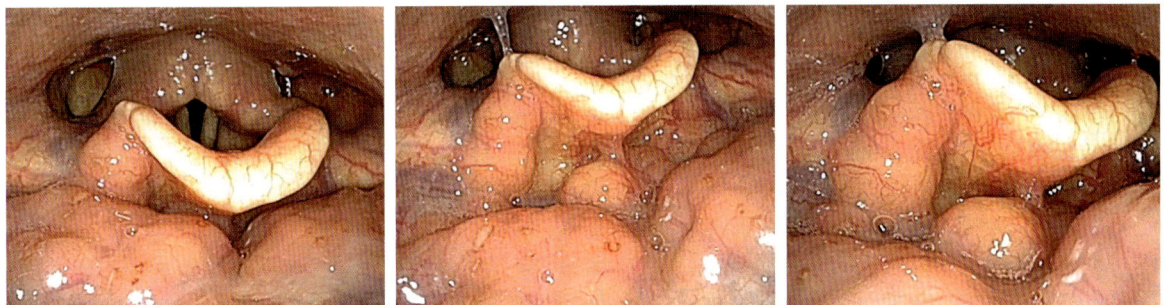

诊断要点：会厌舌面右侧、右侧会厌谷可见多枚囊肿，呈圆形，表面光滑。

内镜诊断：会厌囊肿。

病例 8　患者，女，39 岁，咽干、咽痒伴咽部异物感 6 个月

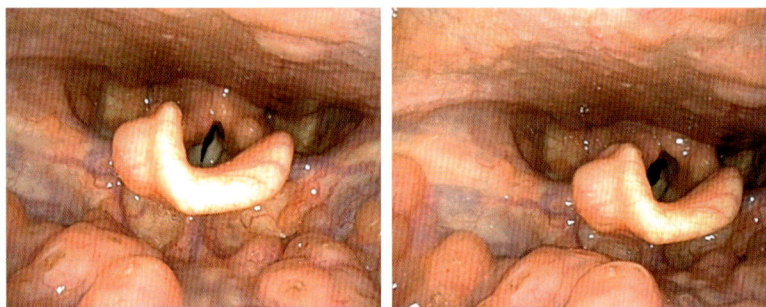

诊断要点：会厌舌面右侧可见一枚囊肿，呈圆形、淡黄色，表面光滑。

内镜诊断：会厌囊肿。

病例 9　患者，女，56 岁，咽痒伴咳痰数月

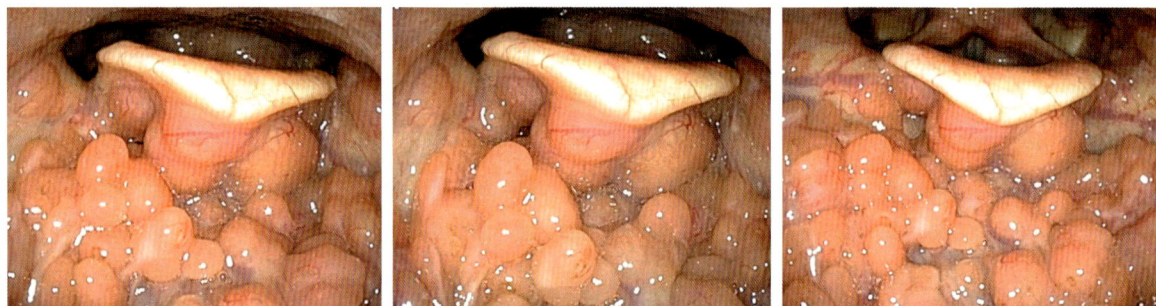

诊断要点：会厌舌面可见多枚囊肿，呈圆形，表面光滑。

内镜诊断：会厌囊肿。

病例 10　患者，女，41 岁，咽部异物感 2 个月

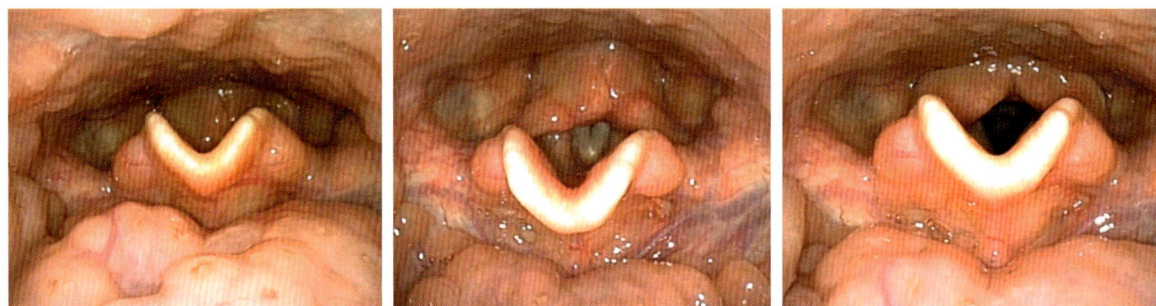

诊断要点：会厌舌面两侧各见一枚囊肿，呈圆形，表面光滑。

内镜诊断：会厌囊肿。

病例 11 患者，女，33 岁，健康查体

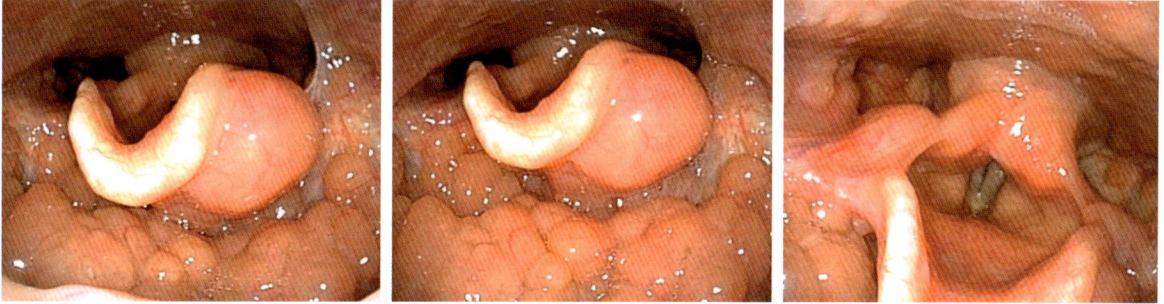

诊断要点：会厌舌面左侧可见一枚囊肿，呈圆形，表面光滑。

内镜诊断：会厌囊肿。

病例 12 患者，女，76 岁，健康查体

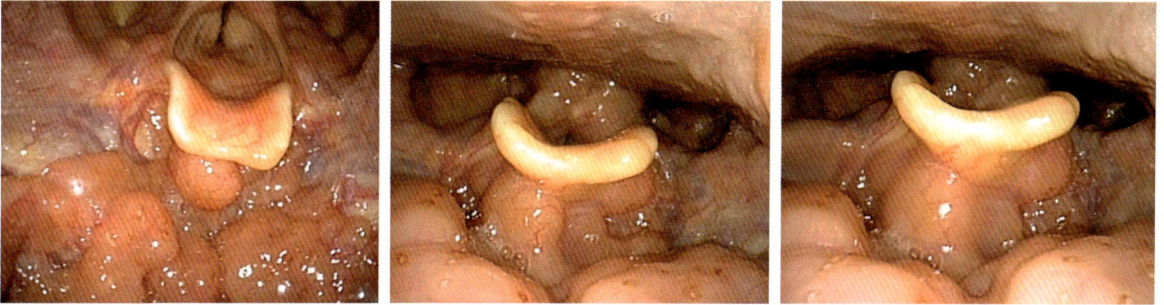

诊断要点：会厌舌面可见多枚囊肿，呈圆形，表面光滑。

内镜诊断：会厌囊肿。

病例 13 患者，男，53 岁，咽部异物感 1 个月

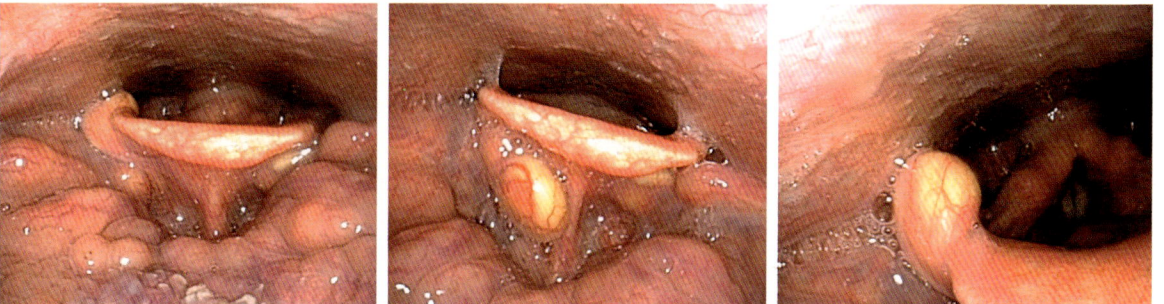

诊断要点：会厌舌面可见多枚囊肿，呈圆形、淡黄色，表面光滑。

内镜诊断：会厌囊肿。

病例 14 患者，女，52 岁，健康查体

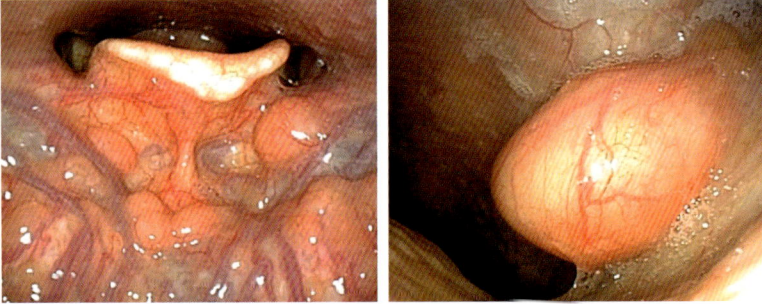

诊断要点：左侧会厌谷、左侧咽侧壁可各一枚囊肿，呈淡黄色。

内镜诊断：会厌囊肿。

病例 15 患者，男，42 岁，咽部异物感 1 个月

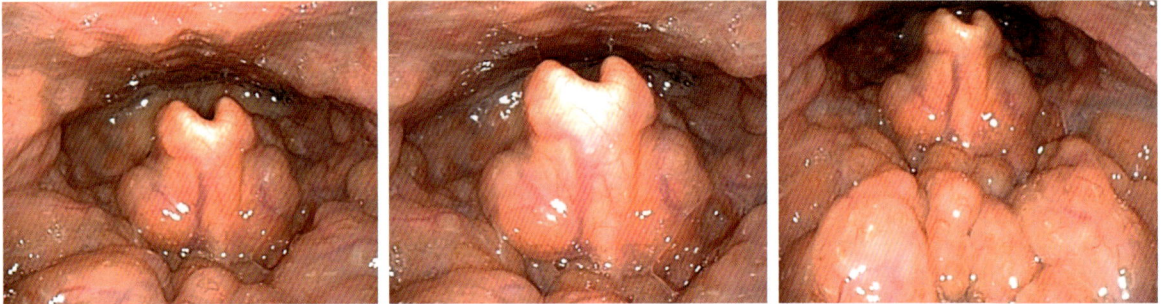

诊断要点：会厌舌面可见多枚囊肿，呈圆形，表面光滑。

内镜诊断：会厌囊肿。

病例 16 患者，男，65 岁，咽部不适数天

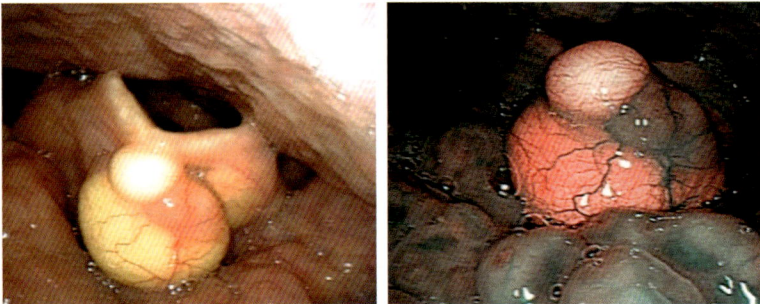

诊断要点：会厌舌面可见多枚圆形肿物，呈淡黄色，表面光滑，NBI 模式下会厌舌面肿物表面 IPCL 局部扩张，NBI 分型为 II 型。

内镜诊断：会厌囊肿。

第五节 急性扁桃体炎

病例 1 患者，女，29 岁，咽痛 3 天

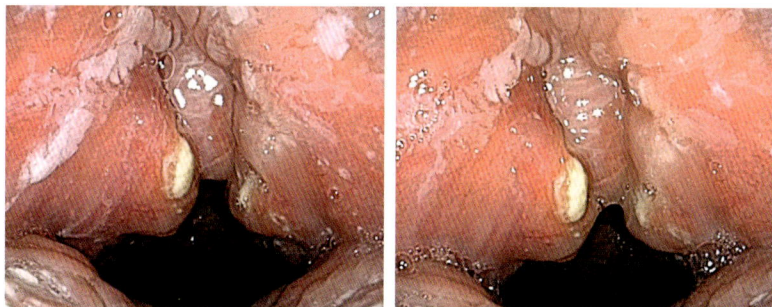

诊断要点：双侧扁桃体、悬雍垂黏膜水肿，双侧扁桃体Ⅲ度肿大。

内镜诊断：双侧急性扁桃体炎。

病例 2 患者，男，53 岁，咽痛 4 天

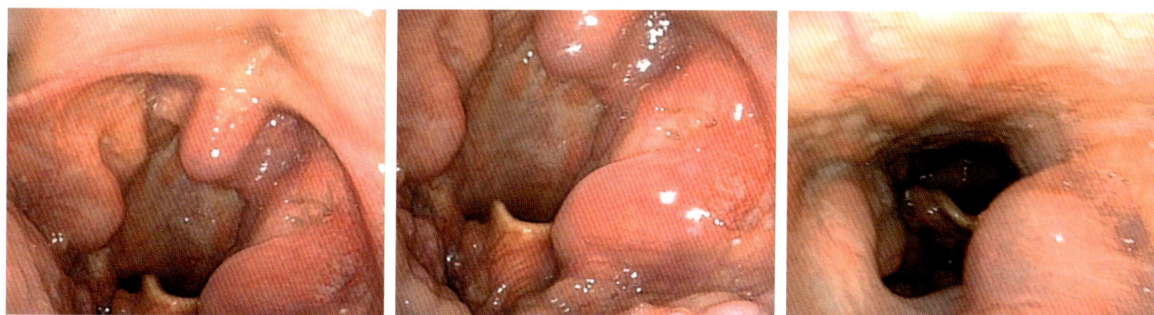

诊断要点：悬雍垂、左侧扁桃体黏膜红肿，双侧扁桃体Ⅱ度肥大。

内镜诊断：左侧急性扁桃体炎。

病例 3 患者，男，57 岁，咽痛伴吞咽痛 3 天

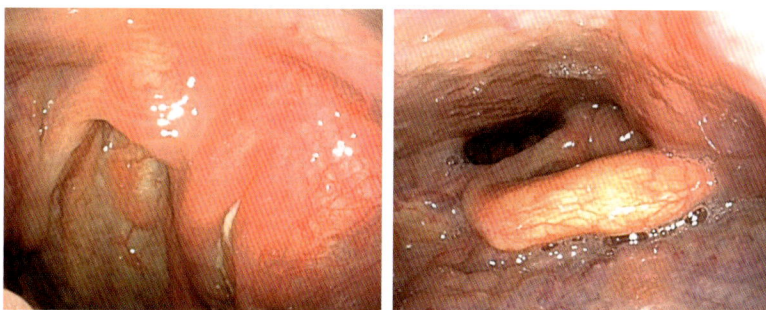

诊断要点：悬雍垂、左侧扁桃体、左侧咽侧壁及咽后壁黏膜红肿。

内镜诊断：左侧急性扁桃体炎。

病例 4　患者，女，39 岁，咽痛 2 天

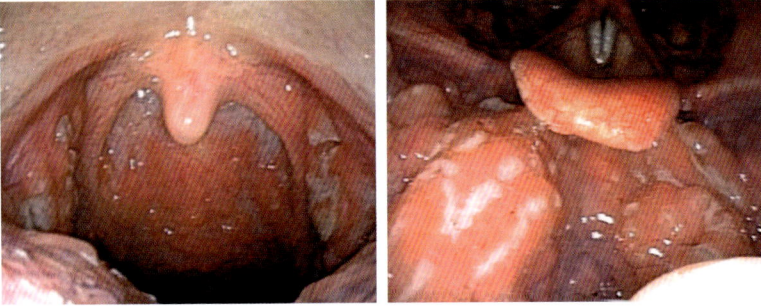

诊断要点：双侧扁桃体、口咽后壁黏膜充血，双侧扁桃体及舌根表面可见大量白色脓苔形成。

内镜诊断：双侧急性扁桃体炎。

病例 5　患者，男，43 岁，咽痛伴吞咽痛 3 天

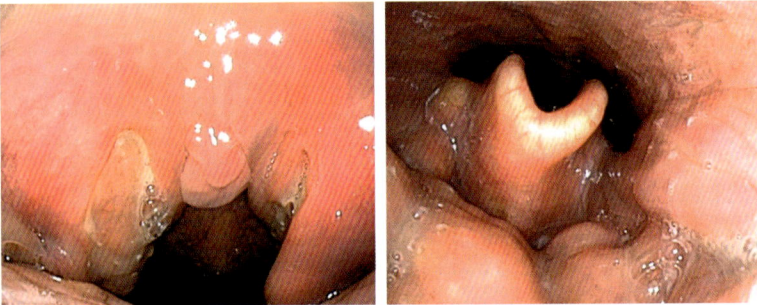

诊断要点：双侧扁桃体、舌根及双侧咽侧壁黏膜水肿，双侧扁桃体Ⅲ度肿大。

内镜诊断：双侧急性扁桃体炎。

病例 6　患者，男，39 岁，咽痛 2 天

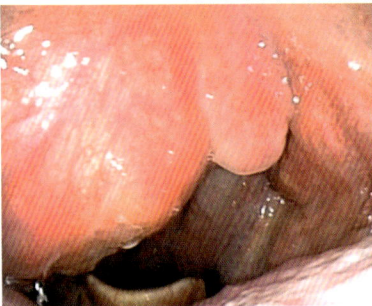

诊断要点：右侧扁桃体、悬雍垂黏膜红肿；右侧扁桃体Ⅲ度肿大。

内镜诊断：右侧急性扁桃体炎。

病例 7　患者，男，41 岁，咽痛 2 天

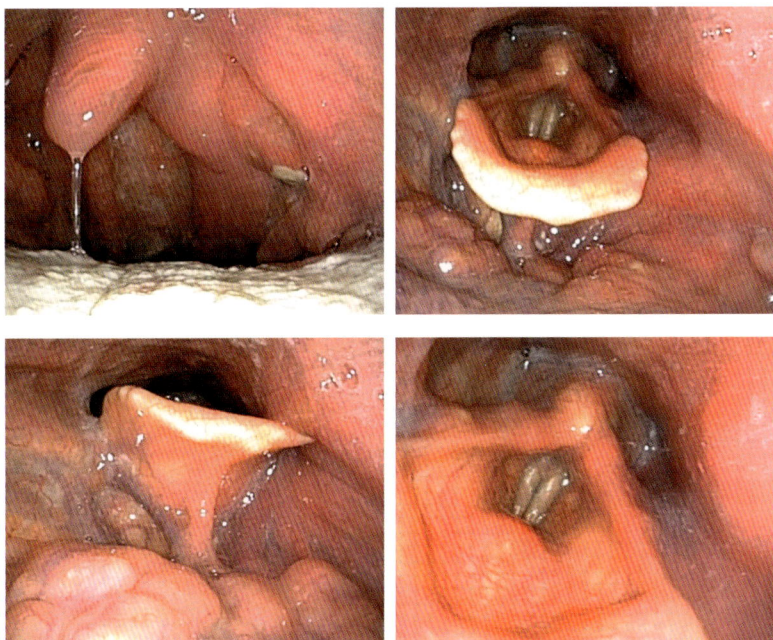

诊断要点：悬雍垂、左侧扁桃体、左侧咽侧壁、会厌舌面左侧、左侧梨状窝外侧壁黏膜红肿。

内镜诊断：1. 左侧急性扁桃体炎；2. 扁桃体周围炎。

第六节　急性化脓性扁桃体炎

病例 1　患者，女，29 岁，咽痛 3 天

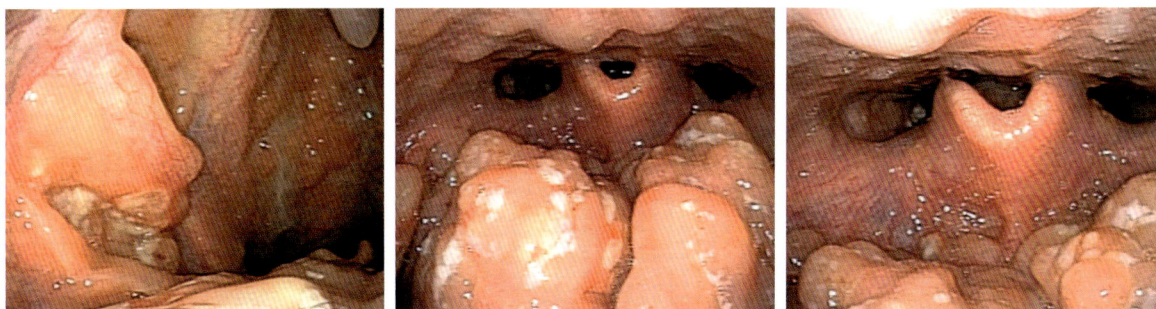

诊断要点：右侧扁桃体、舌根部可见大量白色脓苔形成。会厌舌面黏膜红肿。

内镜诊断：右侧急性化脓性扁桃体炎。

病例 2　患者，女，31 岁，咽痛数天

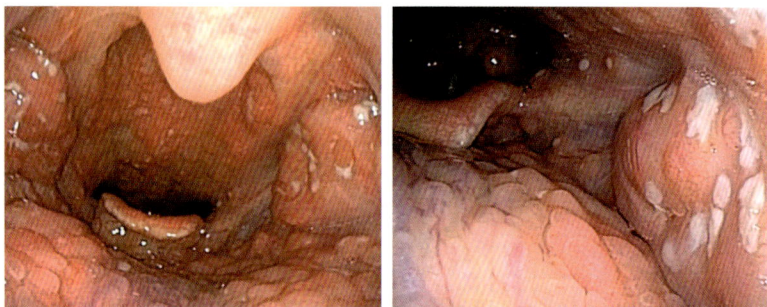

诊断要点：双侧扁桃体表面可见大量白色脓苔形成。

内镜诊断：双侧急性化脓性扁桃体炎。

病例 3　患者，女，23 岁，咽痛 2 天

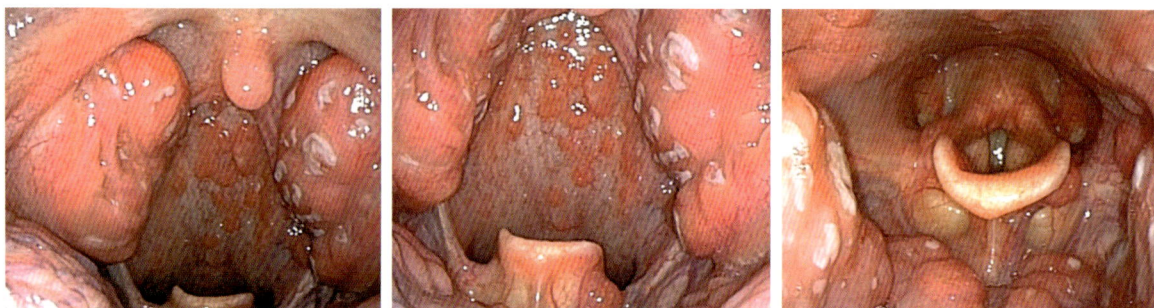

诊断要点：双侧扁桃体及舌根可见大量白色脓苔形成，双侧扁桃体Ⅱ度肿大。

内镜诊断：双侧急性化脓性扁桃体炎。

病例 4　患者，男，11 岁，咽痛伴发热 1 天

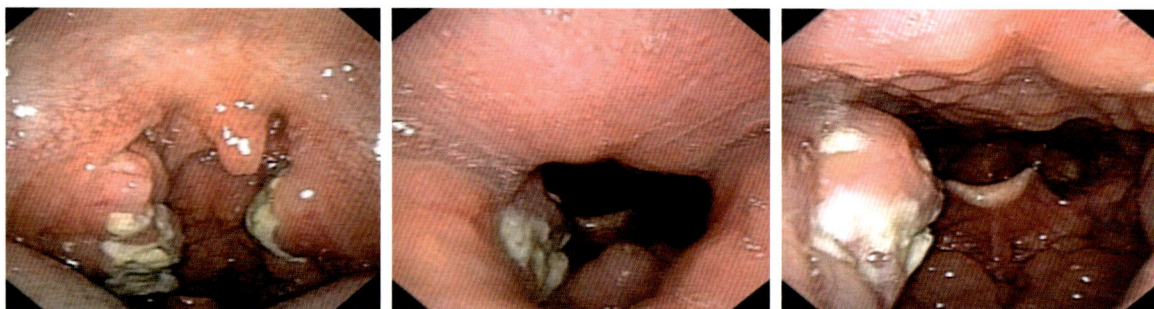

诊断要点：双侧扁桃体黏膜红肿，表面可见大量白色脓苔形成。

内镜诊断：双侧急性化脓性扁桃体炎。

第七节 急 性 咽 炎

病例 患者，女，34岁，咽痛1天

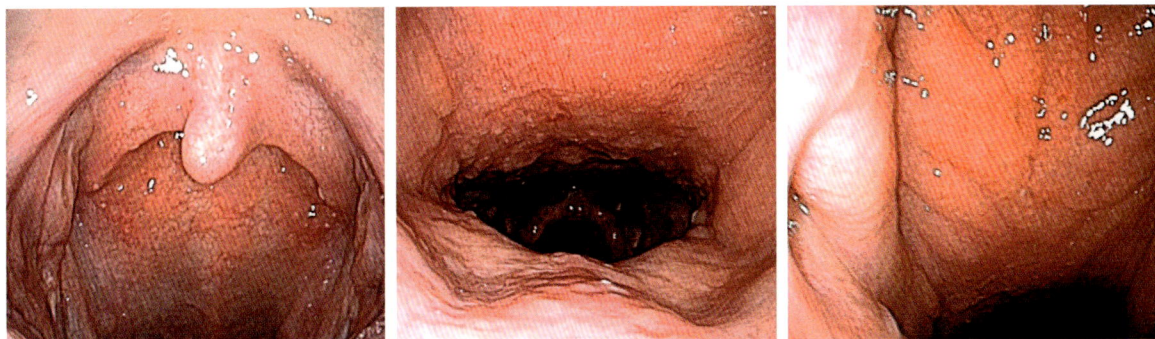

诊断要点：悬雍垂、双侧腭咽弓、口咽后壁、软腭背面黏膜充血、水肿。

内镜诊断：急性咽炎。

第八节 舌 根 肿 物

一、舌扁桃体肥大

病例1 患者，女，39岁，咽部疼痛伴异物感数年

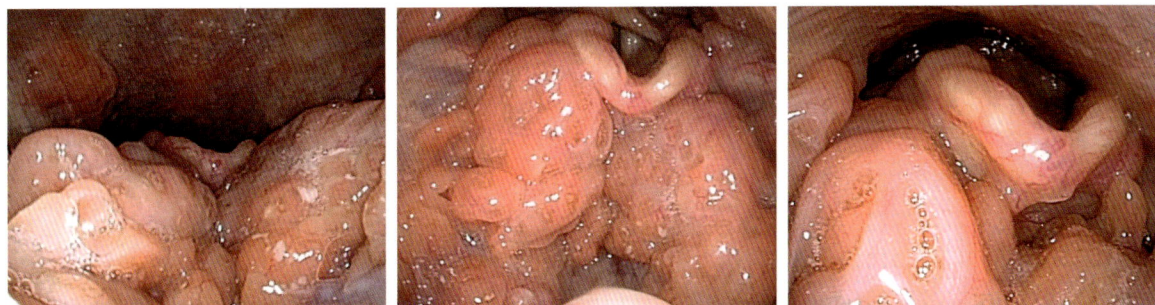

诊断要点：舌根部可见淋巴组织增生，越过会厌游离缘，舌扁桃体肥大分度为Ⅳ度。

内镜诊断：舌扁桃体肥大。

二、舌根囊肿

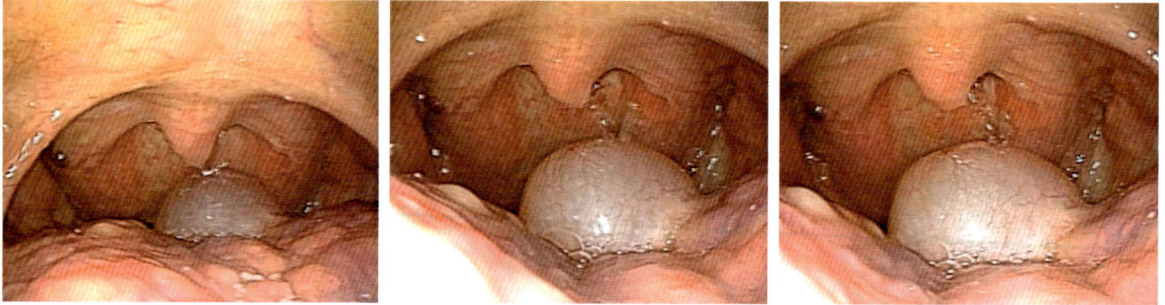

诊断要点：舌根正中可见一枚肿物，呈圆形，表面光滑。

术后病理：舌根囊肿，囊壁衬覆鳞状上皮明显增生，间质慢性炎症伴组织细胞反应，部分淋巴组织增生。

内镜诊断：舌根囊肿。

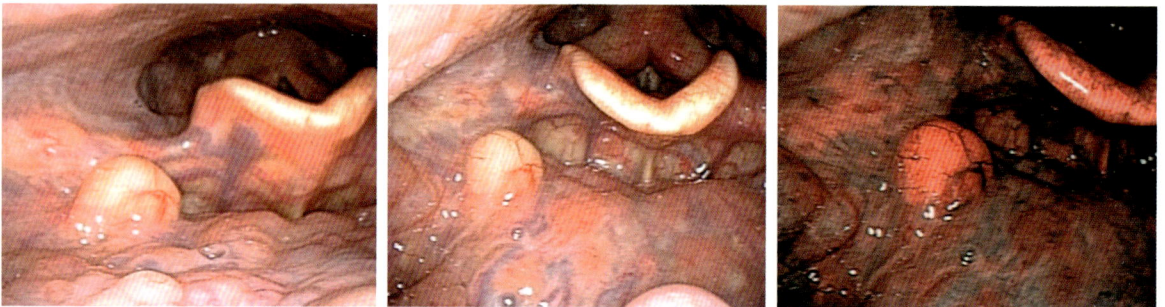

诊断要点：右侧舌根可见一枚囊肿，呈淡黄色，表面光滑。

内镜诊断：舌根囊肿。

三、舌根脂肪肉瘤

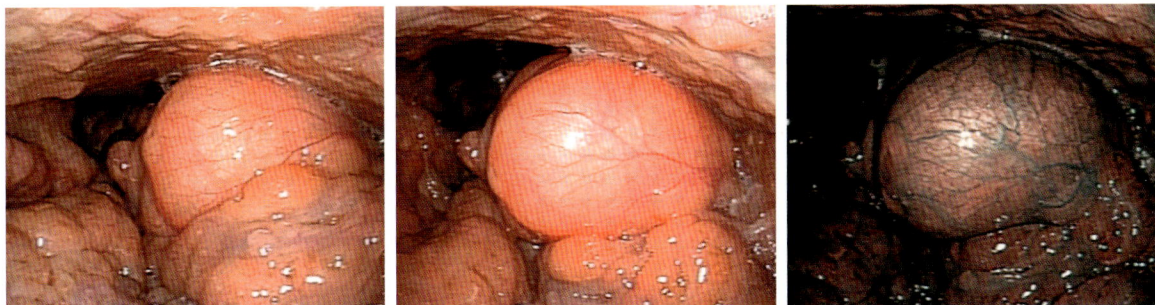

诊断要点：左侧舌根可见一枚肿物，表面光滑。NBI 模式下左侧舌根新生物表面树枝状血管网扩张，NBI 分型为 Ⅱ 型。

术后病理：舌根肿物，富于黏液样背景的肿瘤性病变，并见薄壁的分枝状血管，结合免疫组化标记结果，高度怀疑为具有低度恶性的黏液性脂肪肉瘤。

内镜诊断：舌根脂肪肉瘤。

四、舌根淋巴瘤

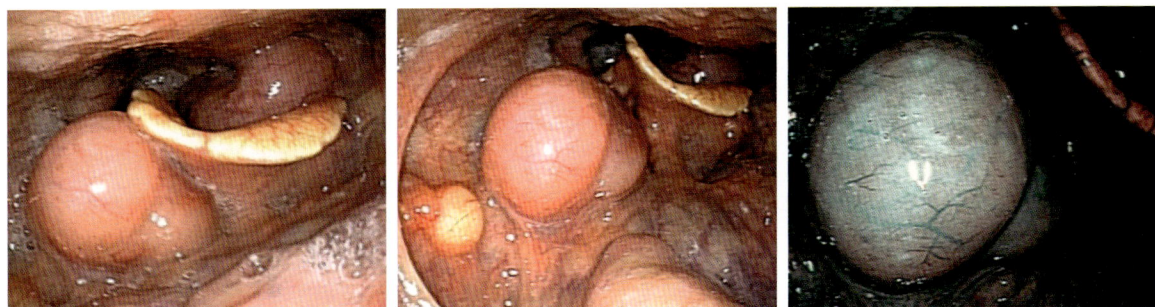

诊断要点：舌根右侧可见近似圆形、表面光滑的肿物。NBI 模式下肿物表面未见异常血管形成。

术后病理：B 细胞淋巴瘤。

内镜诊断：舌根淋巴瘤。

病例 6　患者，女，66 岁，吞咽不适 1 个月

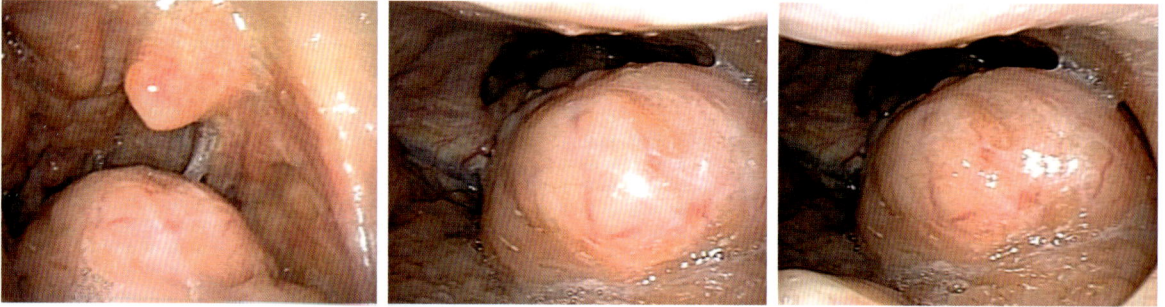

诊断要点：右侧舌根可见近似圆形、表面光滑肿物。

术后病理：舌根肿物黏膜重度慢性炎症伴淋巴组织明显异常增生，B 淋巴细胞为主，倾向为
　　　　　　B 淋巴细胞淋巴瘤，黏膜相关淋巴瘤向弥漫大 B 淋巴瘤转化，生发中心外起源。

内镜诊断：舌根淋巴瘤。

五、舌根淋巴组织增生

病例 7　患者，女，60 岁，咽部异物感 2 个月

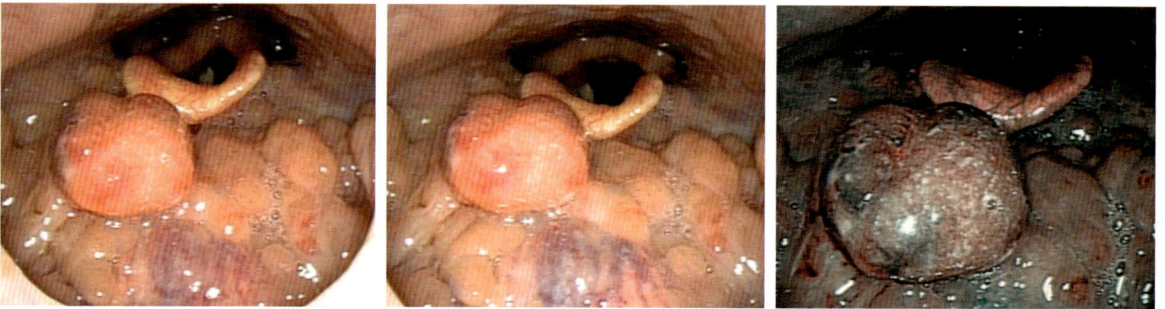

诊断要点：右侧舌根可见一枚肿物，表面充血、光滑。NBI 模式下舌根肿物表面未见异常血管形成。

内镜诊断：舌根淋巴组织增生。

病例 8　患者，女，62 岁，咽部异物感 2 个月

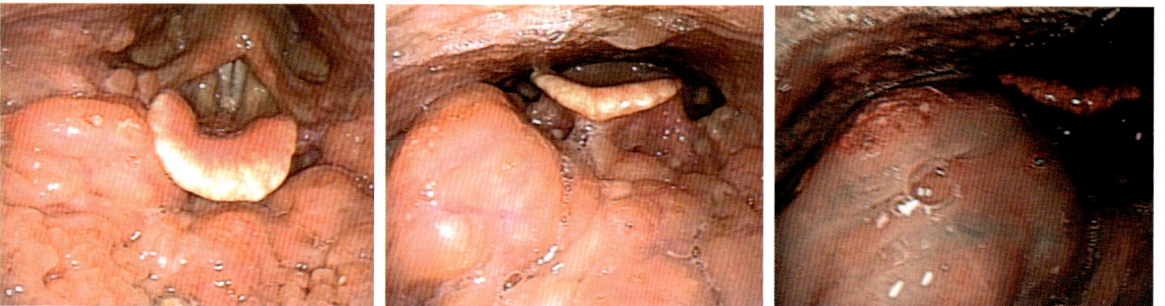

诊断要点：舌根部可见淋巴组织增生，表面光滑。NBI 模式下舌根黏膜表面未见异常血管形成。
内镜诊断：舌根淋巴组织增生。

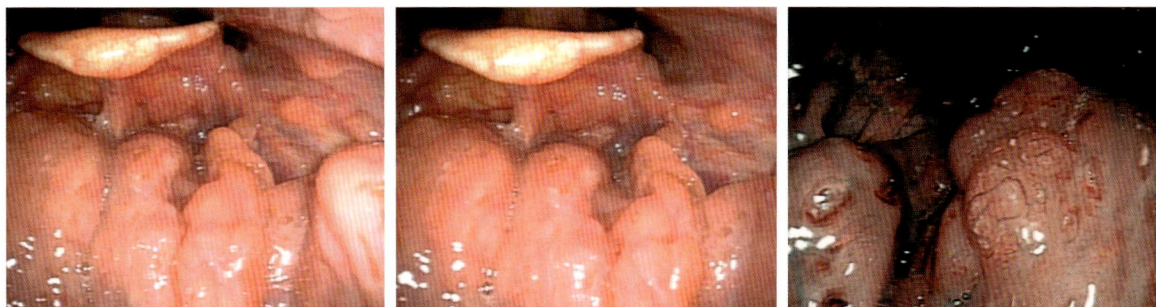

诊断要点：舌根部可见淋巴组织增生。NBI 模式下舌根黏膜表面未见异常血管形成。
内镜诊断：舌根淋巴组织增生。

六、舌根异位甲状腺

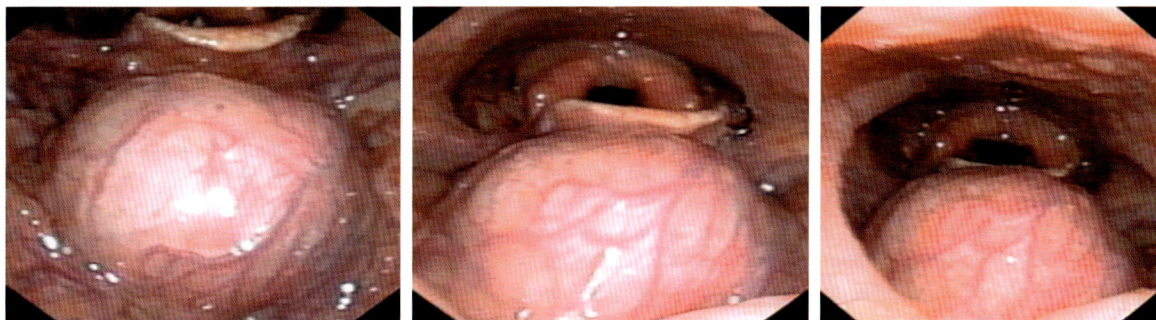

诊断要点：舌根正中可见一枚肿物，表面光滑，可见血管扩张。
超声提示：原甲状腺区未见明显甲状腺声像；舌根后壁低回声，考虑异位甲状腺可能性大。
内镜诊断：舌根异位甲状腺。

病例 11　患者，女，36 岁，喉镜发现舌根肿物 1 天

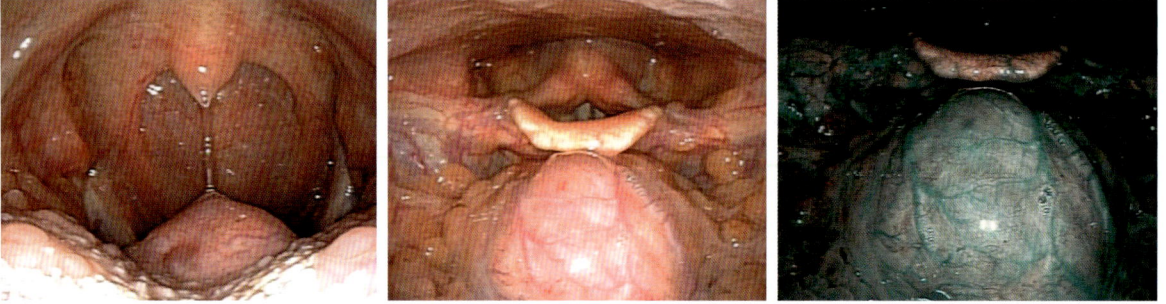

诊断要点：舌根正中可见一枚肿物，表面光滑，可见血管扩张。

超声表现：原甲状腺区未见明显甲状腺声像；舌根后壁低回声，考虑异位甲状腺可能性大。

综合诊断：舌根异位甲状腺。

病例 12　患者，女，55 岁，发现舌根肿物 1 天

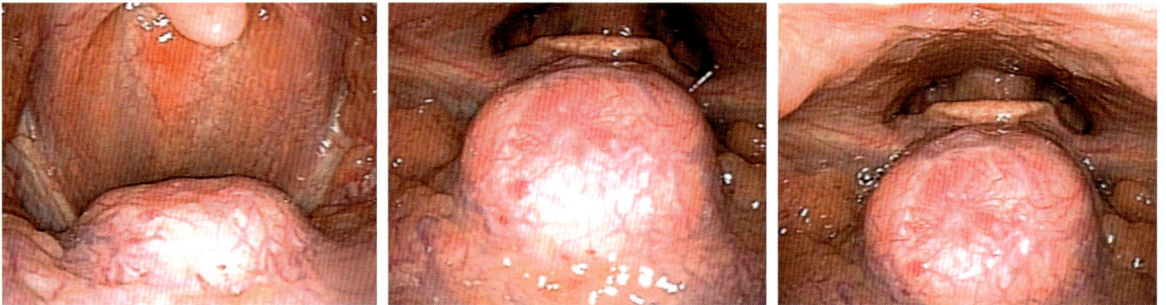

诊断要点：舌根正中可见一枚肿物，表面光滑，可见血管扩张。

超声提示：颈前原甲状腺区未探及明显正常甲状腺声像。颈部正中胸骨上窝偏左侧腺体样回声，考虑异位甲状腺可能（左侧叶）；颈部正中舌根部深面偏右侧低回声区，不排除异位甲状腺（右侧叶及峡部可能）。

综合诊断：舌根异位甲状腺。

第九节 咽部乳头状瘤

病例1 患者，男，35岁，健康查体

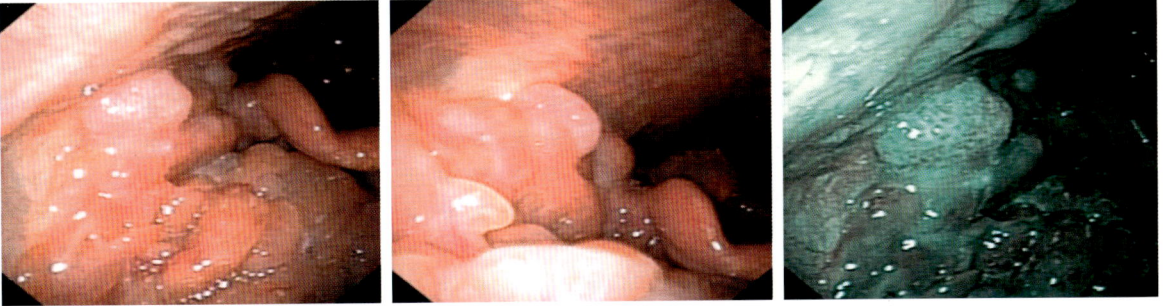

诊断要点： 右侧扁桃体上极可见一枚桑葚样肿物。NBI模式下右侧扁桃体上极新生物表面IPCL呈斑点状改变，NBI分型为Va型。

内镜诊断： 咽部乳头状瘤。

病例2 患者，男，62岁，健康查体

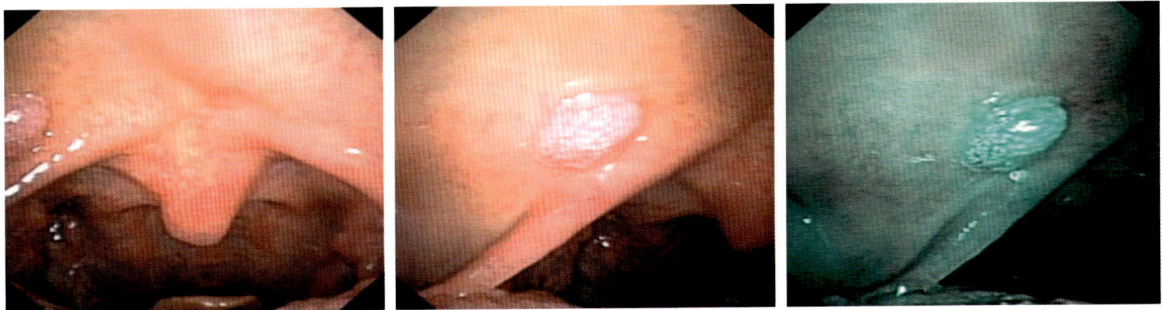

诊断要点： 右侧硬腭可见一枚桑葚样肿物。

内镜诊断： 咽部乳头状瘤。

病例 3　患者，女，62 岁，健康查体

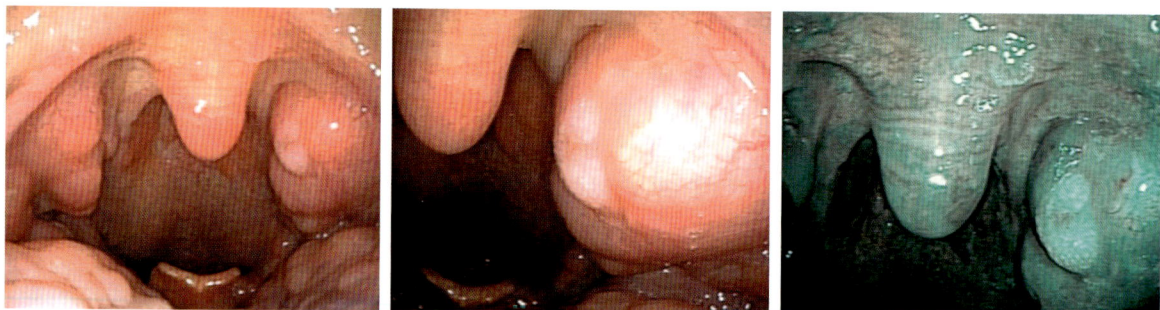

诊断要点：悬雍垂根部及左侧扁桃体表面分别可见一枚桑葚样肿物。NBI 模式下悬雍垂根部及左侧扁桃体肿物表面未见异常血管形成。

内镜诊断：咽部乳头状瘤。

病例 4　患者，女，43 岁，健康查体

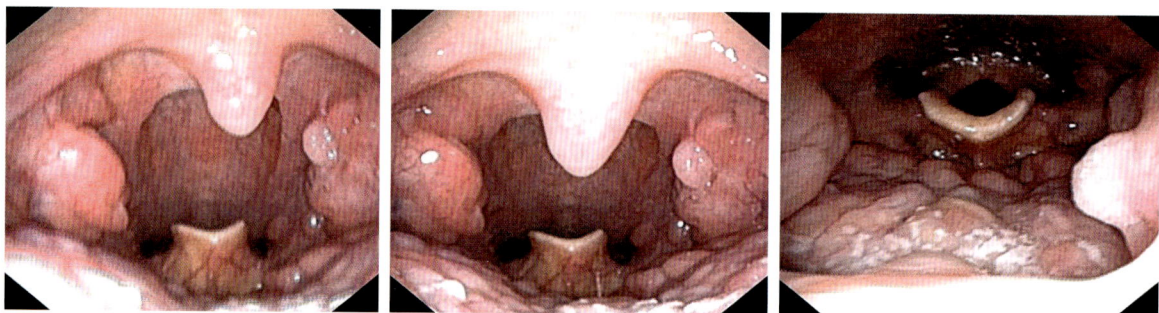

诊断要点：左侧扁桃体表面可见一枚桑葚样肿物。

内镜诊断：咽部乳头状瘤。

病例 5　患者，男，29 岁，健康查体

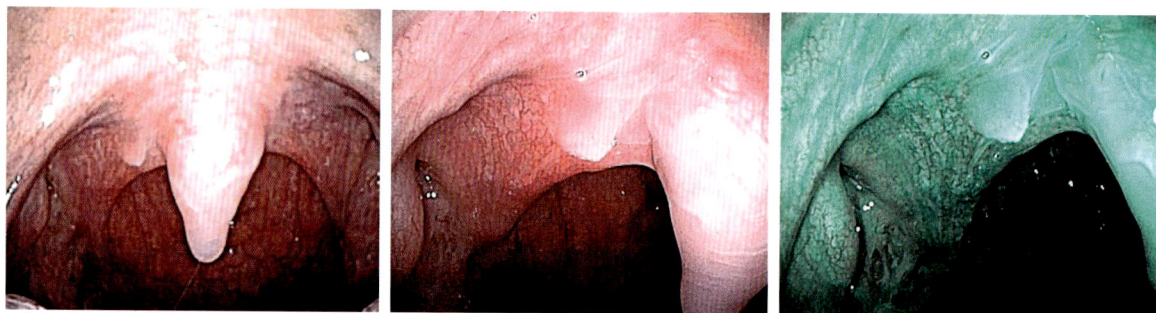

诊断要点：右侧腭咽弓表面可见一枚桑葚样肿物。口咽后壁黏膜充血、水肿。

内镜诊断：1. 咽部乳头状瘤；2. 急性咽炎。

病例 6　患者，女，30 岁，健康查体

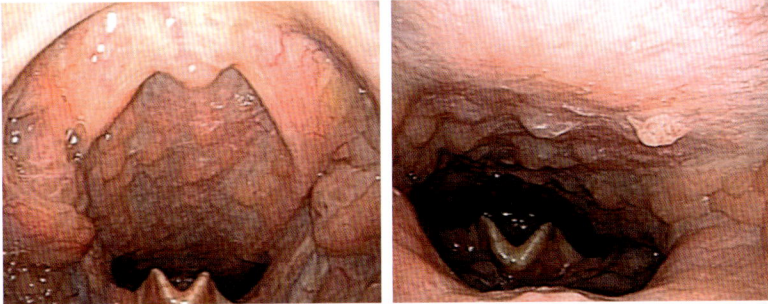

诊断要点：左侧口咽后壁可见一枚桑葚样肿物。口咽后壁可见淋巴滤泡增生。

内镜诊断：咽部乳头状瘤。

病例 7　患者，男，65 岁，健康查体

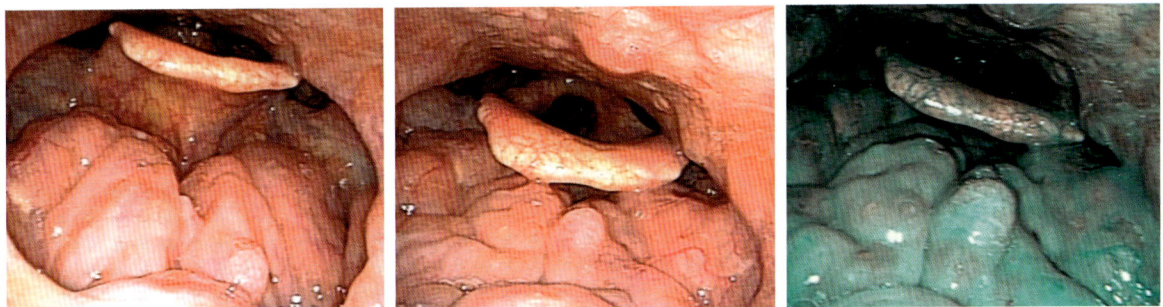

诊断要点：舌根正中可见一枚桑葚样肿物。舌根部肿物表面 IPCL 呈小斑点状改变，NBI 分型为Ⅳ型。

内镜诊断：咽部乳头状瘤。

病例 8　患者，女，62 岁，健康查体

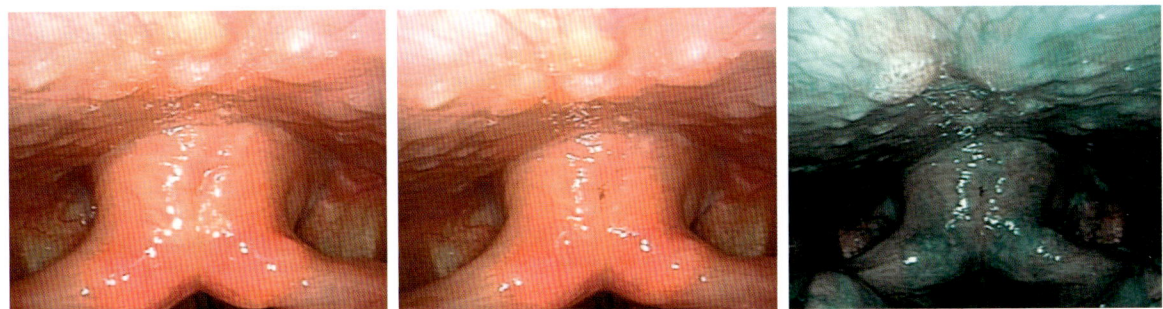

诊断要点：下咽后壁可见一枚桑葚样肿物。下咽后壁肿物表面 IPCL 呈小斑点状改变，NBI 分型为Ⅳ型。

内镜诊断：咽部乳头状瘤。

病例 9　患者，男，25 岁，健康查体

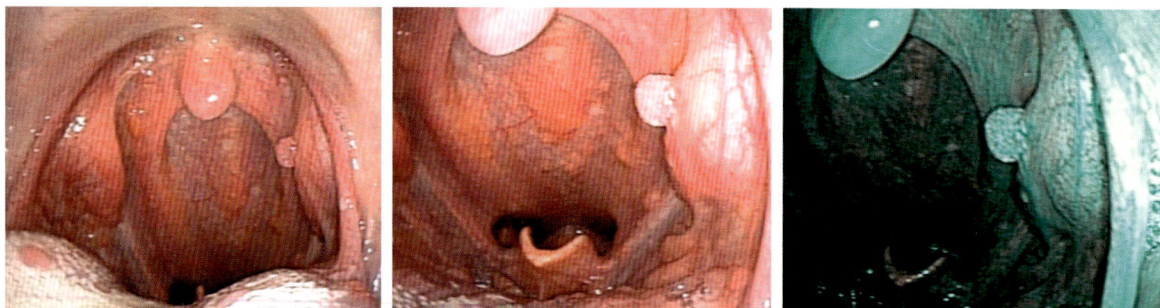

诊断要点：左侧扁桃体表面可见一枚桑葚样肿物。左侧扁桃体肿物表面 IPCL 呈斑点状改变，NBI 分型为Ⅴa 型。

内镜诊断：咽部乳头状瘤。

病例 10　患者，男，56 岁，健康查体

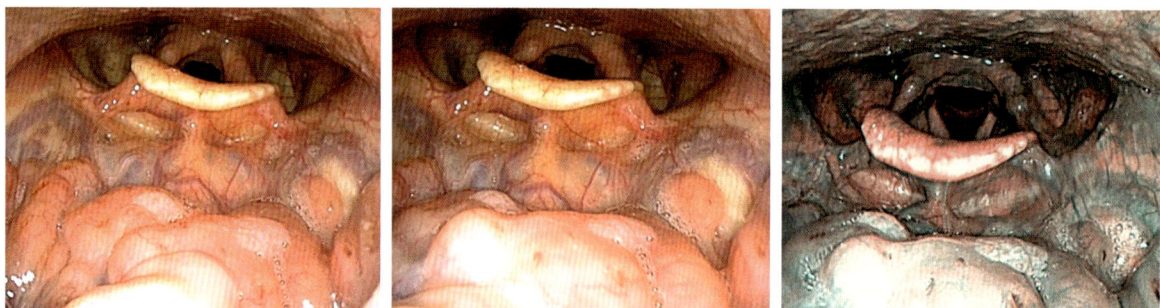

诊断要点：舌根部可见两枚桑葚样肿物。舌根肿物黏膜表面 IPCL 呈斑点状改变，NBI 分型为Ⅴa 型。

内镜诊断：咽部乳头状瘤。

病例 11　患者，女，55 岁，健康查体

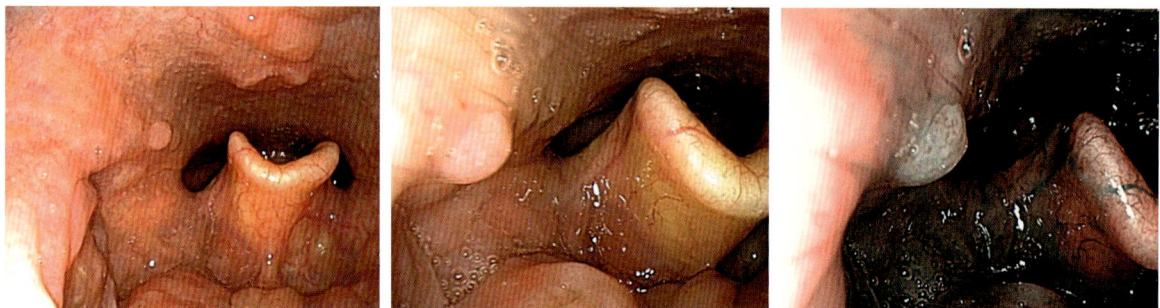

诊断要点：右侧咽侧壁可见一枚桑葚样肿物。右侧咽侧壁肿物表面 IPCL 呈斑点状改变，NBI 分型为Ⅴa 型。

内镜诊断：咽部乳头状瘤。

病例 12　患者，男，50 岁，健康查体

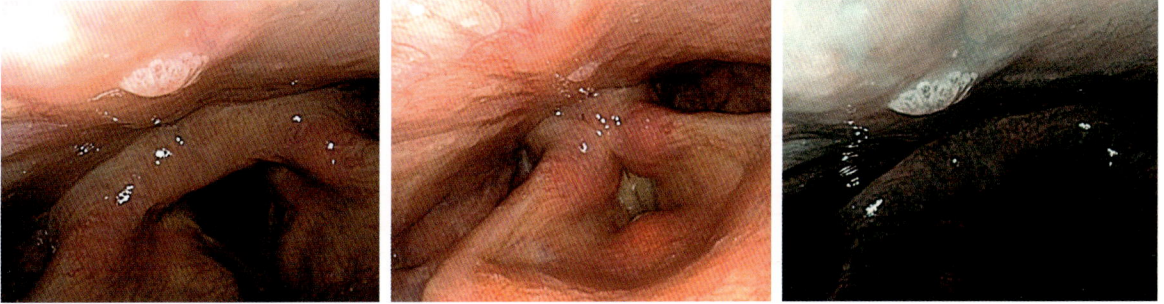

诊断要点：下咽后壁可见一枚桑葚样肿物。下咽后壁肿物表面 IPCL 呈斑点状改变，NBI 分型
为Ⅴa型。

内镜诊断：咽部乳头状瘤。

病例 13　患者，男，46 岁，健康查体

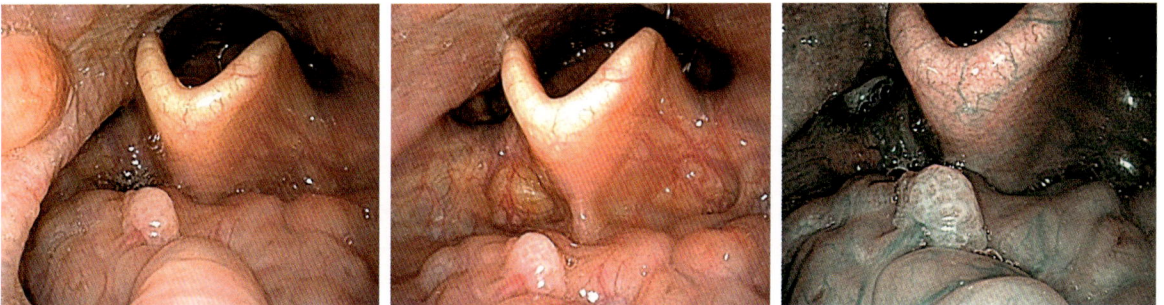

诊断要点：舌根右侧可见一枚桑葚样肿物。舌根肿物表面 IPCL 呈斑点状改变，NBI 分型为Ⅴa型。

内镜诊断：咽部乳头状瘤。

病例 14　患者，男，31 岁，健康查体

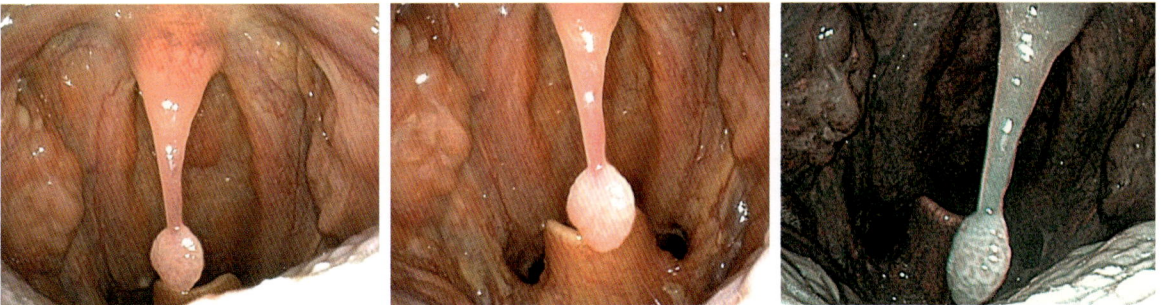

诊断要点：悬雍垂下端可见一枚桑葚样肿物。悬雍垂肿物表面 IPCL 呈斑点状改变，NBI 分型
为Ⅴa型。

内镜诊断：咽部乳头状瘤。

病例 15　患者，男，40 岁，健康查体

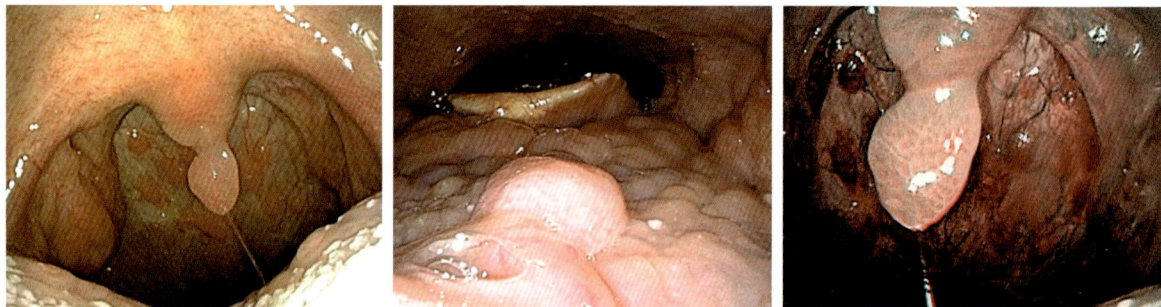

诊断要点：悬雍垂下端可见一枚桑葚样肿物。悬雍垂肿物表面 IPCL 呈斑点状改变，NBI 分型
　　　　　为 Ⅴa 型。

内镜诊断：咽部乳头状瘤。

第十节　咽 内 异 物

病例 1　患者，男，53 岁，误食鱼刺 1 天

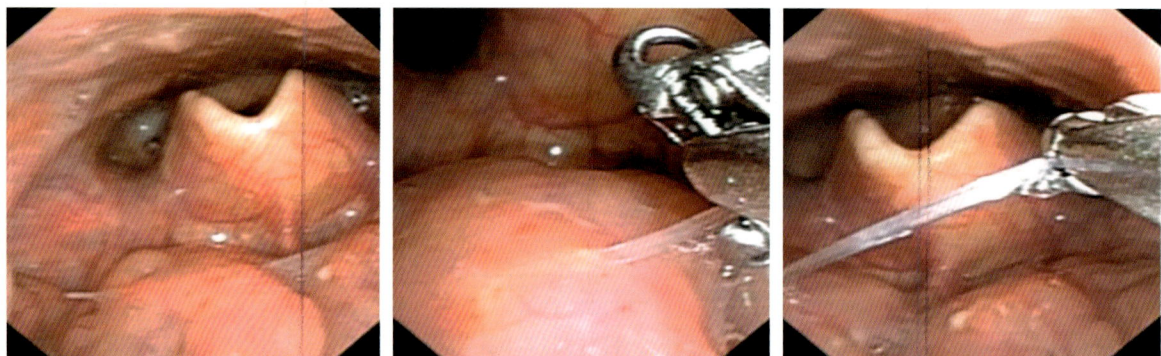

诊断要点：右侧舌根可见一根鱼骨刺入，内镜下通过活检钳取出。

内镜诊断：咽内异物。

病例2　患者，女，51岁，误食鱼刺2天

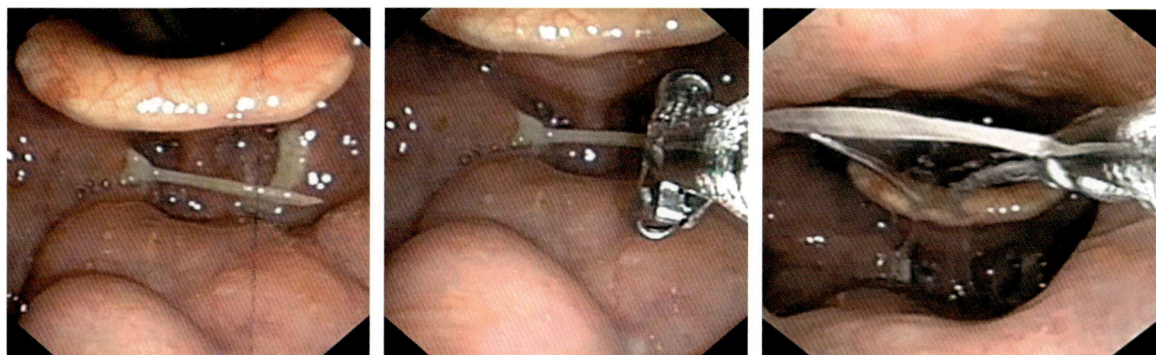

诊断要点：右侧会厌谷可见一根鱼骨刺入，内镜下通过活检钳取出。

内镜诊断：咽内异物。

病例3　患者，女，49岁，误食鱼刺1天

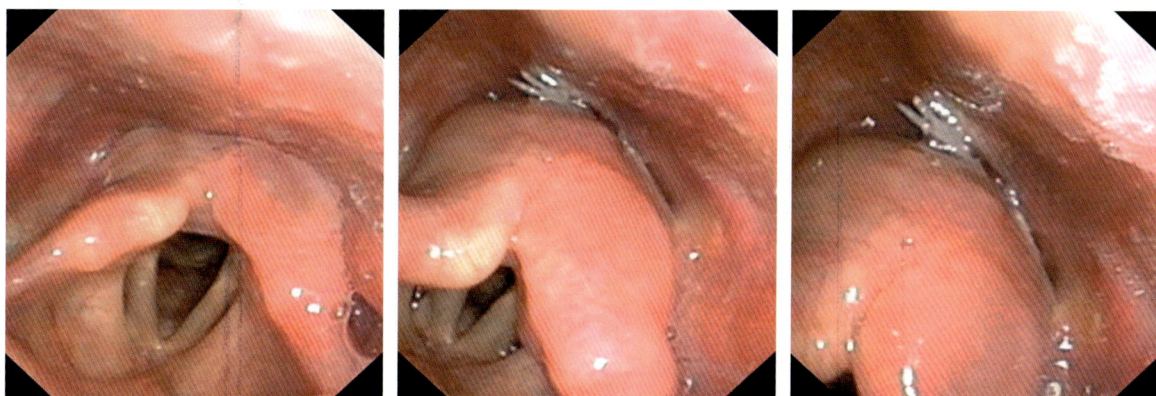

诊断要点：左侧杓区和环后区黏膜水肿、充血；环后区可见一根鱼骨刺入，内镜下通过活检钳取出。

内镜诊断：咽内异物。

病例 4　患者，女，44 岁，误食鱼刺 1 天

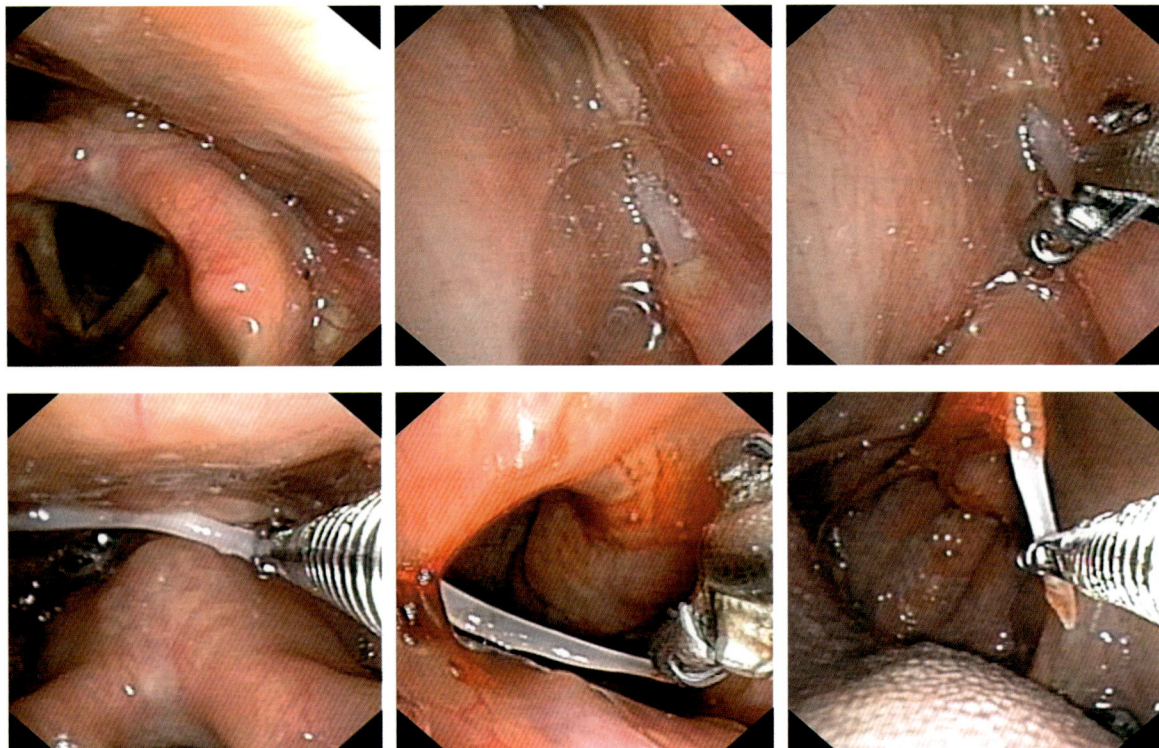

诊断要点：左侧下咽后壁可见一根鱼骨刺入，内镜下通过活检钳取出。

内镜诊断：咽内异物。

病例 5　患者，女，47 岁，误吞鱼钩 1 小时

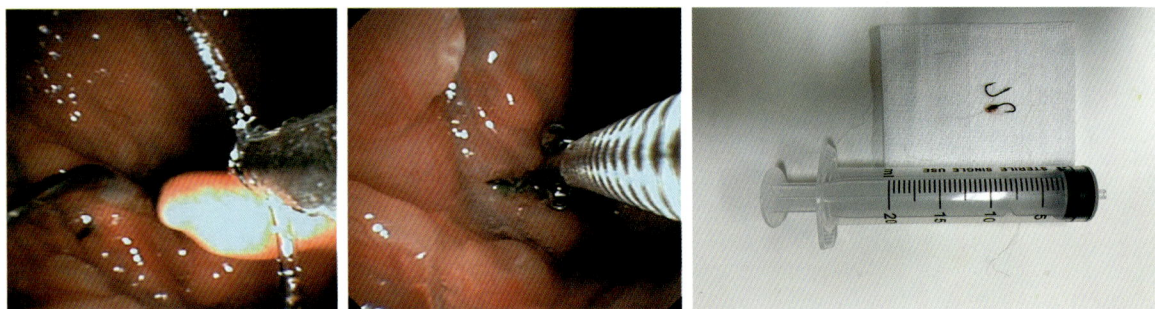

诊断要点：右侧咽侧壁可见一枚鱼钩刺入黏膜，查体可见另外一枚鱼钩通过鱼钩线挂在患者嘴角处。内镜下通过活检钳将口咽部鱼钩取出。

内镜诊断：咽内异物。

第十一节 咽旁间隙良性肿瘤

病例 患者，女，34岁，声音嘶哑半个月

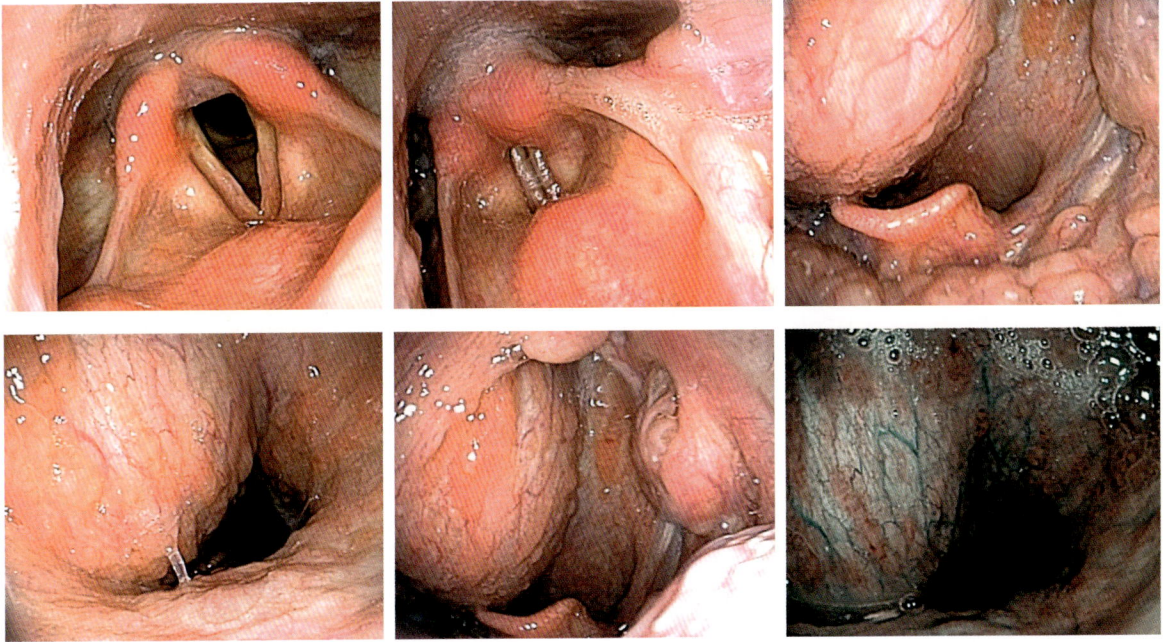

诊断要点：右侧扁桃体、咽侧壁、口咽后壁、下咽后壁可见黏膜下隆起，表面光滑，到达右侧会厌游离缘。NBI模式下右侧口咽、喉咽新生物表面未见异常血管形成。

术后病理：右侧咽旁间隙神经鞘瘤。

内镜诊断：右侧咽旁间隙神经鞘瘤。

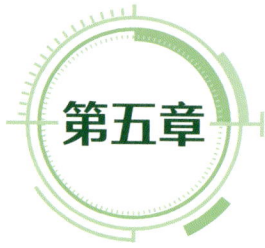

第五章 喉和下咽部疾病

第一节 Rosai-Dorfman 病

病例 患者，男，55 岁，双侧颈部淋巴结无痛性肿大 5 年

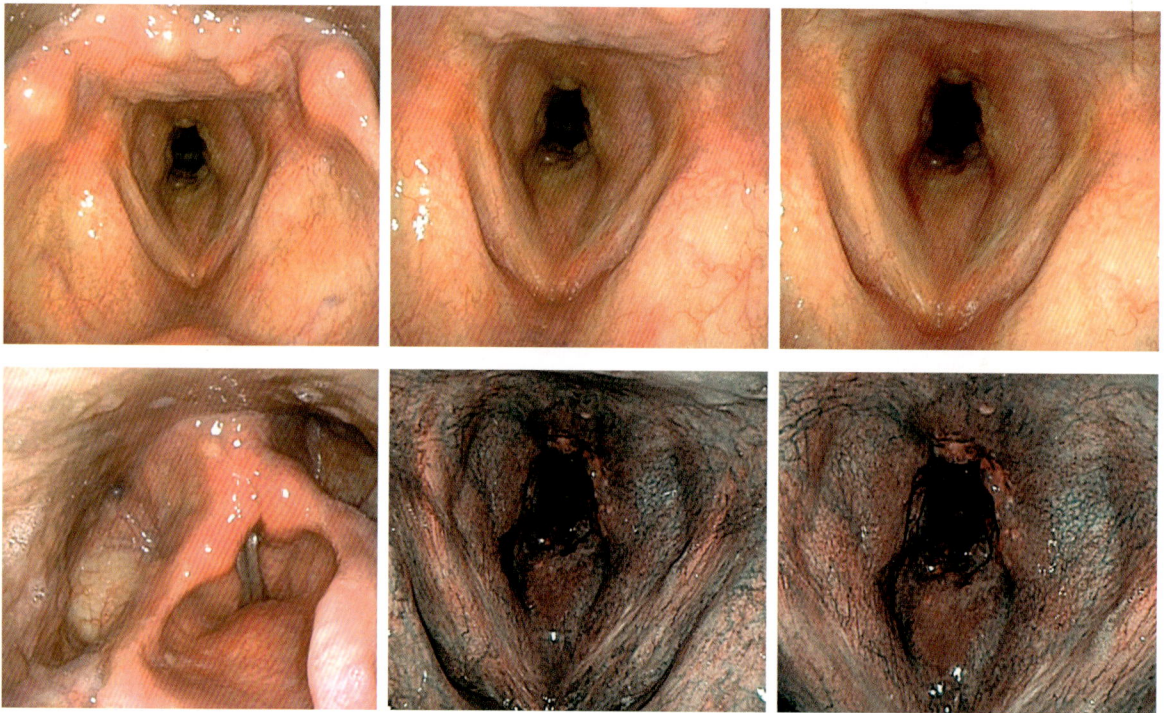

诊断要点：双侧声带黏膜光滑，声门下可见不规则肿物，表面粗糙，新生物堵塞喉腔。NBI 模式下喉新生物表面未见异常血管形成。

术后病理：Rosai-Dorfman 病，示淋巴组织增生伴多量浆细胞反应和组织细胞反应。

综合诊断：Rosai-Dorfman 病。

第二节 白 塞 病

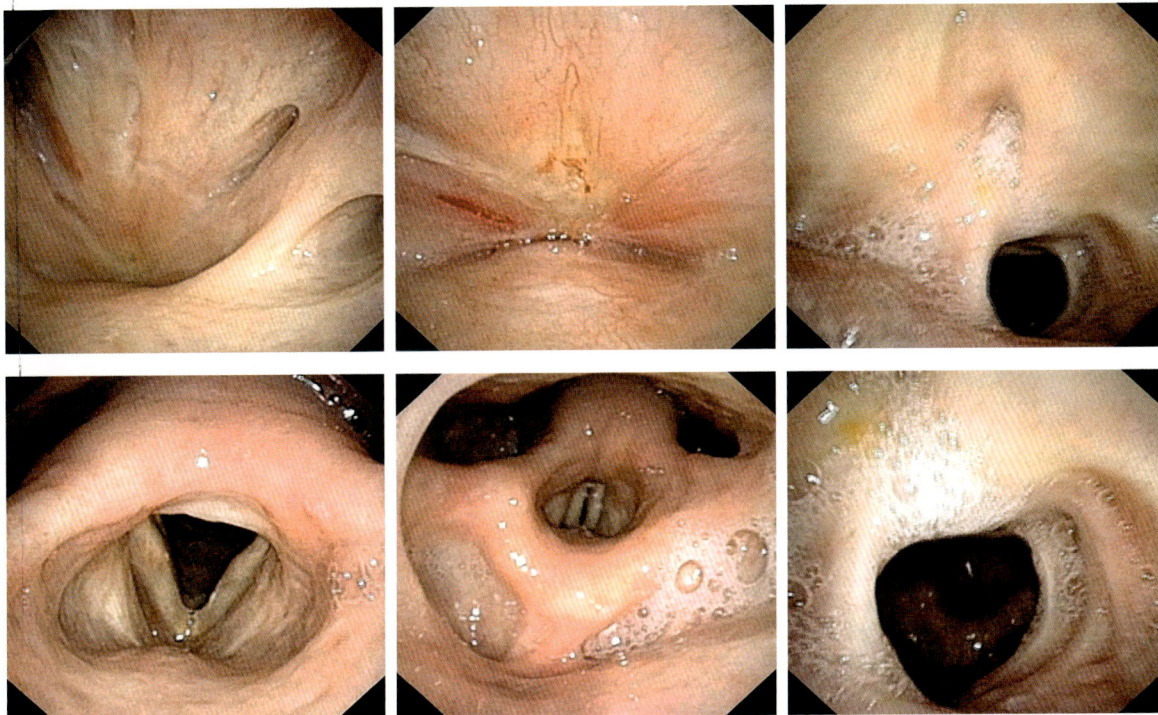

诊断要点：鼻咽部、口咽部、喉咽部及喉部可见瘢痕形成；鼻咽后壁与软腭背面可见粘连；硬腭与舌根可见粘连，口咽部可见环形狭窄；会厌与会厌谷可见粘连。

内镜诊断：白塞病。

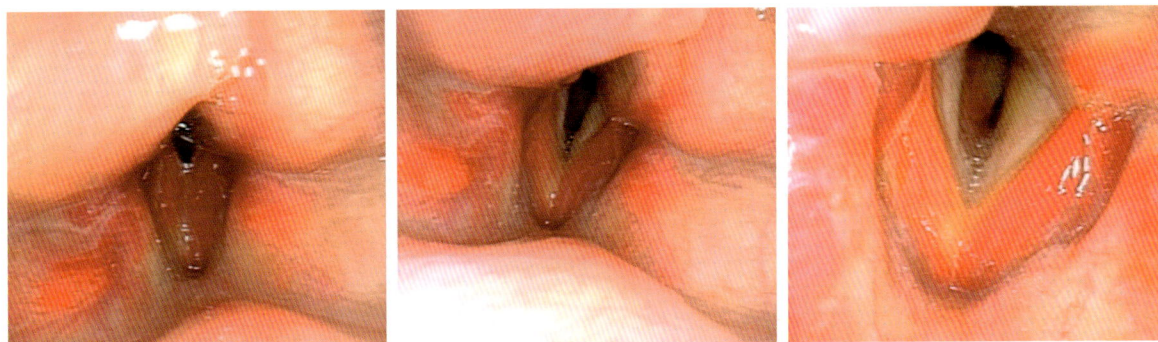

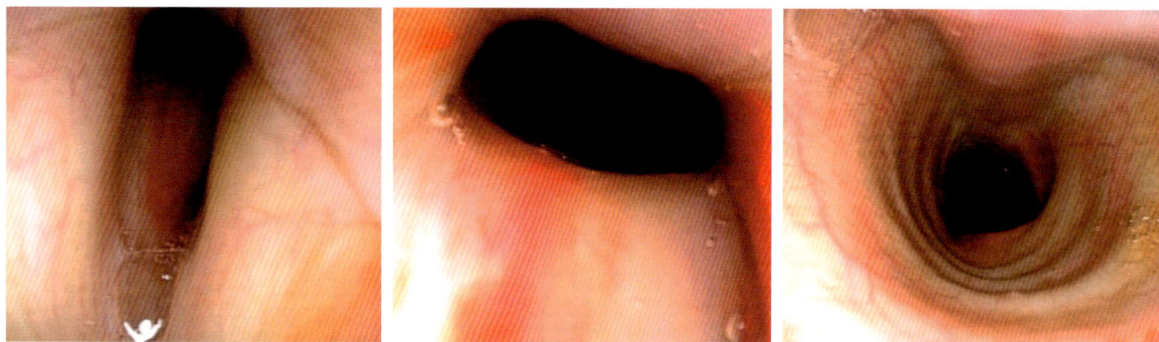

诊断要点：双侧声带、双侧室带、声门下可见黏膜下水肿、淤血；声门下区可见长环形狭窄。

内镜诊断：白塞病。

第三节　新型冠状病毒感染后以"咽痛、吞咽痛、声嘶"为主诉的疾病

病例 1　患者，男，26 岁，新型冠状病毒感染后咽痛 3 天

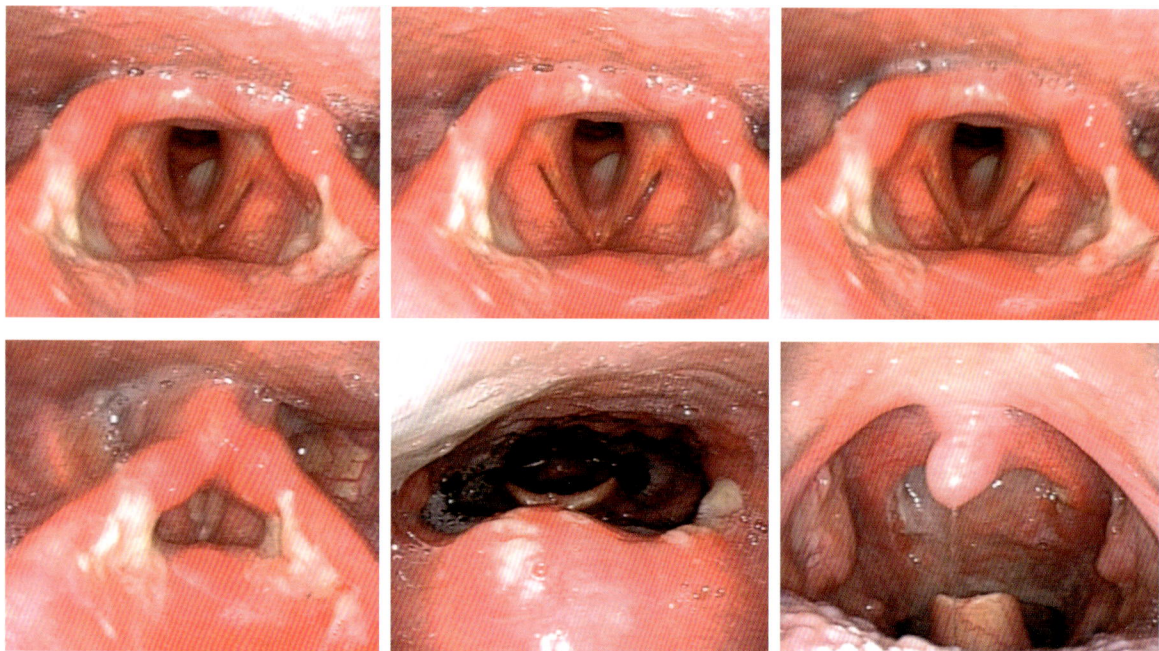

诊断要点：双侧声带、声门下、双侧室带、会厌喉面、软腭背面、口咽后壁、双侧腭咽弓黏膜红肿，表面可见大量脓苔。

内镜诊断：1. 急性喉炎；2. 急性咽炎。

病例 2　患者，男，27 岁，新型冠状病毒感染后咽痛不适 2 天

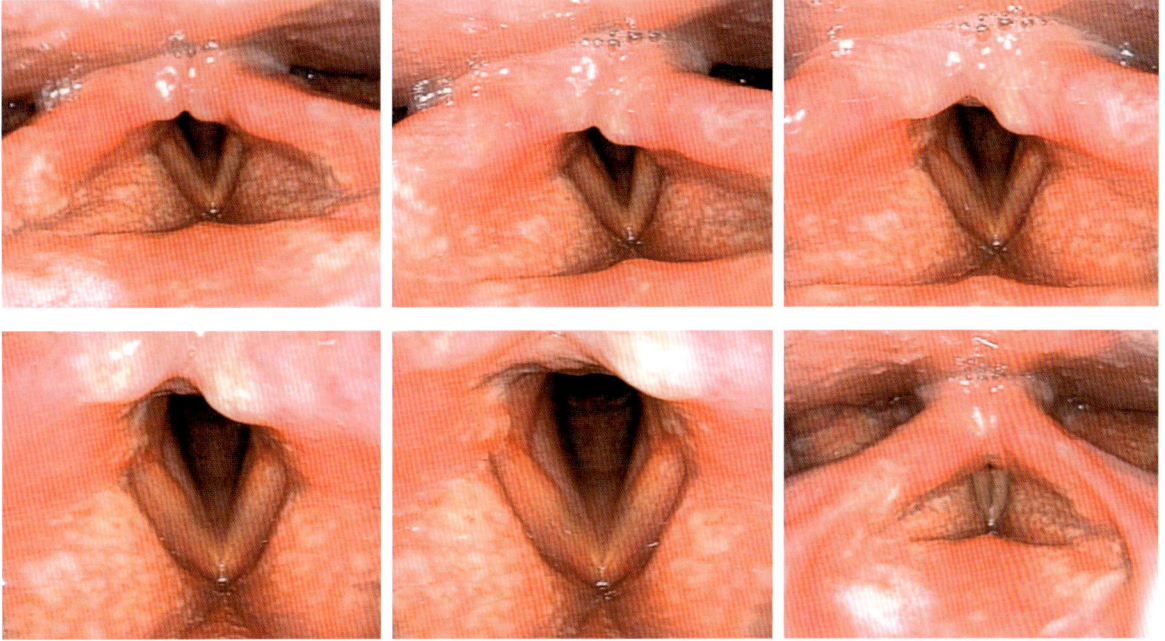

诊断要点：双侧声带、声门下、双侧室带、会厌喉面黏膜充血、水肿，表面可见大量白色脓苔
　　　　　形成。

内镜诊断：1．急性喉炎；2．急性咽炎。

病例 3　患者，女，31 岁，新型冠状病毒感染后咽痛伴咳嗽 3 天

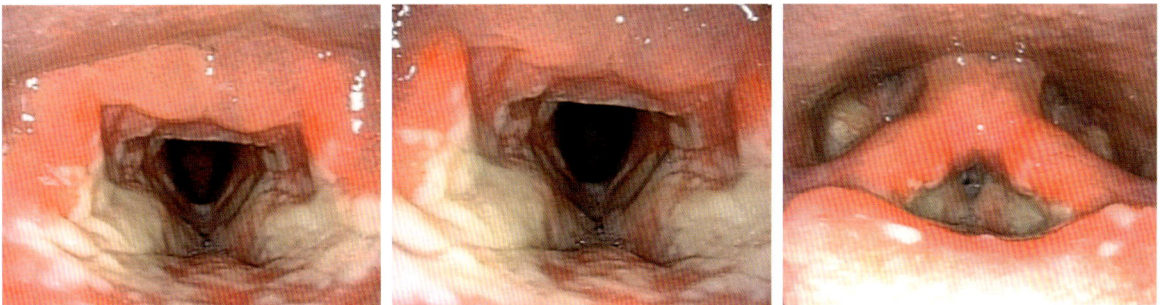

诊断要点：双侧声带全长水肿；声门下、双侧室带、会厌喉面黏膜红肿，表面可见大量白色脓
　　　　　苔形成，声门闭合不全。

内镜诊断：1．急性喉炎；2．急性咽炎。

病例 4　患者，男，73 岁，新型冠状病毒感染后咽痛伴痰多 4 天

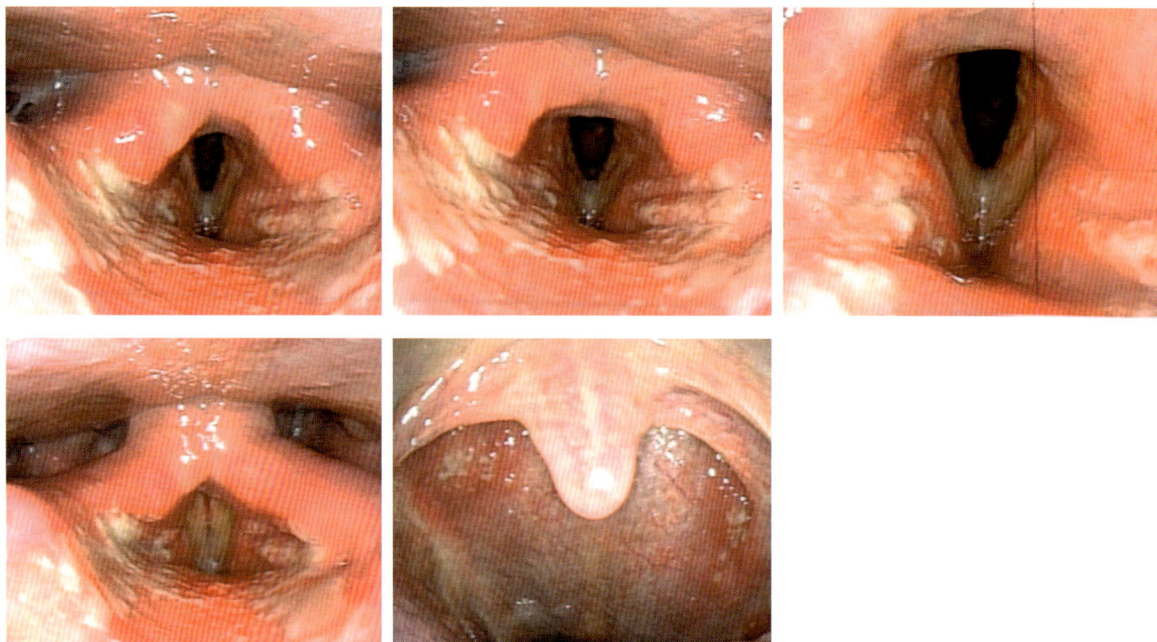

诊断要点：双侧声带、声门下、双侧室带、会厌喉面、口咽后壁黏膜红肿，表面可见大量脓苔。

内镜诊断：1. 急性喉炎；2. 急性咽炎。

病例 5　患者，男，22 岁，新型冠状病毒感染后咽痛伴发热 3 天

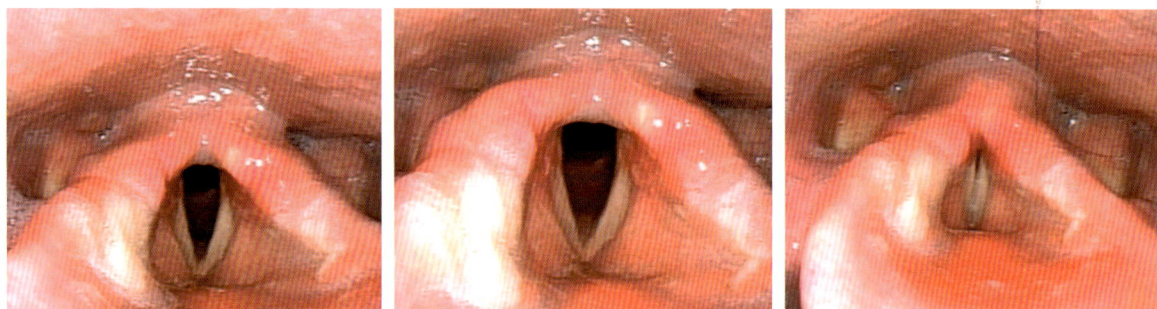

诊断要点：双侧声带全长水肿；声门下、双侧室带、会厌喉面、双侧杓会厌襞黏膜红肿，表面可见大量白色脓苔形成，声门闭合不全。

内镜诊断：急性喉炎。

病例 6　患者，女，29 岁，新型冠状病毒感染后咽痛 3 天

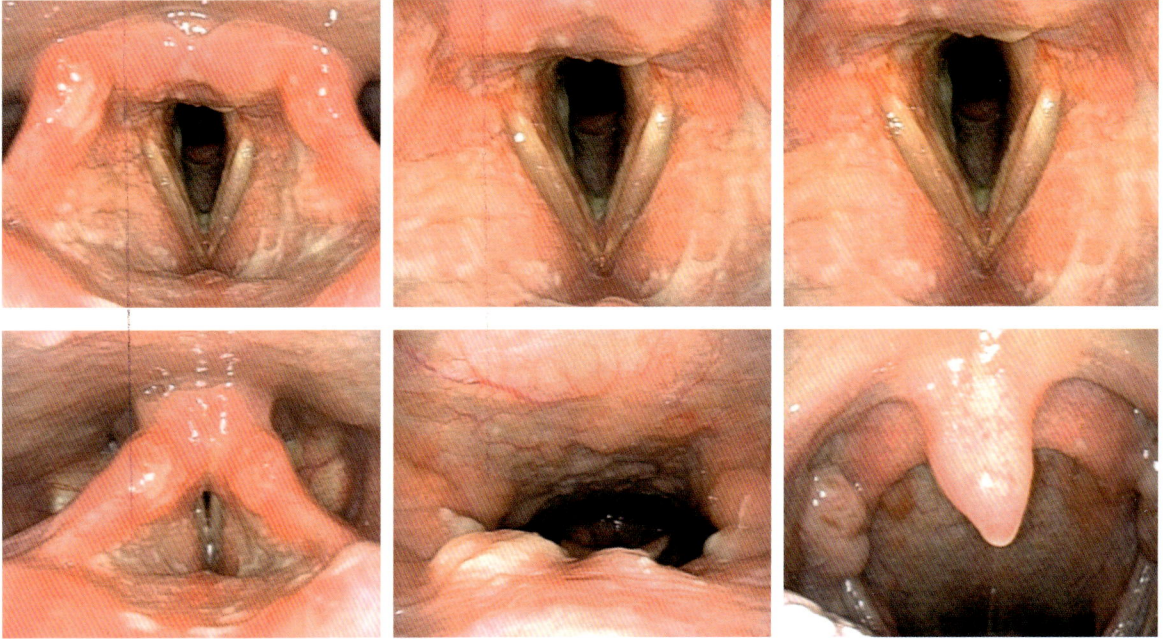

诊断要点：双侧声带、声门下、双侧室带、会厌喉面、软腭背面、口咽后壁、双侧腭咽弓黏膜红肿，表面可见大量脓苔。声门闭合不全。

内镜诊断：1. 急性喉炎；2. 急性咽炎。

病例 7　患者，女，36 岁，新型冠状病毒感染后咽痛 2 天

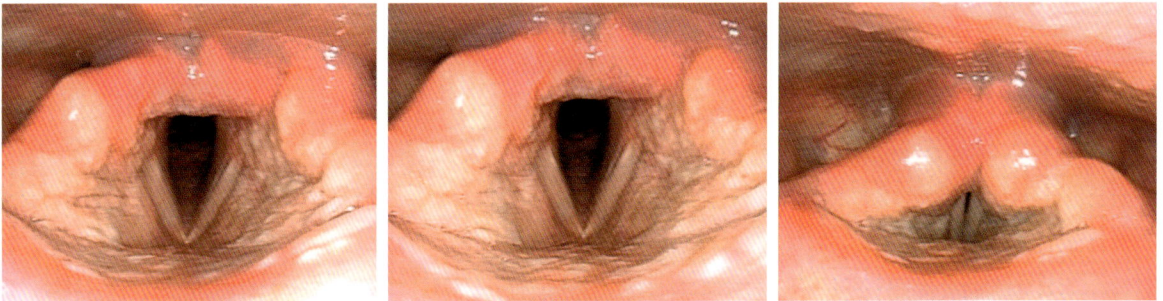

诊断要点：双侧声带全长水肿；声门下、双侧室带、会厌喉面、双侧杓会厌襞黏膜红肿，表面可见大量白色脓苔形成，声门闭合不全。

内镜诊断：急性喉炎。

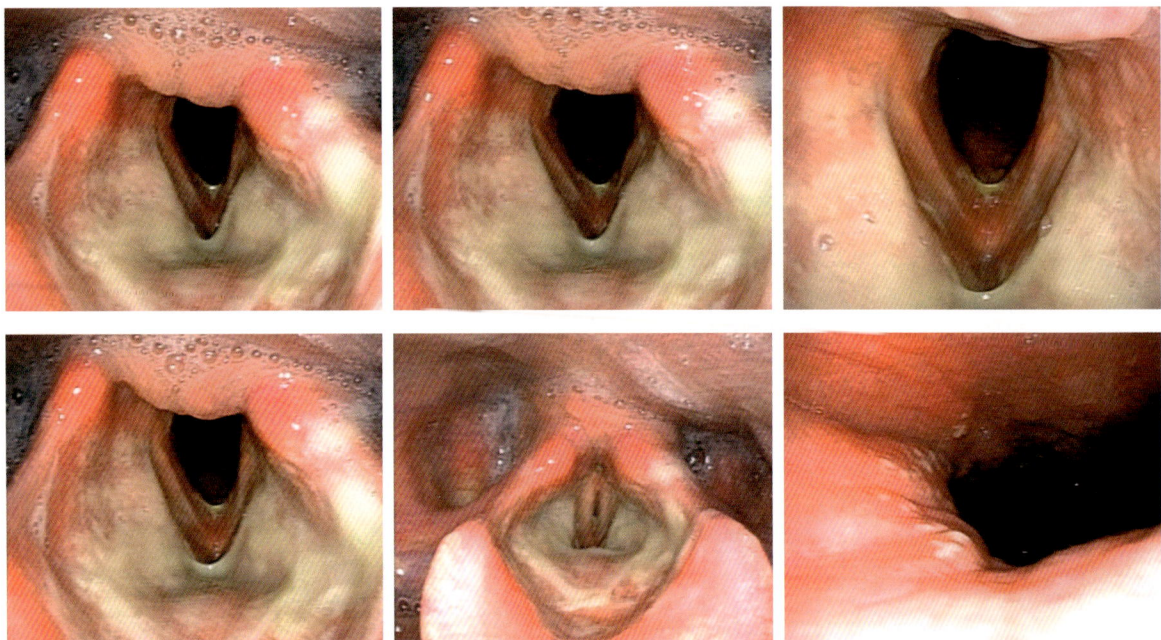

诊断要点：双侧声带、声门下、双侧室带、会厌喉面、软腭背面、口咽后壁、双侧腭咽弓黏膜红肿，表面可见大量脓苔。声门闭合不全。

内镜诊断：1．急性喉炎；2．急性咽炎。

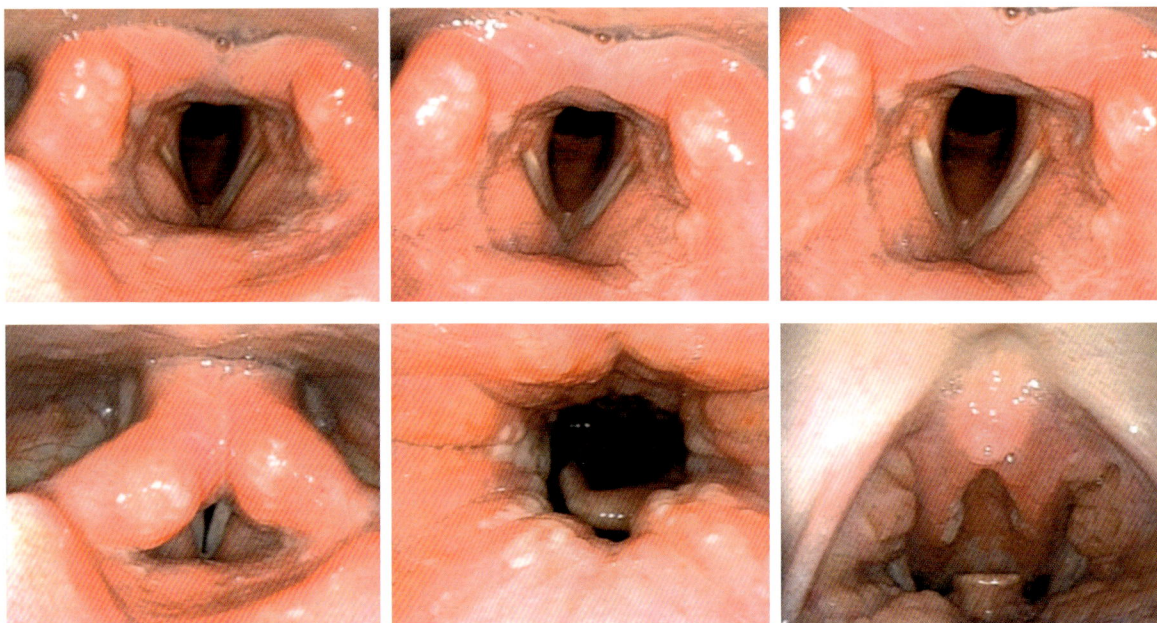

诊断要点：双侧声带、声门下、双侧室带、会厌喉面、软腭背面、口咽后壁、双侧腭咽弓黏膜红肿，表面可见大量脓苔。声门闭合不全。

内镜诊断：1. 急性喉炎；2. 急性咽炎。

病例 10　患者，女，26 岁，新型冠状病毒感染后咽痛伴发热 2 天

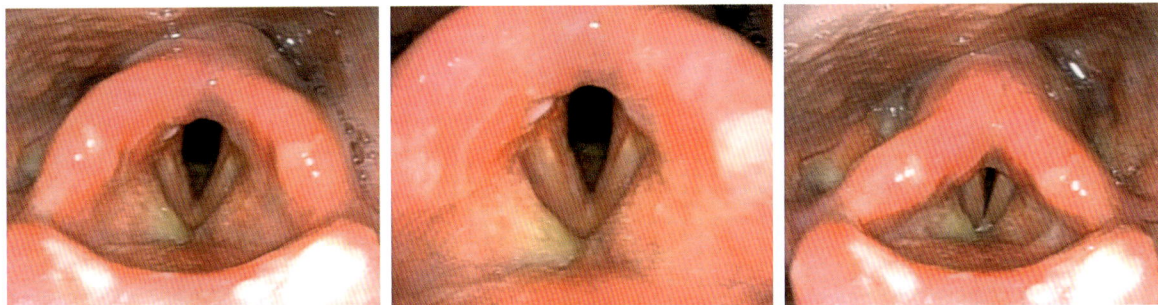

诊断要点：双侧声带全长水肿；声门下、双侧室带、会厌喉面、双侧杓会厌襞黏膜红肿，表面可见大量白色脓苔形成，声门闭合不全。

内镜诊断：急性喉炎。

病例 11　患者，女，30 岁，新型冠状病毒感染后咽痛 2 天

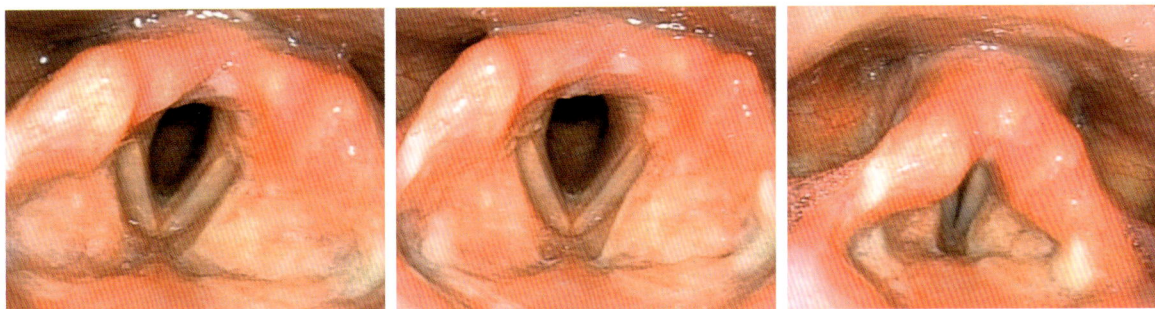

诊断要点：双侧声带全长水肿；声门下、双侧室带、会厌喉面、双侧杓会厌襞黏膜红肿，表面可见大量白色脓苔形成，声门闭合不全。

内镜诊断：急性喉炎。

病例12　患者，男，40 岁，新型冠状病毒感染后咽痛伴声音嘶哑 2 天

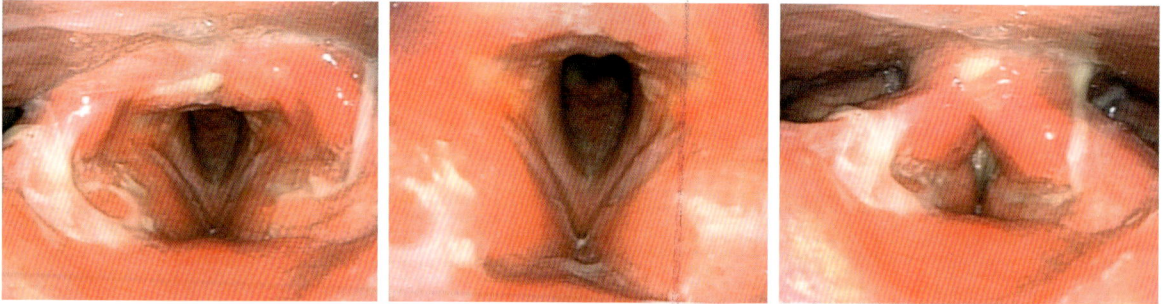

诊断要点：双侧声带全长水肿；声门下、双侧室带、会厌喉面、双侧杓会厌襞黏膜红肿，表面可见大量白色脓苔形成。

内镜诊断：急性喉炎。

病例13　患者，男，32 岁，新型冠状病毒感染后咽痛 7 天

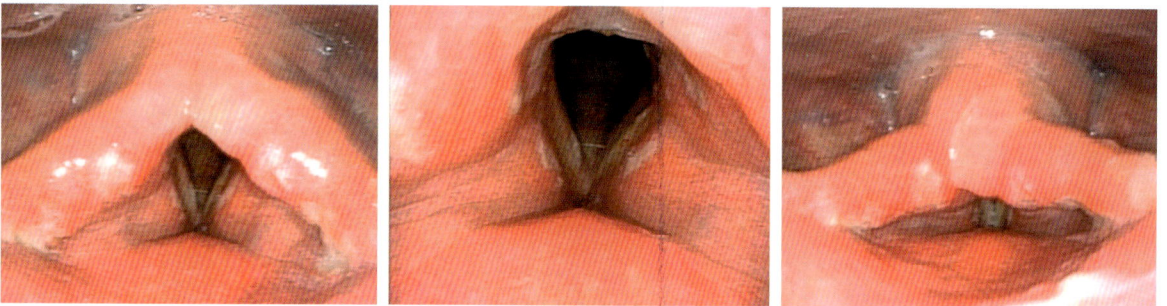

诊断要点：双侧声带全长水肿；声门下、双侧室带、会厌喉面、双侧杓会厌襞黏膜红肿，表面可见大量白色脓苔形成。

内镜诊断：急性喉炎。

病例14　患者，女，79 岁，新型冠状病毒感染后咽痛 5 天

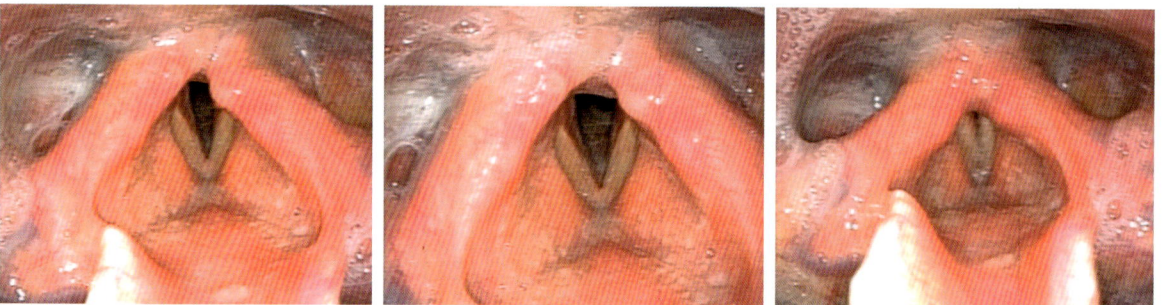

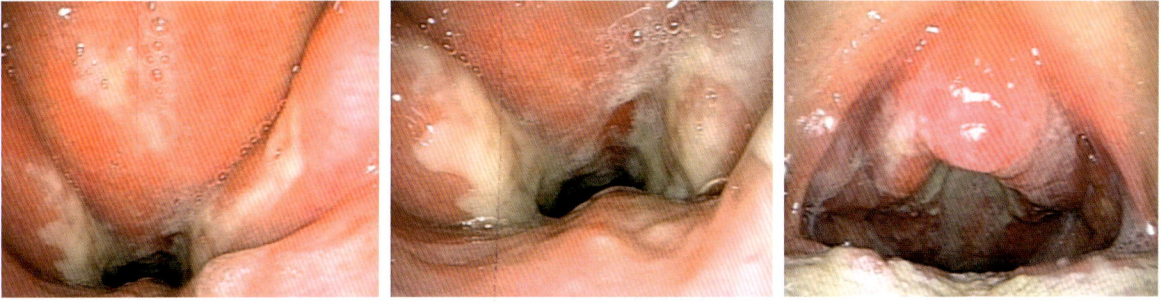

诊断要点：双侧声带、声门下、双侧室带、会厌喉面、软腭背面、鼻咽后壁、口咽后壁、双侧腭咽弓、悬雍垂黏膜红肿，表面可见大量脓苔。声门闭合不全。

内镜诊断：1. 急性喉炎；2. 急性咽炎。

病例 15　患者，男，26 岁，新型冠状病毒感染后咽痛 7 天

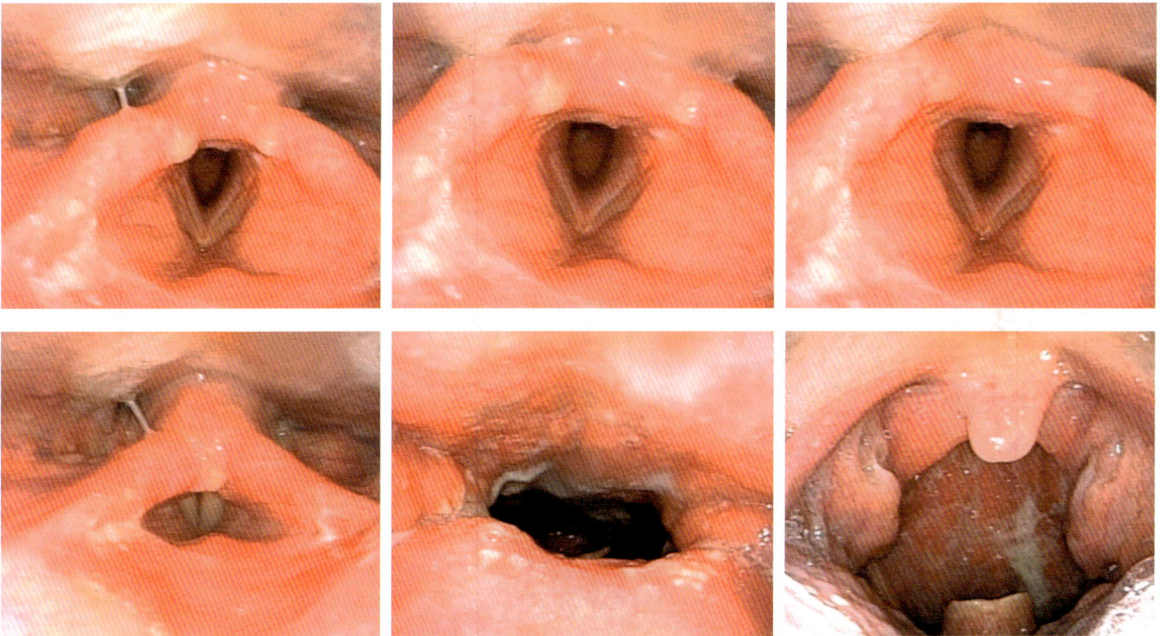

诊断要点：双侧声带、声门下、双侧室带、会厌喉面、双侧杓会厌襞、软腭背面、口咽后壁、双侧腭咽弓、悬雍垂黏膜红肿，表面可见大量脓苔。声门闭合不全。

内镜诊断：1. 急性喉炎；2. 急性咽炎。

第四节　第 3 鳃裂瘘管

病例　患者，男，24 岁，发现左颈部脓肿 1 周

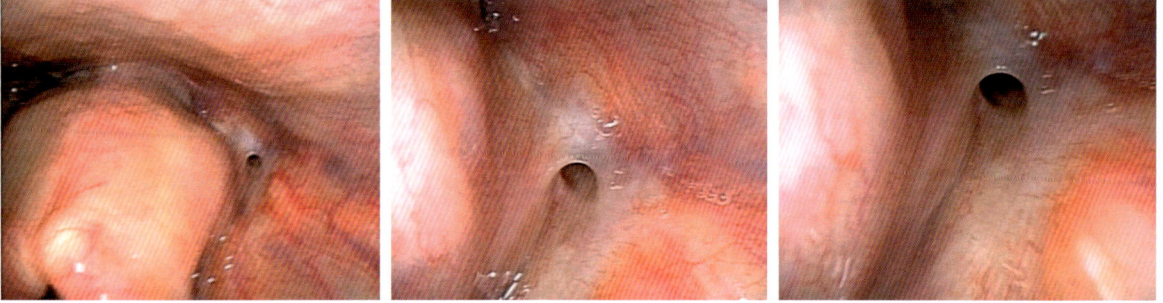

诊断要点：左侧梨状窝可见圆形瘘口。

内镜诊断：第 3 鳃裂瘘管。

第五节　阻塞性睡眠呼吸暂停

病例 1　患者，男，42 岁，睡眠打鼾数年

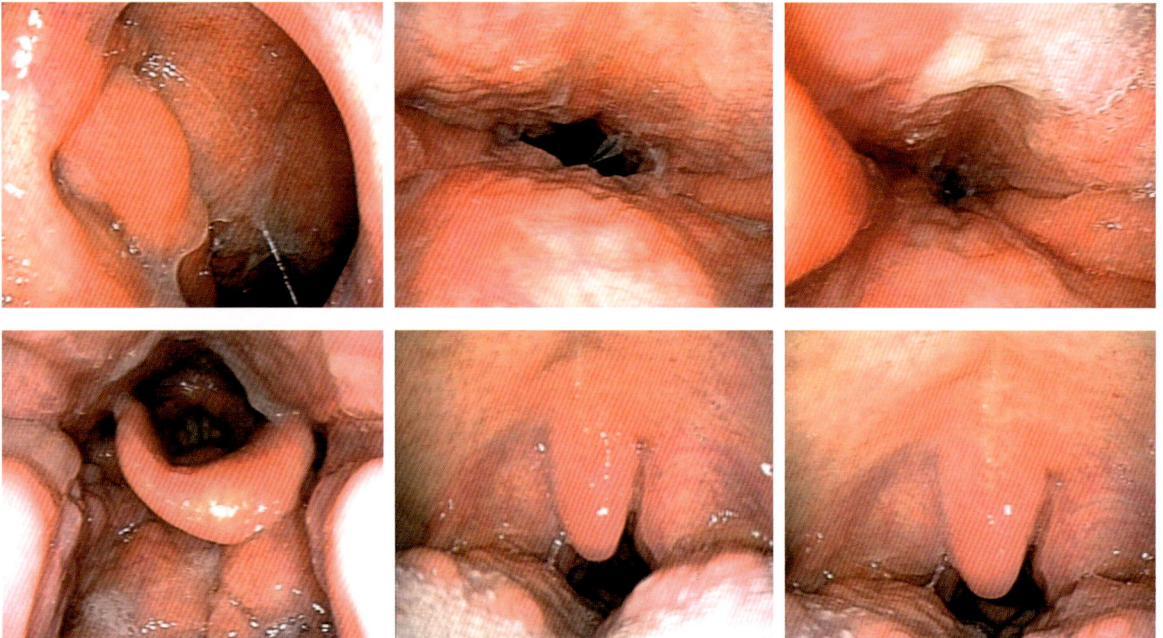

诊断要点：鼻咽部黏膜光滑，未见明显新生物。Müller 试验（＋）。双侧扁桃体Ⅲ度肥大。

内镜诊断：1. 阻塞性睡眠呼吸暂停；2. 双侧扁桃体肥大。

病例 2　患者，男，43 岁，睡眠打鼾 20 余年

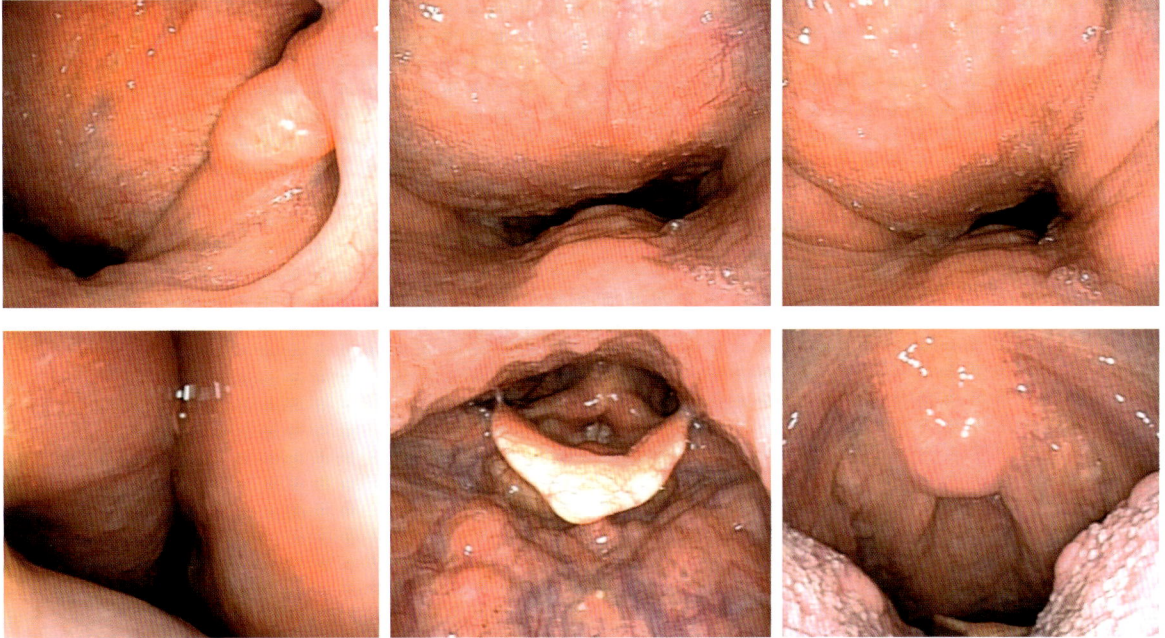

诊断要点：右侧鼻中隔可见骨嵴，鼻咽部黏膜光滑，未见明显新生物。Müller 试验（＋）。

内镜诊断：1. 阻塞性睡眠呼吸暂停；2. 鼻中隔偏曲。

病例 3　患者，女，36 岁，睡眠打鼾 10 余年

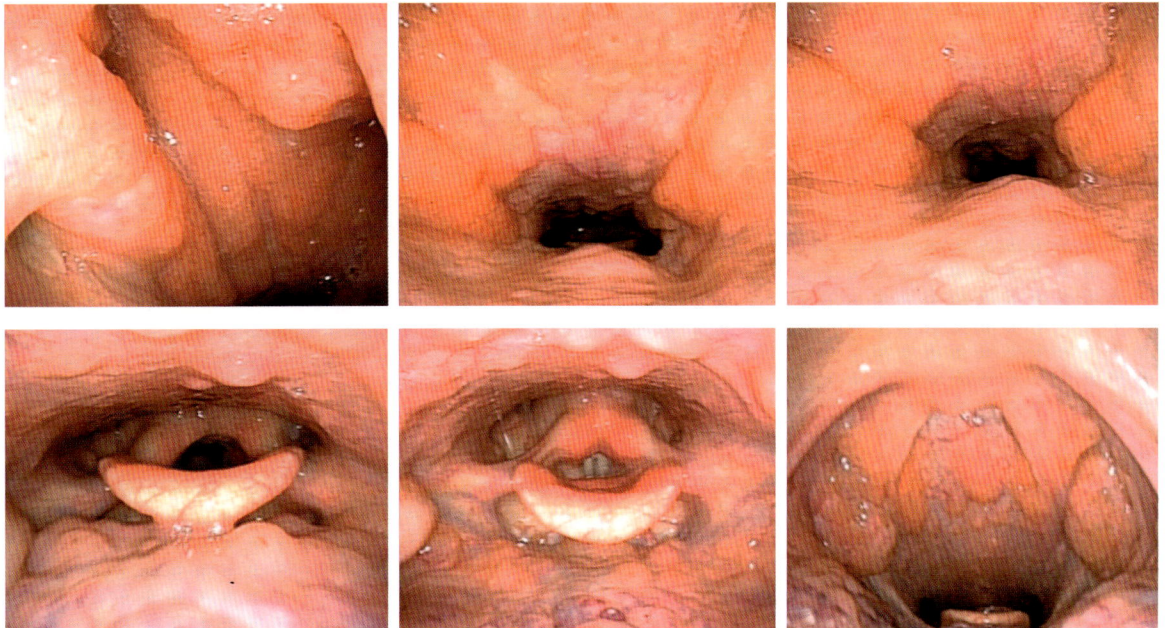

诊断要点：鼻咽顶壁可见腺样体残留，Müller 试验（＋）。

内镜诊断：阻塞性睡眠呼吸暂停。

病例 4　患者，男，28 岁，睡眠打鼾 3 年余

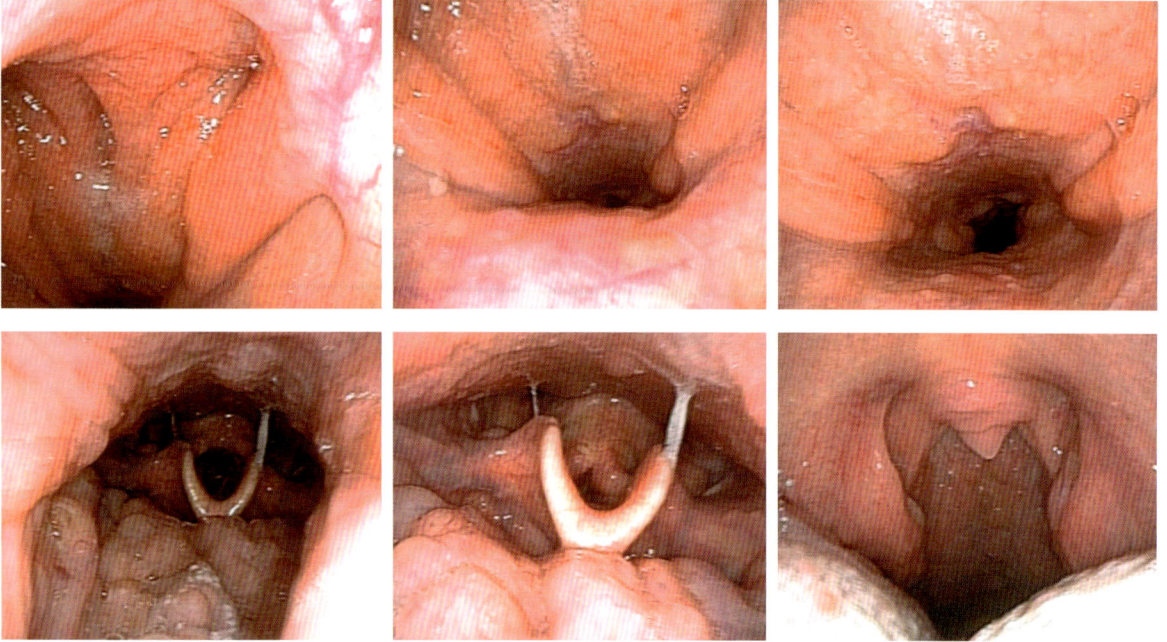

诊断要点：鼻咽部黏膜光滑，未见明显新生物。Müller 试验（＋）。双侧扁桃体 Ⅱ 度肥大。

内镜诊断：1. 阻塞性睡眠呼吸暂停；2. 双侧扁桃体肥大。

病例 5　患者，男，36 岁，睡眠打鼾多年

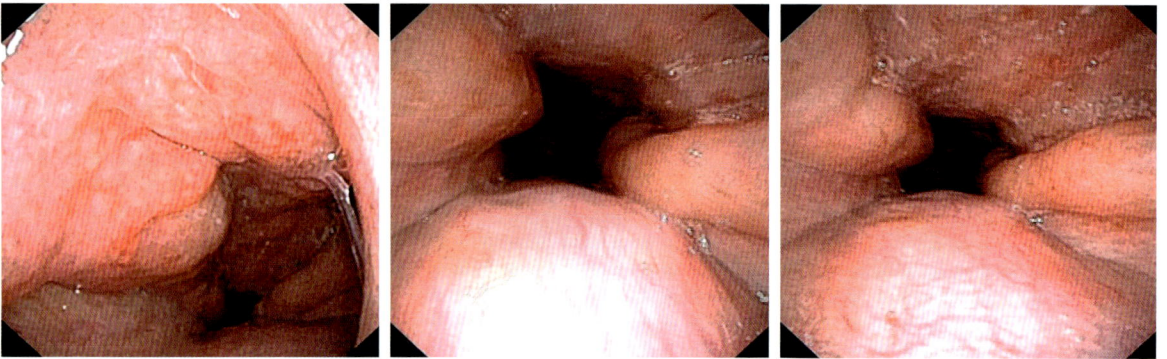

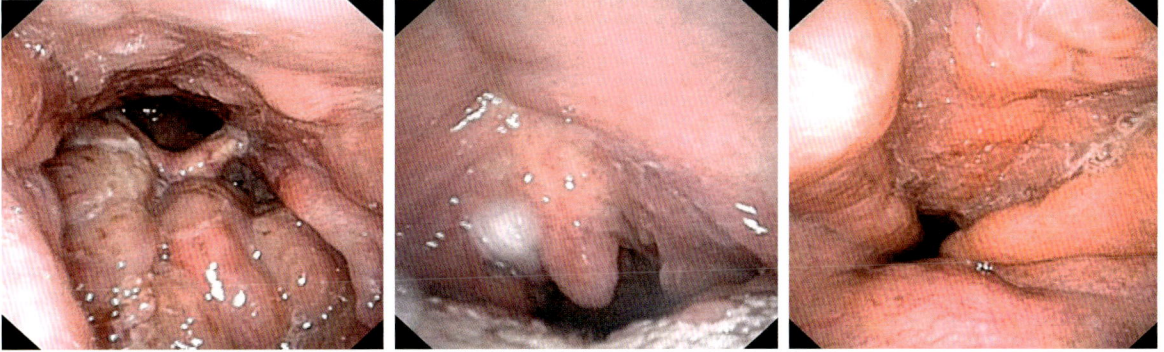

诊断要点：鼻咽部可见淋巴组织增生；Müller 试验（＋）。

内镜诊断：阻塞性睡眠呼吸暂停。

病例 6　患者，男，39 岁，睡眠打鼾 2 周

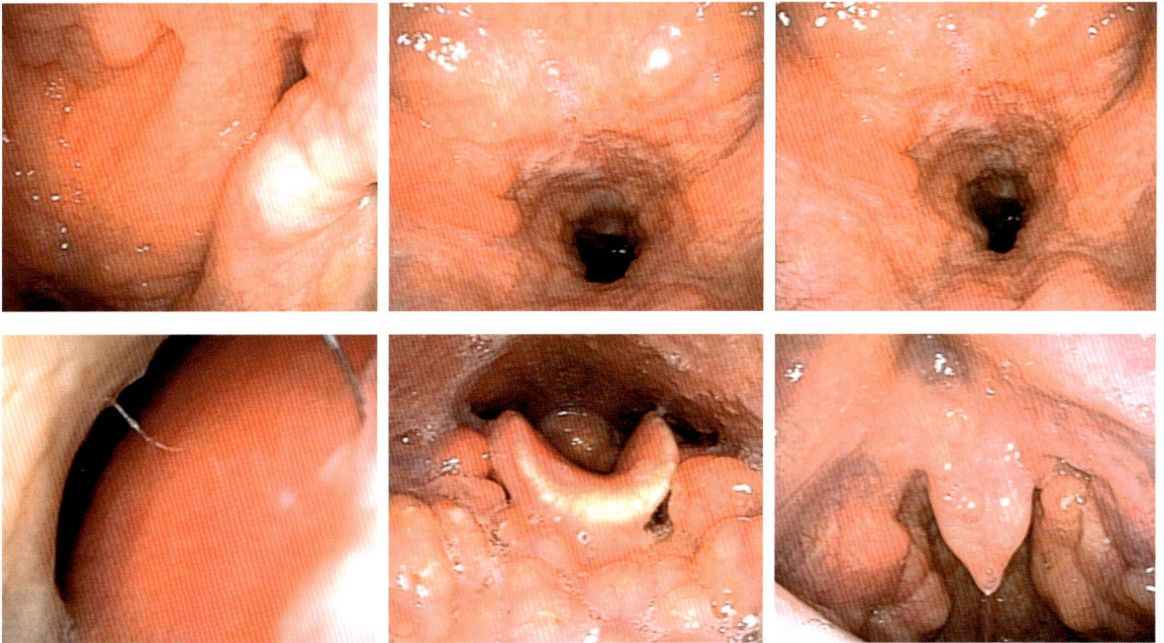

诊断要点：鼻咽部黏膜光滑，未见明显新生物。Müller 试验（＋）。双侧扁桃体 Ⅲ 度肥大。右侧鼻中隔可见骨嵴。

内镜诊断：1. 阻塞性睡眠呼吸暂停；2. 双侧扁桃体肥大；3. 鼻中隔偏曲。

病例 7　患者，男，45 岁，睡眠打鼾 4 年

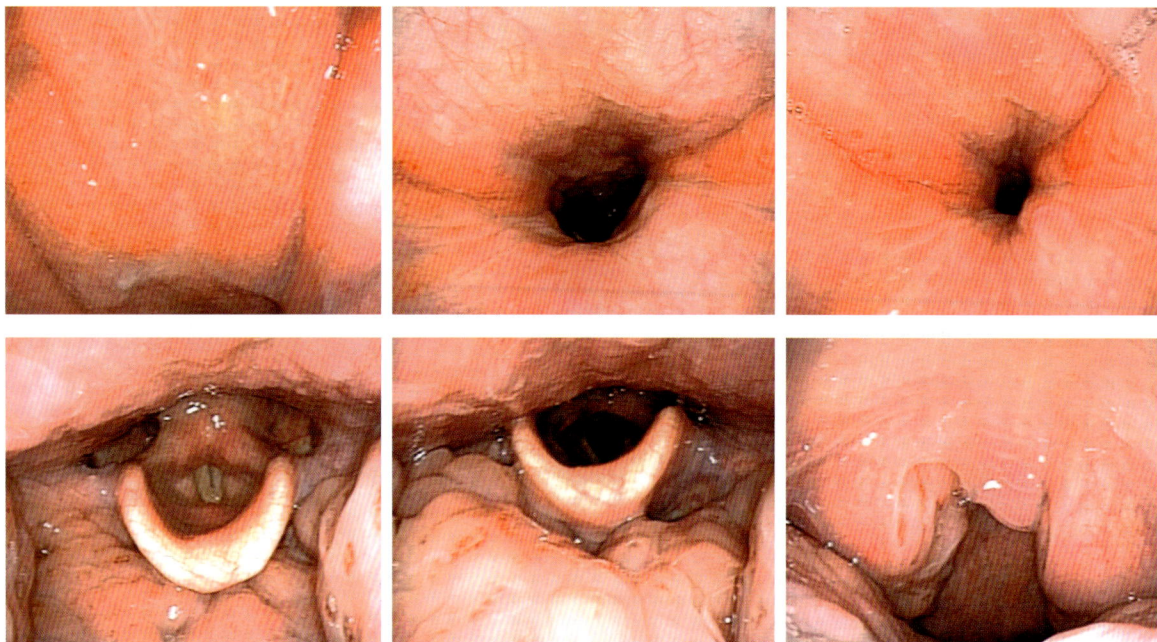

诊断要点：鼻咽部黏膜光滑，未见明显新生物。Müller 试验（＋）。双侧扁桃体Ⅲ度肥大。

内镜诊断：1. 阻塞性睡眠呼吸暂停；2. 双侧扁桃体肥大。

第六节　喉　　癌

一、喉癌（声门上型）

病例 1　患者，女，62 岁，咽痛 1 年

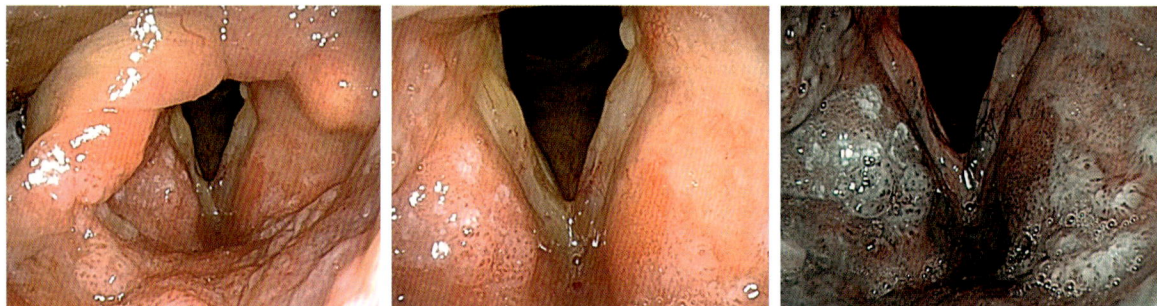

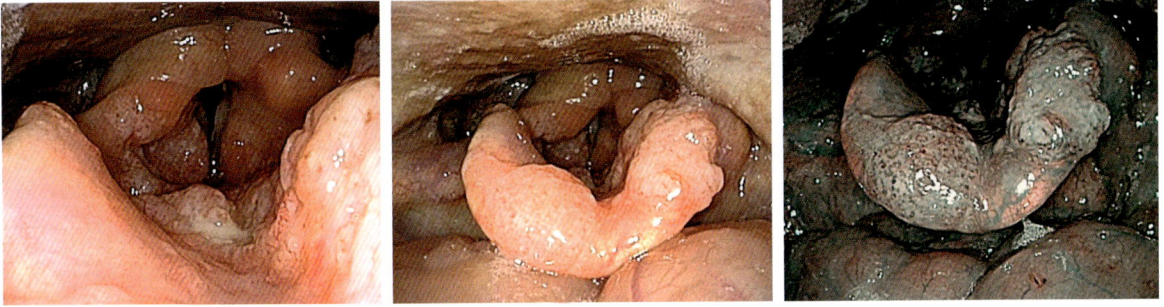

诊断要点：会厌喉面、双侧室带可见菜花状新生物形成，右侧杓会厌襞可见侵犯；双侧声带未见受累。NBI 模式下喉腔新生物表面 IPCL 呈斑点状改变，NBI 分型为Ⅴa 型。

术后病理：喉部非角化性鳞状细胞癌，大小约 1.7cm×1.5cm×1.0cm，侵犯送检样本全层，侵犯会厌软骨，会厌尖部表面未见肿瘤，送检样本基底切缘未见肿瘤，各侧切缘未见肿瘤。

内镜诊断：喉癌（声门上型）。

病例 2　患者，男，81 岁，声音嘶哑 4 个月

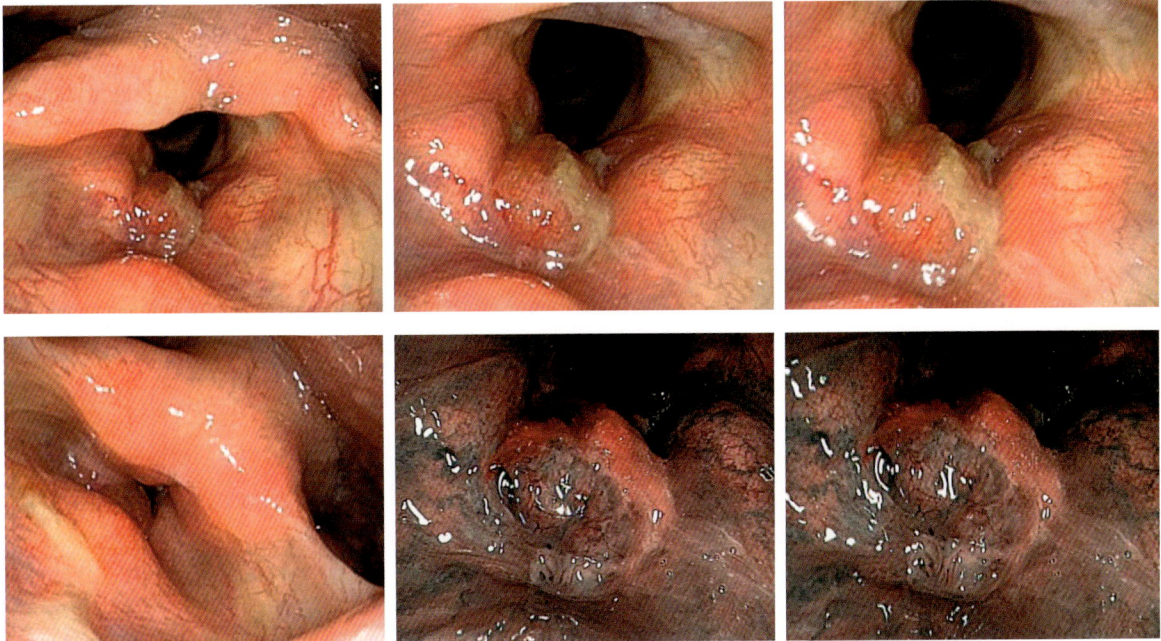

诊断要点：双侧声带前中部、前连合、双侧喉室、双侧室带可见近圆形新生物，双侧声带突、声门下、会厌结节未见侵及。声门闭合呈不规则型。左侧环杓关节活动可，右侧环杓关节活动减弱。NBI 模式下喉新生物表面 IPCL 迂曲、扩张，呈蚯蚓状、蛇形改变。NBI 分型为Ⅴb 型。

术后病理：（喉肿物）中分化型浸润性鳞状细胞癌，癌组织浸润黏膜层，靠近横纹肌。

内镜诊断：喉癌（声门上型）。

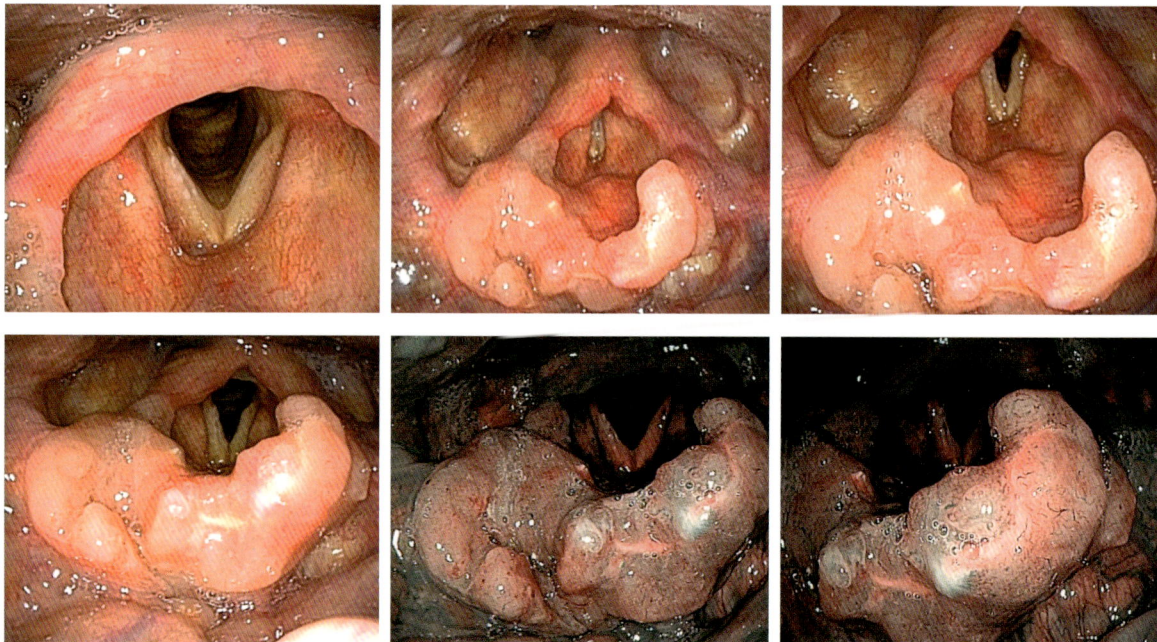

诊断要点：左侧声带表面光滑，右声带前中部表面可见白斑形成，声门闭合呈裂隙样；双侧环杓关节活动好；双侧梨状窝光滑；会厌可见菜花状新生物形成，会厌喉面及右侧杓会厌襞可见侵犯，左侧杓会厌襞未见侵犯。NBI 模式下会厌新生物表面 IPCL 呈蛇形、斑点状改变。NBI 分型为 Vb 型、Va 型。

术后病理：（喉肿物）低分化型鳞状细胞癌，癌侵犯黏膜层，灶性区域侵犯软骨组织，切缘（－）。

免疫组化标记结果：CKpan（+++）、CK5/6（+++）、p63（+++）、34βE12（+++）。

内镜诊断：喉癌（声门上型）。

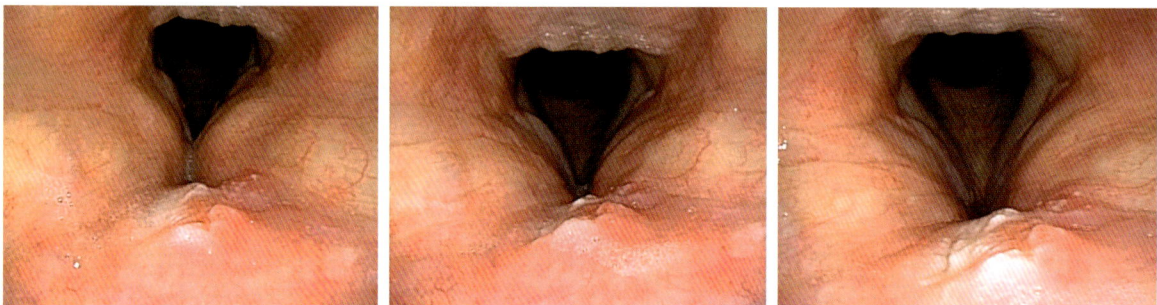

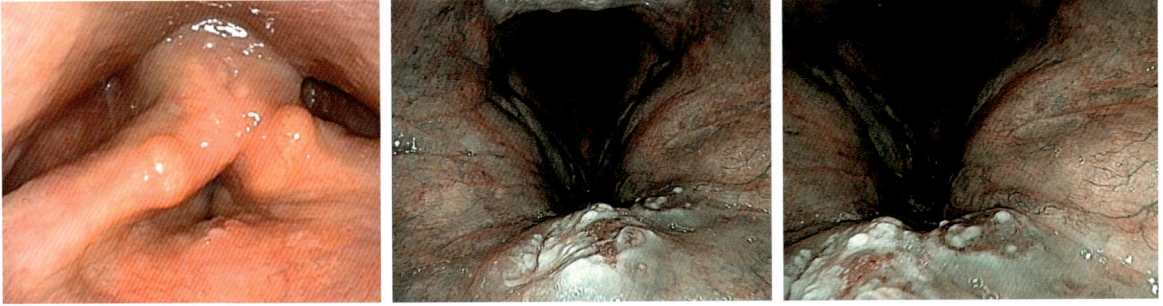

诊断要点：会厌结节、会厌喉面处可见菜花状新生物形成，向前未累及双侧声带及双侧室带，会厌舌面未见累及，双侧杓状软骨未见侵犯。NBI 模式下会厌喉面新生物表面 IPCL 呈斑点状改变，NBI 分型为 Ⅴa 型。

术后病理：（喉肿物）鳞状细胞癌。

内镜诊断：喉癌（声门上型）。

病例 5　患者，男，65 岁，声音嘶哑 1 个月

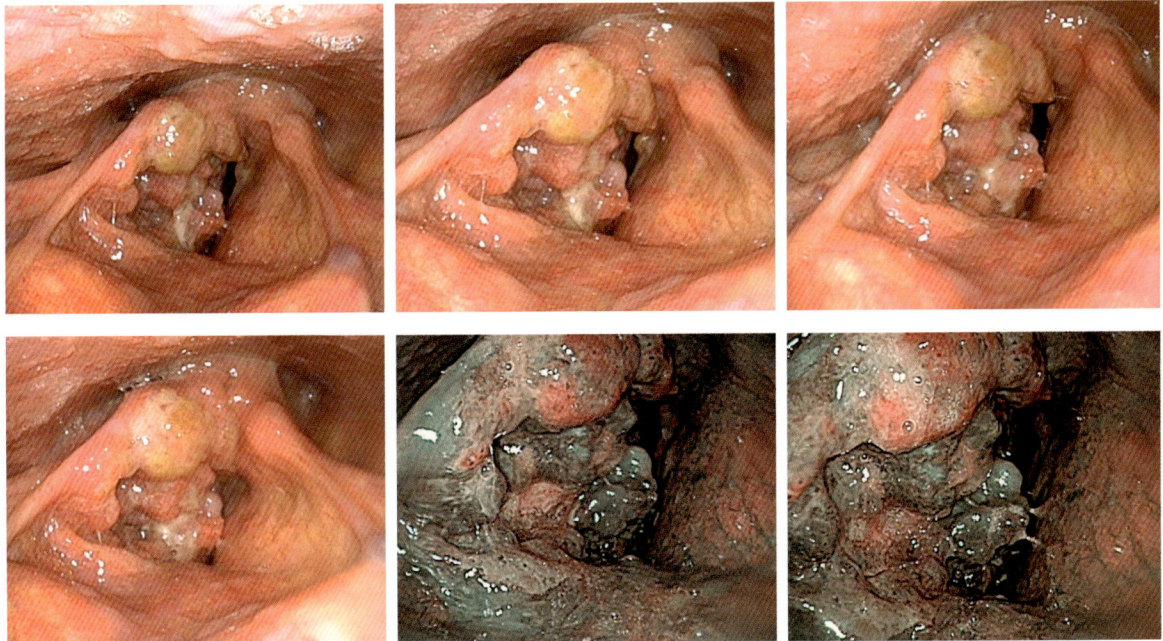

诊断要点：右侧室带可见菜花状新生物形成，向下累及右侧声带全长，声门下未窥见；向上侵犯右侧杓状软骨、杓会厌襞、会厌喉面；右侧梨状窝、咽侧壁、下咽后壁未见侵犯；向左越过中线，左侧声带、室带、杓状软骨未见侵及。声门裂狭小。左侧环杓关节活动好，右侧环杓关节固定。NBI 模式下喉腔新生物表面 IPCL 呈斑点状，部分破坏不可见，NBI 分型为 Ⅴa 型、Ⅴc 型。

术后病理：（喉肿物）中 - 低分化型鳞状细胞癌，大小 1.5cm×1.0cm×0.8cm，侵及外膜层，累

及软骨，上、下切缘未见癌组织。

内镜诊断：喉癌（声门上型）。

病例 6　患者，男，78 岁，声音嘶哑 1 个月余

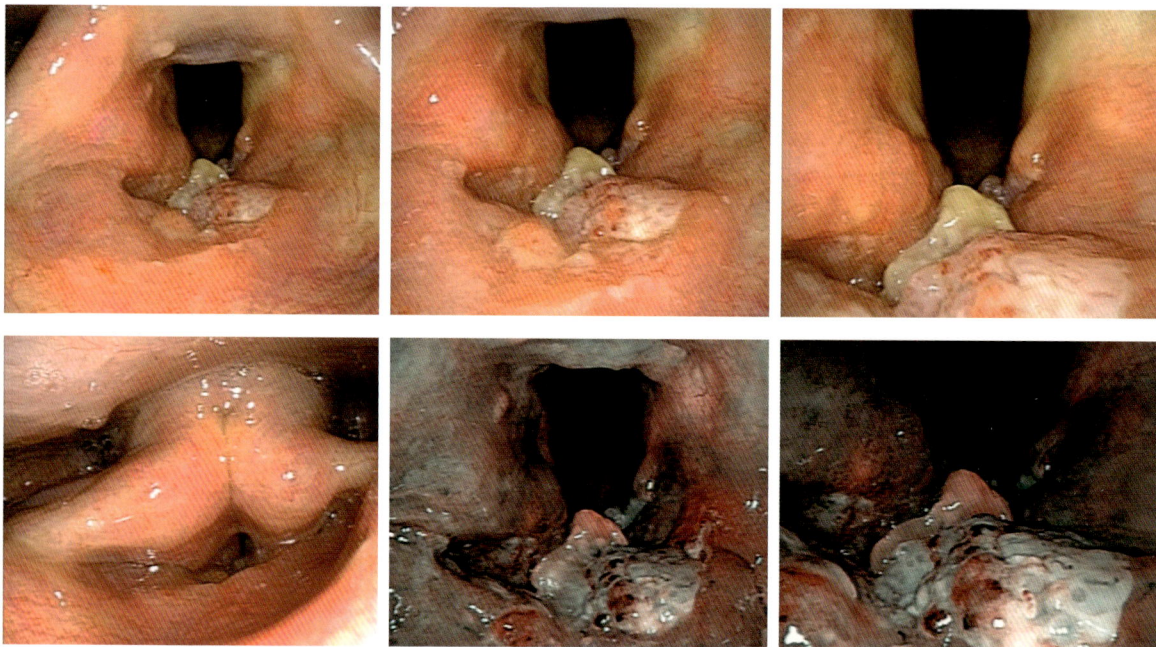

诊断要点：右侧喉部可见黏膜下新生物隆起，右侧杓状软骨可见侵犯，左侧喉部可见累及。会厌喉面可见侵及。声门下黏膜光滑，未见明显新生物。气道通畅度小。右侧环杓关节固定，左侧环杓关节活动受限。NBI 模式下右侧喉部新生物表面 IPCL 迂曲、扩张，呈蛇形、斑点状改变，NBI 分型为 Ⅴa 型、Ⅴb 型。

术后病理：（喉肿物）中 - 高分化型鳞状细胞癌，癌肿大小 3.0cm × 2.5cm × 1.5cm，癌组织侵犯会厌软骨，最深处侵至横纹肌浅层，各侧切缘及基底切缘均（－）。

内镜诊断：喉癌（声门上型）。

病例 7　患者，男，62 岁，声音嘶哑 2 个月

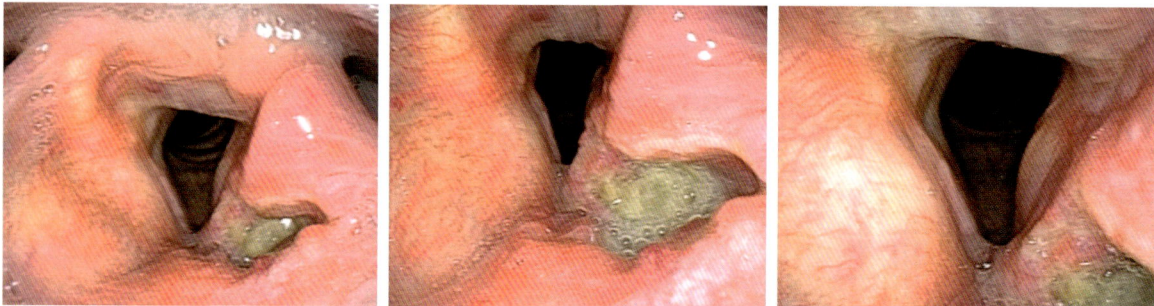

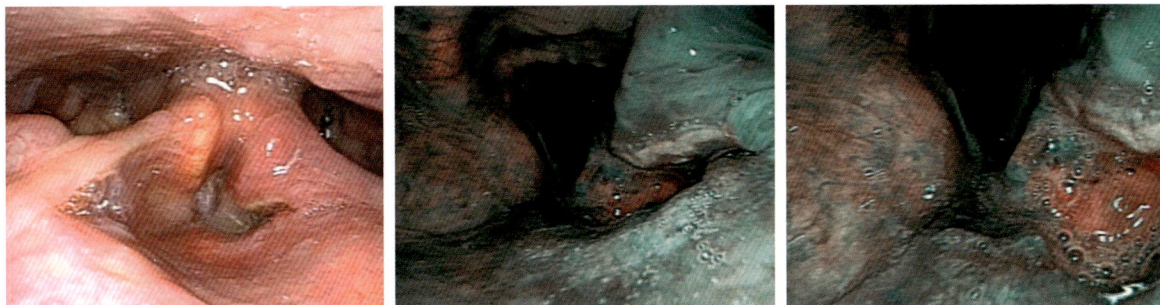

诊断要点： 左侧室带可见溃疡型新生物，中央可见大量坏死组织及分泌物，新生物向上侵及会厌喉面，向下未达前连合，双侧声带未见累及，向右侵犯会厌结节，越过中线；左侧杓状软骨可见受累。声门闭合可。右侧环杓关节活动可，左侧环杓关节固定。NBI模式下左侧室带新生物表面 IPCL 呈蛇形及斑点状改变，NBI 分型为 Ⅴb 型、Ⅴa 型。

术后病理：（会厌根部肿物）鳞状上皮高级别上皮内瘤变，局部癌变伴局灶浸润；（左侧室带肿物）高级别上皮内瘤变。

内镜诊断： 喉癌（声门上型）。

病例 8 患者，男，54 岁，声音嘶哑 2 年，加重 3 个月

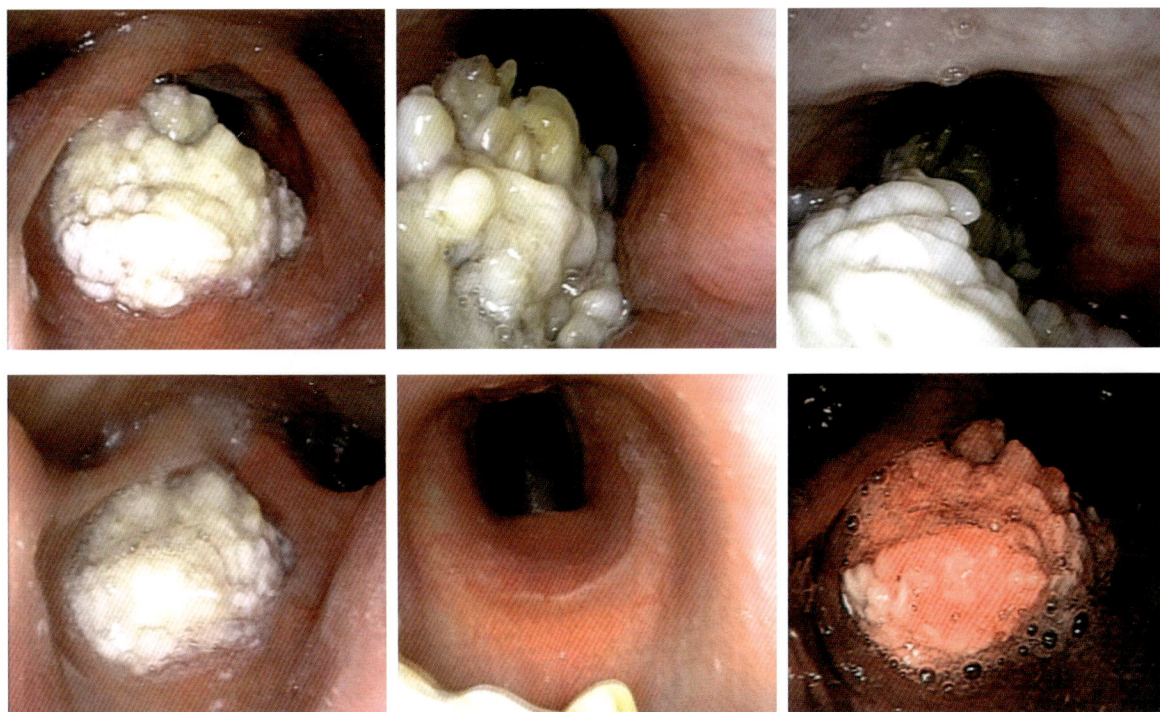

诊断要点： 双侧声带、双侧室带可见菜花状新生物形成，向下累及声门下，未达第 1 气管环，向上侵犯会厌结节处，到达会厌喉面。右侧杓会厌襞疑似累及，左侧未见侵及。声

门裂被肿物阻塞致狭窄。声门闭合呈不规则型。左侧环杓关节活动可，右侧活动受限。

术后病理：（喉肿物）高分化型鳞状细胞癌，肿块大小 5.0cm×4.0cm×2.5cm，到会厌软骨最近距离为 3mm，梨状窝、前后切缘、气管下切缘均未见肿瘤组织。

内镜诊断：喉癌（声门上型）。

病例 9　患者，男，57 岁，声音嘶哑 1 个月

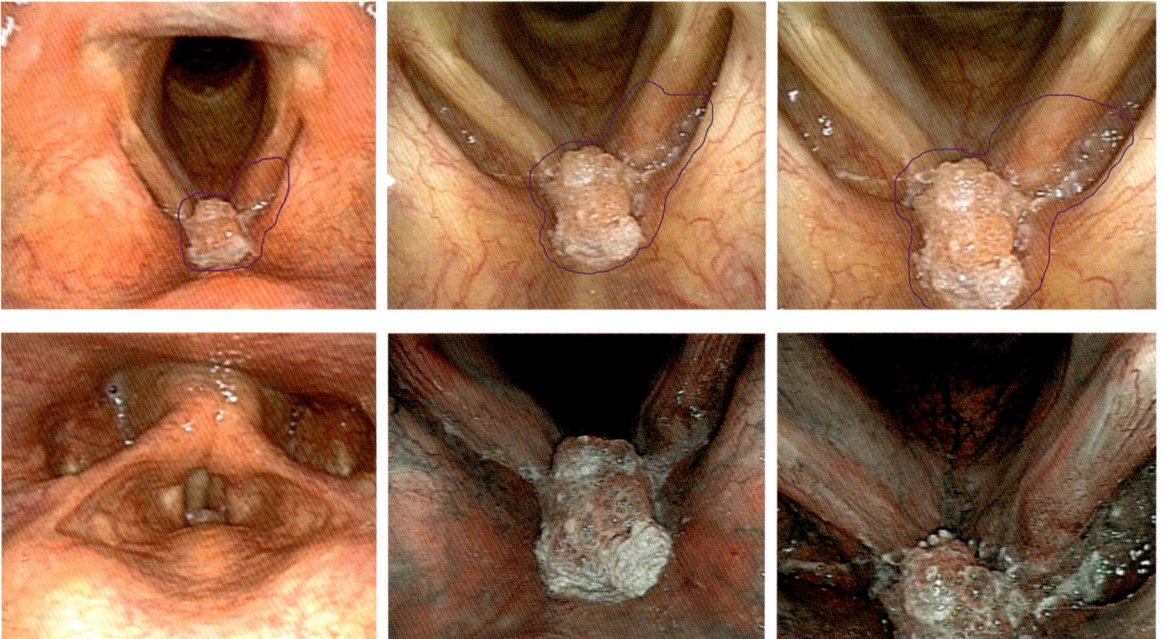

诊断要点：双侧声带前端、前连合可见菜花状新生物形成，左侧喉室可见侵犯。双侧室带及声门下未见侵及。声带闭合呈不规则型。双侧环杓关节活动好。NBI 模式下喉新生物表面 IPCL 呈斑点状改变，NBI 分型为 Ⅴa 型。

术后病理：（喉肿物）鳞状上皮高级别上皮内瘤变伴局部原位癌，局灶有浸润。

内镜诊断：喉癌（声门上型）。

二、喉癌（声门下型）

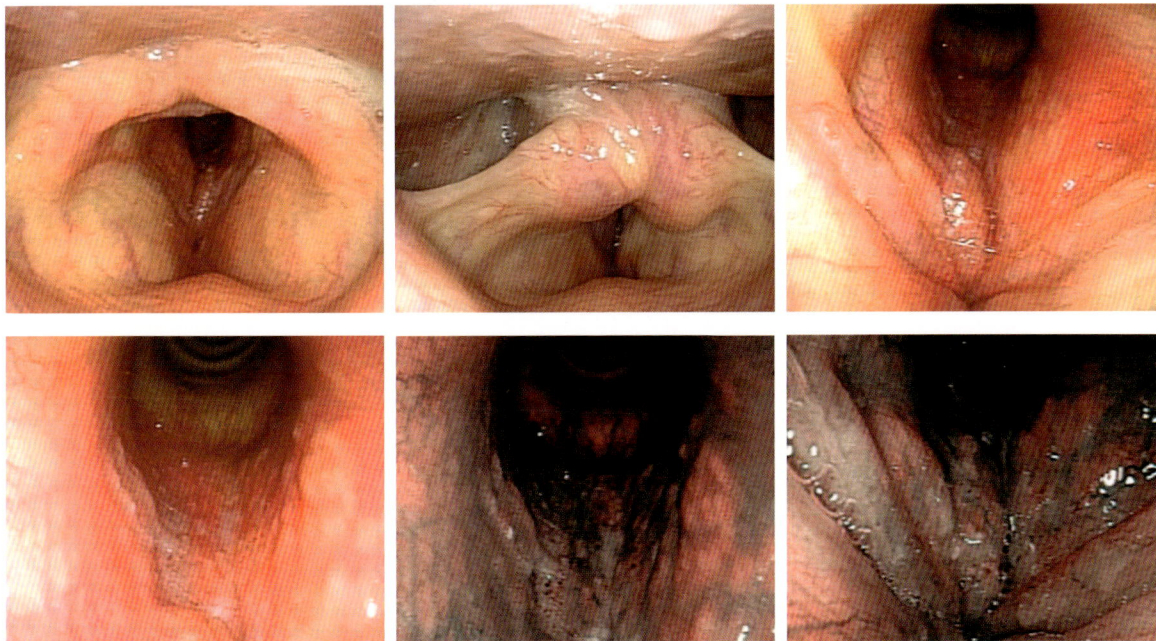

诊断要点：右侧声带近全长、前连合处、声门下、左侧声带前端可见菜花状新生物形成，向前越过前连合到达前连合前端，未达会厌结节处；向后未达双侧声带突；向上累及双侧喉室及双侧室带；向下侵犯声门下，到达第 1 气管环附近。声门闭合呈不规则型。NBI 模式下双侧声带、前连合、声门下、双侧室带前端新生物表面 IPCL 呈斑点状改变，NBI 分型为 Va 型。

术后病理：（喉肿物）中分化型鳞状细胞癌。

内镜诊断：喉癌（声门下型）。

三、喉癌（声门型）

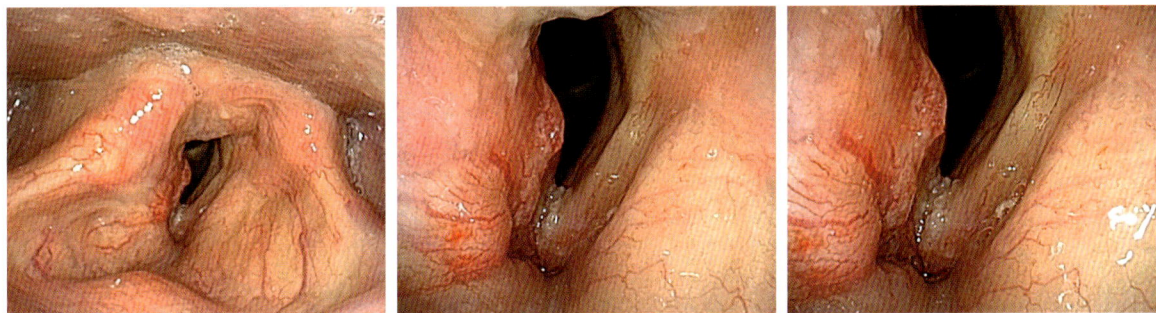

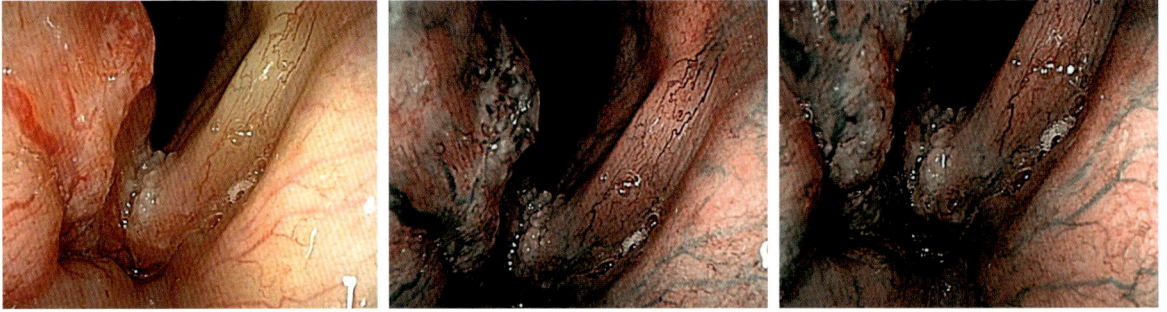

诊断要点： 右侧声带全长可见菜花状新生物形成，向前侵犯前连合，左侧声带前端可见累及。
向后到达右侧声带突，向上侵及喉室、室带。声门下疑似侵犯。声门闭合呈不规则
型。左侧环杓关节活动好，右侧环杓关节固定。NBI 模式下右侧声带全长、前连合、
左侧声带前端 IPCL 迂曲、扩张呈斑点、蛇形、蚯蚓状改变。NBI 分型为 Ⅴa 型、
Ⅴb 型。

术后病理：（喉肿物）中分化型鳞状细胞癌，侵犯骨组织、软骨组织及唾液腺。

内镜诊断： 喉癌（声门型）。

病例 12　患者，男性，78 岁，声音嘶哑 1 个月

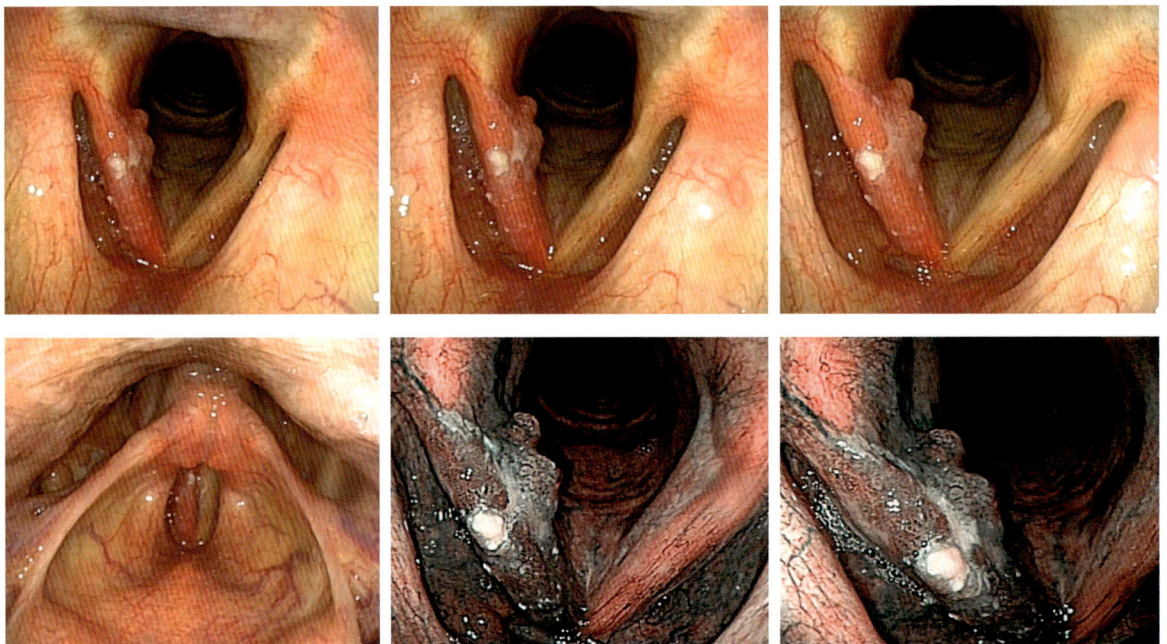

诊断要点： 左侧声带黏膜充血，右侧声带全长可见菜花状新生物形成，向前未达前连合；后连
合、右侧声带突未见累及；向上未侵犯喉室；向下未累及声门下。声门闭合呈裂隙
样。双侧环杓关节活动好。NBI 模式下右侧声带新生物表面 IPCL 呈斑点状、蚯蚓
状改变。NBI 分型为 Ⅴa 型、Ⅴb 型。

术后病理：（右声带肿物）中分化型鳞状细胞癌，可见浸润，镜下深度约 1mm。

内镜诊断：喉癌（声门型）。

病例 13　患者，男，60 岁，声音嘶哑 6 年余

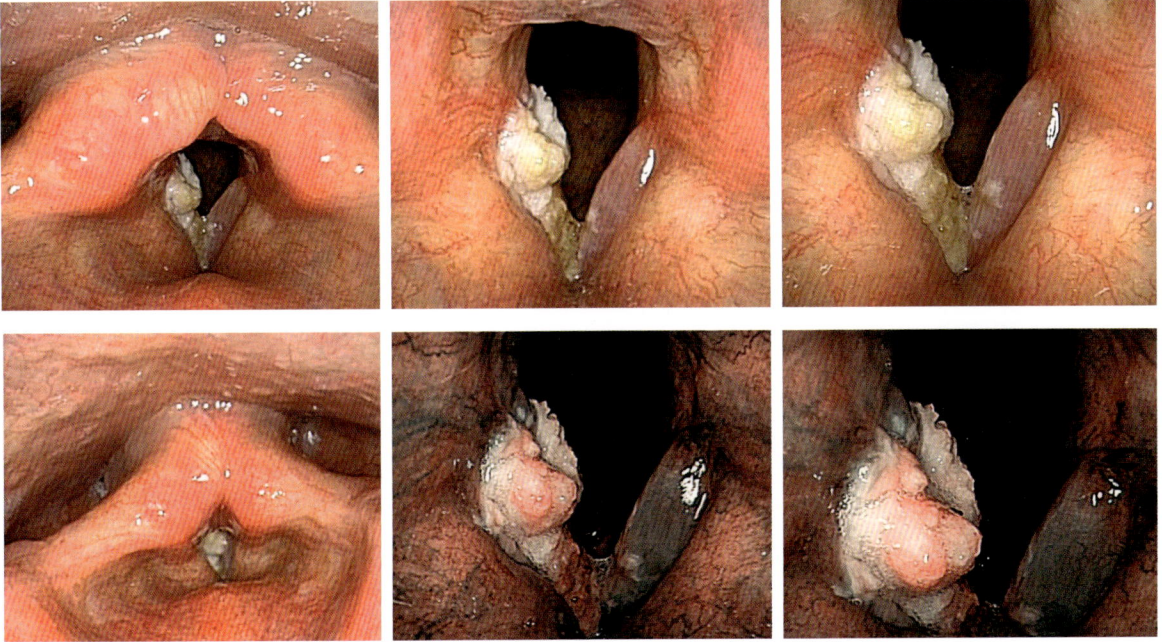

诊断要点：右侧声带全长可见菜花状新生物形成，向前侵犯前连合，左侧声带前端可见累及；向后累及右侧声带突，后连合处未见侵及；向上侵犯右侧喉室到达右侧室带；声门下未见侵及。左侧声带全长呈鱼腹状改变。声门闭合呈不规则型。

术后病理：（声带肿物）声带黏膜鳞状上皮呈高级别上皮内瘤变伴慢性炎症改变，基底及两切缘未见病变。

内镜诊断：喉癌（声门型）。

病例 14　患者，男，51 岁，声音嘶哑 4 个月

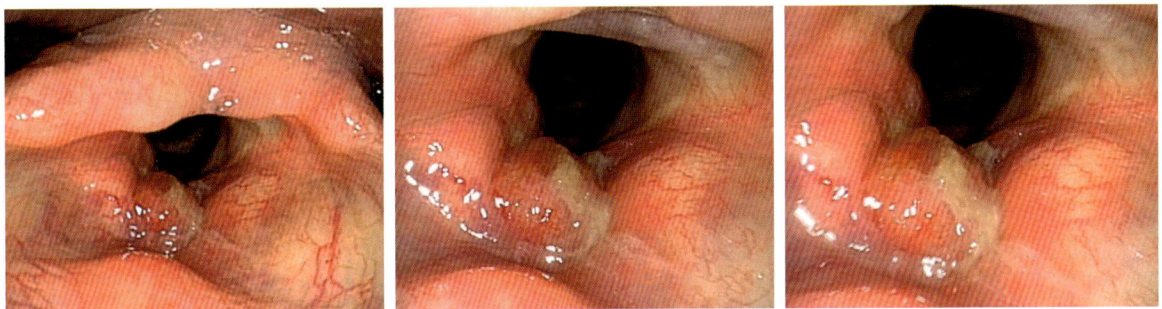

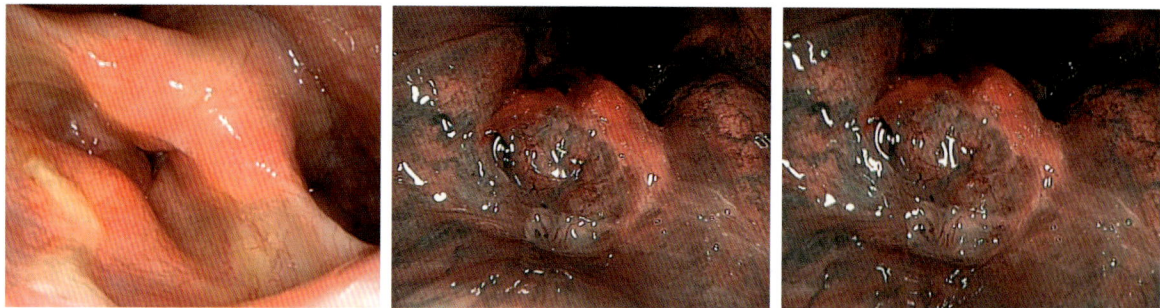

诊断要点：双侧声带前中部、前连合、双侧喉室、双侧室带可见近圆形新生物，双侧声带突、声门下、会厌结节未见侵及。声门闭合呈不规则型。左侧环杓关节活动可，右侧活动减弱。NBI 模式下喉新生物表面 IPCL 迂曲、扩张，呈蛇形改变。NBI 分型为 Ⅴb 型。

术后病理：（喉肿物）中分化型浸润性鳞状细胞癌，癌组织浸润黏膜层，靠近横纹肌。

内镜诊断：喉癌（声门型）。

病例 15　患者，男，73 岁，声音嘶哑 2 个月余

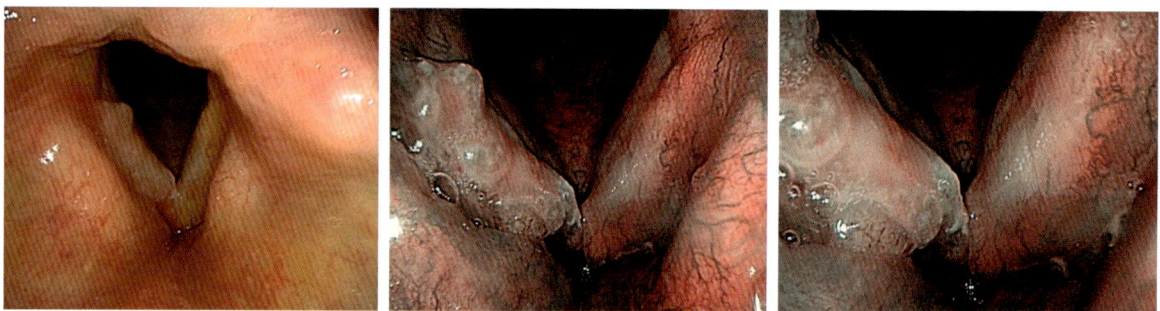

诊断要点：右侧声带全长可见菜花状新生物形成；向前累及前连合；向后到达右声带突；向上侵及右侧喉室，到达右侧室带；声门下未见侵及。NBI 模式下右侧声带前端新生物表面 IPCL 呈蛇形改变，NBI 分型为 Ⅴb 型。

术后病理：（右声带及室带肿物）中分化型浸润性鳞状细胞癌。

内镜诊断：喉癌（声门型）。

病例 16　患者，男，54 岁，声音嘶哑 2 个月

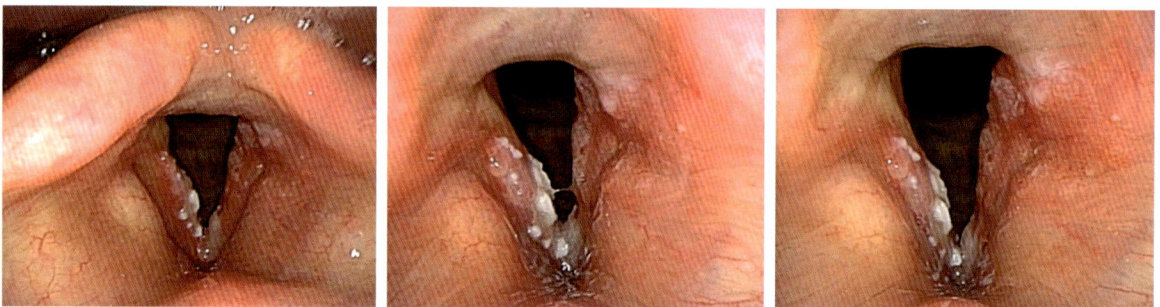

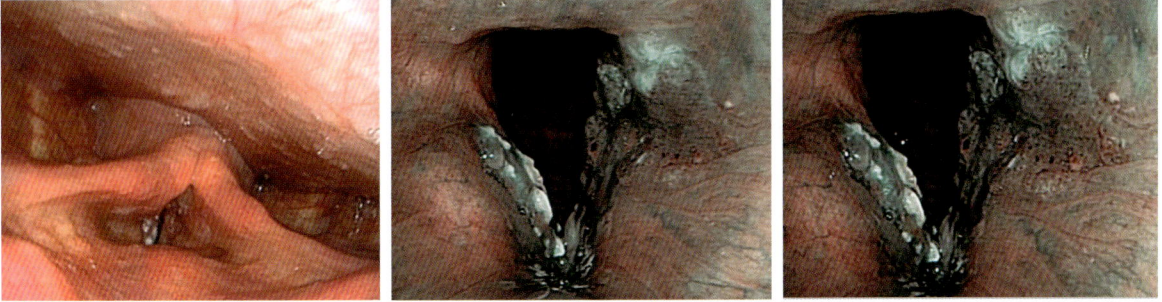

诊断要点：双侧声带全长可见菜花状新生物形成，向前侵犯前连合；右声带向后到达右侧声带突，左侧声带突及左侧后连合、左侧室带上端可见累及；向上侵及喉室到达室带；声门下未见侵犯。声门闭合呈不规则型。双侧环杓关节活动好，NBI 模式下喉新生物表面 IPCL 呈斑点状、蚯蚓状改变，NBI 分型为 Ⅴa 型、Ⅴb 型。

术后病理：1.（右侧声带肿物）鳞状上皮中 - 重度异型增生；2.（前连合组织）黏膜慢性炎症；3.（左侧声带室带肿物）中分化型鳞状细胞癌；4.（左侧杓区组织）中分化型鳞状细胞癌；5.（左侧声带前端组织）黏膜慢性炎症及少许肌肉组织。

内镜诊断：喉癌（声门型）。

病例 17　患者，男，64 岁，声音嘶哑 3 个月

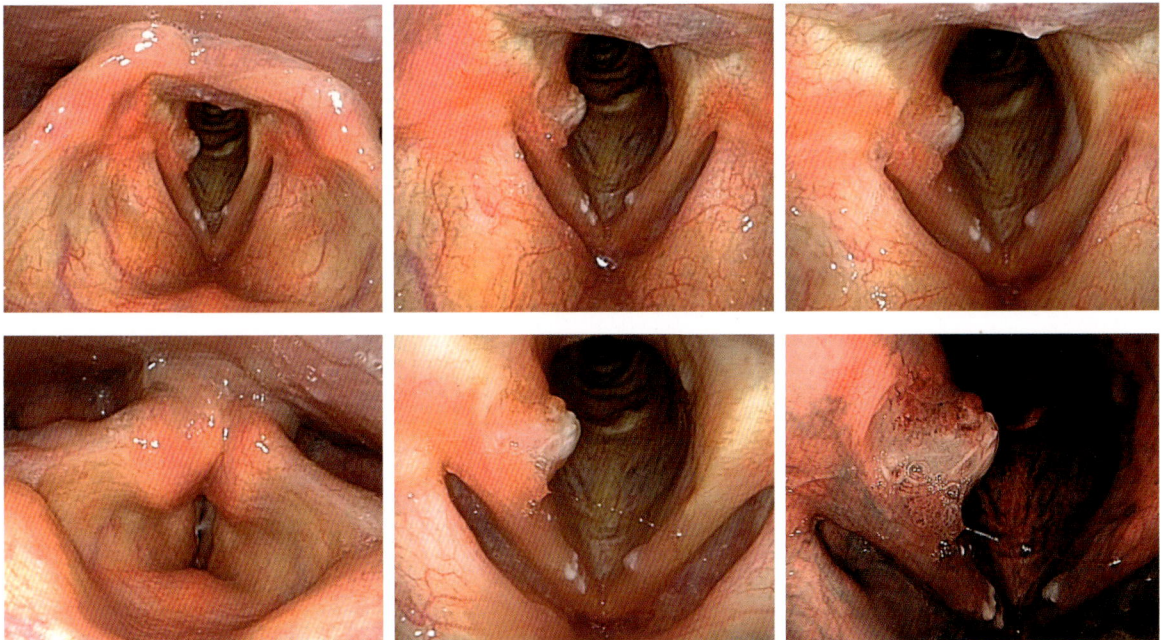

诊断要点：右侧声带突可见菜花状新生物形成，向后未达右侧后连合；向前未达右侧声带前端、前连合；右侧喉室、室带，声门下未见侵及；双侧声带前中 1/3 处可见白色角化物形成，声带闭合呈沙漏状。NBI 模式下右侧声带突肿物表面 IPCL 呈斑点状改

变。NBI 分型为Ⅴa 型。

术后病理：1.（右侧室带肿物）鳞状上皮增生伴低级别上皮内瘤变；2.（右侧声带肿物）鳞状上皮增生伴高级别上皮内瘤变，局灶癌变；3.（左侧声带肿物）鳞状上皮增生伴低级别上皮内瘤变。

内镜诊断：喉癌（声门型）。

病例 18　患者，男，56 岁，声音嘶哑 1 个月

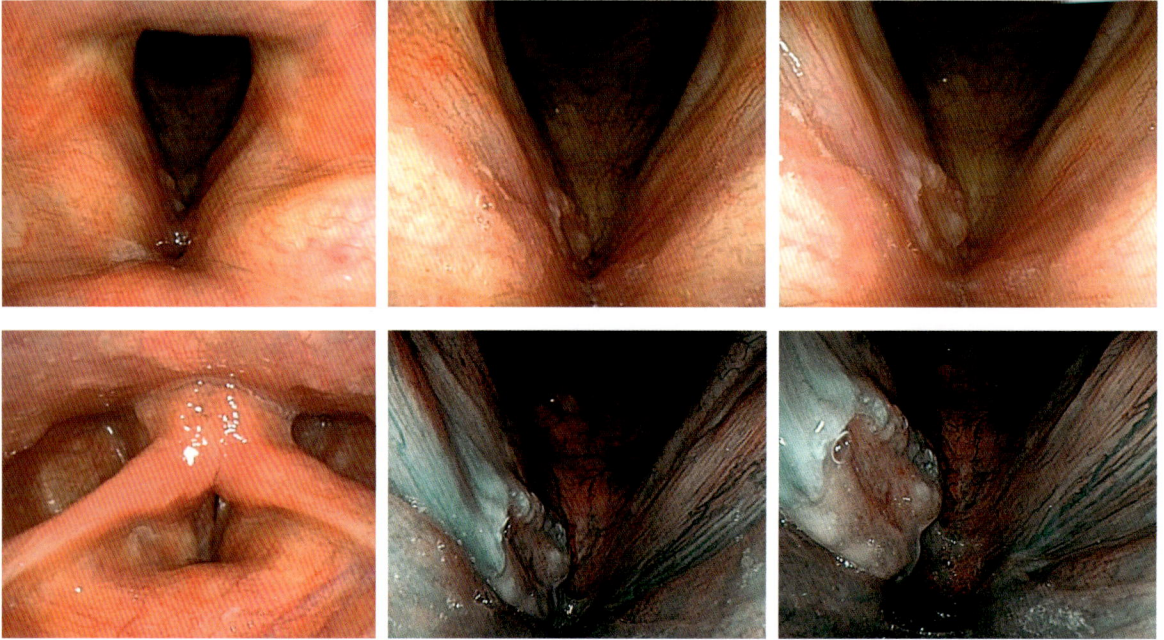

诊断要点：右侧声带前端可见溃疡型新生物形成，表面可见白色角化物形成，前连合疑似累及；左侧声带全长充血，未见明显新生物，声门闭合呈不规则型。双侧环杓关节活动好。NBI 模式下右侧声带新生物表面 IPCL 破坏不可见，NBI 分型为Ⅴc 型。

术后病理：（声带肿物）低分化型浸润性鳞状细胞癌。

免疫组化标记结果：CKpan（+++）、CK5/6（+++）、p63（+++）、34βE12（+++）、Ki-67（约 80%+）。

内镜诊断：喉癌（声门型）。

病例 19　患者，男，74 岁，声音嘶哑半年余

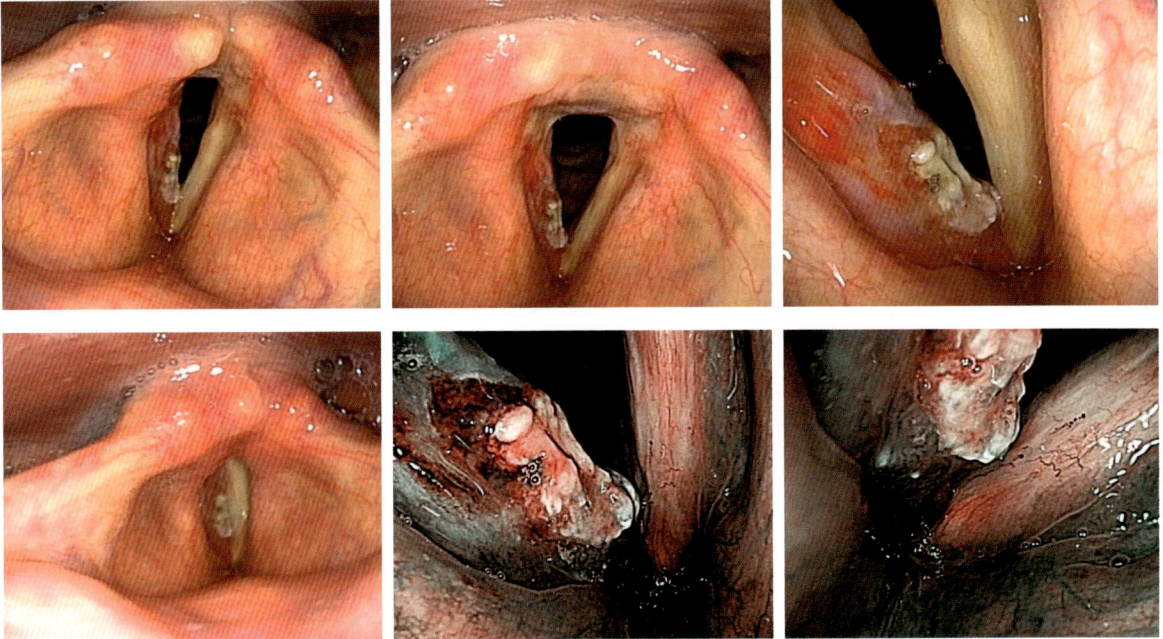

诊断要点：右侧声带全长可见菜花状新生物形成；向前侵犯前连合，右声带突可见累及；向上侵及喉室未达室带；声门下未见侵犯；左声带未见累及。声门闭合呈不规则型。双侧环杓关节活动好。NBI 模式下右侧声带前端 IPCL 呈斑点状改变，部分坏死不可见。NBI 分型为Ⅴa 型、Ⅴc 型。

术后病理：1.（右侧声带及肿物）黏膜组织慢性炎症，灶性区域鳞状上皮高级别上皮内瘤变，疑有微浸润（深度约 0.5mm）；2.（下切缘组织）未见明显异常。

免疫组化标记结果：CKpan（＋）、p63（＋）、CK5/6（＋）、34βE12（＋）、p53（灶＋）、Ki-67（约10%＋）。

内镜诊断：喉癌（声门型）。

病例 20　患者，男，60 岁，声音嘶哑 2 个月余

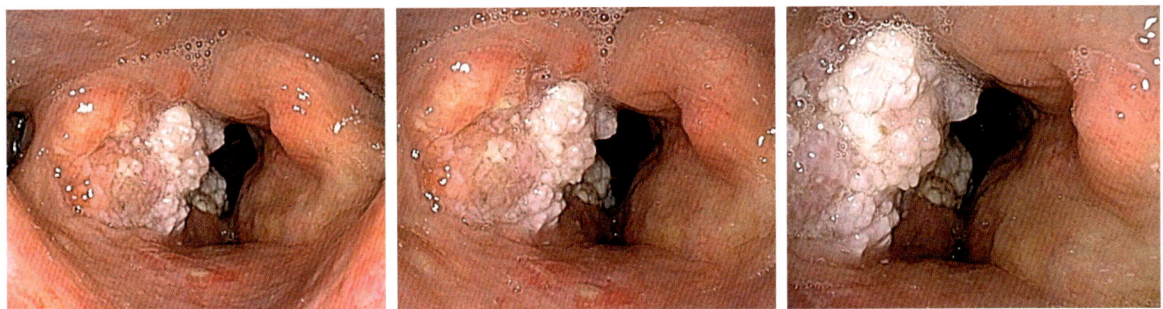

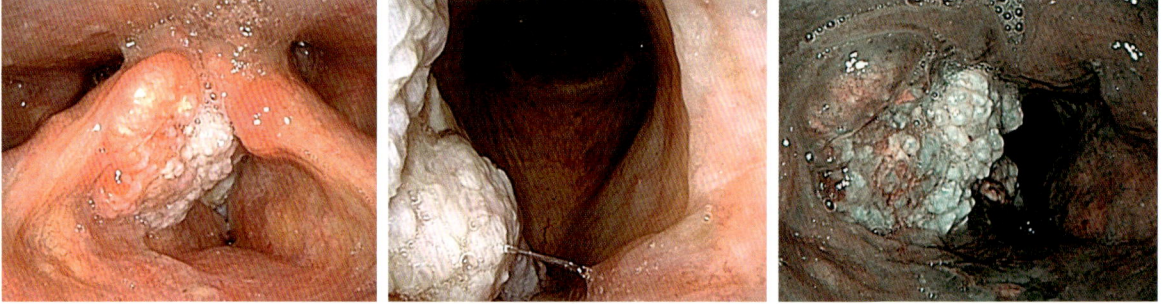

诊断要点：右侧声带全长可见菜花状新生物形成；向前侵犯前连合；向后累及声带突到达后连合；向上侵犯喉室、室带，右侧杓状软骨可见侵及；左侧声带和声门下未见侵犯，向左到达中线，左侧杓状软骨未见侵及。双侧环杓关节活动可。NBI 模式下右侧喉部新生物表面 IPCL 完全破坏，NBI 分型为Ⅴc 型。

术后病理：（喉肿物）高分化型鳞状细胞癌。

内镜诊断：喉癌（声门型）。

病例 21　患者，男，65 岁，声音嘶哑 3 个月

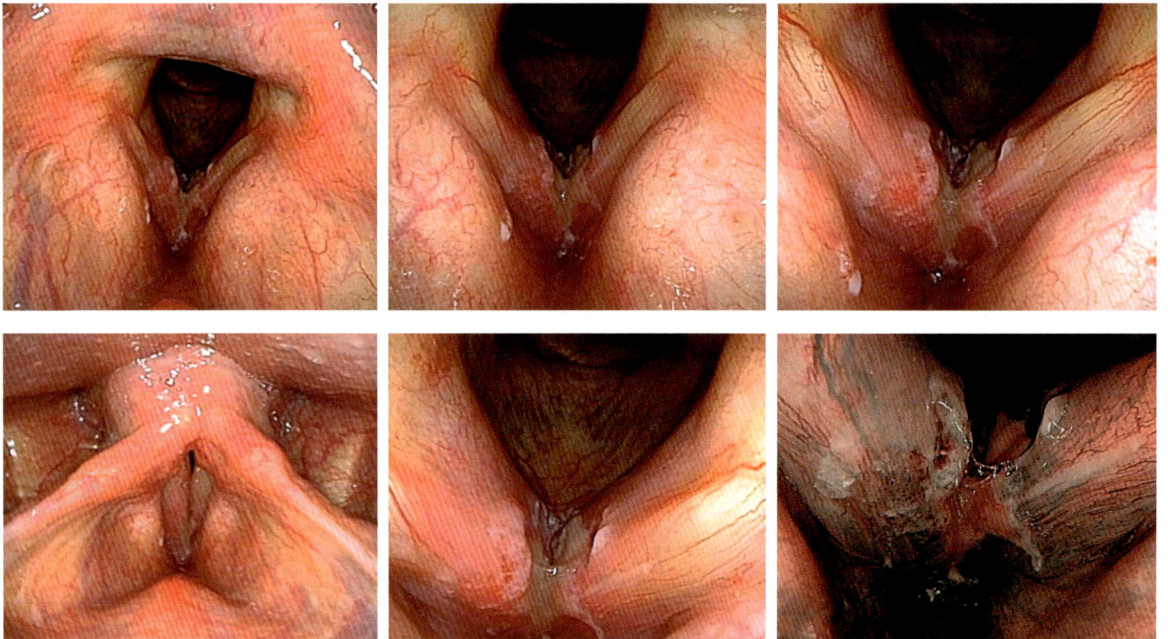

诊断要点：双侧声带全长红肿，前中部表面可见不规则肿物形成；向前侵犯前连合，向后到达双侧声带中部，双声带突未见侵及；向上疑似侵及喉室前端，右侧室带前端可疑白色角化物，声门下可见部分累及。双侧声带创面处可见伪膜形成；声门闭合呈不规则型。双侧环杓关节活动好。NBI 模式下双侧声带前端 IPCL 呈斑点状改变（右侧较密集）。NBI 分型为Ⅴa 型。

术后病理：（喉肿物）中分化型鳞状细胞癌。

内镜诊断：喉癌（声门型）。

病例 22　患者，男，54 岁，声音嘶哑 2 个月

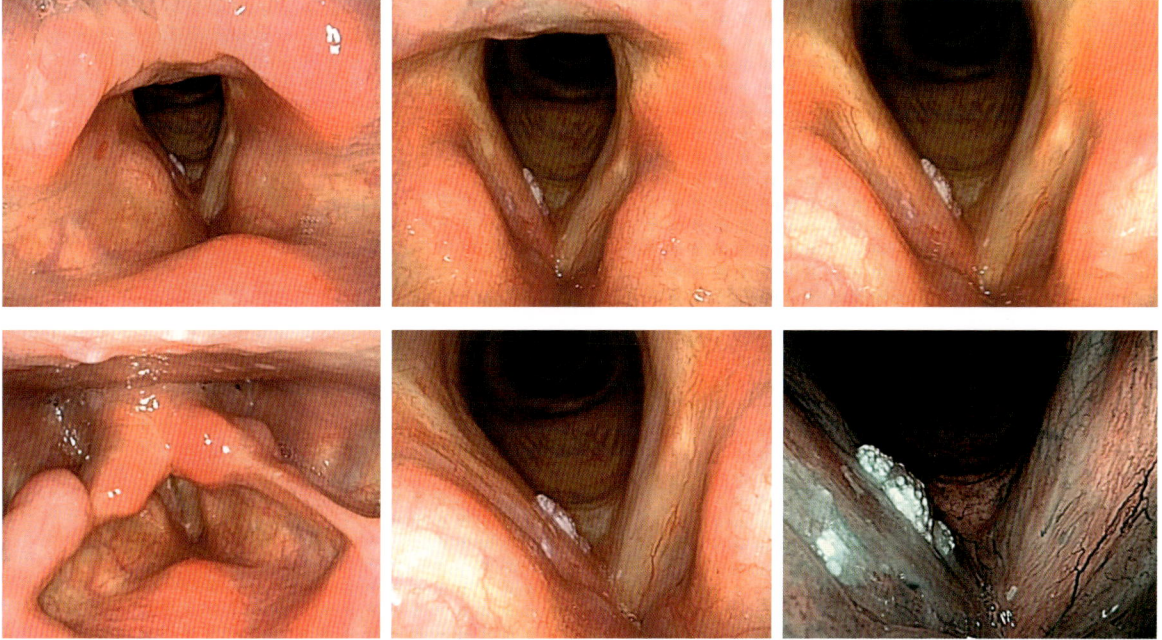

诊断要点：右侧声带全长充血、水肿，前中部边缘可见菜花状新生物，右侧声带前端表面（靠近喉室处）可见小灶白斑，前连合、右侧声带突及后连合处未见受累。NBI 模式下右侧声带新生物边缘各级血管未显露。

术后病理：（右声带肿物）黏膜组织慢性炎症，伴鳞状上皮高级别上皮内瘤变。

内镜诊断：喉癌（声门型）。

病例 23　患者，男，68 岁，声音嘶哑 1 个月

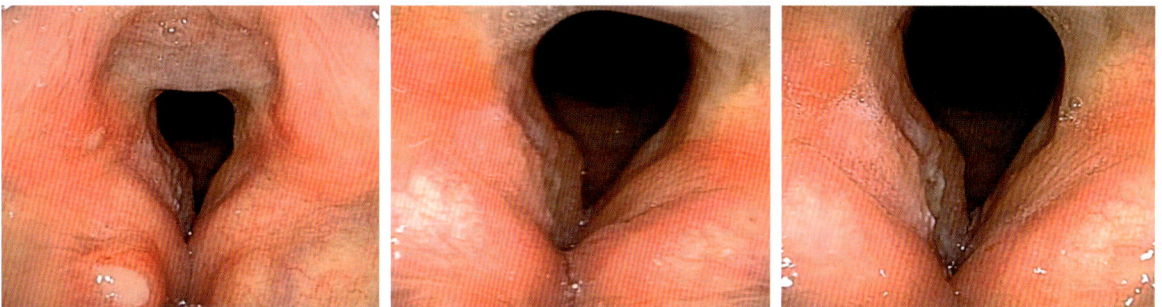

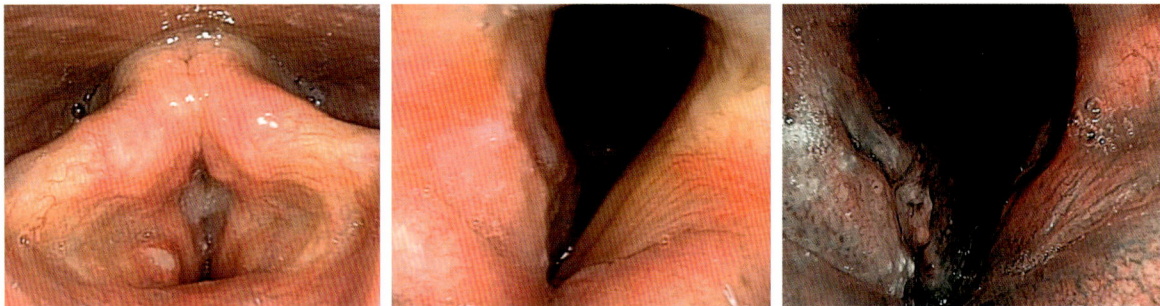

诊断要点： 右侧声带全长可见菜花状新生物形成；向前侵犯前连合，左侧声带前端可见侵及；向后到达右声带突；向上累及右侧喉室、室带；声门下疑似累及；声门闭合呈不规则型。右侧室带可见黏膜下隆起，表面可见白膜附着。双侧室带中度代偿。双侧环杓关节活动好。NBI 模式下右侧声带全长、左侧声带前端、前连合 IPCL 呈斑点状改变。NBI 分型为 Ⅴa 型。

术后病理： 1.（右侧室带）黏膜组织慢性炎症；2.（喉肿物）中分化型鳞状细胞癌，癌侵犯黏膜下唾液腺组织，局灶靠近横纹肌。

免疫组化标记结果： CKpan（+++）、CK5/6（+++）、34βE12（+++）、p63（+++）、CK7（－）、CK20（－）、CD34（－）、SYN（－）。

内镜诊断： 喉癌（声门型）。

病例 24　患者，男，68 岁，声音嘶哑 1 年，呼吸困难 1 个月

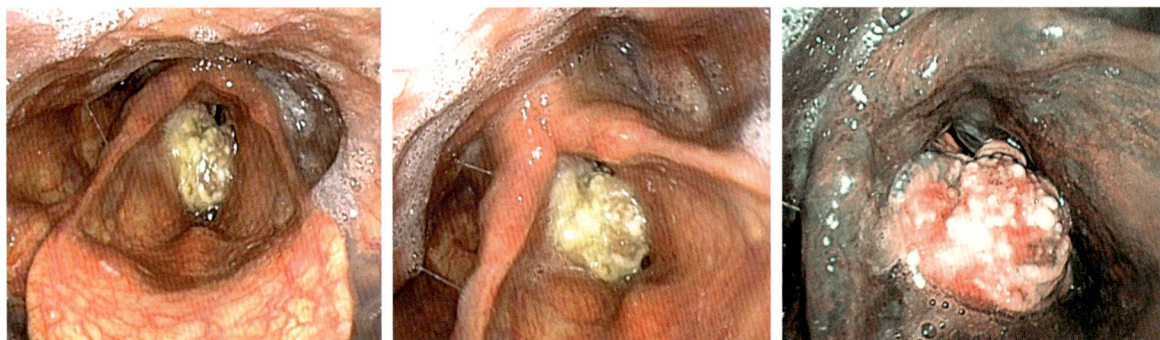

诊断要点： 双侧声带全长可见菜花状新生物形成；向前累及前连合，未达会厌结节；向后到达声带突；向上侵犯喉室及室带，右侧杓区内侧壁可见侵犯，左侧杓会厌襞未见侵犯；声门下未窥见，声门裂狭窄，气道通畅度小。右侧环杓关节固定，左侧环杓关节活动受限。NBI 模式下双侧声带新生物表面 IPCL 完全破坏不可见，NBI 分型为 Ⅴc 型。

术后病理：（喉肿物）中分化型鳞状细胞癌。癌组织侵及黏膜和黏膜下结缔组织至软骨组织，但未侵及软骨，上、下切缘均（－）。

内镜诊断： 喉癌（声门型）。

病例 25　患者，男，41 岁，声音嘶哑 2 年

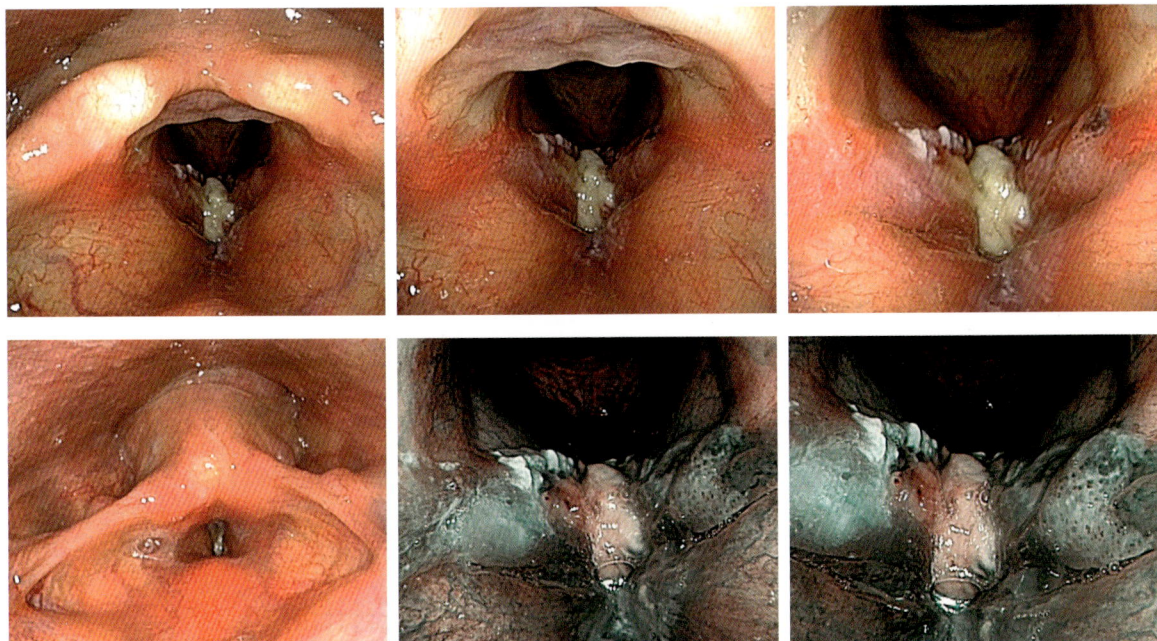

诊断要点：双侧声带全长红肿，表面可见白色角化新生物隆起；向前侵及前连合未达会厌结节；向后到达双声带突；向上双侧喉室可见侵犯，双侧室带疑似累及；声门下未见侵及。前连合处呈活检样改变，可见白色伪膜形成，声门闭合呈不规则形。NBI 模式下双侧声带黏膜表面 IPCL 呈粗大的斑点状改变。NBI 分型为 Ⅴa 型。

术后病理：（喉肿物）中分化型鳞状细胞癌。癌组织侵及黏膜下结缔组织，未侵及腺体及肌肉，上、下切缘均（－）。

内镜诊断：喉癌（声门型）。

病例 26　患者，男，62 岁，声音嘶哑半年

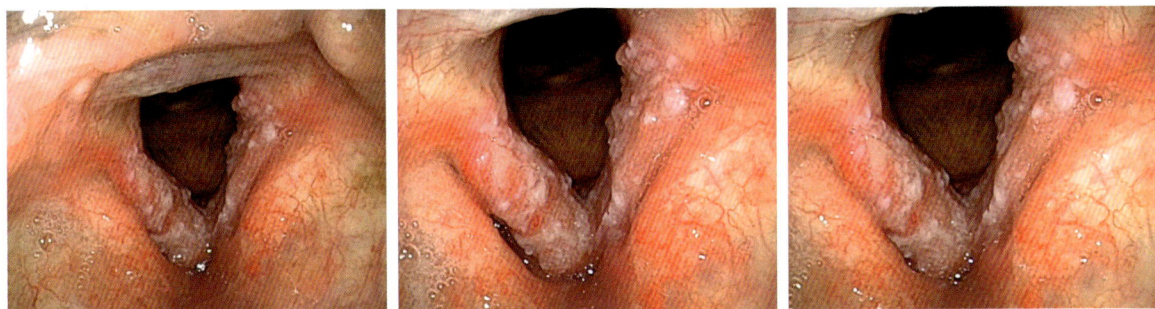

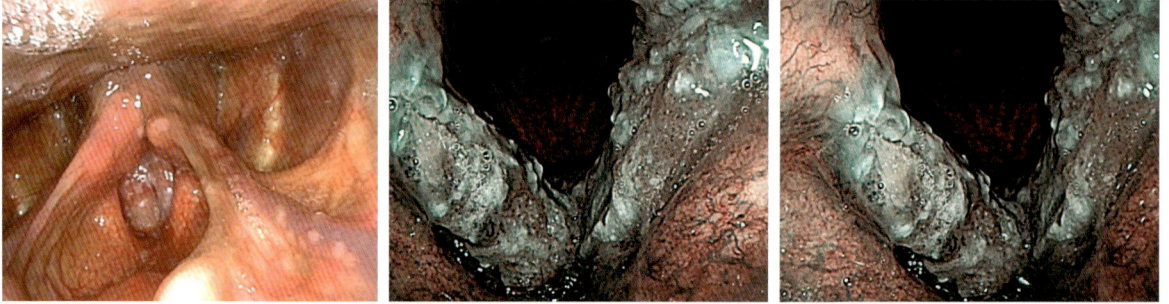

诊断要点：双侧声带全长呈菜花状新生物隆起，表面可见白色角化物形成；向前侵犯前连合，未达会厌结节；向后累及声带突，未达后连合；向上侵犯双侧喉室，室带未见侵及；声门下未见侵及。声门闭合呈不规则型。双侧环杓关节活动好。NBI 模式下双侧声带表面 IPCL 迂曲、扩张，呈斑点状、蛇形、蚯蚓状改变。NBI 分型为 Ⅴa 型、Ⅴb 型。

术后病理：（左侧喉肿物）中分化型鳞状细胞癌，侵及黏膜下至浅肌层；（右侧喉肿物）中分化型鳞状细胞癌，侵及黏膜下层，未侵及肌层。

内镜诊断：喉癌（声门型）。

病例 27　患者，男，71 岁，声音嘶哑 1 个月

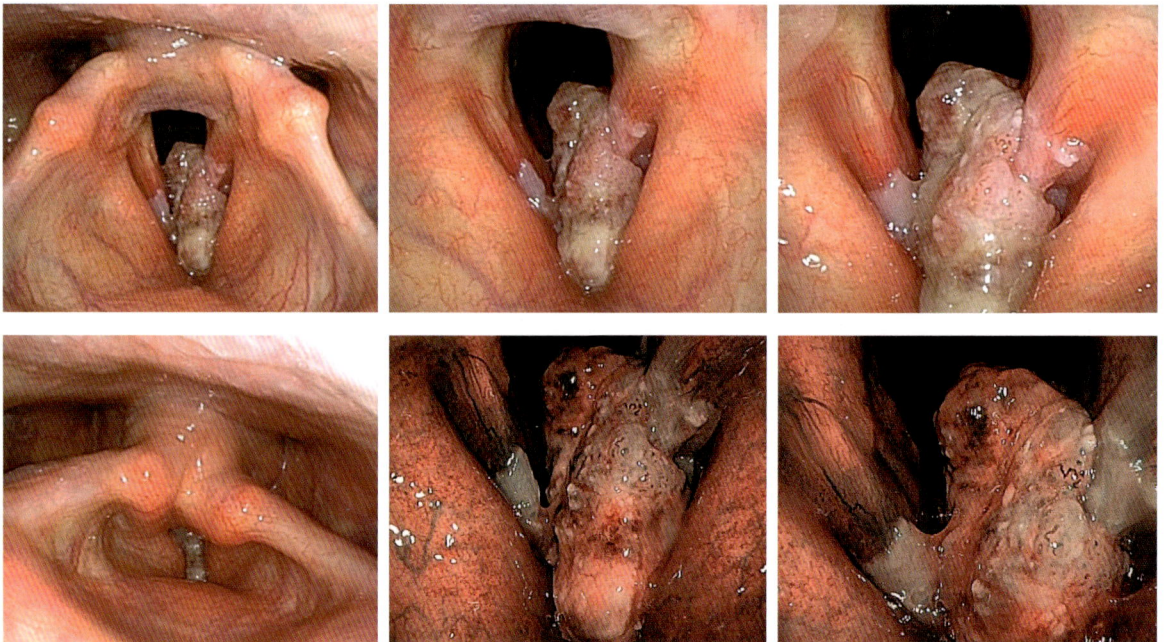

诊断要点：左侧声带全长可见菜花状新生物形成；向前侵犯前连合，未达会厌结节；向后累及左侧声带突，未达后连合；向上侵及喉室到达左侧室带；右声带前中部可见侵及，右侧喉室疑似累及，右侧室带未见侵及，声门下未见累及。声门闭合呈不规则型。

双侧环杓关节活动好。NBI 模式下左侧声带新生物表面 IPCL 呈蛇形改变，部分破坏、不可见，NBI 分型为 V b 型、V c 型。

术后病理：（喉肿物）中 - 高分化型鳞状细胞癌，大小 1.5cm×1.0cm×0.7cm，基底切缘及侧切缘未见肿瘤组织。

内镜诊断：喉癌（声门型）。

病例 28　患者，男，69 岁，声音嘶哑 1 年

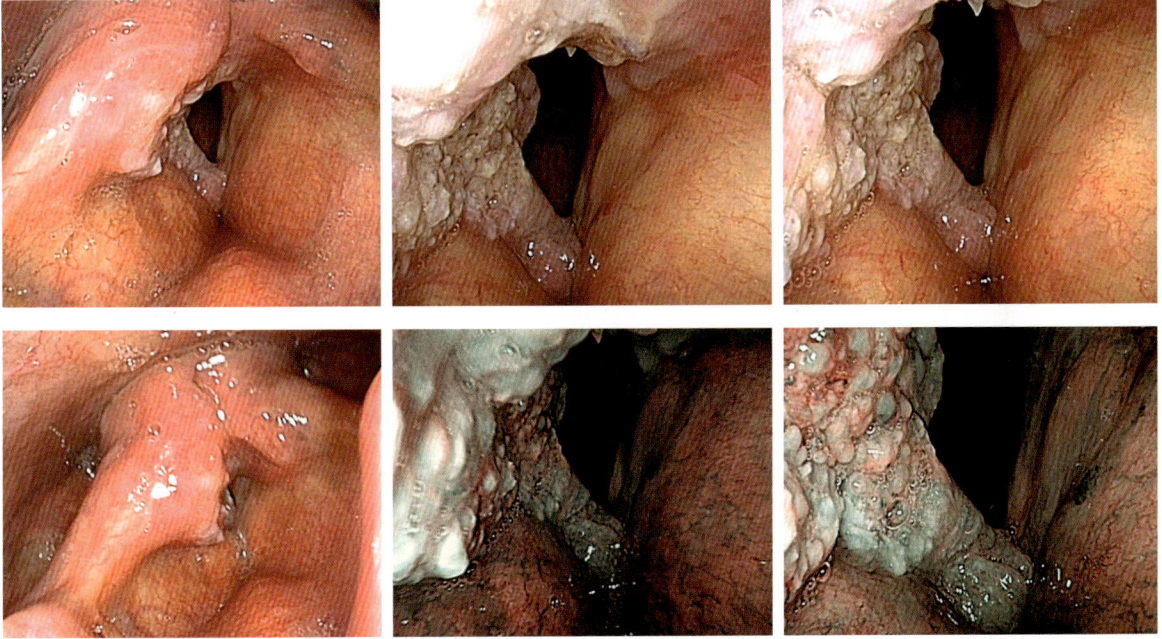

诊断要点：右侧声带全长可见菜花状新生物形成；向前侵犯前连合，左侧声带前端可见累及；向后侵犯后连合；向上侵犯右侧喉室到达室带，右侧杓状软骨可见累及；声门下未见累及。声门闭合呈不规则型。左侧环杓关节活动好，右侧环杓关节活动减弱。NBI 模式下右声带新生物表面 IPCL 破坏、不可见，NBI 分型为 V c 型。

术后病理：（右声带肿物）高分化型鳞状细胞癌。

内镜诊断：喉癌（声门型）。

病例 29　患者，男，75 岁，声音嘶哑 1 年

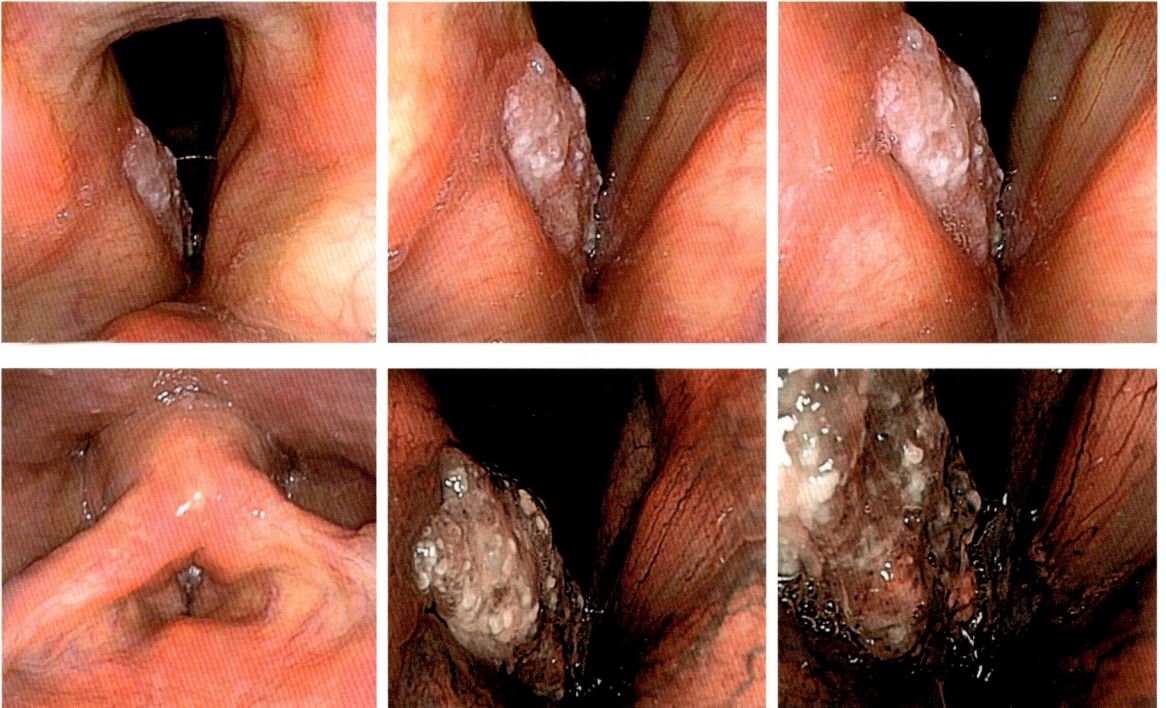

诊断要点：右侧声带全长可见菜花状新生物；向前侵犯前连合，左侧声带前端可见累及；向后侵犯声带突，未达后连合；向上侵犯喉室未达室带；声门下未见侵及。声门闭合呈不规则型。左侧环杓关节活动好，右侧环杓关节活动稍减弱。NBI 模式下右侧声带新生物表面 IPCL 呈斑点状、蚯蚓状改变。NBI 分型为 Ⅴa 型、Ⅴb 型。

术后病理：（右侧喉肿物）鳞状上皮高级别上皮瘤变，原位癌。

内镜诊断：喉癌（声门型）。

病例 30　患者，男，75 岁，声音嘶哑 1 年

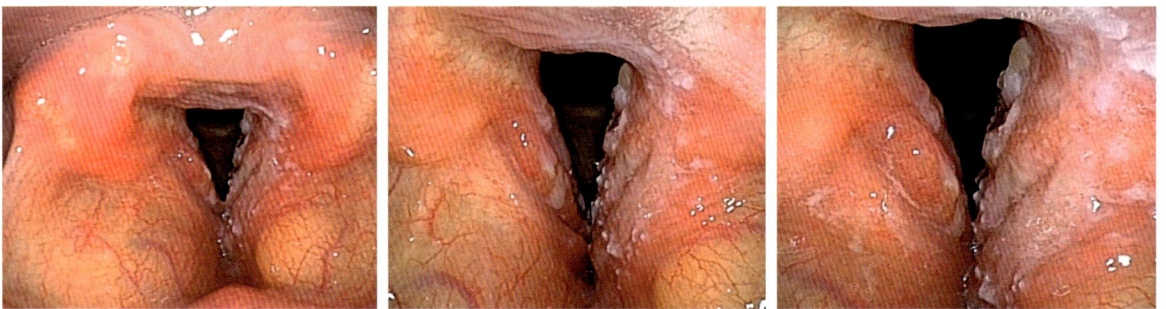

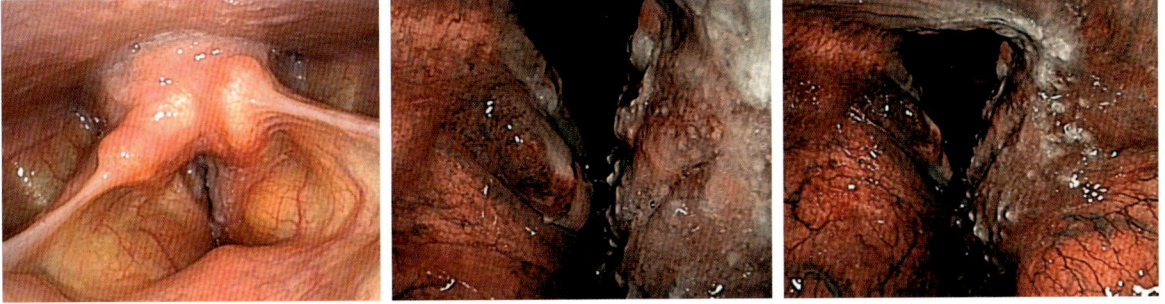

诊断要点：右侧声带全长红肿，左侧声带全长可见菜花状新生物形成；向前侵犯前连合并越过到达左侧；向后到达后连合；向上侵及喉室到达室带；声门下未见侵及。声门闭合呈不规则型。双侧环杓关节活动好。NBI 模式下左侧声带新生物表面 IPCL 呈斑点状、蛇形改变。NBI 分型为 Va 型、Vb 型。

术后病理：1.（喉肿物）中 - 高分化型鳞状细胞癌，大小 1.3cm×1.0cm×0.4cm，癌组织侵及黏膜下疏松结缔组织中；2.（右侧声带前端病变）黏膜慢性炎症伴淋巴组织增生，局部导管上皮增生，鳞状上皮化生。

内镜诊断：喉癌（声门型）。

病例 31　患者，男，83 岁，声音嘶哑 3 个月

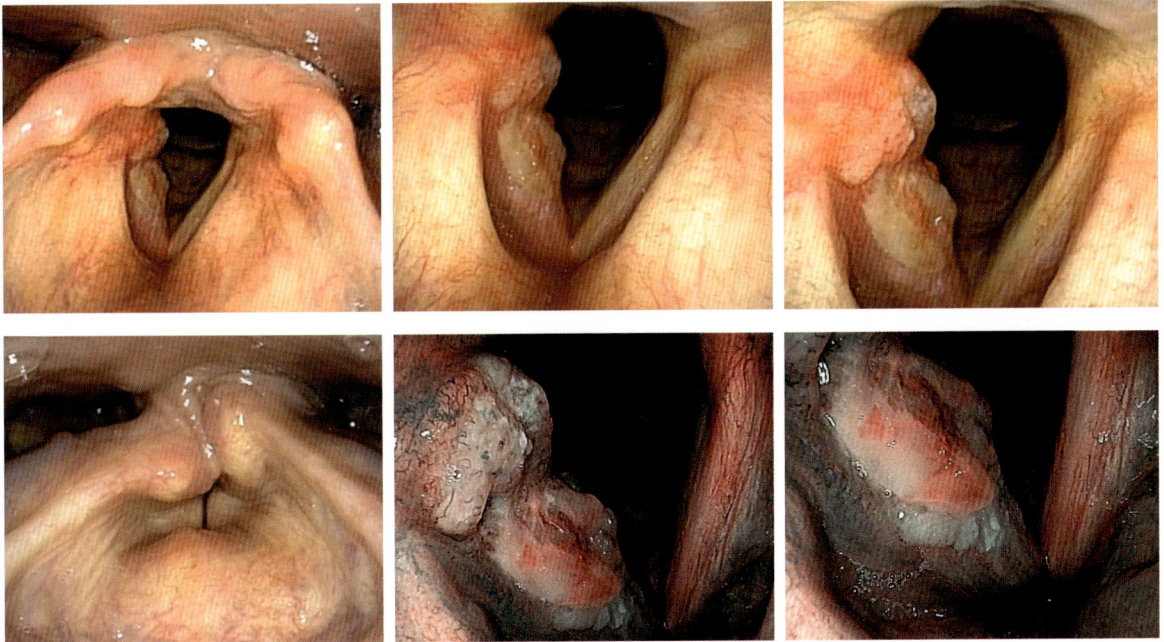

诊断要点：右侧声带表面可见菜花状新生物形成；向前未达前连合；向后侵犯声带突，后连合未见累及；向上到达喉室，未达室带；声门下未见侵犯。左侧声带黏膜光滑，未见侵犯。声门闭合呈不规则型。NBI 模式下右侧声带新生物表面 IPCL 迂曲、扩张，

部分被破坏、不可见，NBI 分型为 V b 型、V c 型。

术后病理：（右侧声带及肿物）中分化型鳞状细胞癌；基底切缘（烧灼组织）见癌组织。

内镜诊断：喉癌（声门型）。

病例 32　患者，男，39 岁，声音嘶哑 1 个月

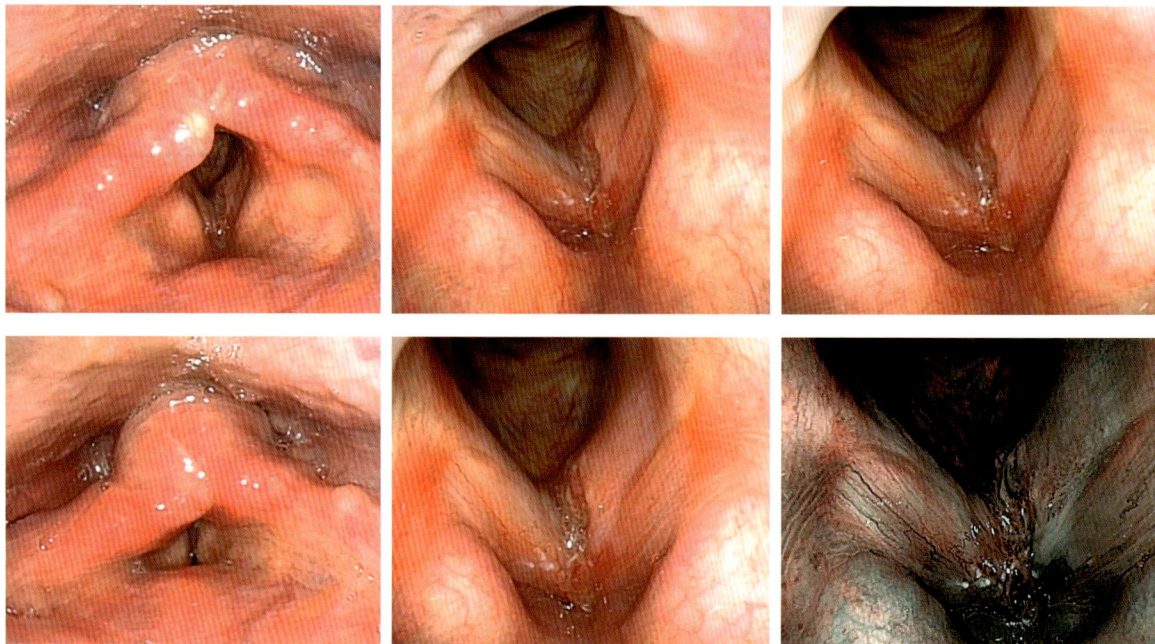

诊断要点：双侧声带前中部、声门下、前连合处黏膜粗糙、隆起，可见菜花状新生物形成，双侧喉室及室带未见受累。NBI 模式下喉新生物表面 IPCL 呈斑点状改变，NBI 分型为 V a 型。

术后病理：1.（喉肿物）中分化型浸润性鳞状细胞癌，癌局灶侵犯横纹肌组织；2.（上切缘）（－）；3.（下切缘）（－）。

内镜诊断：喉癌（声门型）。

第七节 喉部化学性损伤

病例 患者，女，54岁，误服草酸7个月余

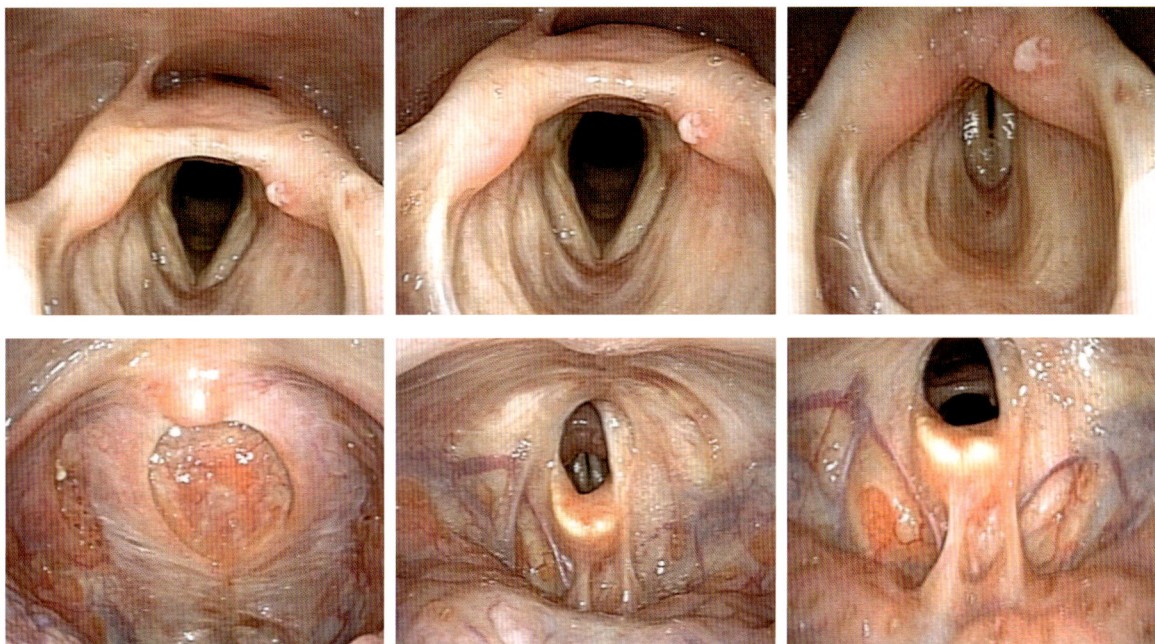

诊断要点：右侧声带全长、双侧室带、会厌喉面、口咽后壁、下咽后壁可见瘢痕形成；会厌与咽后壁、环后区与下咽后壁可见粘连。声门裂未见狭窄。

内镜诊断：喉部化学性损伤。

第八节 喉及气管烟雾伤

病例1 患者，女，45岁，火场浓烟吸入后咽部不适4小时

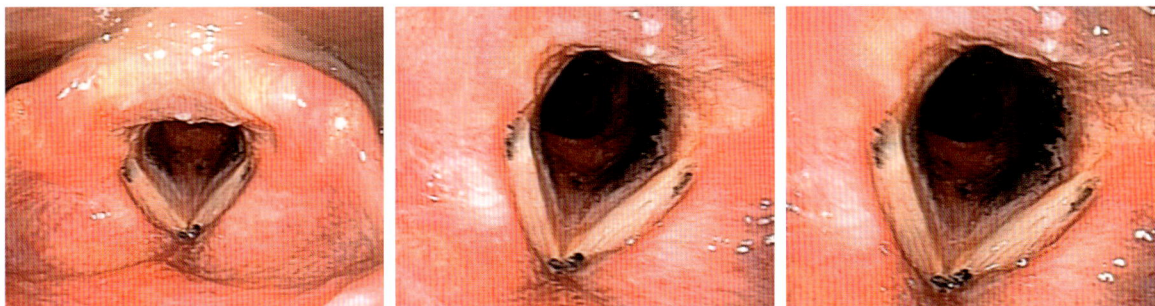

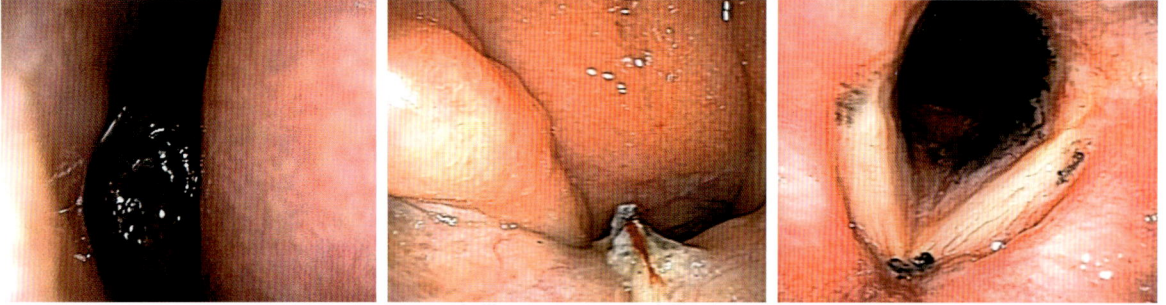

诊断要点：双侧声带黏膜水肿；双侧声带表面、声门下、气管内、右侧中鼻甲表面、鼻咽部可见大量黑色碳化颗粒；声门下及气管内黏膜充血。

内镜诊断：喉及气管烟雾伤。

病例 2　患者，男，35 岁，火场浓烟吸入后咽部不适 4 小时

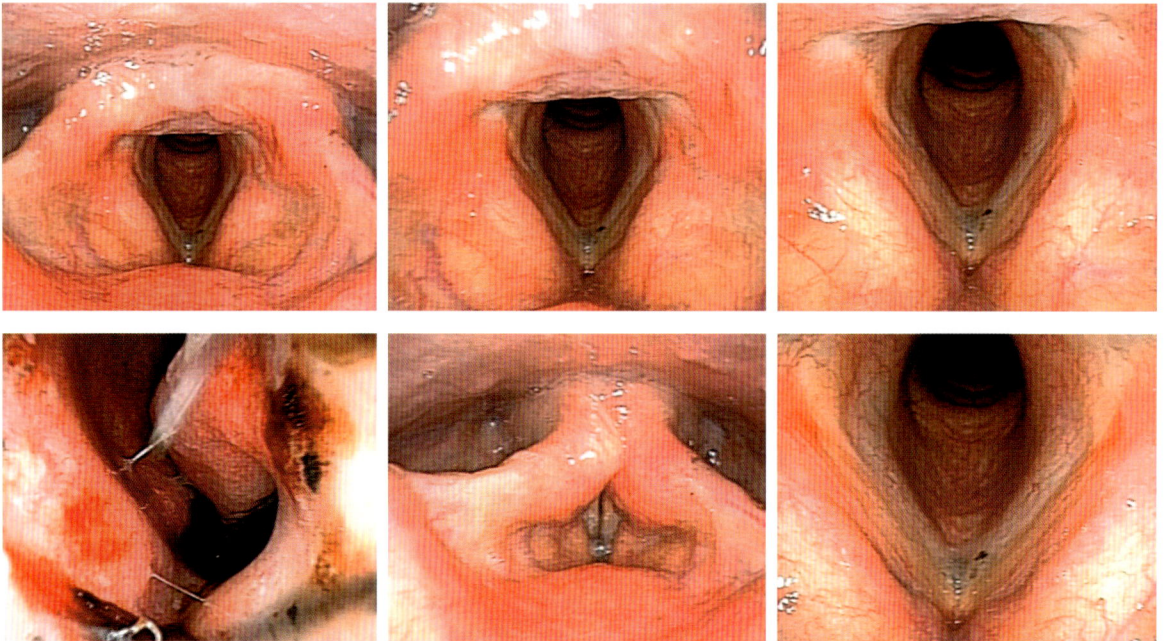

诊断要点：双侧声带、声门下及气管内黏膜充血；左侧声带、前连合、左侧室带上端、左侧杓会厌襞、左侧鼻前庭处可见大量黑色碳化颗粒。

内镜诊断：喉及气管烟雾伤。

病例 3 患者，女，38 岁，火场浓烟吸入后咽部不适 4 小时

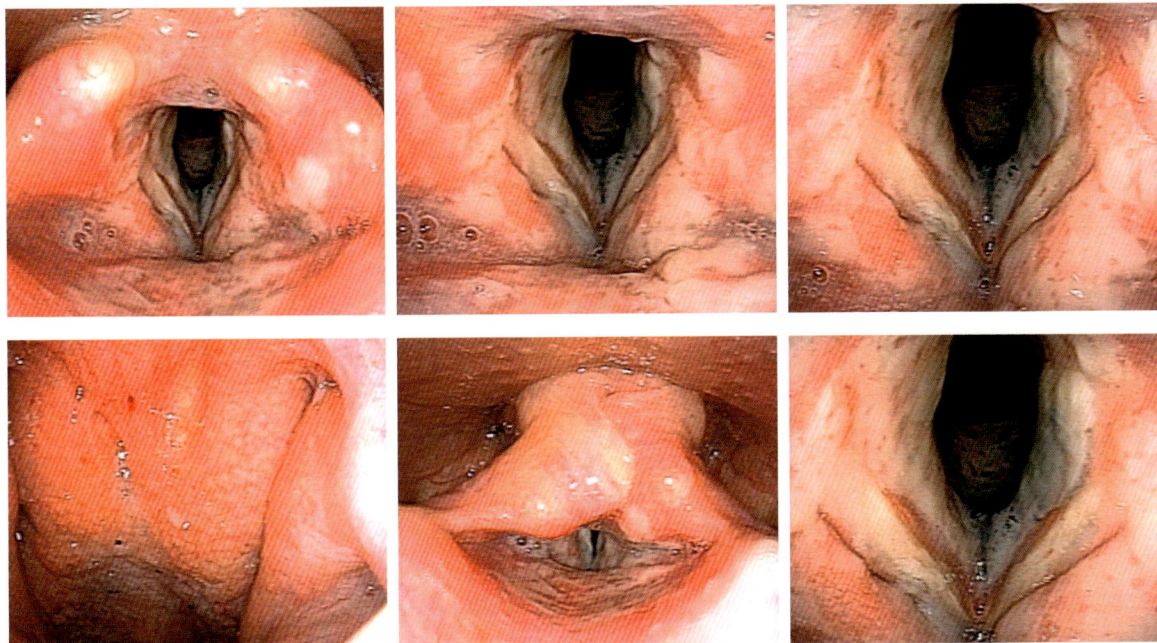

诊断要点： 双侧声带、双侧室带、声门下、气管内、会厌喉面黏膜水肿，表面可见大量伪膜；双侧声带表面、声门下、鼻咽部可见大量碳化颗粒。

内镜诊断： 喉及气管烟雾伤。

病例 4 患者，女，28 岁，火场浓烟吸入后咽部不适 4 小时

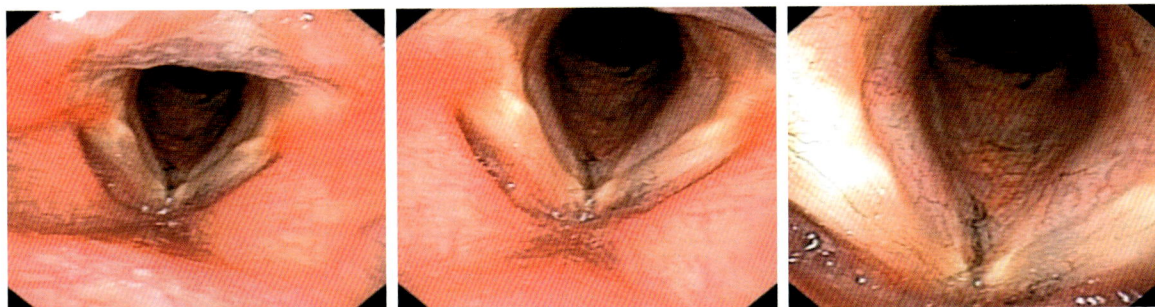

诊断要点： 双声带黏膜水肿，左侧声带表面、前连合、气管内可见黑色碳化颗粒。

内镜诊断： 喉及气管烟雾伤。

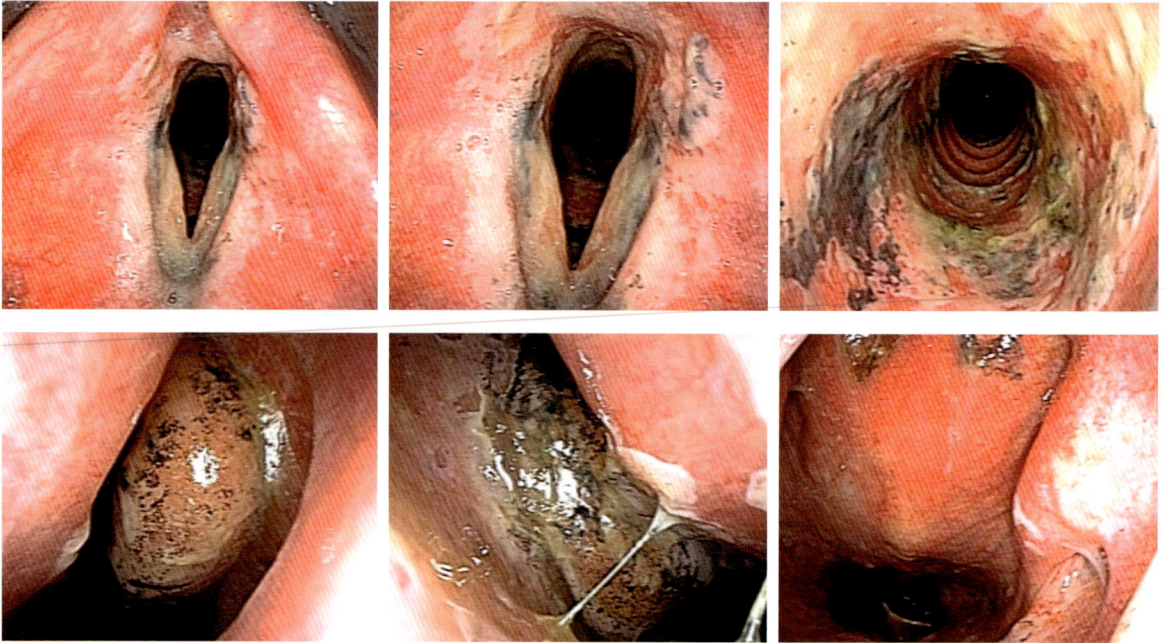

诊断要点：双侧声带全长、双侧室带、声门下及气管内黏膜水肿、充血，表面可见伪膜形成；双侧声带表面、双侧室带、声门下、气管内、鼻咽部及双侧鼻腔可见大量黑色碳化颗粒。

内镜诊断：1. 鼻烟雾伤；2. 喉及气管烟雾伤。

第九节　喉　结　核

病例　患者，男，83 岁，发现声门上溃疡 1 周

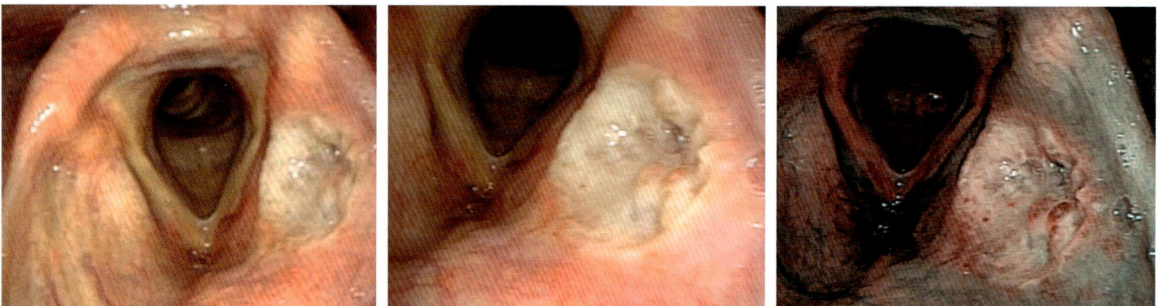

诊断要点：左侧室带可见较大火山口样溃疡，表面可见大量脓苔。NBI 模式下左侧室带新生物表面树枝状血管网被破坏，局部不可见。NBI 分型为 V c 型。

术后病理：鳞状上皮增生伴小灶上皮轻度不典型增生，另见少量纤维组织增生伴炎性坏死及局灶炎性肉芽组织形成。

胸部 CT 检查：提示右肺尖结核可能性大。

内镜诊断：喉结核。

第十节　喉　梅　毒

病例　患者，男，38 岁，咽部异物感 1 周

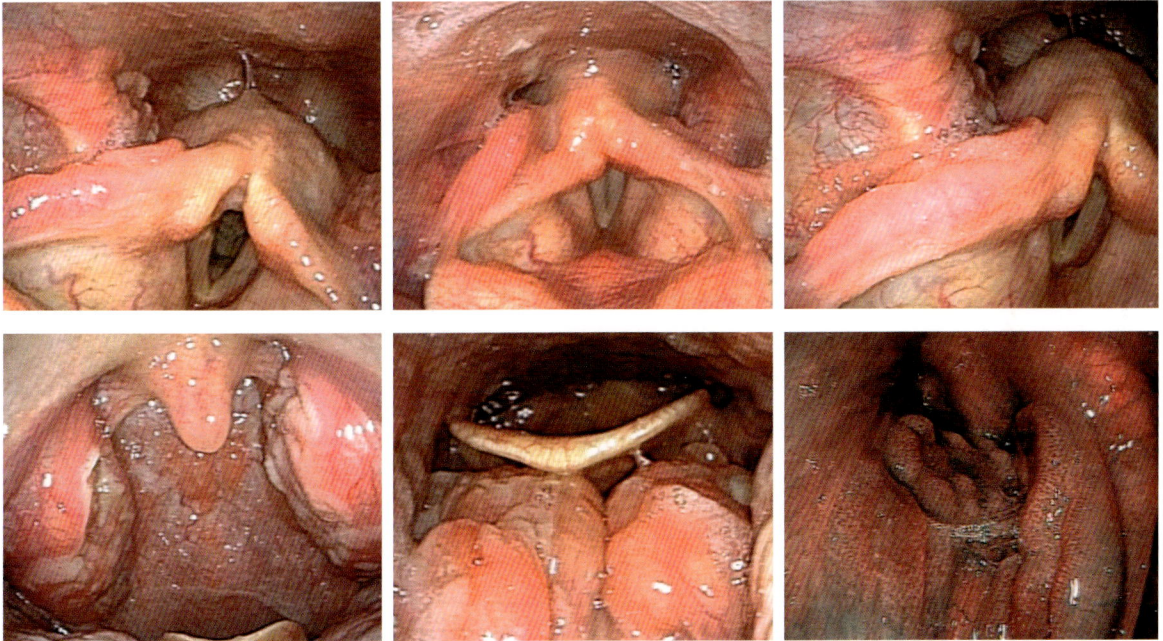

诊断要点：双侧扁桃体表面、舌根部、右侧杓会厌襞、双侧梨状窝黏膜灰白、粗糙。NBI 模式下见黏膜表面呈斑点状改变。

术后病理：1.（右侧梨状窝）黏膜急慢性炎症，伴鳞状上皮增生，局灶轻度不典型增生，上皮下淋巴组织增生，局部区域见浆细胞浸润；2.（右侧舌根）黏膜急慢性炎症，伴鳞状上皮增生及假上皮瘤样增生，局灶轻度不典型增生，上皮下淋巴组织增生；3.（左侧扁桃体）黏膜急慢性炎症，伴鳞状上皮增生及假上皮瘤样增生，局灶轻度不典型增生，上皮下淋巴组织高度增生，局部区域见少量浆细胞浸润，局灶见坏死组织；4. 梅毒螺旋体抗体（＋）。

内镜诊断：喉梅毒。

第十一节　喉乳头状瘤

病例 1　患者，男，4 岁，声音嘶哑 1 年余

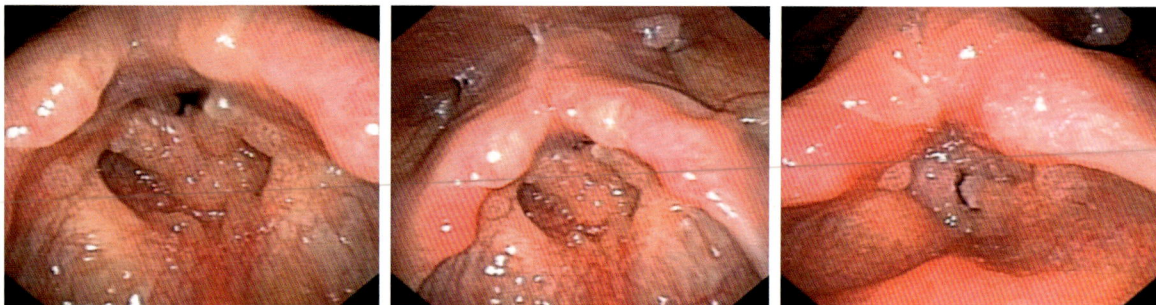

诊断要点：双侧声带、前连合、双侧喉室、双侧室带可见多发乳头状瘤形成，瘤体遮挡声门裂。

内镜诊断：喉乳头状瘤。

病例 2　患者，男，50 岁，喉乳头状瘤术后 6 年复发

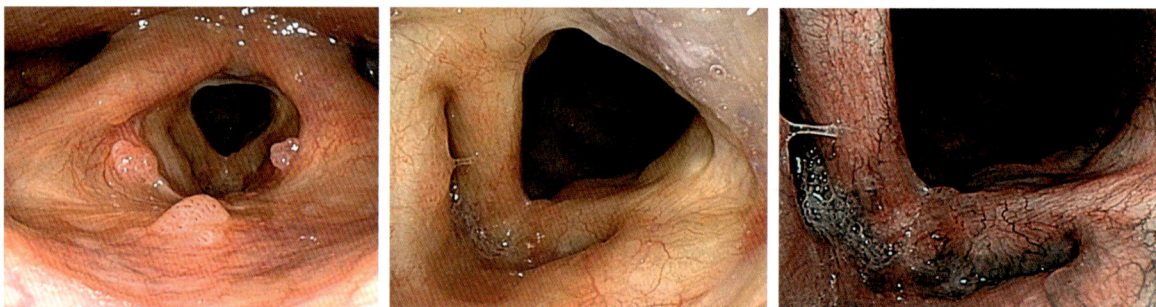

诊断要点：双侧声带表面、双侧室带、会厌喉面可见多发乳头状瘤。

内镜诊断：喉乳头状瘤。

病例 3 患者，男，2 岁，声音嘶哑 8 个月

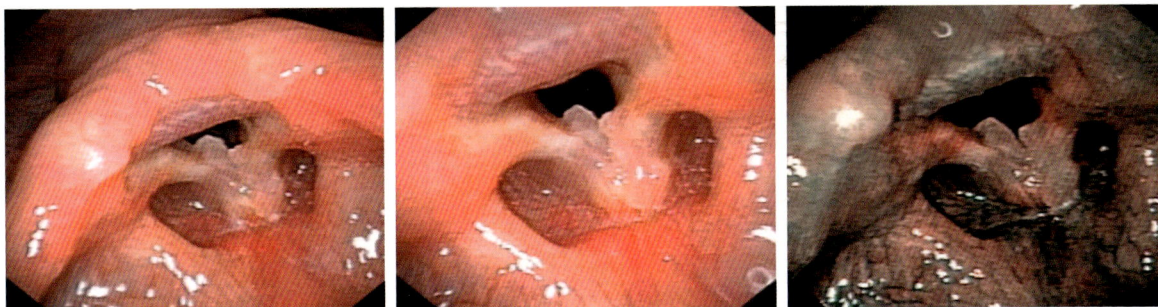

诊断要点：双侧声带表面可见乳头状瘤形成，前连合处可见粘连。

内镜诊断：喉乳头状瘤。

病例 4 患者，女，26 岁，声音嘶哑 4 年

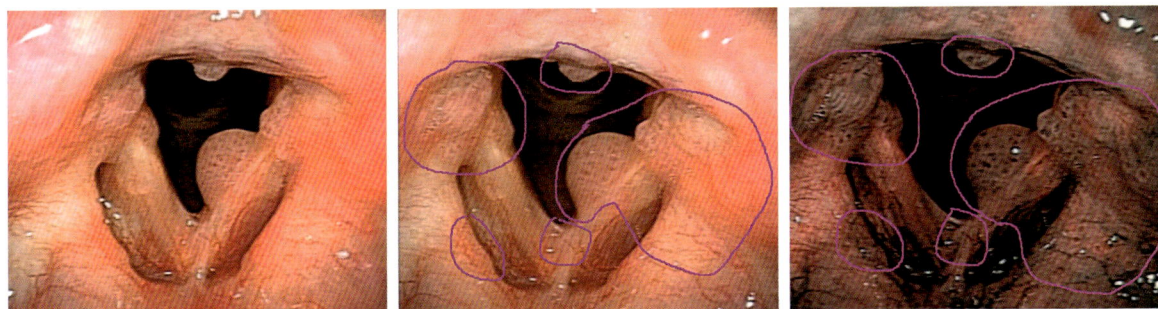

诊断要点：双侧声带表面、前连合、后连合、双侧喉室及室带可见多发乳头状瘤（紫线圈出）。
NBI 模式下喉乳头状瘤新生物表面 IPCL 呈斑点状改变，NBI 分型为Ⅴa 型。

内镜诊断：喉乳头状瘤。

病例 5 患者，女，32 岁，反复声音嘶哑 7 年

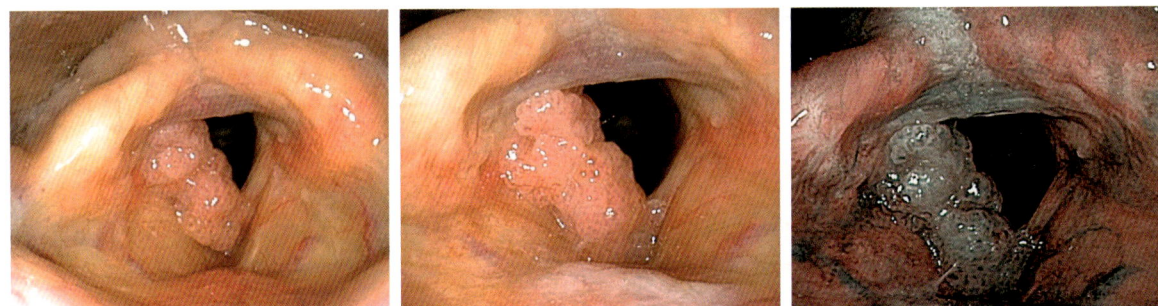

诊断要点：右侧声带全长、右侧喉室、右侧室带、前连合、左侧声带前端可见广泛乳头状瘤形
成。NBI 模式下右侧声带新生物表面 IPCL 呈斑点状改变，NBI 分型为Ⅴa 型。

内镜诊断：喉乳头状瘤。

病例 6　患者，男，32 岁，喉乳头状瘤术后 2 年复发

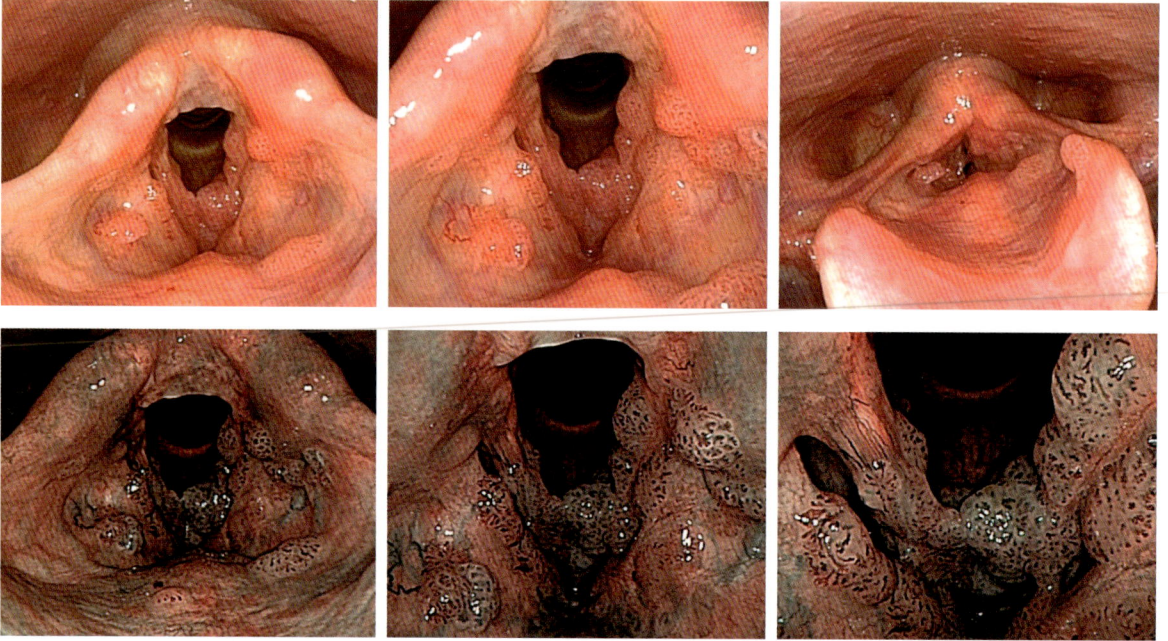

诊断要点：双侧声带表面、双侧喉室、前连合、双侧室带、会厌喉面可见多发乳头状瘤形成。
　　　　　　NBI 模式下喉新生物表面 IPCL 呈斑点状改变，NBI 分型为 Ⅴa 型。

内镜诊断：喉乳头状瘤。

病例 7　患者，男，24 岁，声音嘶哑半年

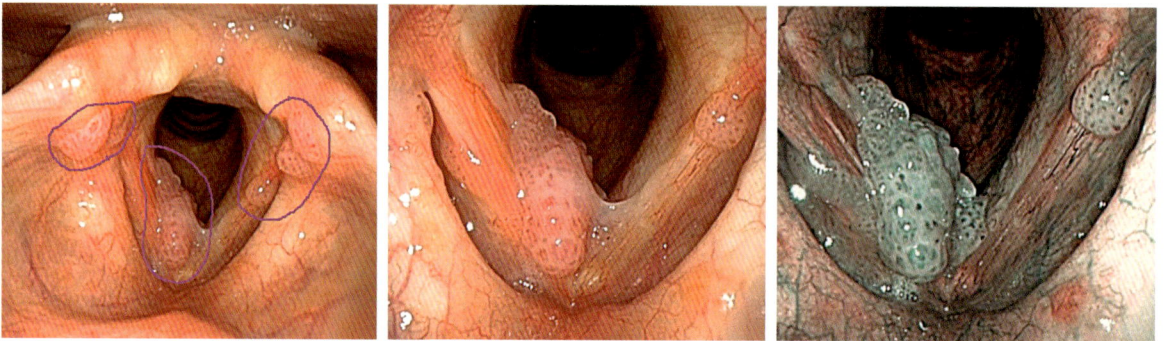

诊断要点：右侧声带全长、左侧声带后端、双侧杓状软骨表面可见多发乳头状瘤形成。NBI 模
　　　　　　式下双侧声带新生物表面 IPCL 呈斑点状改变，NBI 分型为 Ⅴa 型。

内镜诊断：喉乳头状瘤。

病例 8　患者，男，8 岁，喉乳头状瘤术后 2 周复发

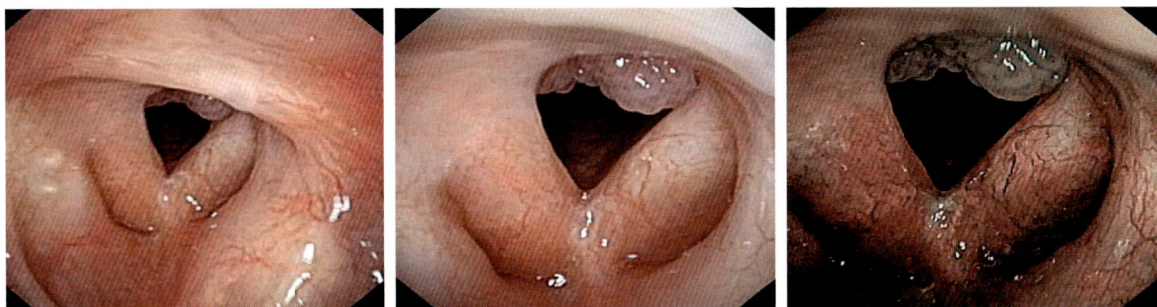

诊断要点：后连合处可见乳头状瘤形成。双侧声带黏膜水肿、肥厚。

内镜诊断：喉乳头状瘤。

病例 9　患者，男，22 岁，声音嘶哑 2 个月

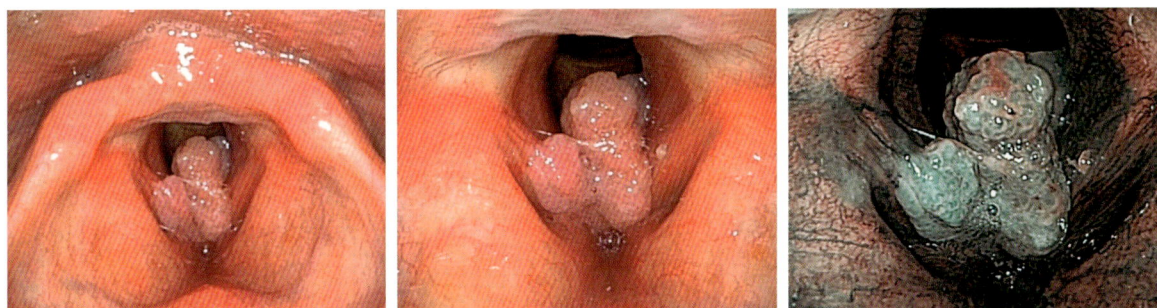

诊断要点：双侧声带表面可见菜花状新生物，前连合处可见受累。NBI 模式下喉腔新生物表面
　　　　　　IPCL 呈斑点状改变，NBI 分型为 Ⅴa 型。

内镜诊断：喉乳头状瘤。

病例 10　患者，男，33 岁，声音嘶哑 1 年

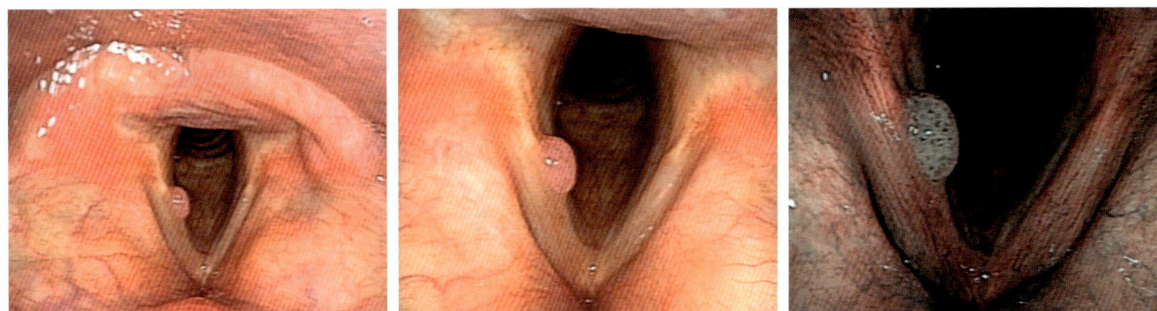

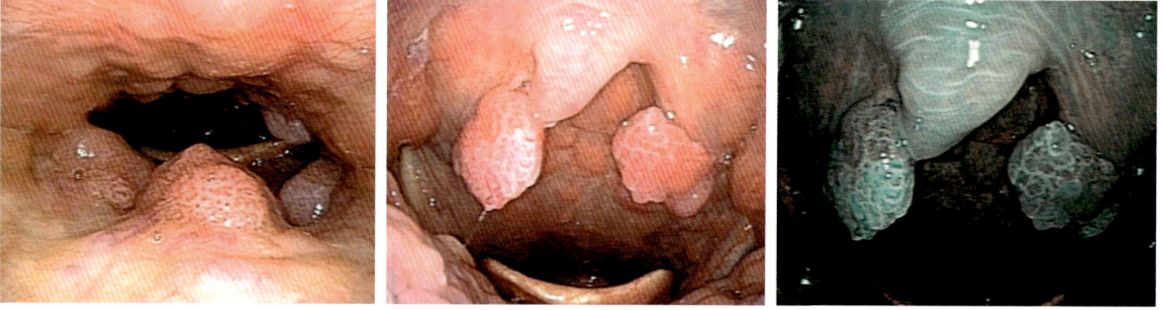

诊断要点：右侧声带中后端、双侧口咽后壁、软腭背面、悬雍垂表面可见多发乳头状瘤。NBI模式下右侧声带、口咽后壁、软腭背面、悬雍垂新生物表面IPCL呈斑点状改变，NBI分型为Ⅴa型。

内镜诊断：1. 喉乳头状瘤；2. 口咽乳头状瘤。

病例 11　患者，男，26 岁，声音嘶哑 2 年

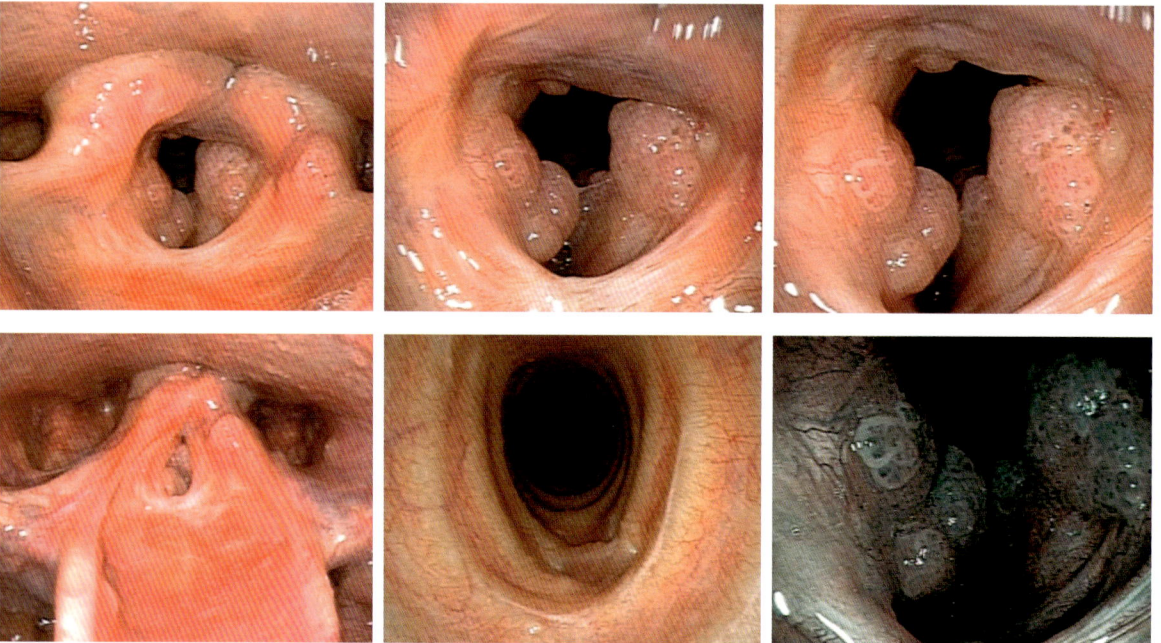

诊断要点：双侧声带、双侧室带、前连合、气管切开处、左侧杓会厌襞、会厌喉面右侧可见广泛乳头状瘤形成。NBI模式下双声带新生物表面IPCL呈斑点状改变，NBI分型为Ⅴa型。

内镜诊断：喉乳头状瘤。

病例 12　患者，男，30 岁，喉乳头状瘤术后 3 年

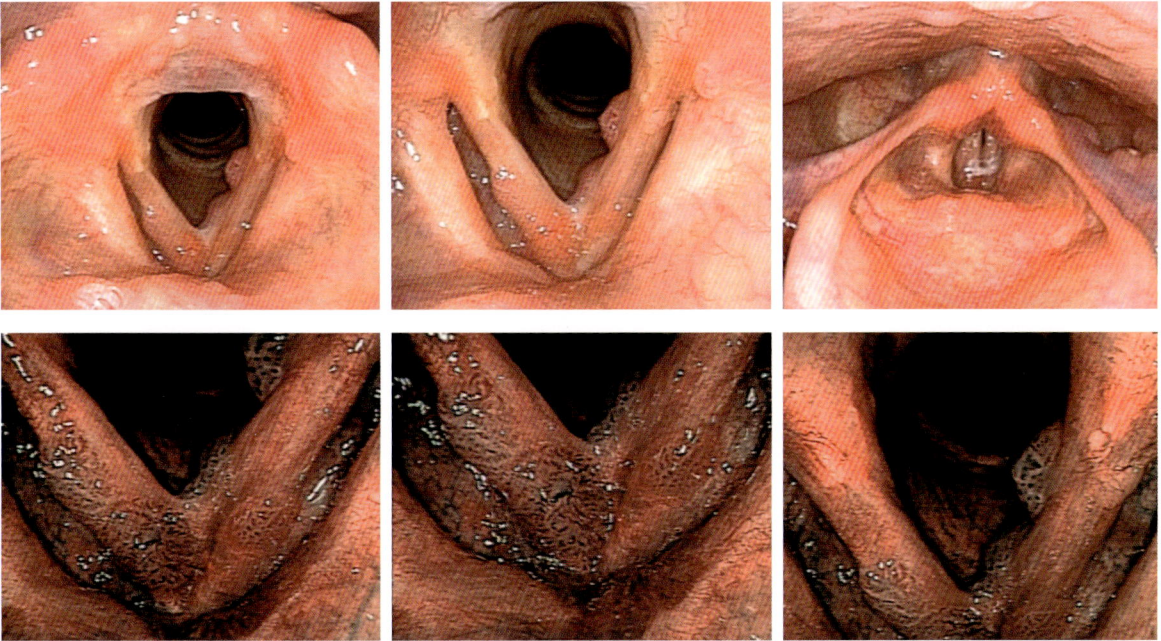

诊断要点：双侧声带表面、双侧室带、会厌喉面可见多个乳头状瘤形成。NBI 模式下双声带新生物表面 IPCL 呈斑点状改变，NBI 分型为Ⅴa 型。

内镜诊断：喉乳头状瘤。

病例 13　患者，男，39 岁，声音嘶哑半年，喉乳头状瘤术后 3 个月

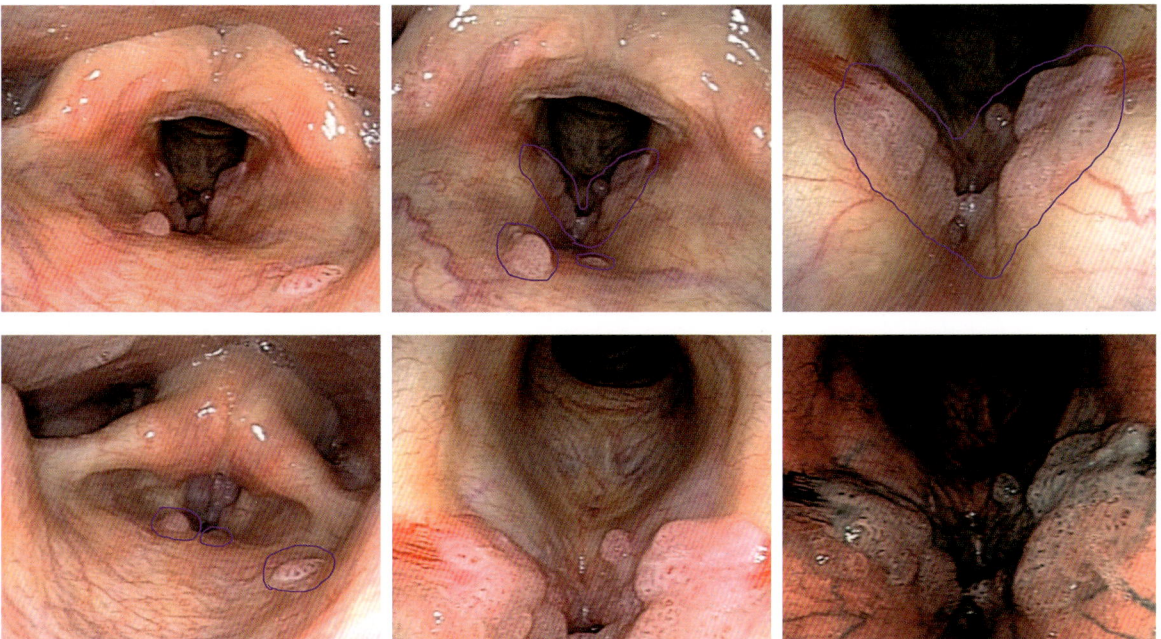

诊断要点：双侧声带表面、声门下、双侧喉室、双侧室带、会厌喉面可见多个乳头状瘤（紫线圈出）。NBI 模式下喉新生物表面 IPCL 呈斑点状改变，NBI 分型为Ⅴa 型。

内镜诊断：喉乳头状瘤。

病例 14　患者，男，25 岁，发现喉乳头状瘤 20 年

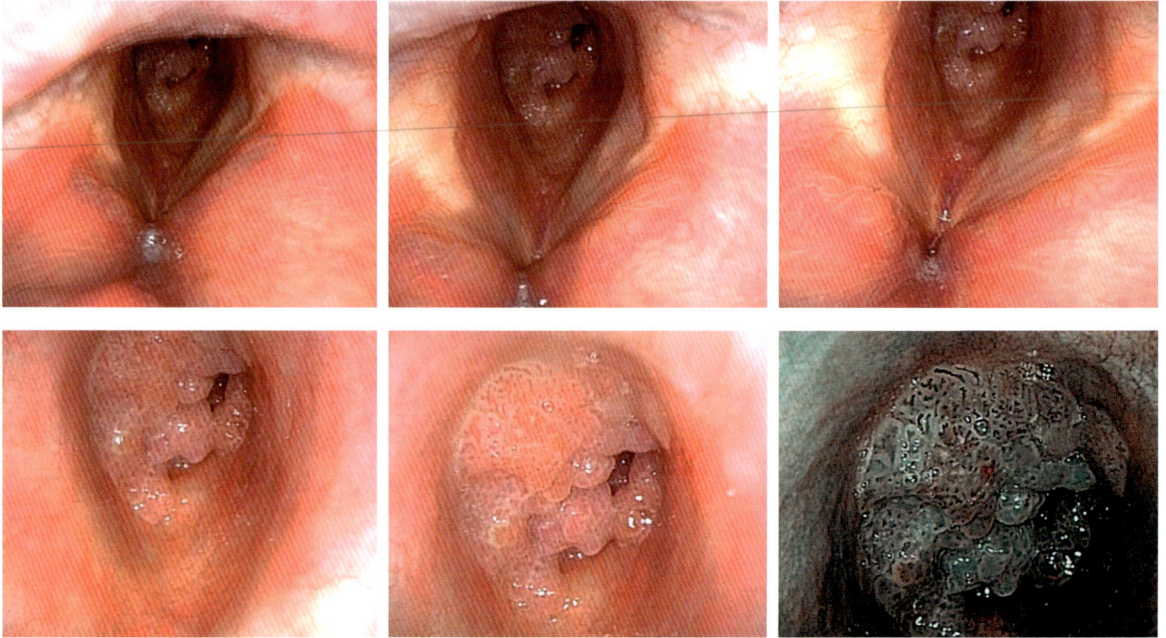

诊断要点：双侧声带表面光滑。声门下、气管内可见乳头状瘤形成，完全堵塞气管。NBI 模式下声门下、气管内新生物表面 IPCL 呈斑点状改变，NBI 分型为Ⅴa 型。

内镜诊断：1. 喉乳头状瘤；2. 气管乳头状瘤。

病例 15　患者，男，35 岁，喉乳头状瘤术后 11 个月，复发 1 周

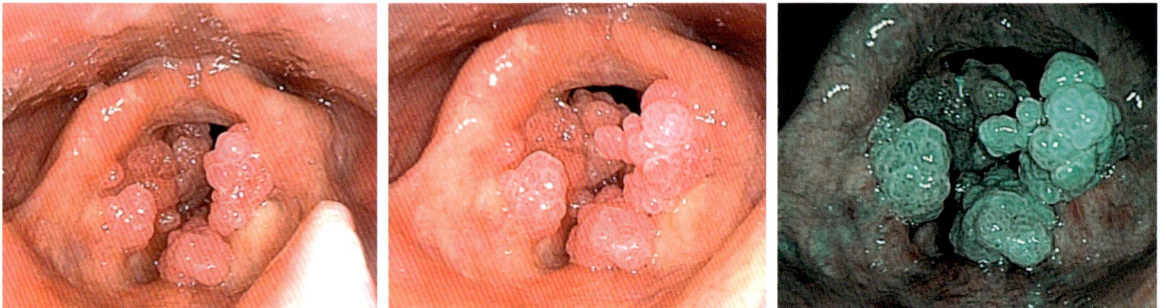

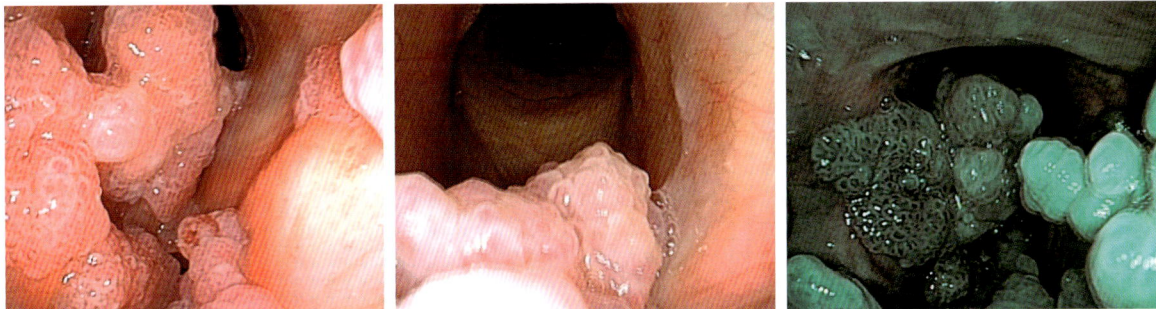

诊断要点：双侧声带表面、双侧室带、会厌喉面可见广泛乳头状瘤形成，新生物遮挡声门裂。NBI 模式下喉新生物表面 IPCL 呈斑点状改变，NBI 分型为 Ⅴa 型。

内镜诊断：喉乳头状瘤。

病例 16　患者，女，22 岁，喉乳头状瘤术后，复发 2 周

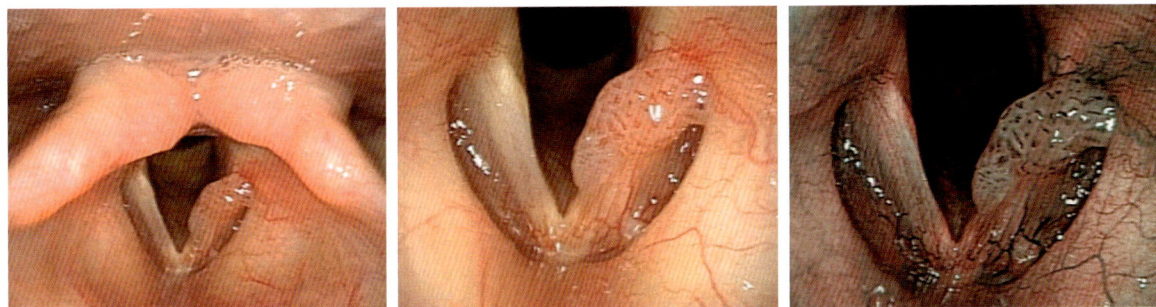

诊断要点：左侧声带近全长可见乳头状瘤形成。NBI 模式下左侧声带新生物表面 IPCL 呈斑点状改变，NBI 分型为 Ⅴa 型。

内镜诊断：喉乳头状瘤。

病例 17　患者，女，33 岁，反复声音嘶哑 7 年

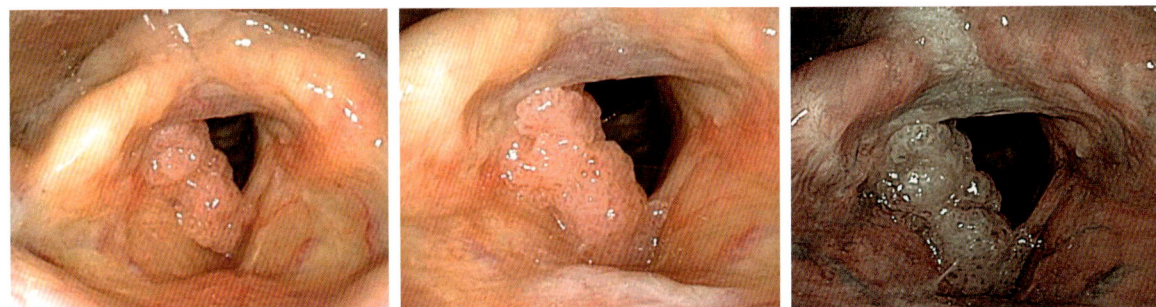

诊断要点：右侧声带全长、右侧室带可见菜花状新生物形成，遮挡部分声门裂。NBI 模式下喉新生物表面 IPCL 呈斑点状改变。

内镜诊断：喉乳头状瘤。

第十二节 喉 外 伤

病例 1 患者，女，56 岁，外伤后声音嘶哑 4 小时

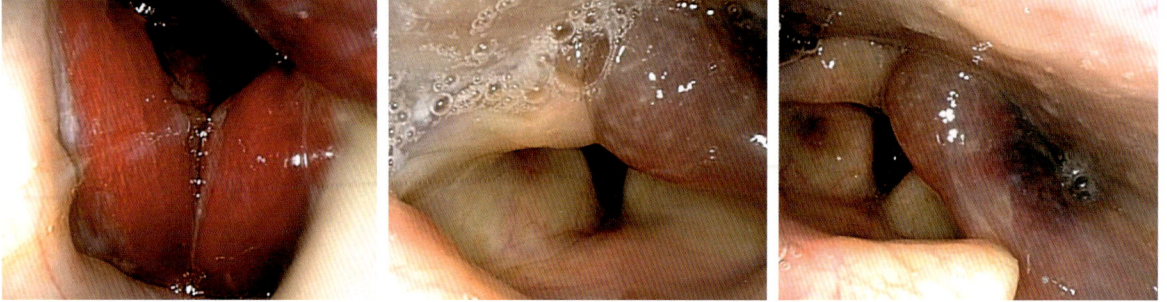

诊断要点：双侧声带全长、杓会厌襞、梨状窝黏膜水肿；双侧声带全长、左侧杓会厌襞可见黏膜下淤血。

内镜诊断：喉外伤。

病例 2 患者，男，63 岁，喉部外伤 4 天

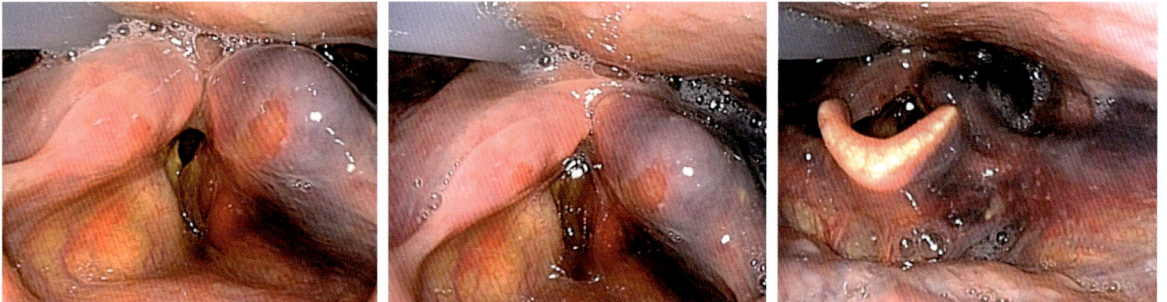

诊断要点：双侧声带、杓会厌襞黏膜水肿；双侧声带，左侧室带、杓会厌襞、梨状窝、会厌舌面及咽侧壁可见广泛黏膜下淤血。

内镜诊断：喉外伤。

病例 3 患者，女，58 岁，喉部外伤后声音嘶哑 4 天

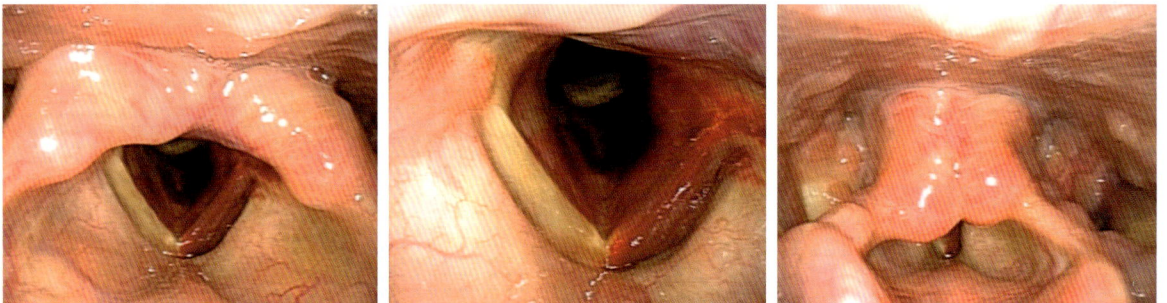

诊断要点：双侧声带黏膜水肿；左侧声带全长、声门下及气管上端可见黏膜下淤血，声门闭合不全。

内镜诊断：喉外伤。

病例 4 患者，男，42 岁，颈部撞伤后咽痛 5 天

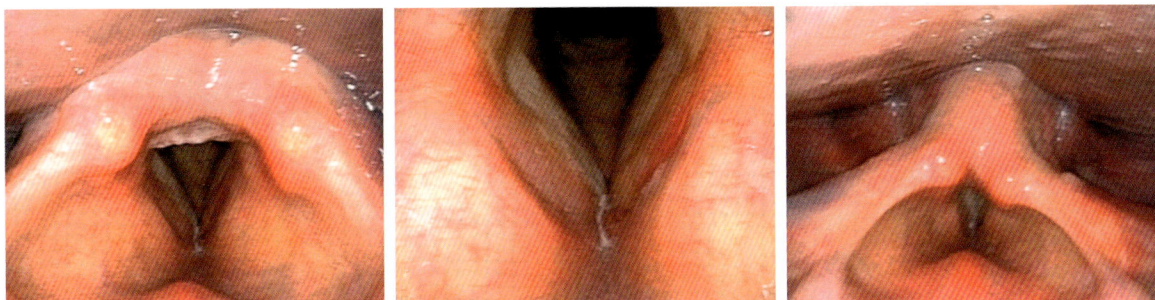

诊断要点：双侧声带全长水肿，双侧声带及梨状窝可见黏膜下淤血。

内镜诊断：喉外伤。

病例 5 患者，女，42 岁，颈部外伤半小时

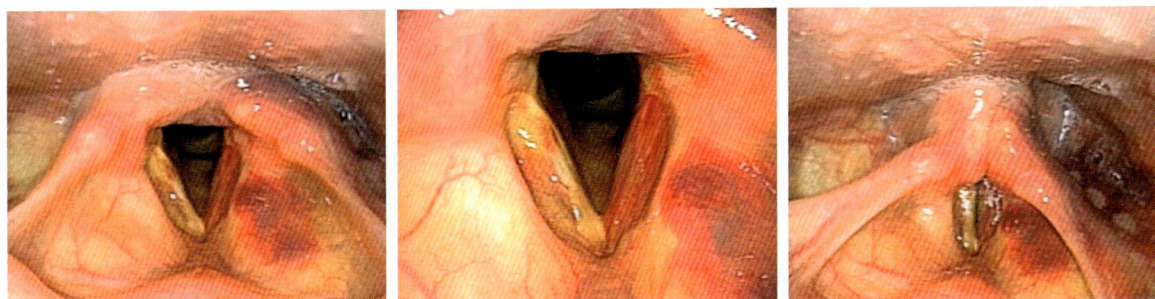

诊断要点：双侧声带黏膜水肿；左侧声带全长、室带、杓会厌襞、梨状窝可见黏膜下淤血。声门闭合呈裂隙样。

内镜诊断：喉外伤。

病例 6 患者，男，17 岁，颈部撞伤后 1 小时

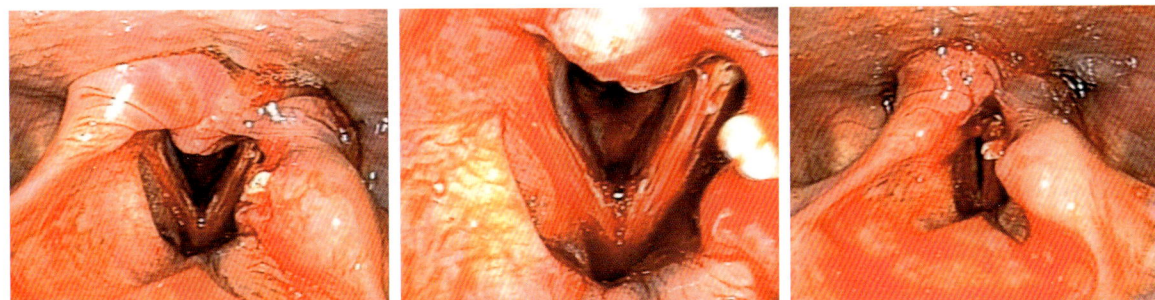

诊断要点：双侧声带全长、室带，左侧杓状软骨表面可见大量血性分泌物。左侧杓状软骨裸露。声门闭合不全。

内镜诊断：喉外伤。

病例 7　患者，男，45 岁，颈部撞伤后咽痛 4 天

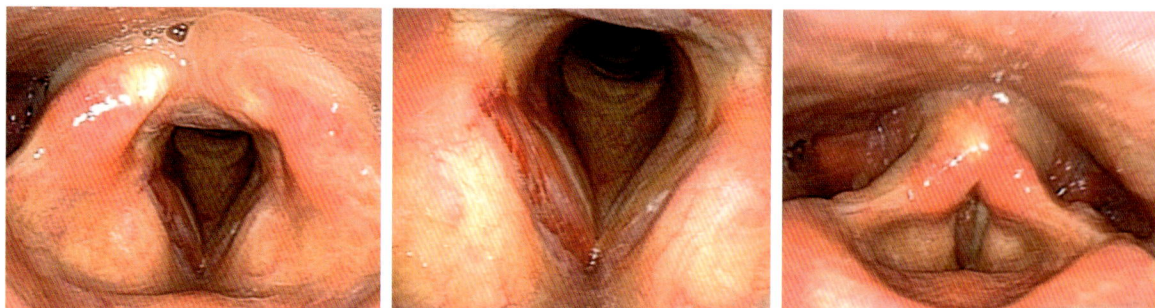

诊断要点：双侧声带全长水肿；右侧声带全长、双侧梨状窝可见黏膜下淤血，声门闭合可。
内镜诊断：喉外伤。

病例 8　患者，女，43 岁，喉部撞伤后 1 天

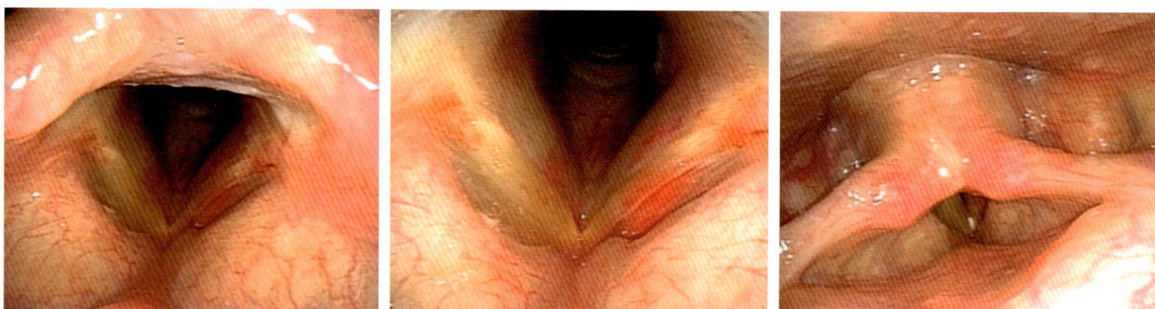

诊断要点：双侧声带全长水肿，表面可见大量淤血。声门闭合呈裂隙样。
内镜诊断：喉外伤。

病例 9　患者，男，23 岁，颈部外伤 1 天

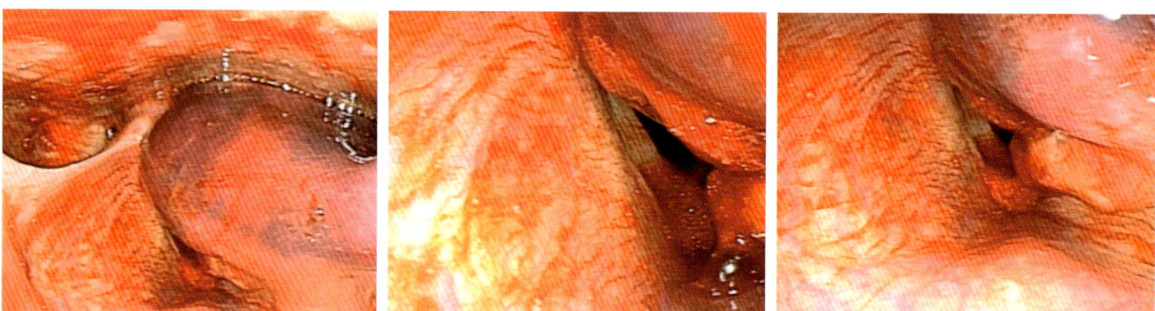

诊断要点：双侧声带表面可见大量血性分泌物；左侧杓会厌襞黏膜红肿，声门裂狭窄。左侧室
　　　　　带处可见肉芽组织形成。
内镜诊断：喉外伤。

第十三节　喉　狭　窄

病例 1　患者，男，68 岁，食管癌术后，胸闷气喘，不能平卧

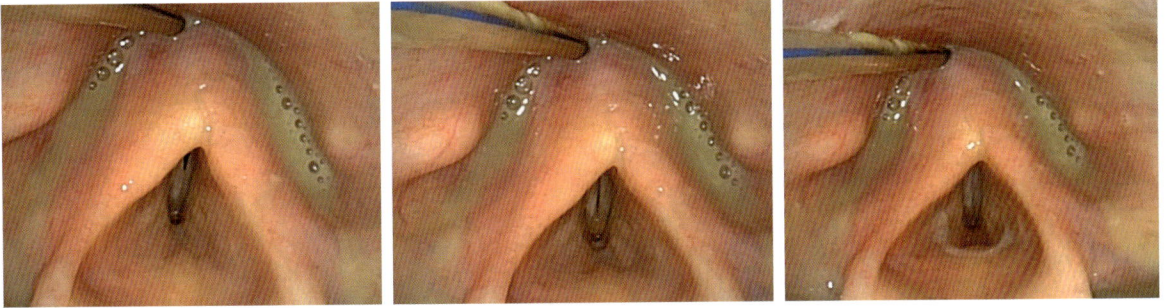

诊断要点：双侧声带黏膜水肿，声门裂狭窄。双侧环杓关节固定。双侧杓会厌襞黏膜水肿。

内镜诊断：喉狭窄。

病例 2　患者，女，45 岁，喉阻塞行气管切开术后 2 个月

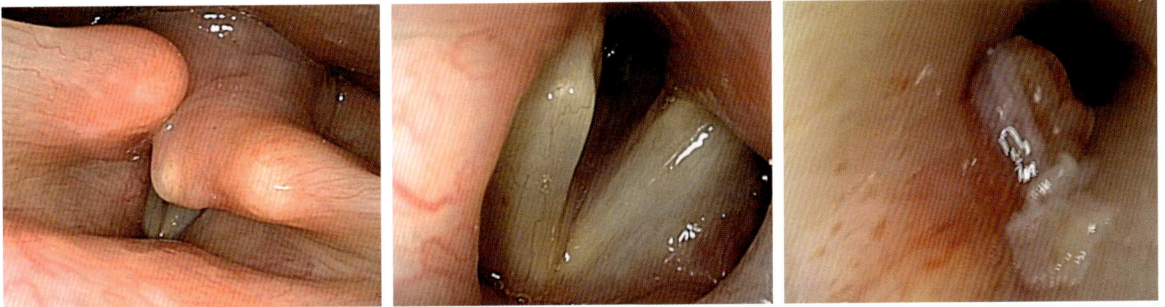

诊断要点：双侧声带黏膜水肿，声门裂狭窄，声门下可见肉芽组织形成。双侧环杓关节活动受限。

内镜诊断：喉狭窄。

病例 3　患者，男，51 岁，喉癌术后

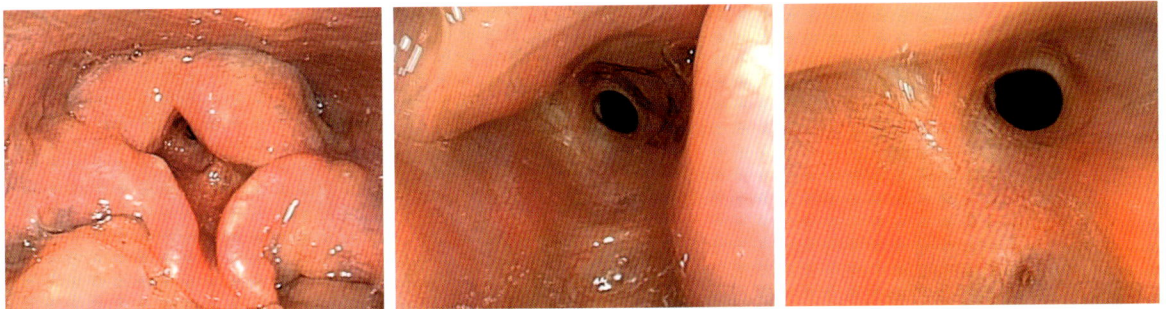

诊断要点：喉癌术后，喉腔创面处可见瘢痕形成，喉腔创面处可见环形狭窄。

内镜诊断：喉狭窄。

病例 4　患者，男，64 岁，喉癌术后

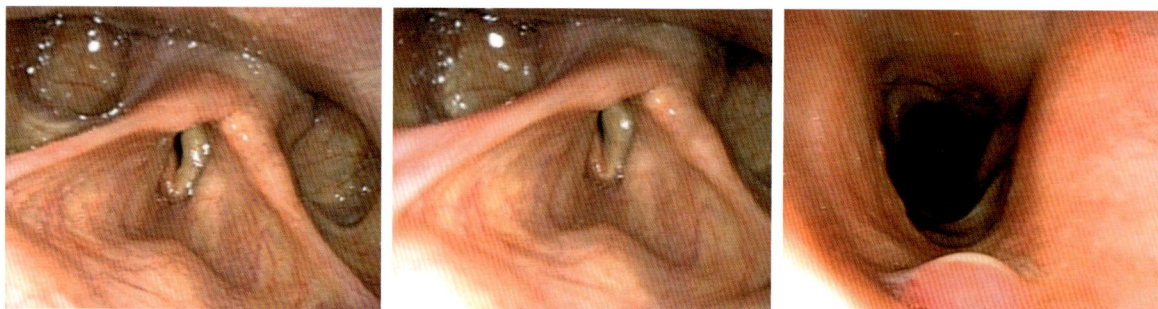

诊断要点：右侧声带创面处可见瘢痕形成，声门裂狭窄；右侧环杓关节固定，左侧环杓关节活动受限。气管前壁可见肉芽组织形成。

内镜诊断：喉狭窄。

病例 5　患者，男，75 岁，因喉阻塞气管切开术后 4 个月

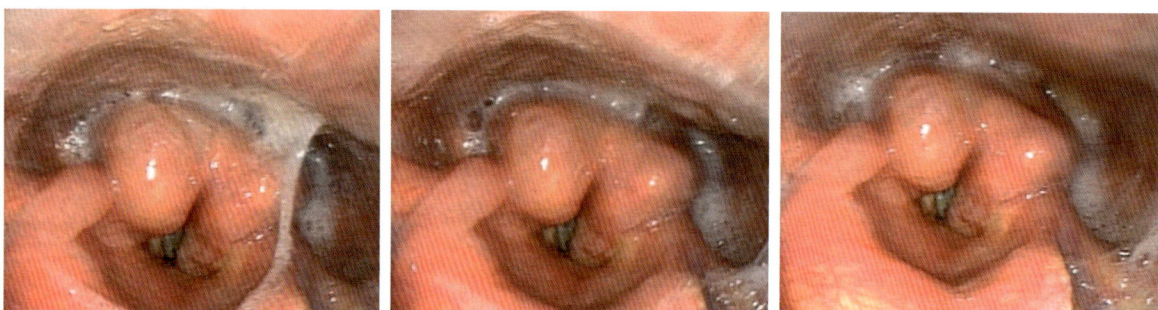

诊断要点：声门裂狭窄，双侧环杓关节固定。

内镜诊断：喉狭窄。

病例 6　患者，男，32 岁，甲状腺癌术后 1 年，放疗中，目前出现呼吸困难

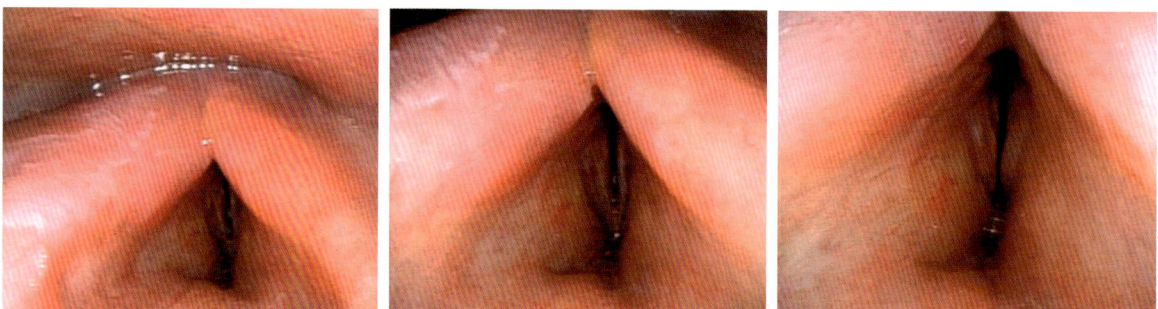

诊断要点：双侧声带黏膜红肿，声门裂狭窄；双侧环杓关节固定。双侧杓会厌襞、双侧室带黏膜红肿。

内镜诊断：喉狭窄。

病例 7　患者，男，57 岁，深昏迷状态，目前出现喉喘鸣

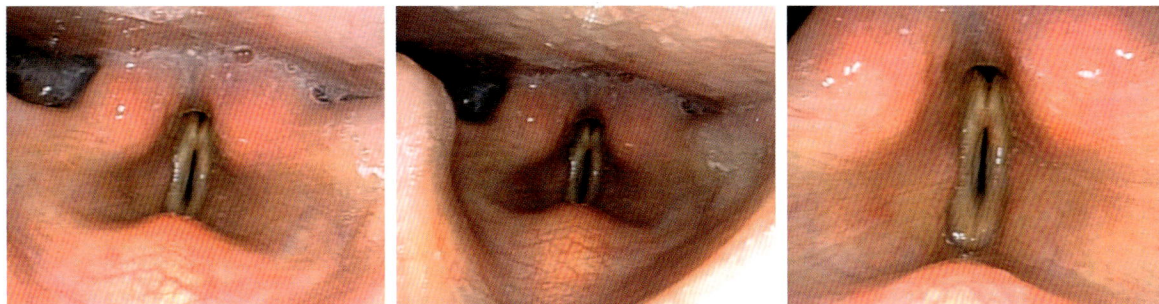

诊断要点：双侧声带黏膜松弛，声门裂狭窄。双侧环杓关节固定。

内镜诊断：喉狭窄。

病例 8　患者，男，32 岁，气管切开术后 3 个月

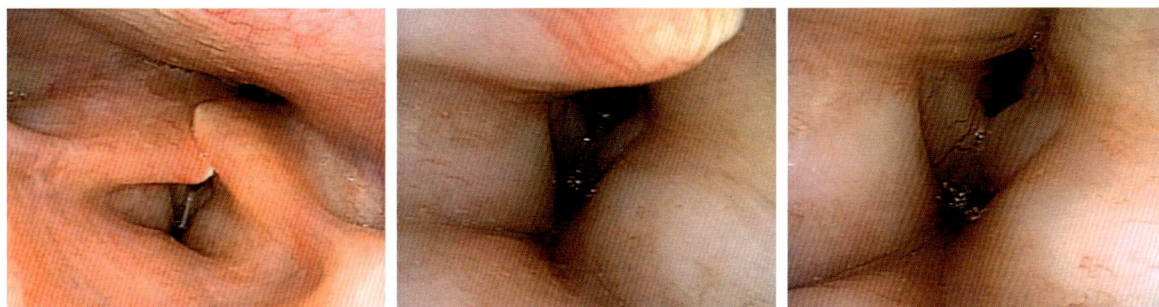

诊断要点：双侧声带黏膜水肿，声门裂狭窄；右侧环杓关节活动受限，左侧环杓关节固定。

内镜诊断：喉狭窄。

病例 9　患者，男，59 岁，颈段食管癌术后 1 年

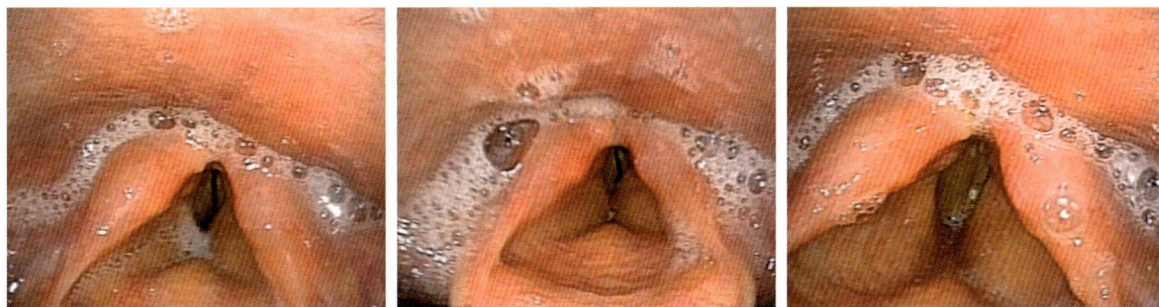

诊断要点：双侧声带黏膜水肿，声门裂狭窄。双侧环杓关节固定。双侧梨状窝可见大量积液。

内镜诊断：1. 喉狭窄；2. 喉水肿。

病例 10　患者，男，68 岁，气管切开术后

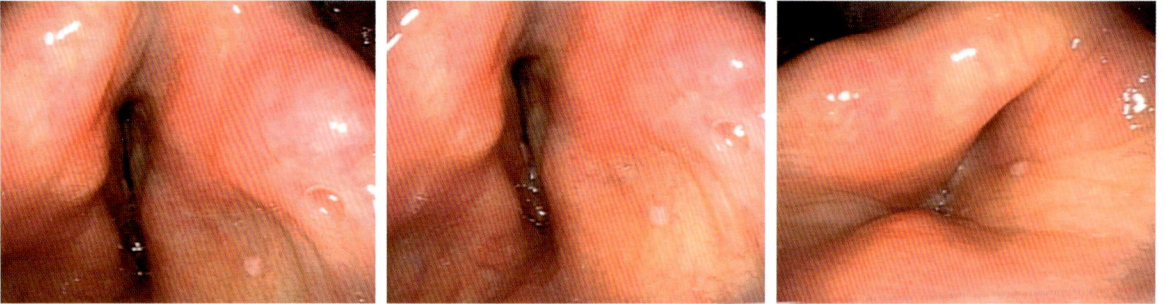

诊断要点：双侧声带黏膜水肿，右侧声带全长充血，声门裂狭窄；双侧环杓关节固定。

内镜诊断：喉狭窄。

病例 11　患者，男，67 岁，下颌下腺恶性肿瘤放疗后

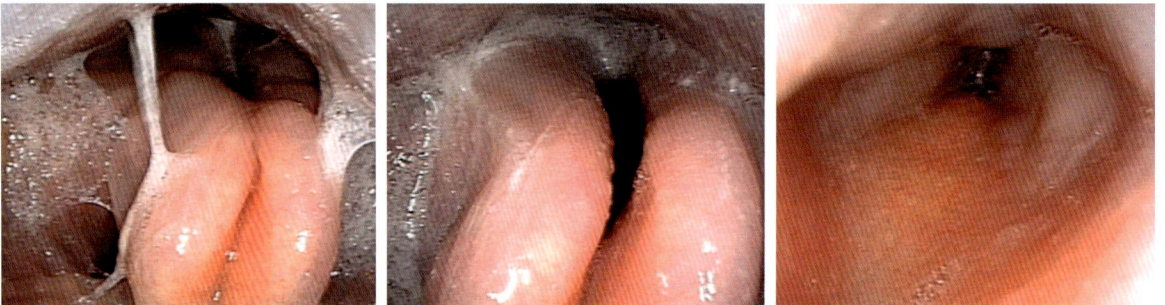

诊断要点：会厌、双侧杓会厌襞、双侧室带黏膜水肿，阻塞声门区，声门裂狭窄；双侧环杓关节固定。

内镜诊断：喉狭窄。

病例 12　患者，男，78 岁，呼吸困难 2 个月

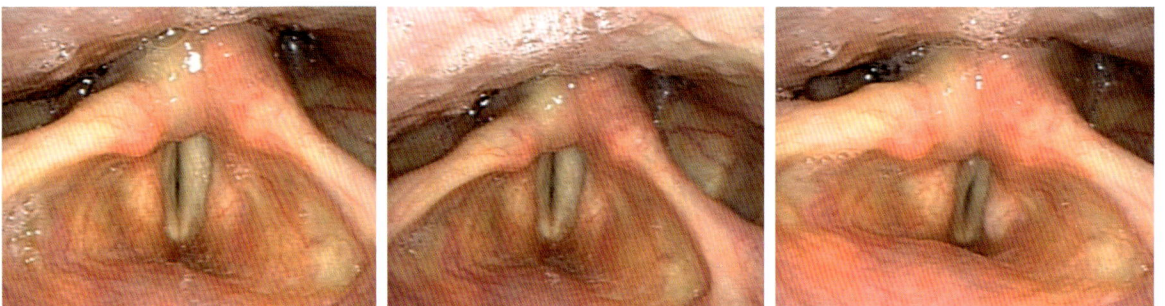

诊断要点：双侧声带黏膜松弛，声门裂狭窄；双侧环杓关节固定。

内镜诊断：喉狭窄。

病例 13　患者，男，95 岁，喉喘鸣

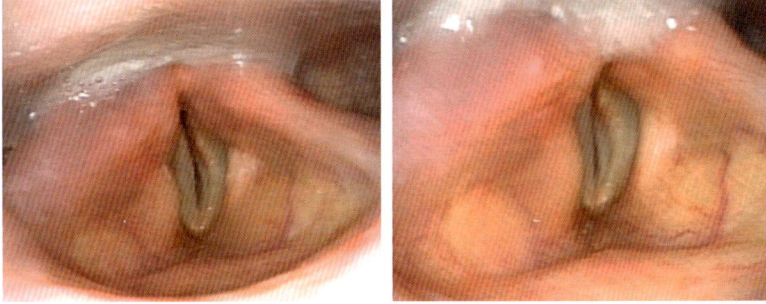

诊断要点：双侧声带全长松弛、无力，声门裂狭窄；双侧环杓关节固定。

内镜诊断：1. 喉狭窄；2. 喉水肿。

病例 14　患者，女，65 岁，患者吸气喘息明显

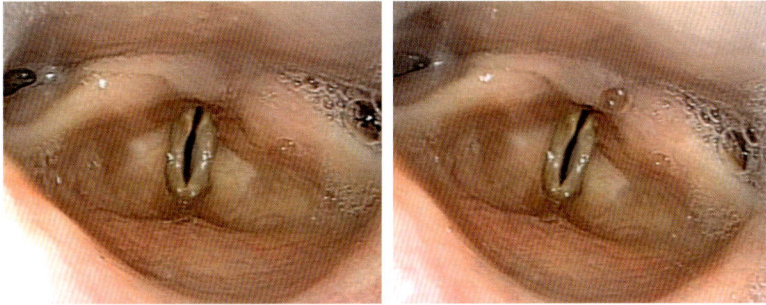

诊断要点：双侧声带全长松弛、无力，声门裂狭窄；双侧环杓关节固定。双侧梨状窝、双侧室带、会厌喉面可见大量积液。

内镜诊断：喉狭窄。

病例 15　患者，男，71 岁，气管切开术后 9 个月

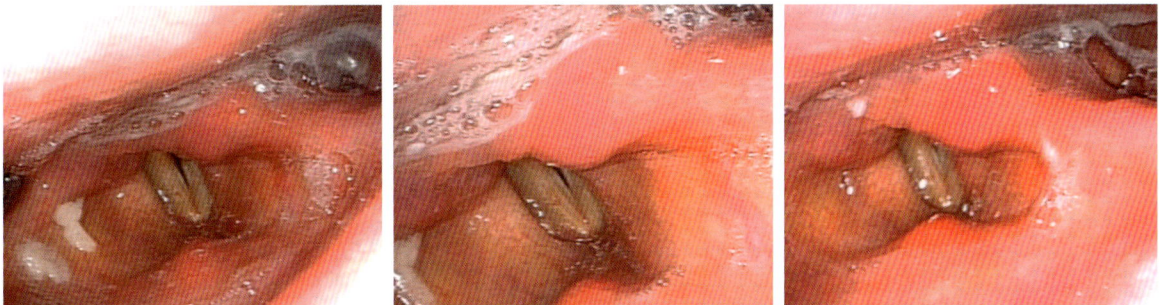

诊断要点：双侧声带黏膜水肿，声门裂狭窄，双侧环杓关节固定；双侧梨状窝、双侧室带、会厌喉面可见大量积液。

内镜诊断：1. 喉狭窄；2. 喉水肿。

病例 16　患者，女，90 岁，喉喘鸣 1 天

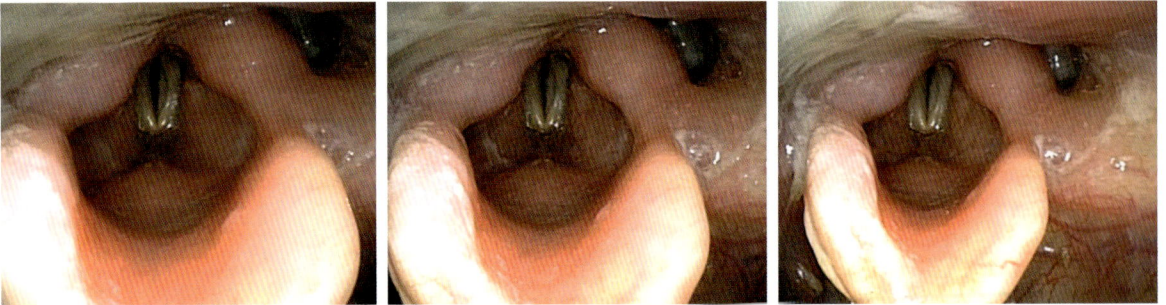

诊断要点：双侧声带全长松弛、无力，声门裂狭窄；双侧环杓关节固定。双侧梨状窝、右侧下咽后壁可见大量积液。双侧杓会厌襞黏膜水肿。

内镜诊断：1. 喉狭窄；2. 喉水肿。

病例 17　患者，女，32 岁，喉乳头状瘤术后多年

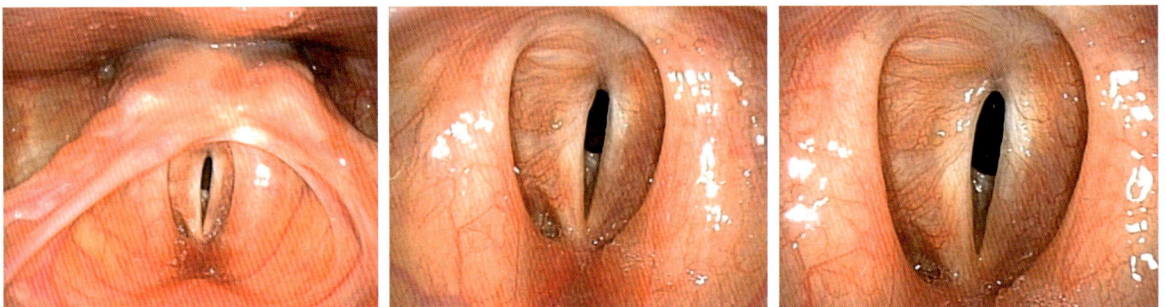

诊断要点：双侧声带创面处黏膜光滑，可见瘢痕形成；双侧声带后端、声门下区可见粘连。双侧环杓关节活动受限。

内镜诊断：喉狭窄。

病例 18　患者，女，89 岁，喉喘鸣

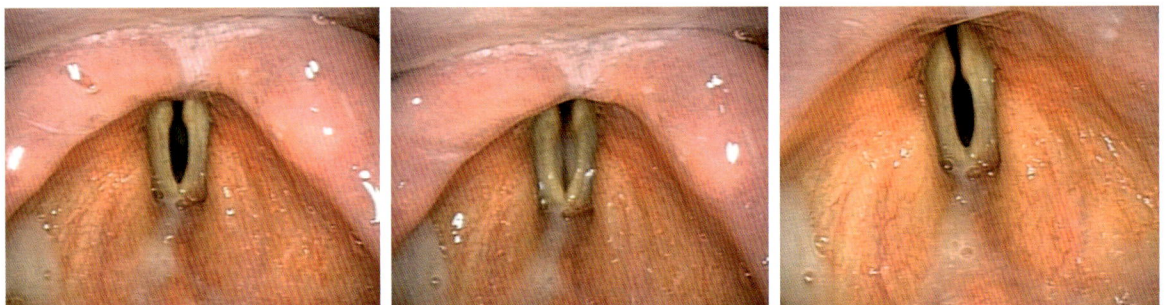

诊断要点：双侧声带全长松弛、无力，声门裂狭窄，双侧环杓关节固定。

内镜诊断：喉狭窄。

病例 19　患者，女，86 岁，气管切开术后

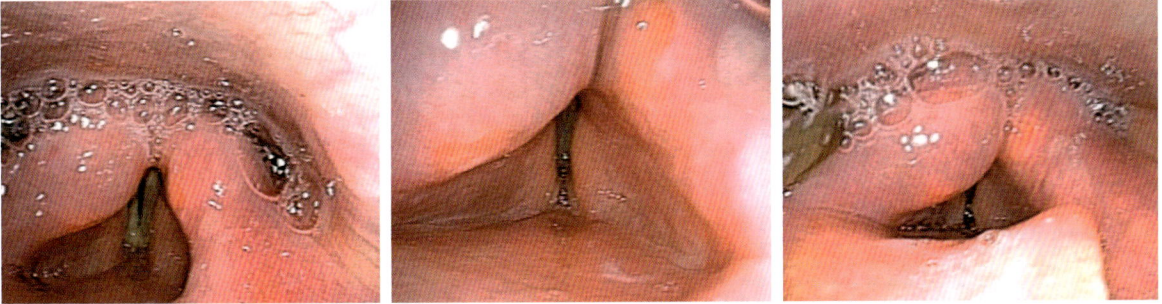

诊断要点：双侧声带黏膜水肿，声门裂狭窄，双侧环杓关节固定；双侧杓会厌襞、双侧室带、会厌喉面黏膜红肿。双侧梨状窝可见大量积液。

内镜诊断：1. 喉狭窄；2. 喉水肿。

病例 20　患者，女，40 岁，白塞病病史

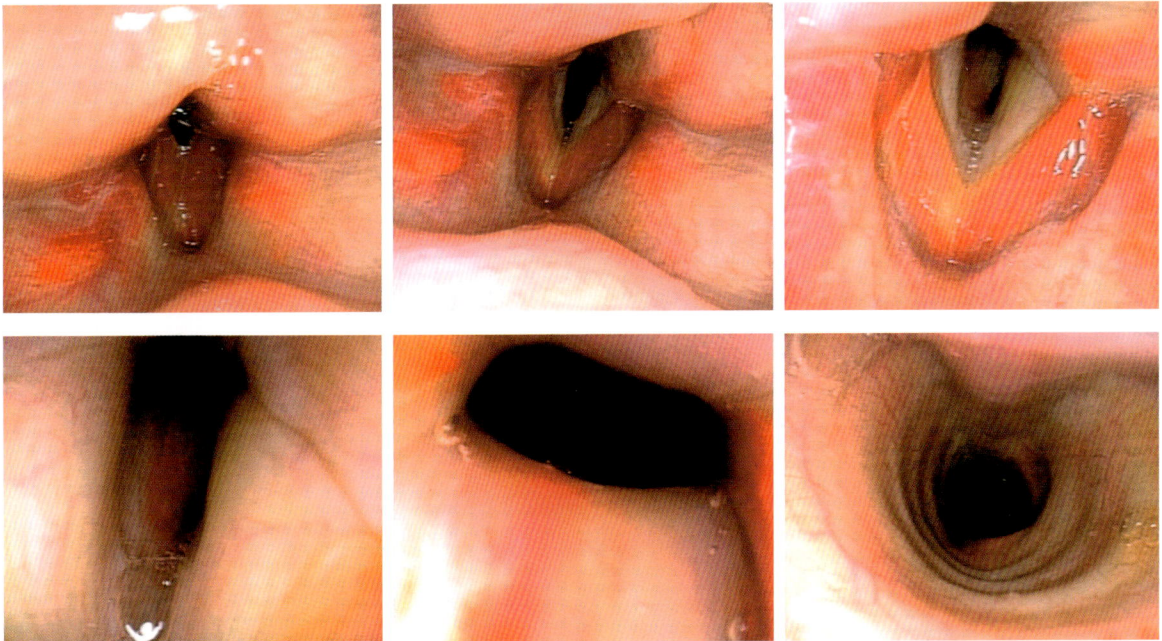

诊断要点：双侧声带、双侧室带、声门下可见黏膜下水肿、淤血；声门下区可见长环形狭窄。

内镜诊断：1. 喉狭窄；2. 白塞病。

病例 21　患者，男，33 岁，甲状腺癌术后，气管切开术后

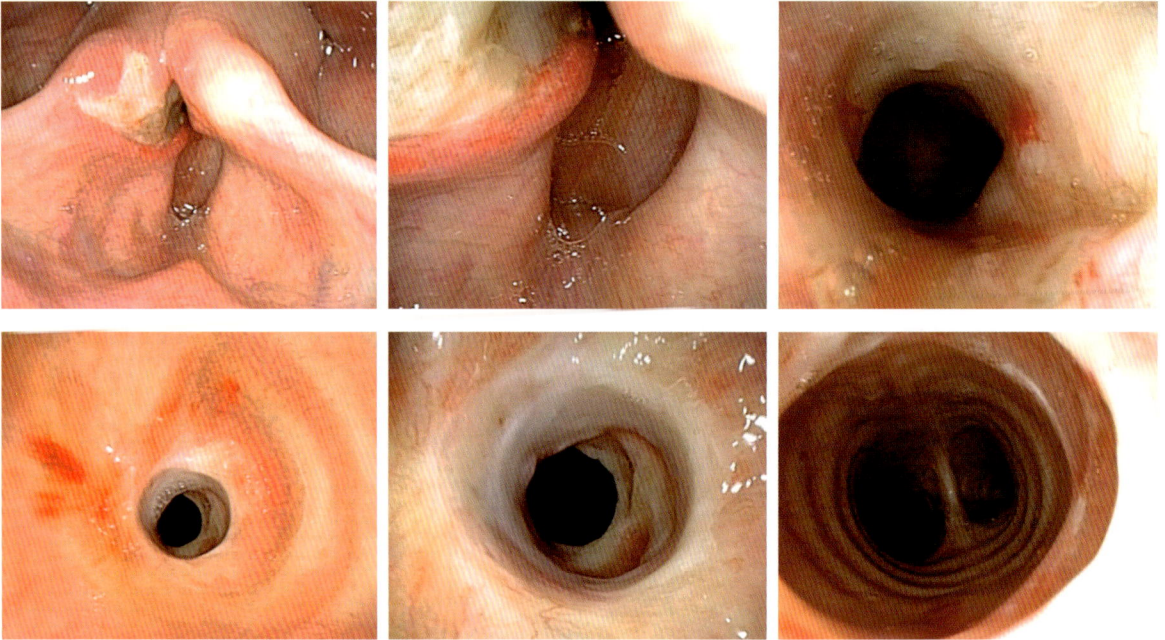

诊断要点：右侧杓区、声门下区呈术后改变，创面处可见伪膜形成；气管下段呈环形狭窄。双侧环杓关节固定。

内镜诊断：喉及气管狭窄。

病例 22　患者，女，61 岁，声音嘶哑伴呼吸困难 15 天

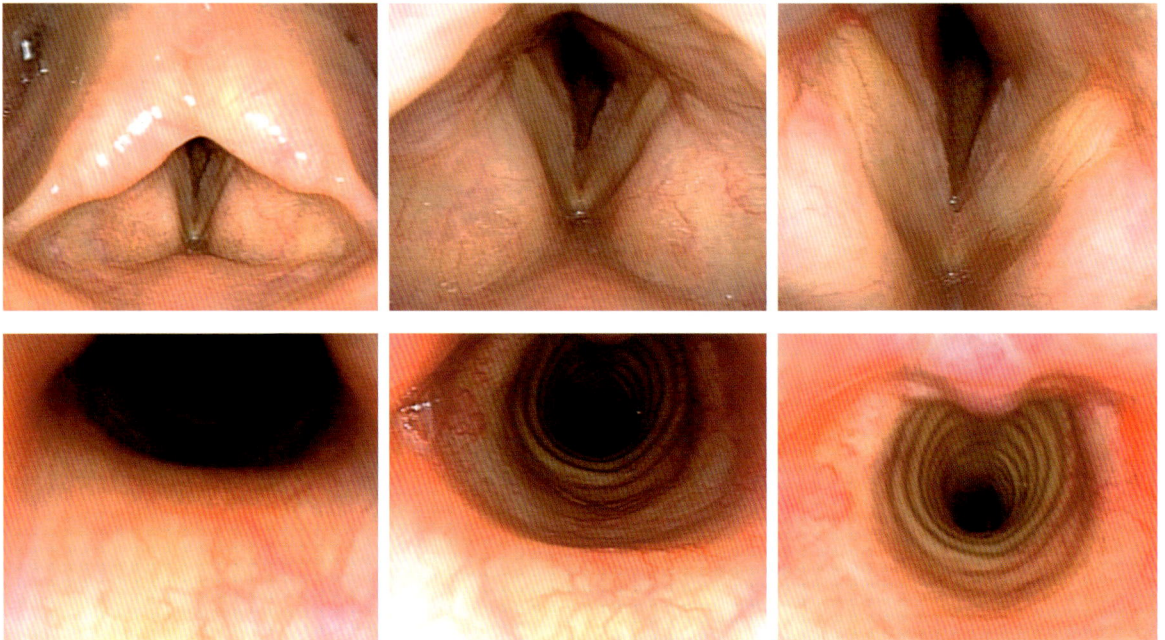

诊断要点：双侧声带黏膜水肿、充血，声门下区、后连合、气管后壁可见黏膜下隆起，致喉腔狭窄。双侧环杓关节固定。

内镜诊断：喉狭窄。

第十四节 环杓关节脱位

病例1 患者，男，58岁，全麻下脾切除术后声音嘶哑10天

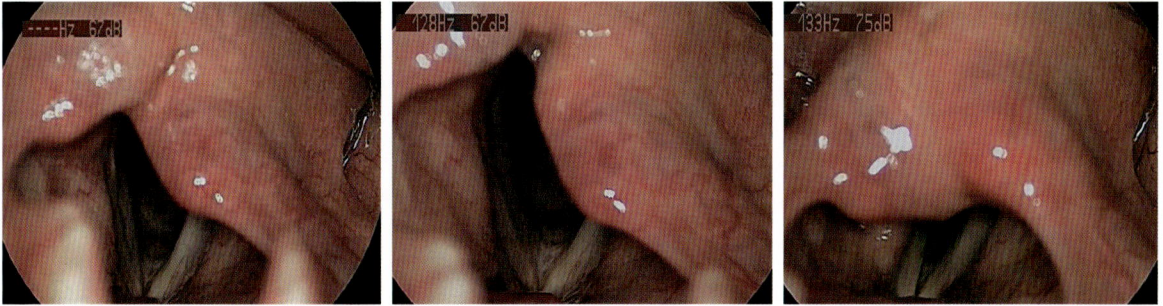

诊断要点：频闪喉镜下见右侧声带黏膜光滑，左侧声带黏膜松弛、无力，黏膜波重度减低。左侧声带闭合呈弓形，双声带闭合呈梭形。右侧环杓关节活动好，左侧环杓关节活动受限。

内镜诊断：环杓关节脱位。

病例2 患者，男，53岁，全麻下左肺切除术后声音嘶哑半月

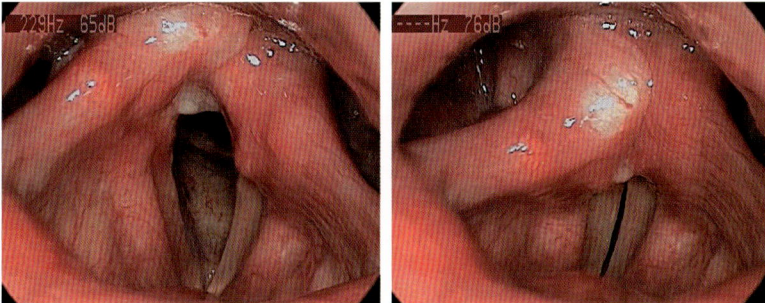

诊断要点：频闪喉镜下见双侧声带黏膜充血，左侧声带闭合呈弓形。声门闭合呈裂隙样。黏膜波重度减低。右侧环杓关节活动可，左侧环杓关节活动受限。

内镜诊断：环杓关节脱位。

病例 3　患者，女，52 岁，全麻下甲状腺肿物术后声音嘶哑 2 天

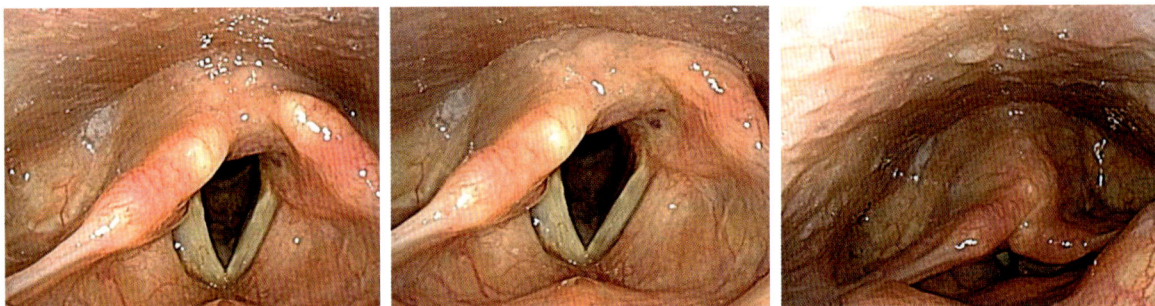

诊断要点：双侧声带黏膜水肿，右声带全长松弛、缩短，右声带全长闭合呈弓形改变，双声带闭合呈梭形；左侧环杓关节活动可，右侧环杓关节活动受限。

内镜诊断：环杓关节脱位。

病例 4　患者，男，62 岁，全麻下声带息肉术后声音嘶哑 1 个月

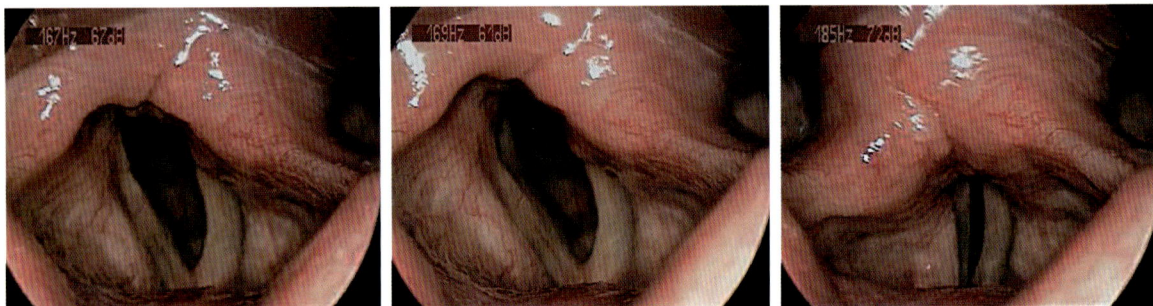

诊断要点：双侧声带黏膜水肿，左侧声带闭合呈弓形，双侧声带闭合呈梭形。黏膜波重度减低。右侧环杓关节活动可，左侧环杓关节活动受限。

内镜诊断：环杓关节脱位。

病例 5　患者，男，62 岁，无明显诱因下声音嘶哑 20 天

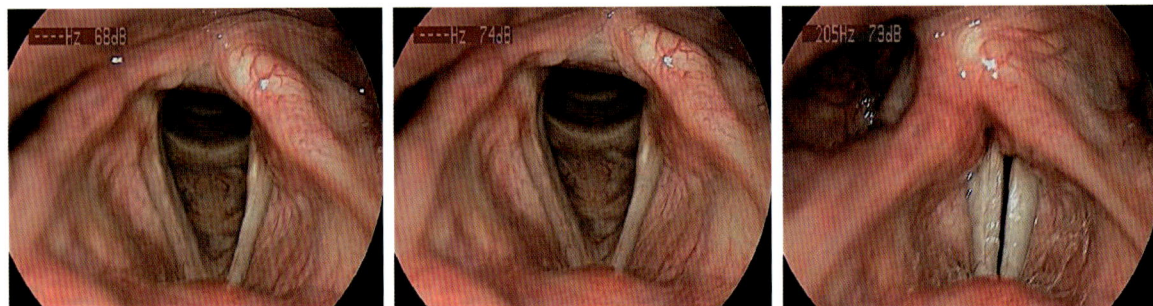

诊断要点：频闪喉镜下见双侧声带黏膜水肿，左侧声带缩短，黏膜波中度减低，声门闭合呈裂隙样；右侧环杓关节活动可，左侧环杓关节活动受限。

内镜诊断：环杓关节脱位。

第十五节 急性喉炎

病例 1 患者，女，49 岁，声音嘶哑 3 天

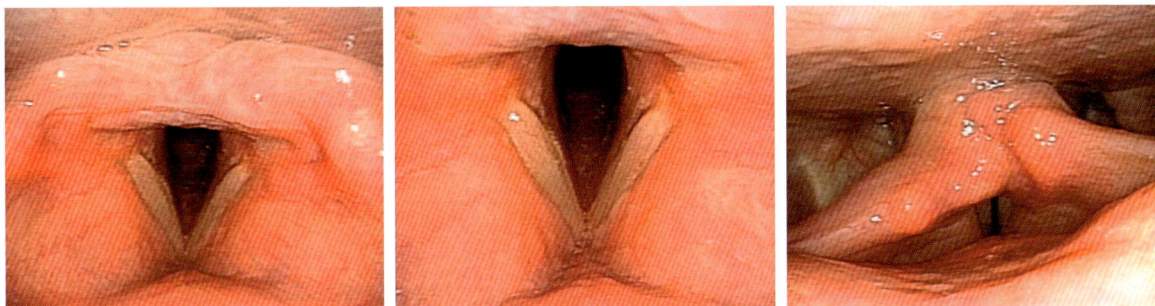

诊断要点：双侧声带全长水肿，双侧室带及声门下黏膜充血。声门闭合呈裂隙样。
内镜诊断：急性喉炎。

病例 2 患者，男，36 岁，声音嘶哑 40 天

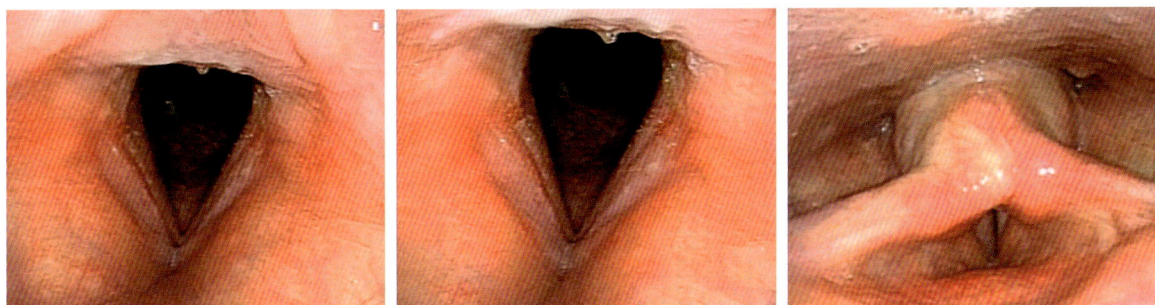

诊断要点：双侧声带全长红肿，表面可见干痂形成，声门闭合呈裂隙样。
内镜诊断：急性喉炎。

病例 3 患者，女，34 岁，声音嘶哑伴咽痛 1 天

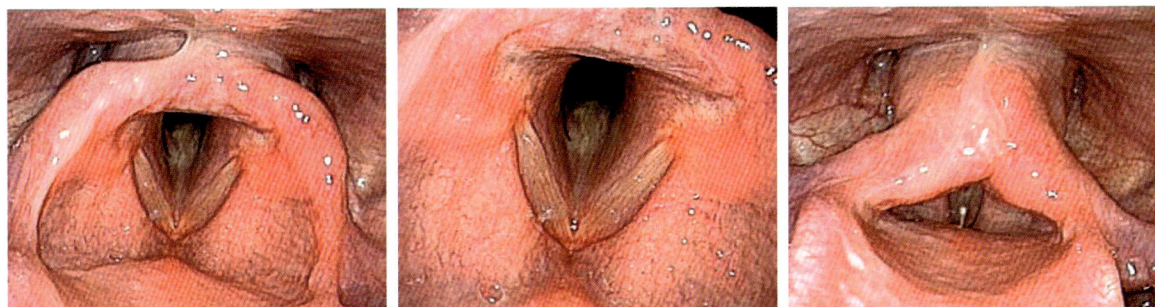

诊断要点：双侧声带全长水肿，声门下可见脓性分泌物附着。
内镜诊断：急性喉炎。

病例 4　患者，男，28 岁，声音嘶哑伴咽痛 1 天

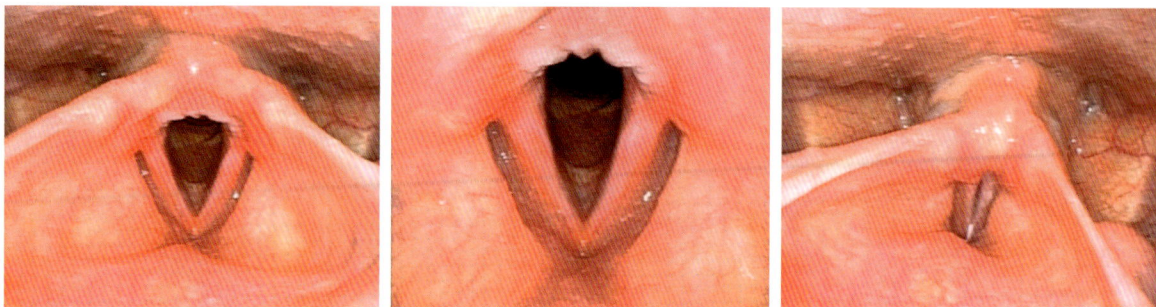

诊断要点：双侧声带、双侧室带黏膜红肿，声门闭合呈裂隙样。杓间区黏膜增厚。

内镜诊断：急性喉炎。

病例 5　患者，女，65 岁，咽痛伴吞咽痛 3 天

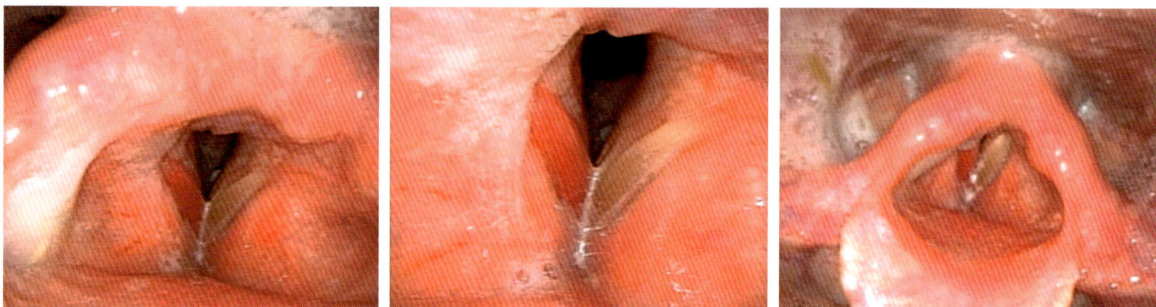

诊断要点：双侧声带全长水肿，右侧声带全长、双侧室带、声门下、双侧杓会厌襞黏膜红肿。声门闭合呈裂隙样。

内镜诊断：急性喉炎。

第十六节　急性会厌炎

病例 1　患者，女，25 岁，咽痛伴吞咽痛 4 天

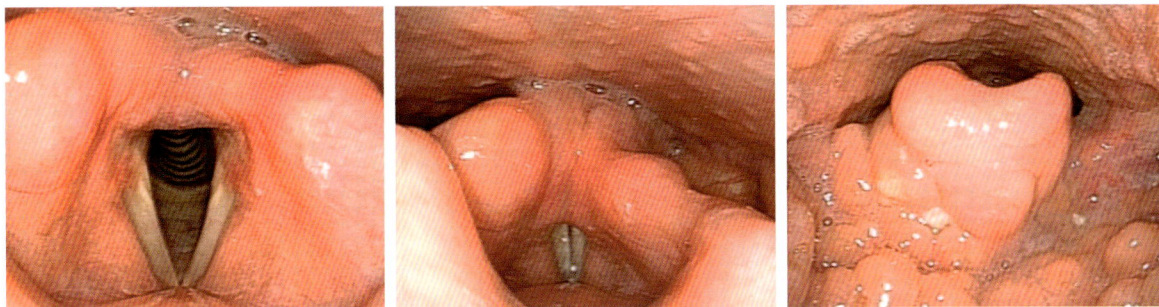

诊断要点： 双侧杓会厌襞黏膜红肿，会厌舌面黏膜水肿，表面可见多枚囊肿。

内镜诊断： 1. 急性会厌炎；2. 会厌囊肿。

病例 2　患者，女，50 岁，咽痛伴吞咽痛 2 天

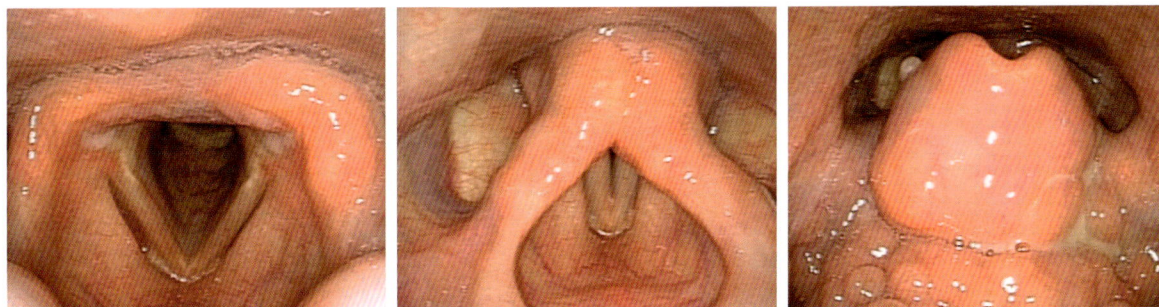

诊断要点： 会厌舌面黏膜水肿，表面可见多枚囊肿。

内镜诊断： 1. 急性会厌炎；2. 会厌囊肿。

病例 3　患者，男，29 岁，咽痛伴吞咽痛 1 天

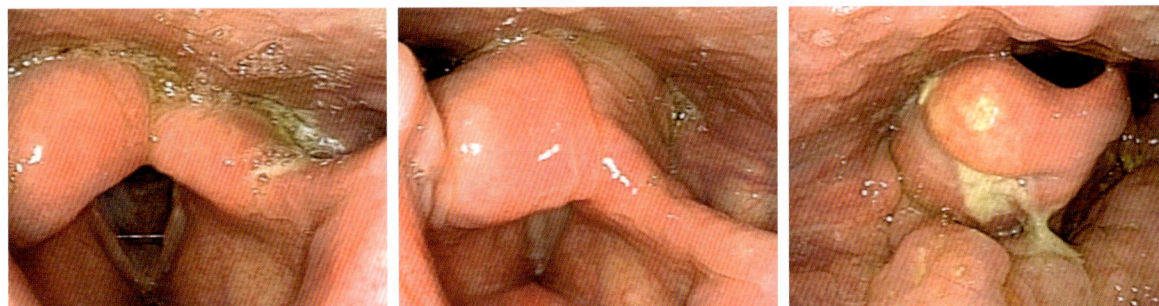

诊断要点： 右侧杓会厌襞、会厌舌面黏膜水肿，会厌舌面表面可见大量脓苔形成。

内镜诊断： 1. 急性会厌炎；2. 会厌脓肿。

病例 4 患者，男，29 岁，咽痛伴呼吸困难 1 天

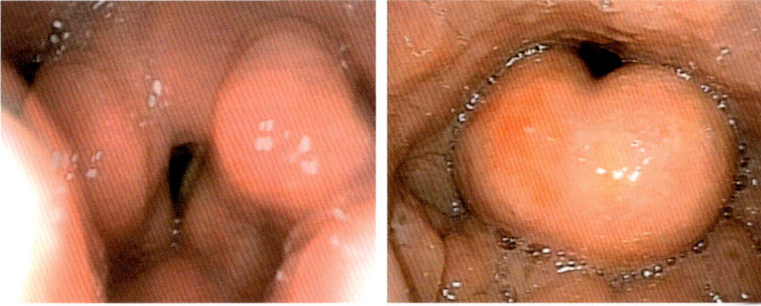

诊断要点：双侧杓会厌襞黏膜水肿。会厌肿胀呈球形，遮挡喉前庭。

内镜诊断：1. 急性会厌炎；2. 喉水肿。

病例 5 患者，男，51 岁，咽痛伴吞咽痛 1 天

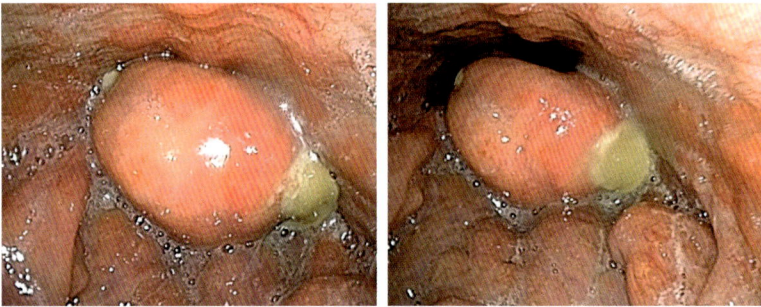

诊断要点：会厌黏膜充血，肿胀呈球形，两侧会厌表面可见脓苔形成。

内镜诊断：1. 急性会厌炎；2. 会厌脓肿。

病例 6 患者，男，35 岁，咽痛 3 天

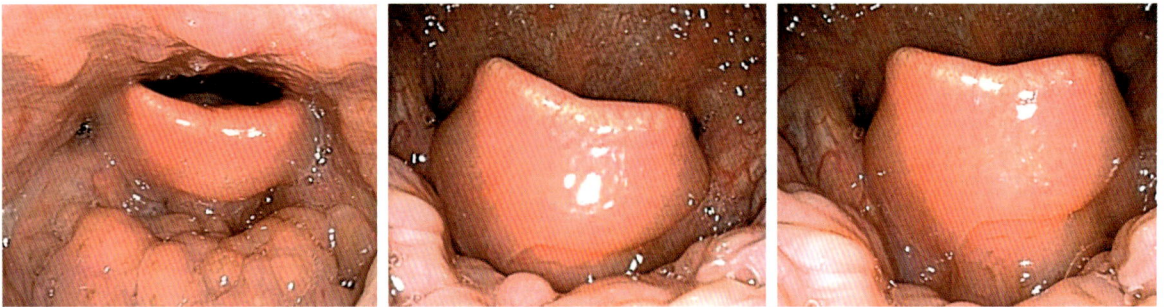

诊断要点：会厌舌面黏膜水肿、增厚、充血。

内镜诊断：急性会厌炎。

病例 7　患者，男，45 岁，咽痛 1 天

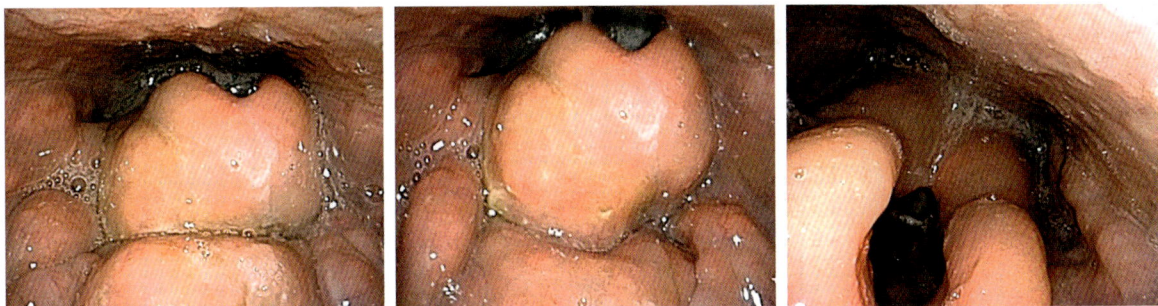

诊断要点：双侧杓会厌襞、双侧梨状窝、会厌黏膜水肿，会厌肿胀近似球形，右侧会厌舌面可见多枚囊肿。

内镜诊断：1. 急性会厌炎；2. 会厌囊肿；3. 喉水肿。

病例 8　患者，女，37 岁，咽痛 4 天

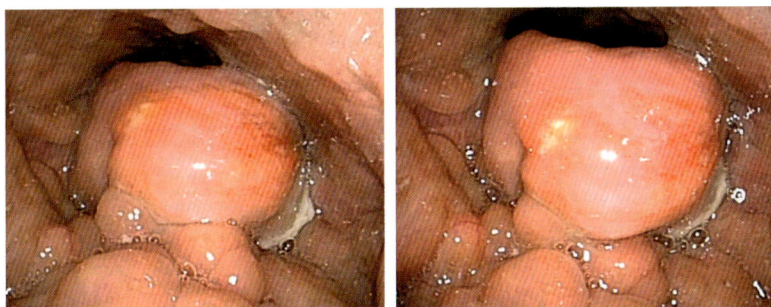

诊断要点：会厌舌面黏膜红肿，呈球形改变，表面可见脓苔形成。

内镜诊断：1. 急性会厌炎；2. 会厌脓肿。

病例 9　患者，男，67 岁，咽痛 1 天

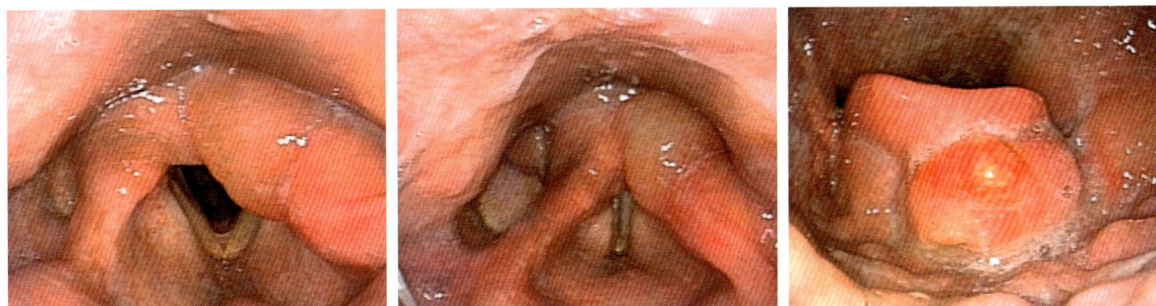

诊断要点：左侧杓会厌襞、梨状窝、咽侧壁，会厌舌面黏膜水肿；左侧会厌舌面可见较大囊肿。

内镜诊断：1. 急性会厌炎；2. 会厌囊肿。

病例 10　患者，男，23 岁，咽痛 1 周

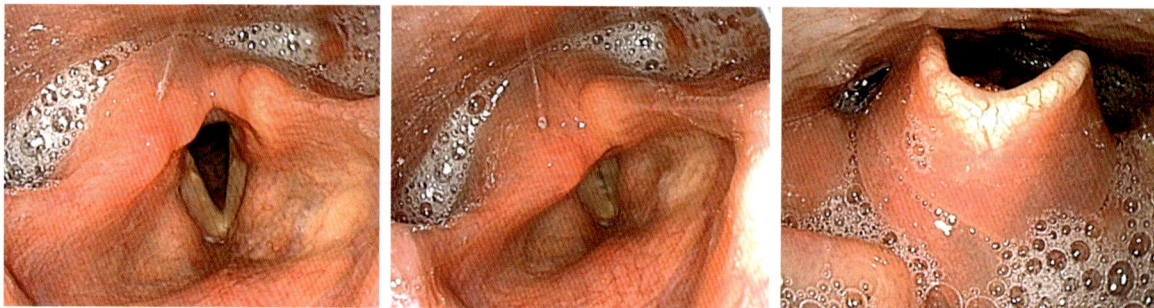

诊断要点：右侧杓会厌襞、梨状窝、咽侧壁，会厌舌面黏膜水肿。双侧梨状窝及会厌谷可见大量积液形成。

内镜诊断：急性会厌炎。

病例 11　患者，男，42 岁，咽痛 2 天

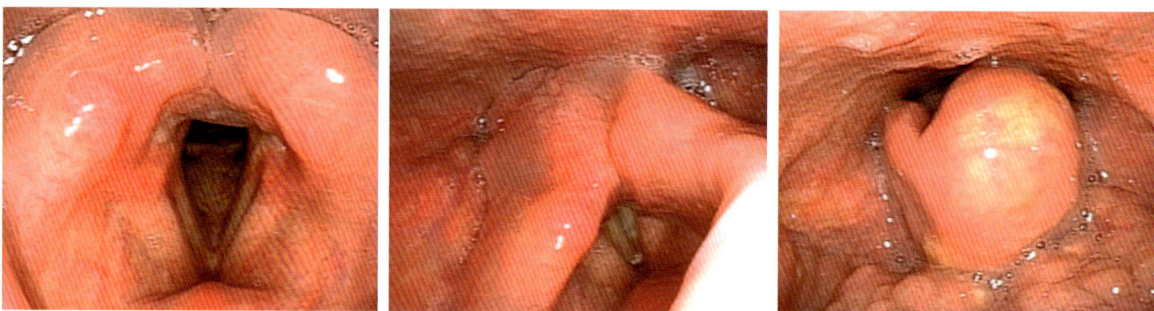

诊断要点：双侧杓会厌襞、会厌舌面黏膜水肿。

内镜诊断：急性会厌炎。

第十七节　甲状旁腺恶性肿瘤累及气管

病例　患者，男，53 岁，甲状旁腺癌术后 3 年，复发 1 周

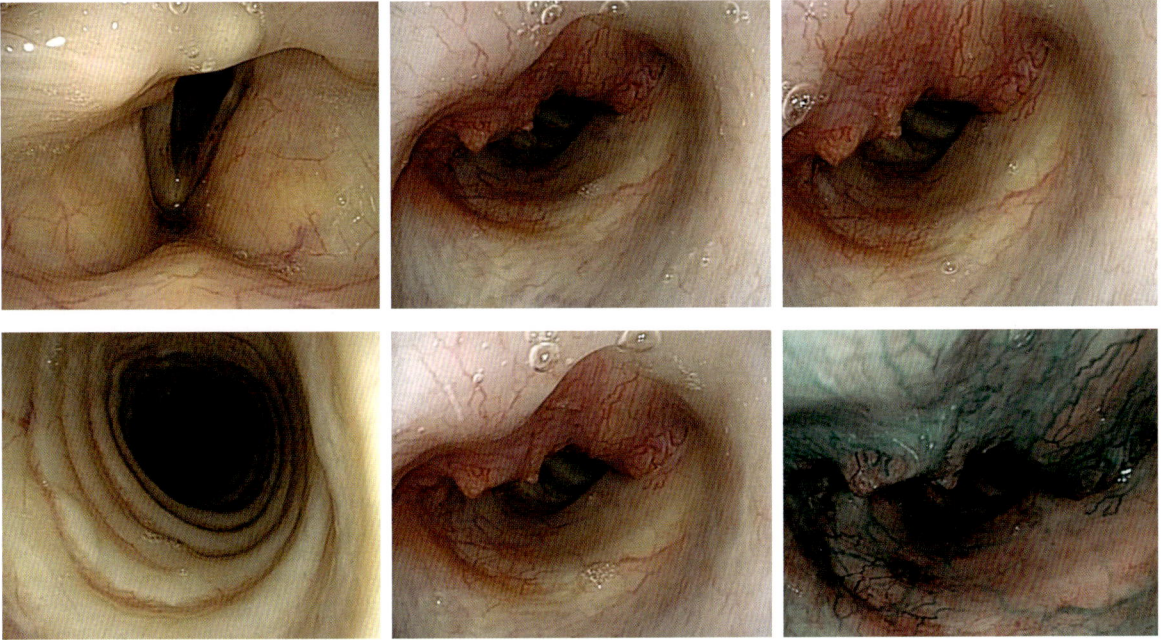

诊断要点：双侧声带黏膜充血，右侧声带全长松弛、无力；左侧环杓关节活动可，右侧环杓关节活动受限；气管后壁、气管侧壁可见菜花状新生物形成，表面充血，未见坏死，新生物堵塞气管约 1/2。NBI 模式下气管新生物表面 IPCL 呈蛇形改变，NBI 分型为 Ⅴb 型。

CT 检查：甲状旁腺癌术后复发，累及声门下及气管上段，食管颈段受侵不除外，伴周围淋巴结转移。

术后病理：甲状旁腺肿瘤，局部浸润性生长，考虑甲状旁腺腺癌，浸润神经纤维，脉管内有癌栓形成。

内镜诊断：甲状旁腺恶性肿瘤累及气管。

第十八节　甲状软骨上角过长

病例1　患者，男，62岁，健康查体

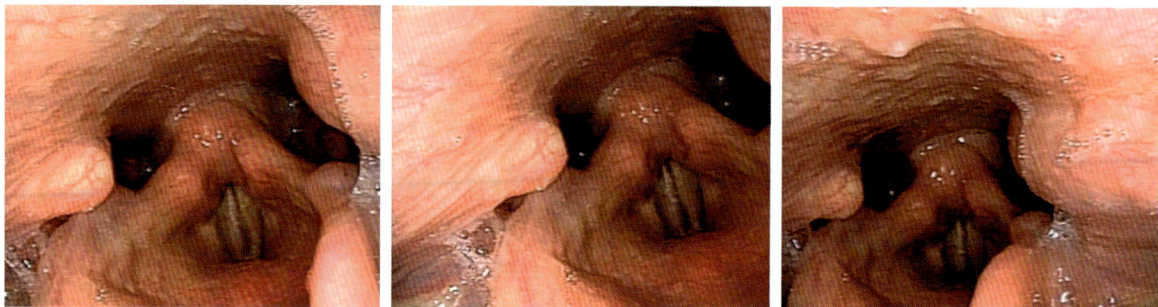

诊断要点：双侧下咽后壁可见黏膜下隆起，发"衣"时，可见活动。

内镜诊断：甲状软骨上角过长。

病例2　患者，男，43岁，健康查体

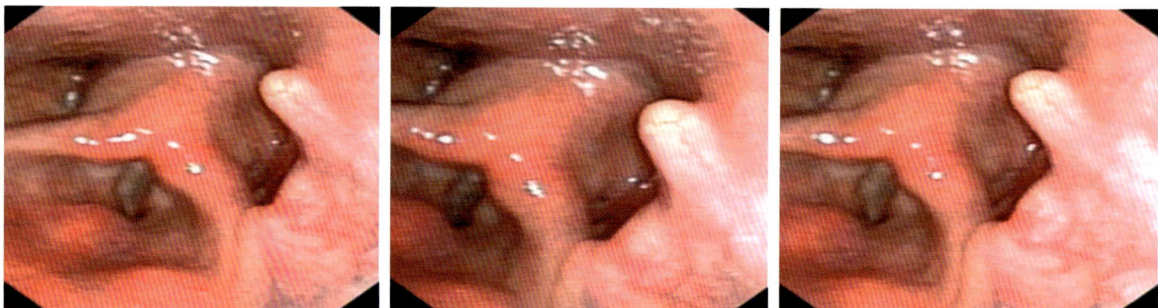

诊断要点：左侧下咽后壁可见黏膜下隆起，呈长条状，发"衣"时，可见活动。

内镜诊断：甲状软骨上角过长。

病例3　患者，男，50岁，健康查体

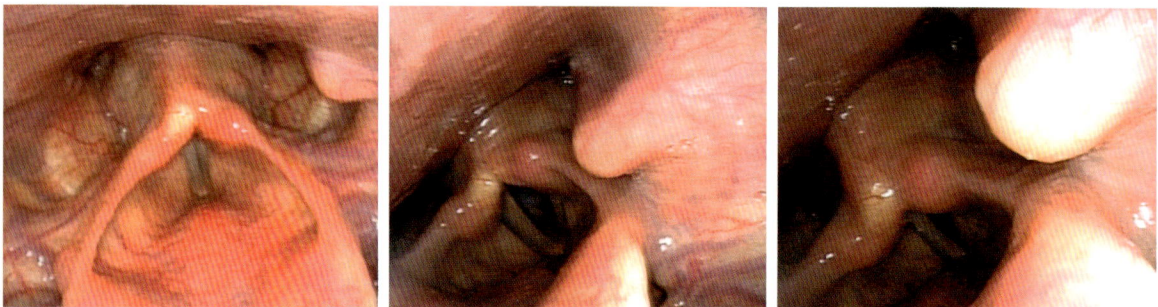

诊断要点：左侧下咽后壁可见黏膜下隆起，呈长条状，发"衣"时，可见活动。

内镜诊断：甲状软骨上角过长。

病例 4　患者，男，53 岁，健康查体

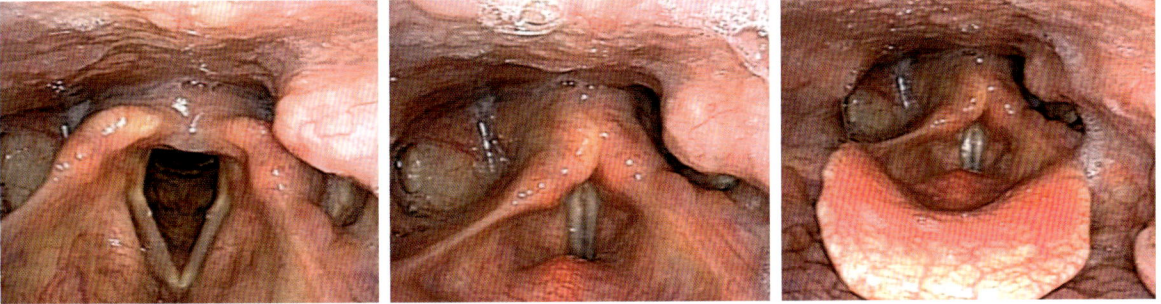

诊断要点：左侧下咽后壁可见黏膜下隆起，呈长条状，发"衣"时，可见活动。

内镜诊断：甲状软骨上角过长。

病例 5　患者，男，81 岁，健康查体

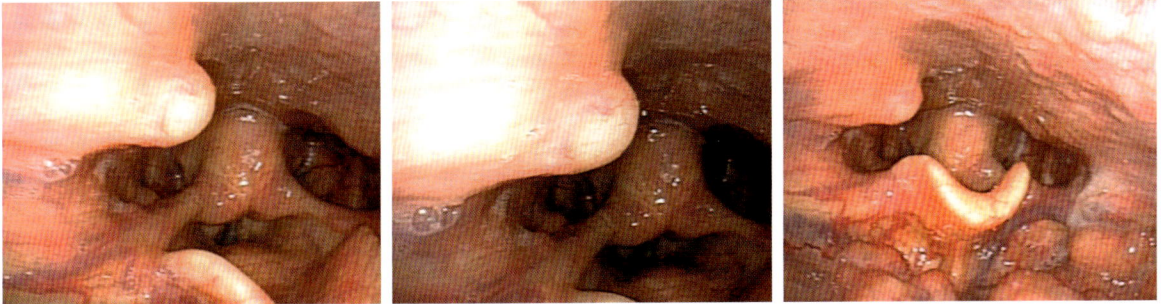

诊断要点：右侧下咽后壁可见黏膜下隆起，呈长条状，发"衣"时，可见活动。

内镜诊断：甲状软骨上角过长。

第十九节　甲状腺癌累及气管

病例 1　患者，女，82 岁，咳嗽、气喘 3 年，加重 4 个月，甲状腺癌术后 14 年

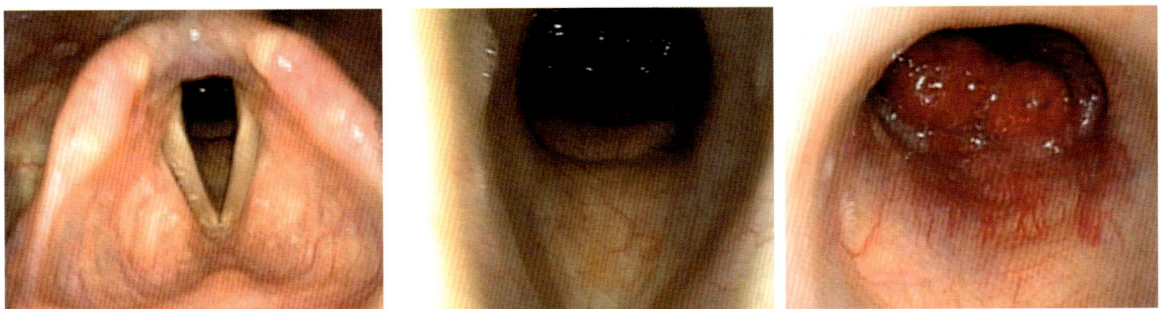

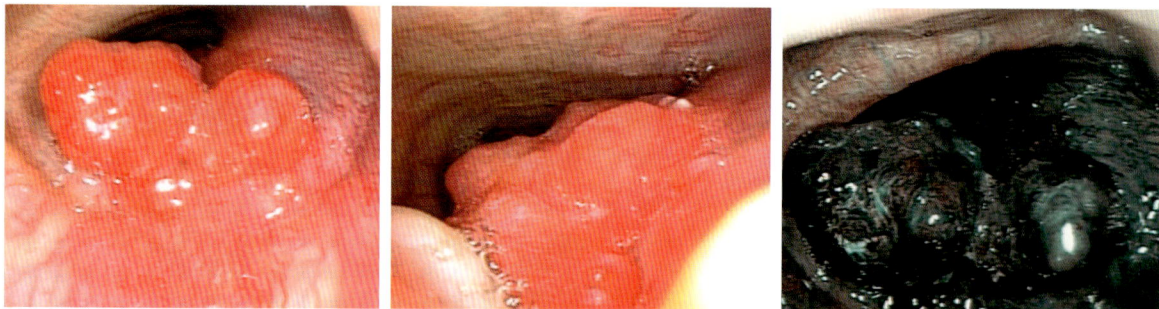

诊断要点： 双侧声带黏膜光滑，声门裂未见狭窄；第 1 气管环起始部可见菜花状新生物形成，新生物呈深红色，堵塞气管约 3/4。NBI 模式下气管内新生物表面 IPCL 扩张，NBI 分型为 II 型。

B 超检查： 甲状腺切除术后，左侧甲状腺窝区占位。

内镜诊断： 甲状腺癌累及气管。

病例 2 患者，女，74 岁，呼吸困难伴声音嘶哑 2 个月

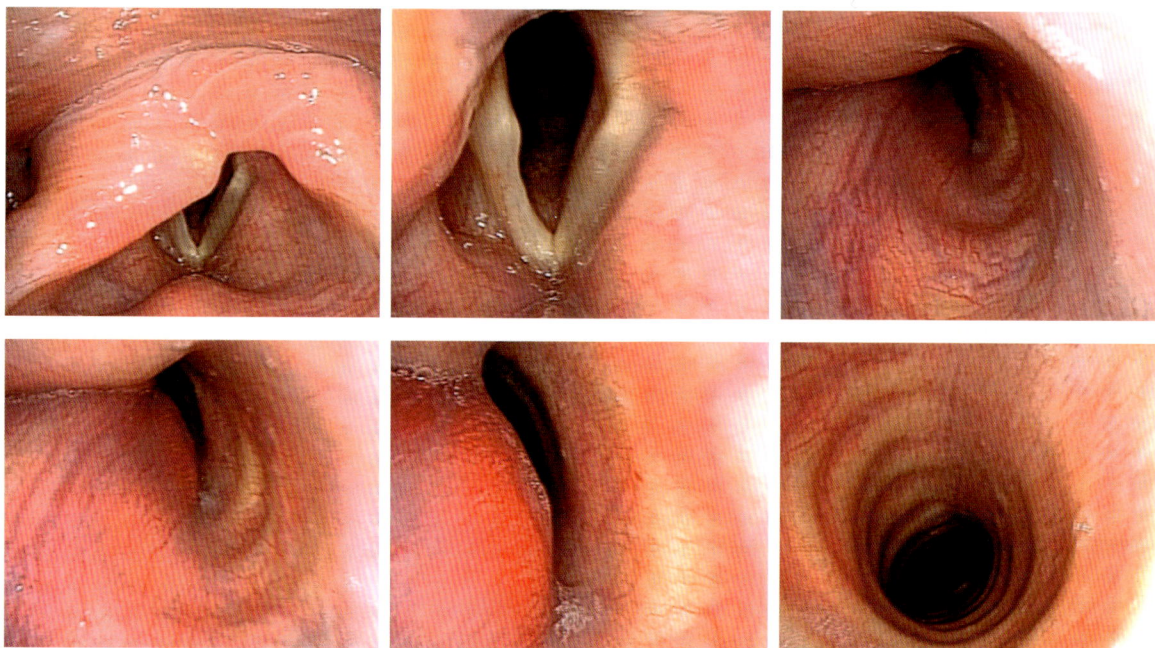

诊断要点： 双侧声带黏膜光滑，右侧声带全长松弛、无力，左侧环杓关节活动可，右侧环杓关节活动受限。第 2 气管环、第 3 气管环起始处、气管前壁、右侧气管侧壁可见包块状新生物隆起，表面充血；新生物堵塞气管约 3/4。

B 超检查： 甲状腺右叶下极及峡部近气管旁低回声结节，TIRADS 分类为 4C。

内镜诊断： 甲状腺癌累及气管。

第二十节　痉挛性发音障碍

病例1　患者，女，53岁，发音障碍数天

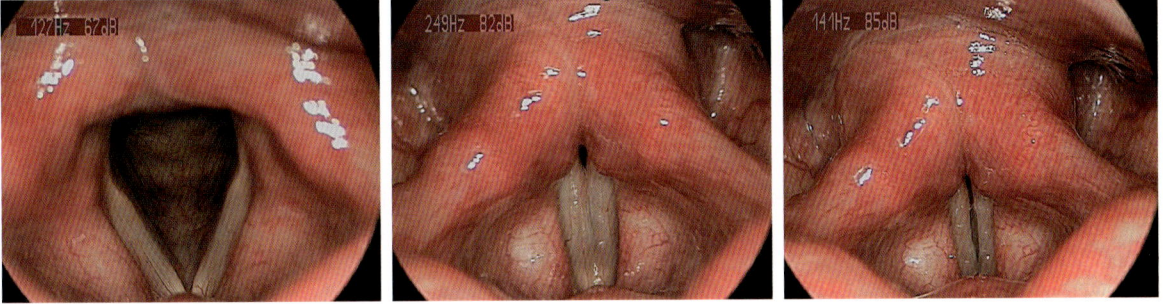

诊断要点：双侧声带表面光滑，声门闭合可。双侧室带可见轻度代偿。发音时双侧声带、双侧
　　　　　　环杓关节抖动震颤。

内镜诊断：痉挛性发音障碍。

病例2　患者，女，25岁，发音障碍数天

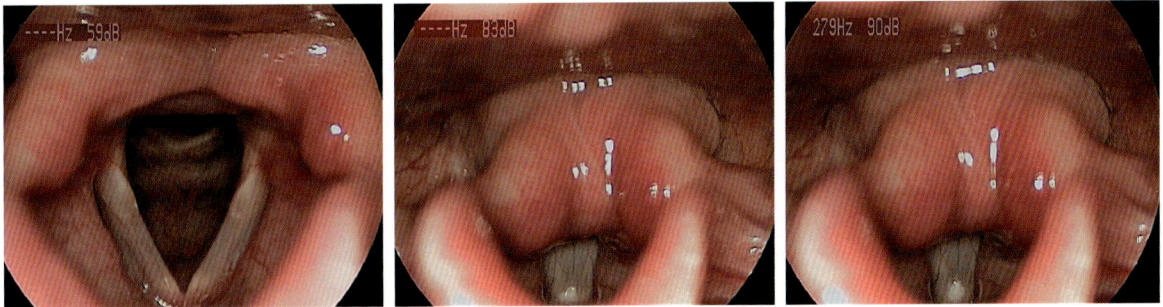

诊断要点：双侧声带表面光滑，声门闭合可。双侧室带可见轻度代偿。发音时双侧声带、双侧
　　　　　　环杓关节抖动震颤。

内镜诊断：痉挛性发音障碍。

第二十一节 气 管 肿 物

病例 1 患者，女，33 岁，反复咳嗽 3 个月

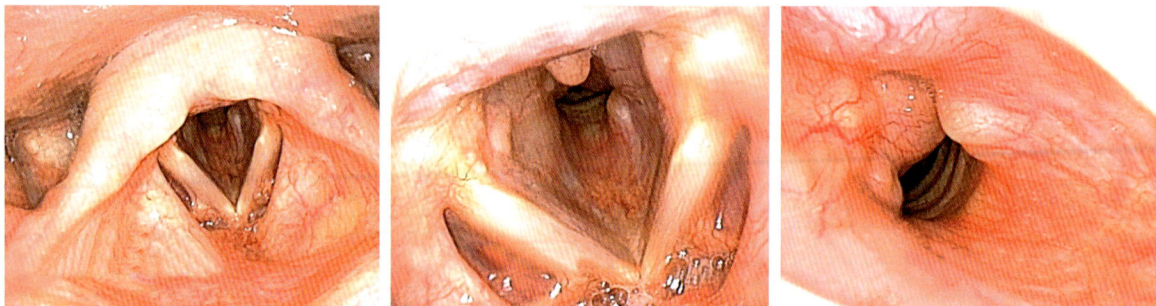

诊断要点：双侧声带表面光滑，声门下、第 1 气管环、气管侧壁及后壁可见近似圆形新生物，堵塞气管约 2/3。

术后病理：腺样囊性癌。

内镜诊断：气管肿物（腺样囊性癌）。

病例 2 患者，女，55 岁，气管切开术后，评估能否拔管

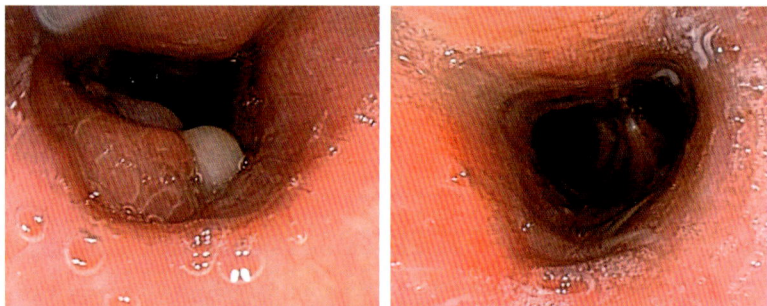

诊断要点：气管切开口上方可见近似圆形肿物，呈粉红色及白色，表面光滑。

内镜诊断：气管肿物（肉芽肿）。

病例 3　患者，女，85 岁，气管切开术后，评估能否拔管

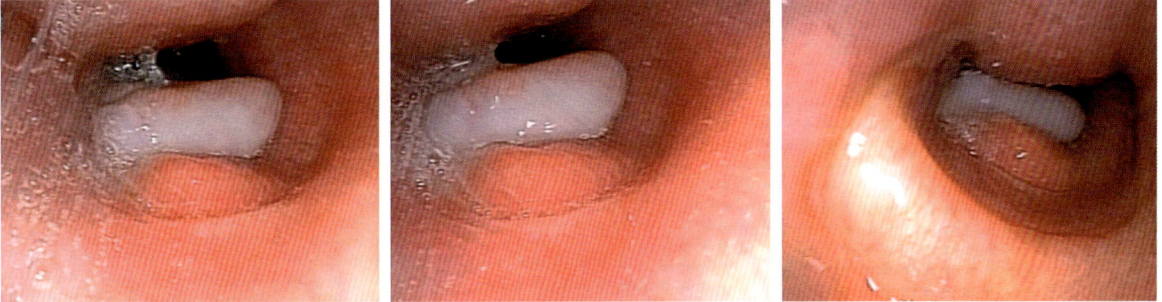

诊断要点：气管切开口上方可见近似椭圆形肿物，呈白色，表面光滑。

内镜诊断：气管肿物（肉芽肿）。

病例 4　患者，女，71 岁，呼吸困难 3 天

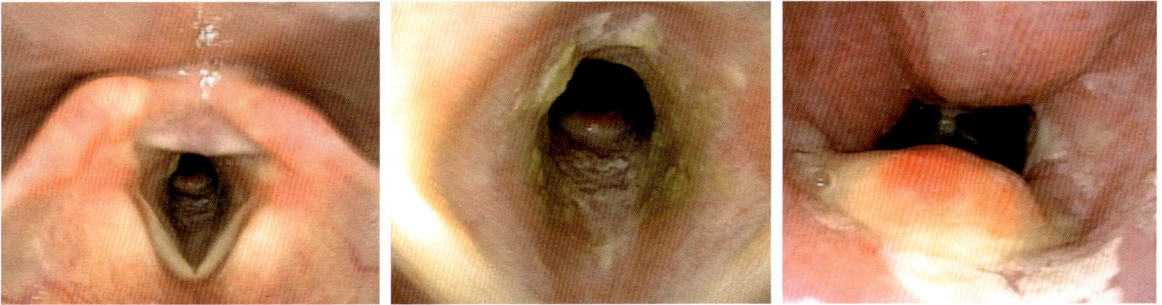

诊断要点：声门下可见环形狭窄，气管切开口上端可见扁平状肉芽组织形成，表面充血，可见
　　　　　脓性分泌物附着。

内镜诊断：气管肿物（肉芽肿）。

病例 5　患者，女，66 岁，气管切开术后，评估能否拔管

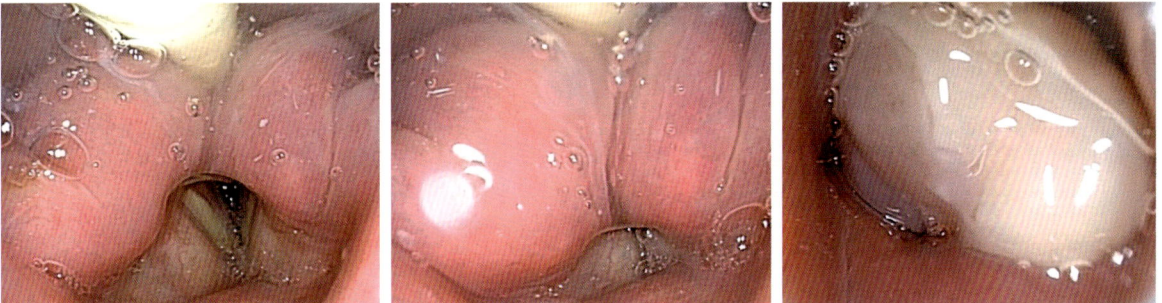

诊断要点：双侧声带、双侧杓会厌襞、杓区黏膜水肿，可见大量分泌物残留；气管内可见较大
　　　　　近似圆形肿物，呈白色，肿物完全堵塞气管。

内镜诊断：1. 气管肿物（肉芽肿）；2. 喉水肿。

病例 6　患者，男，45 岁，气管切开术后，评估能否拔管

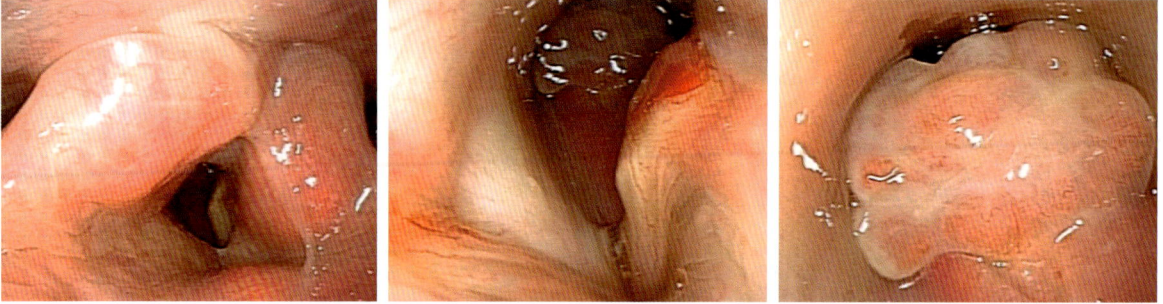

诊断要点：左侧声带黏膜充血、水肿；声门下及气管内可见不规则新生物，表面光滑，肿物堵塞气管约 4/5。

内镜诊断：气管肿物（肉芽肿）。

病例 7　患者，男，50 岁，喉肿物术后 13 年，呼吸不畅 3 个月

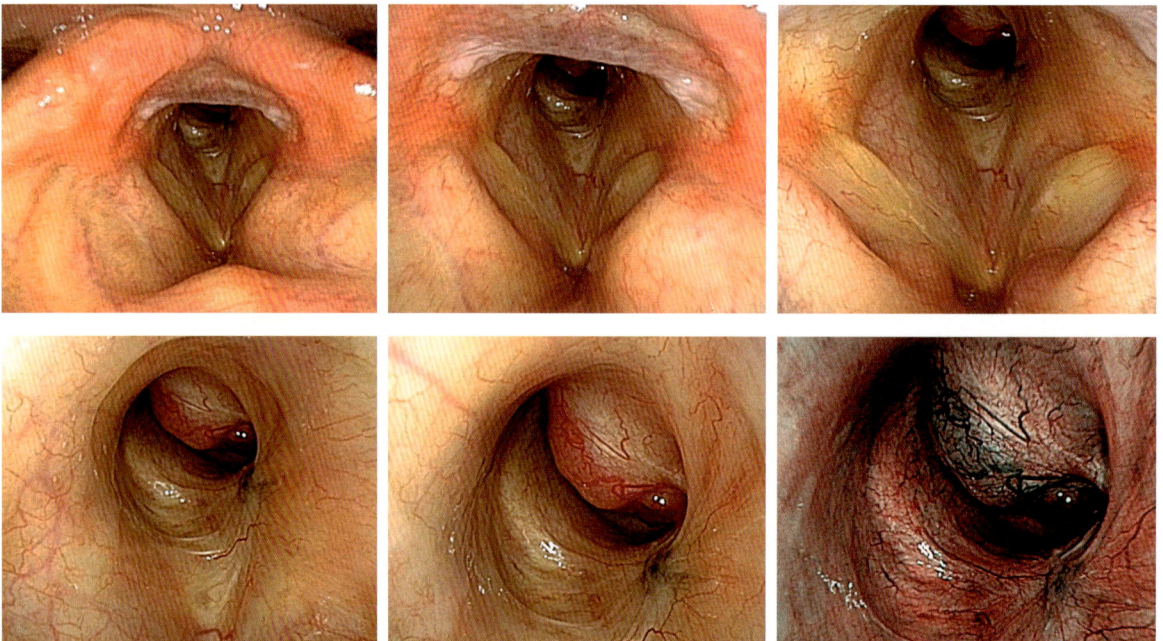

诊断要点：双侧声带黏膜水肿，声门下及气管内可见瘢痕形成，呈术后改变；气管后壁、左侧气管侧壁可见近似圆形新生物，遮挡气管腔隙约 2/3。NBI 模式下气管内新生物表面 IPCL 扩张，NBI 分型为 II 型。

术后病理：腺样囊性癌。

内镜诊断：气管肿物（腺样囊性癌）。

第二十二节 声带白斑

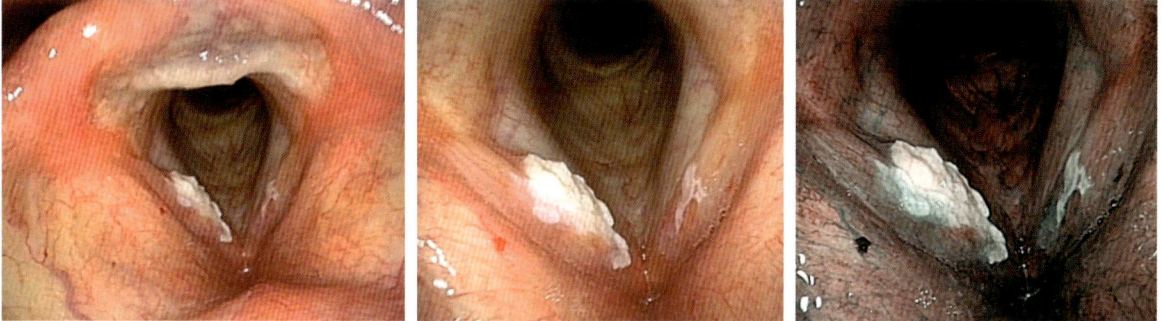

诊断要点：右侧声带前中部可见白斑覆盖，NBI 模式下白斑处各级血管未显露，黏膜呈白色，NBI 分型为Ⅲ型。左侧声带中部表面可见小灶白斑形成。

术后病理：黏膜慢性炎症伴淋巴组织增生，表面鳞状上皮不规则增生，伴角化过度及角化不全。

内镜诊断：双侧声带白斑。

病例2 患者，男性，67岁，间断性声音嘶哑 5 年

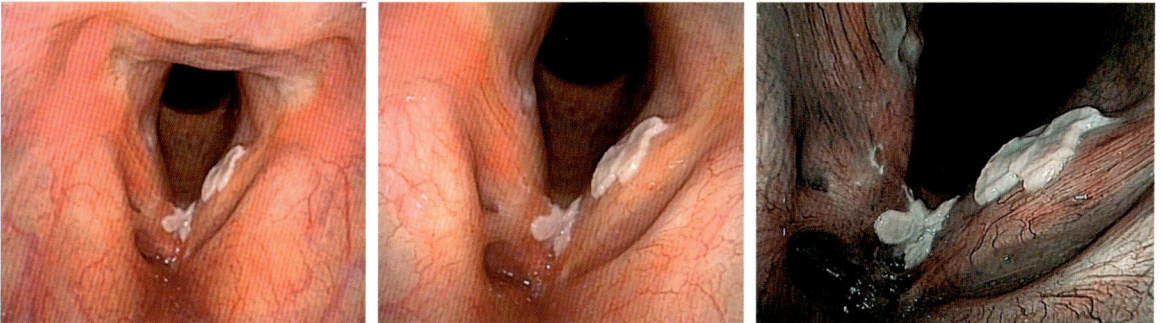

诊断要点：左侧声带前中后、右侧声带前端、前连合可见白斑覆盖。NBI 模式下白斑处各级血管未显露，黏膜呈白色，NBI 分型为Ⅲ型。右侧声带全长充血，可见瘢痕形成。

术后病理：1.（左侧声带白斑）黏膜组织慢性炎症，伴鳞状上皮中度不典型增生，并见角化过度和角化不全；2.（前连合白斑）黏膜组织慢性炎症，伴鳞状上皮轻度不典型增生，并见角化过度和角化不全。

内镜诊断：双侧声带白斑。

病例 3　患者，男，57 岁，声音嘶哑半年

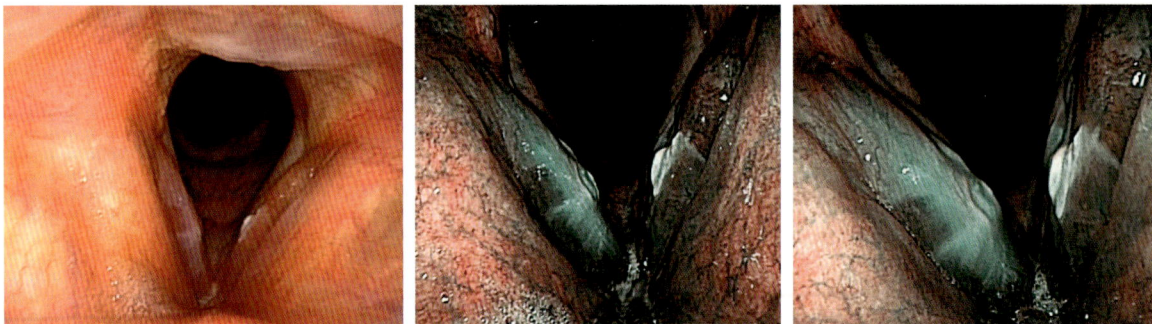

诊断要点：双侧声带全长水肿、充血。双侧声带中部边缘可见小灶白斑覆盖。NBI 模式下白斑周围各级血管未显露，黏膜呈白色，NBI 分型为Ⅲ型。

术后病理：1.（左侧声带）符合声带息肉，表面上皮增生伴角化过度；2.（右侧声带）符合声带息肉，伴鳞状上皮增生。

内镜诊断：1. 左侧声带白斑；2. 右声带息肉。

病例 4　患者，男，51 岁，声音嘶哑 4 个月

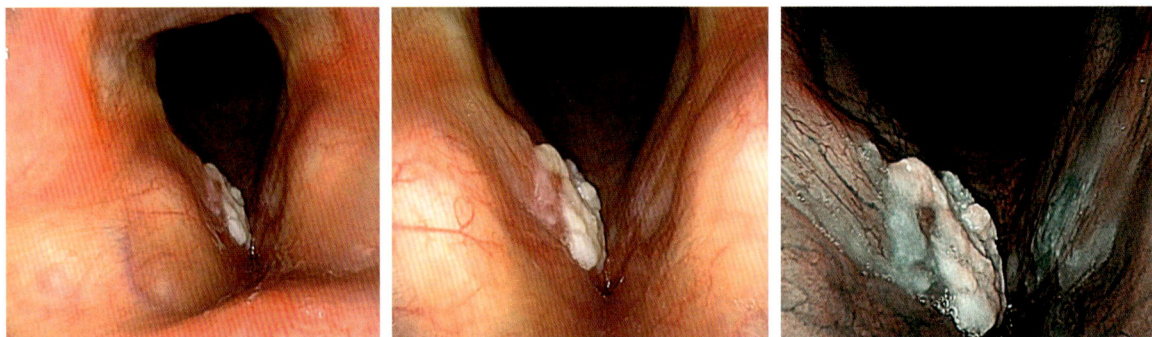

诊断要点：双侧声带全长充血、水肿；右侧声带前中部可见白斑覆盖。NBI 模式下白斑周围各级血管未显露。NBI 分型为Ⅲ型。

术后病理：鳞状上皮增生，伴角化过度和角化不全。

内镜诊断：右侧声带白斑。

病例5　患者，男，42岁，声音嘶哑5年余

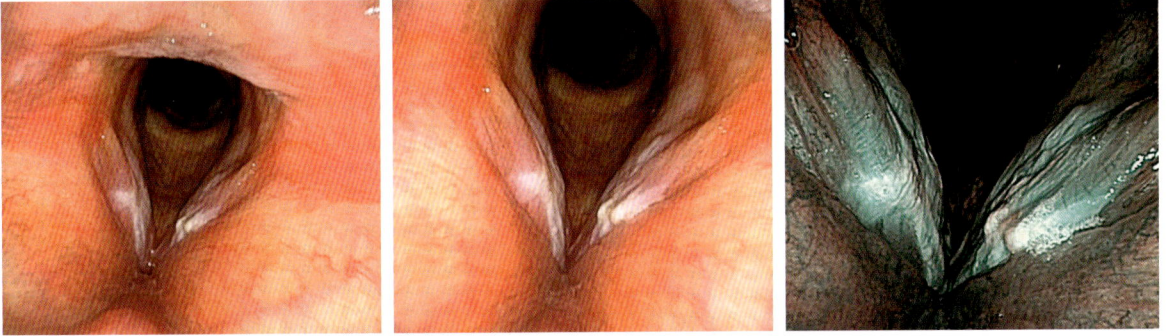

诊断要点：双侧声带全长充血、水肿，双侧声带前中部可见白斑覆盖。NBI模式下白斑周围各级血管未显露，NBI分型为Ⅲ型。

术后病理：1.（左侧声带白斑）鳞状上皮增生伴角化不全和角化过度；2.（右侧声带白斑）鳞状上皮增生伴角化不全和角化过度。

内镜诊断：双侧声带白斑。

病例6　患者，男，48岁，声音嘶哑半年

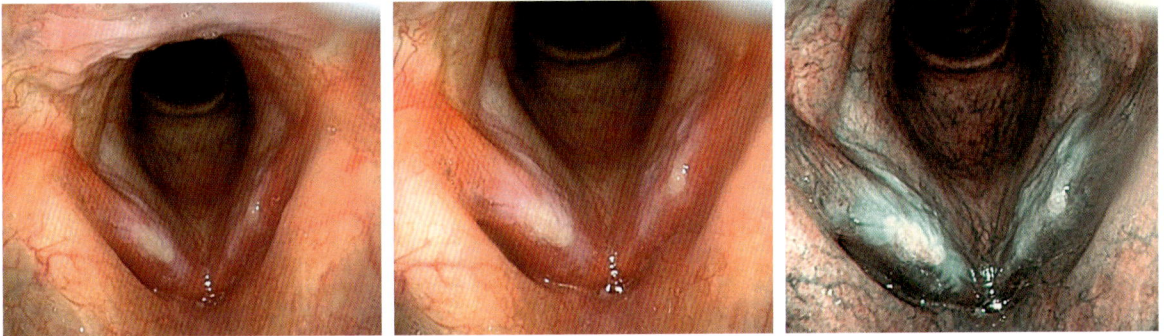

诊断要点：双侧声带全长充血、水肿，双侧声带前中部可见白斑覆盖。NBI模式下白斑周围各级血管未显露，NBI分型为Ⅲ型。

内镜诊断：双侧声带白斑。

病例 7　患者，男，60 岁，声音嘶哑 3 个月

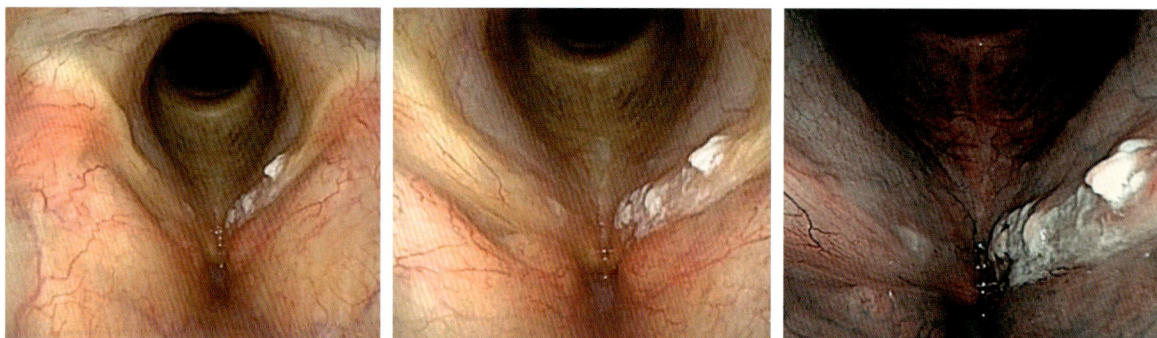

诊断要点：左侧声带近全长可见白斑覆盖，前连合处可见受累。NBI 模式下白斑周围各级血管
未显露，NBI 分型为Ⅲ型。

术后病理：（左侧声带白斑）高级别上皮内瘤变（上皮内癌），局灶疑有浸润。

内镜诊断：左侧声带白斑。

病例 8　患者，男，30 岁，声音嘶哑 2 周

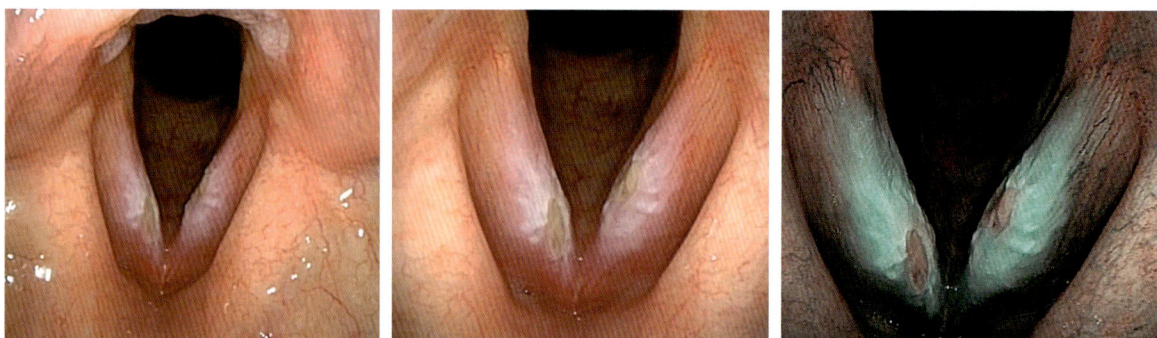

诊断要点：双侧声带全长充血、水肿，双侧声带前中部可见白斑覆盖。NBI 模式下白斑周围各
级血管未显露，NBI 分型为Ⅲ型。

内镜诊断：双侧声带白斑。

病例 9　患者，男，42 岁，咽部异物感伴咳嗽 10 天

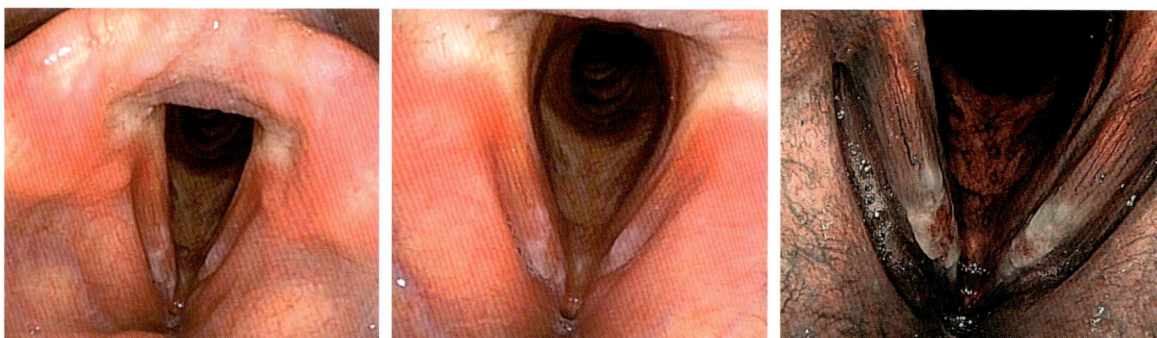

诊断要点：双侧声带全长充血、水肿，双声带前中部可见白斑覆盖。NBI 模式下白斑周围各级血管未显露，NBI 分型为Ⅲ型。

内镜诊断：双侧声带白斑。

病例 10　患者，男，53 岁，咽部异物感数月

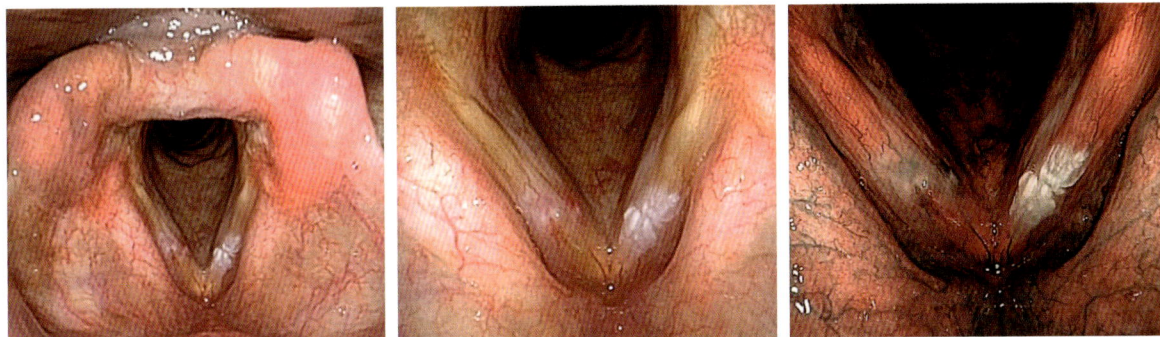

诊断要点：左侧声带前中 1/3 处可见白斑覆盖，右侧声带前中 1/3 处黏膜充血。NBI 模式下白斑周围各级血管未显露，NBI 分型为Ⅲ型。

内镜诊断：双侧声带白斑。

病例 11　患者，男，58 岁，声音嘶哑伴咽部不适 2 个月

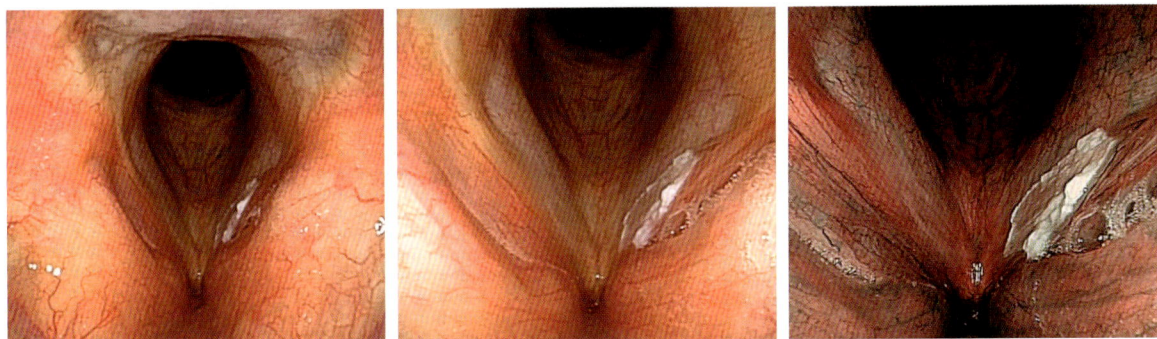

诊断要点：双侧声带全长充血、水肿，左侧声带前中部可见白斑覆盖。NBI 模式下白斑周围各级血管未显露，NBI 分型为Ⅲ型。

内镜诊断：左侧声带白斑。

病例 12 患者，男，31 岁，声音嘶哑 4 天

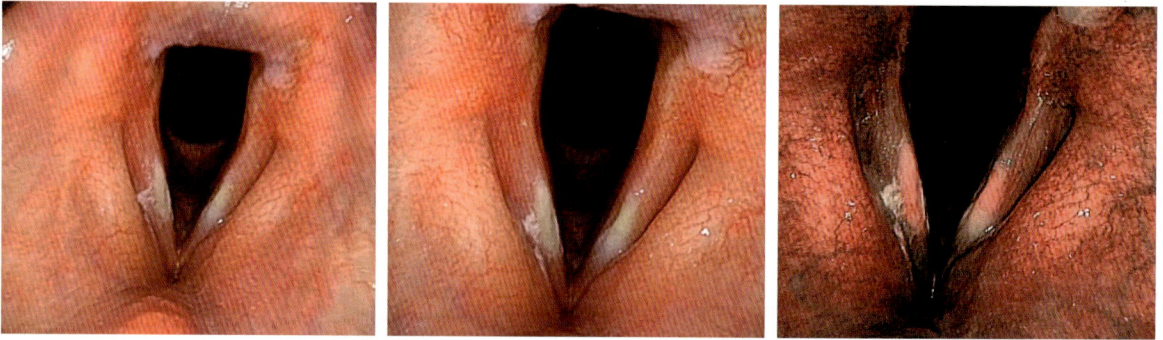

诊断要点：双侧声带全长充血、水肿，双侧声带前中部可见白斑覆盖。NBI 模式下白斑周围各
级血管未显露，NBI 分型为Ⅲ型。

内镜诊断：双侧声带白斑。

病例 13 患者，男，53 岁，声音嘶哑 2 年

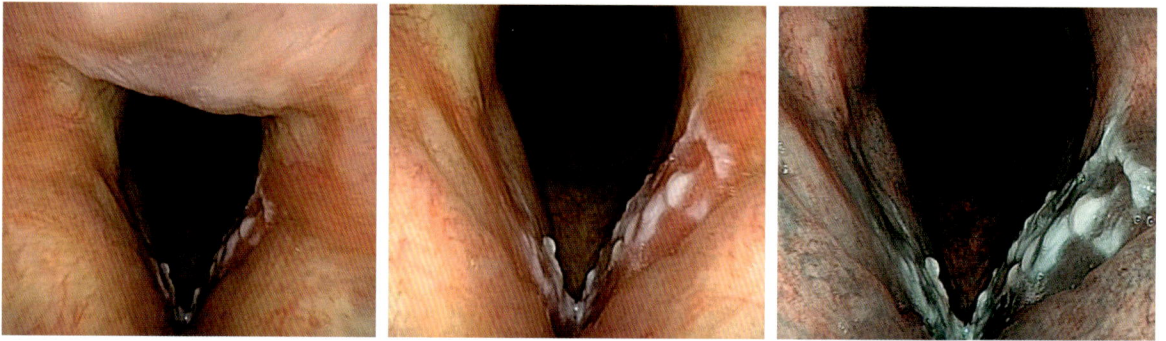

诊断要点：双侧声带全长充血、水肿；左侧声带全长、前连合处、右侧声带前中部可见白斑覆
盖，NBI 模式下白斑周围各级血管未显露，NBI 分型为Ⅲ型。

内镜诊断：双侧声带白斑。

病例 14 患者，男，66 岁，咽部不适 2 个月

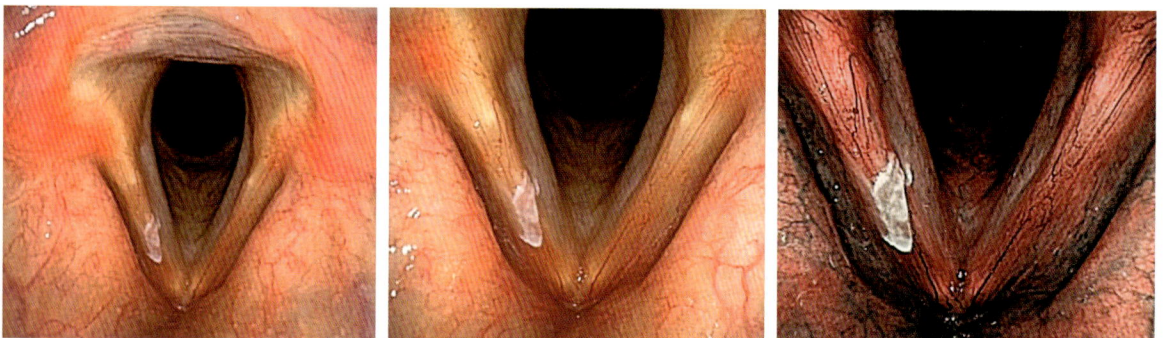

诊断要点：双侧声带全长充血、水肿，右侧声带前端可见白斑覆盖。NBI 模式下白斑周围各级血管未显露，NBI 分型为Ⅲ型。

内镜诊断：右侧声带白斑。

病例 15　患者，男，61 岁，声音嘶哑 20 天伴痰中带血 2 周

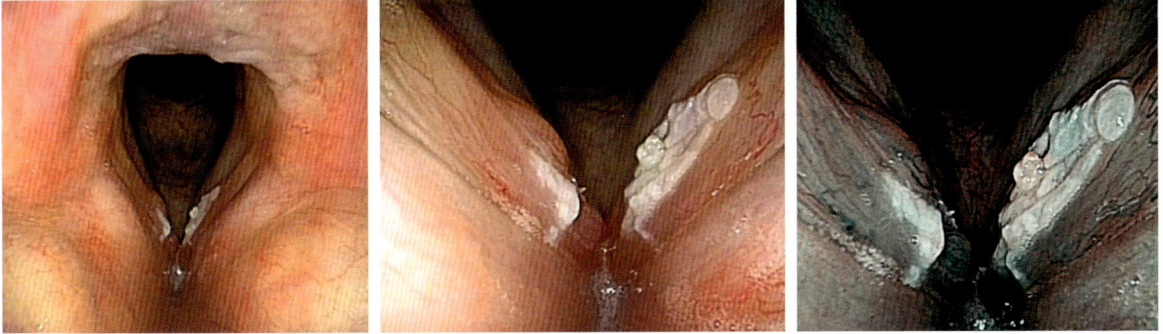

诊断要点：双侧声带全长充血、水肿；左侧声带前中部、右侧声带前端可见白斑覆盖。NBI 模式下白斑周围各级血管未显露，NBI 分型为Ⅲ型。

内镜诊断：双侧声带白斑。

病例 16　患者，男，61 岁，咽部疼痛伴异物感 2 周

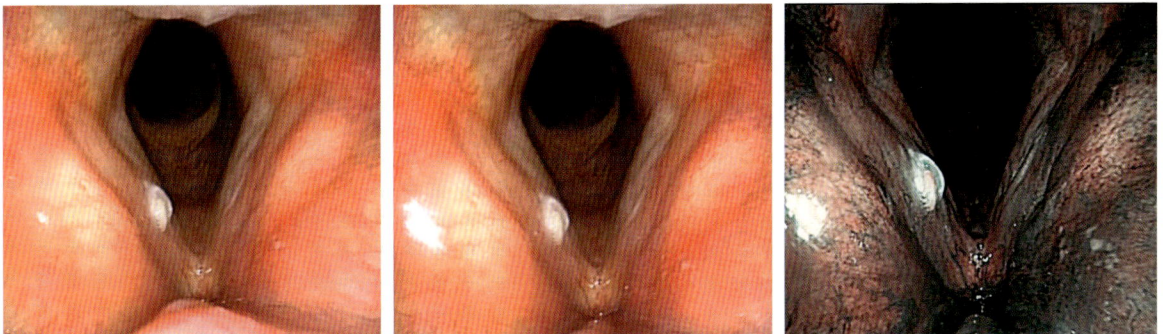

诊断要点：双侧声带全长充血、水肿，右侧声带前中 1/3 处可见小灶白斑形成。NBI 模式下白斑周围各级血管未显露，NBI 分型为Ⅲ型。

内镜诊断：右侧声带白斑。

病例 17　患者，男，32 岁，咽痛伴咽痒、咽部异物感 3 周

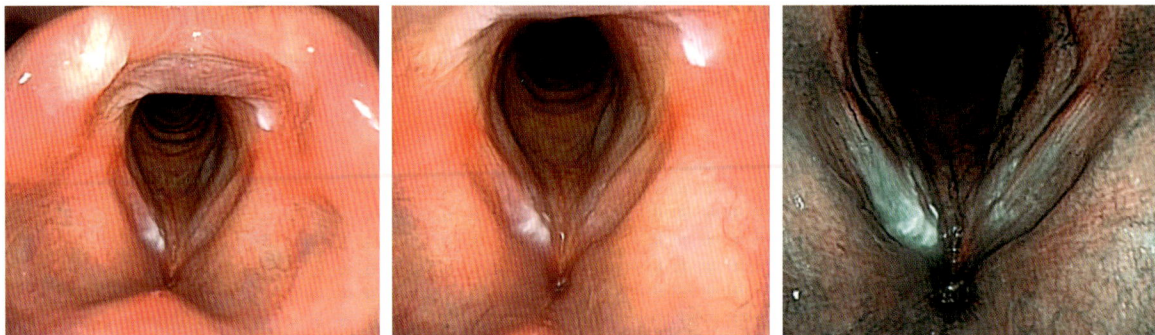

诊断要点：双侧声带全长充血、水肿，右侧声带前端可见白斑覆盖，左侧声带前端及左侧后连合处可见小灶白斑。NBI 模式下白斑周围各级血管未显露，NBI 分型为Ⅲ型。

内镜诊断：右侧声带白斑。

病例 18　患者，女，39 岁，声音嘶哑伴咽痒、咳嗽 1 个月

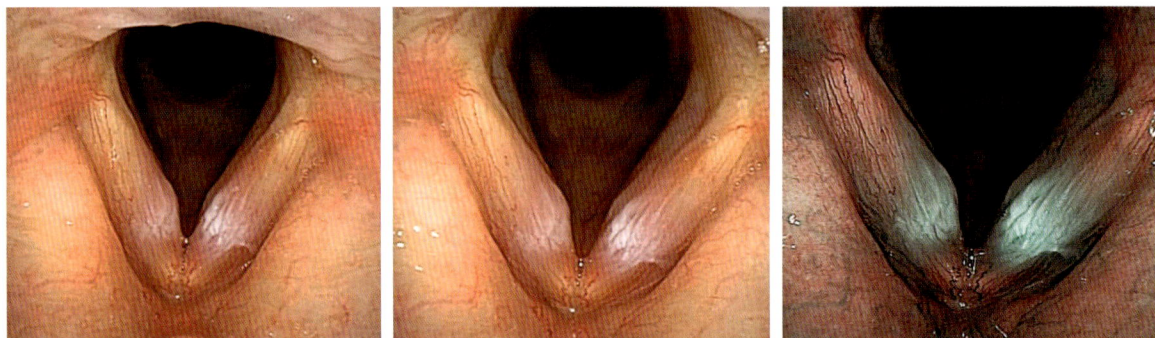

诊断要点：双侧声带黏膜充血、水肿，前中 1/3 处可见白斑覆盖。NBI 模式下白斑周围各级血管未显露，NBI 分型为Ⅲ型。

内镜诊断：双侧声带白斑。

第二十三节　声带瘢痕

病例 1　患者，男，53 岁，声音嘶哑 4 年

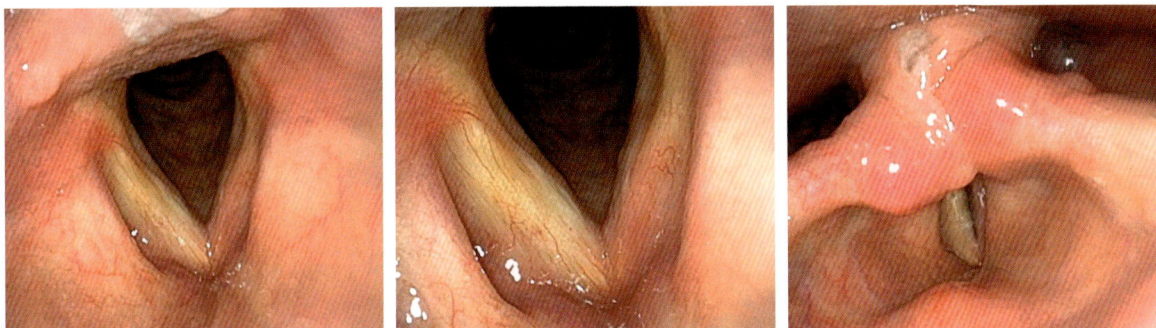

诊断要点：双侧声带黏膜水肿；左侧声带全长充血，表面可见瘢痕形成；声门闭合呈裂隙样。

内镜诊断：左侧声带瘢痕。

病例 2　患者，男，55 岁，喉癌术后 1 年

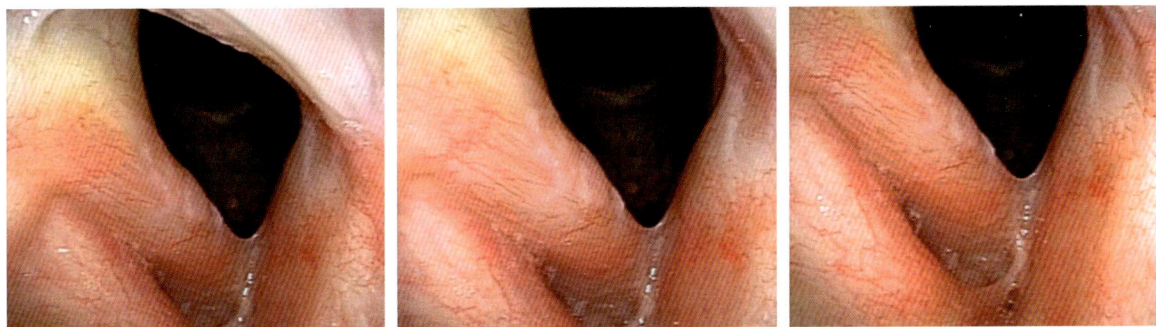

诊断要点：右侧声带黏膜充血；左侧声带呈术后改变，创面处可见瘢痕形成。

内镜诊断：左侧声带瘢痕。

病例 3　患者，女，57 岁，声带息肉术后 1 个月

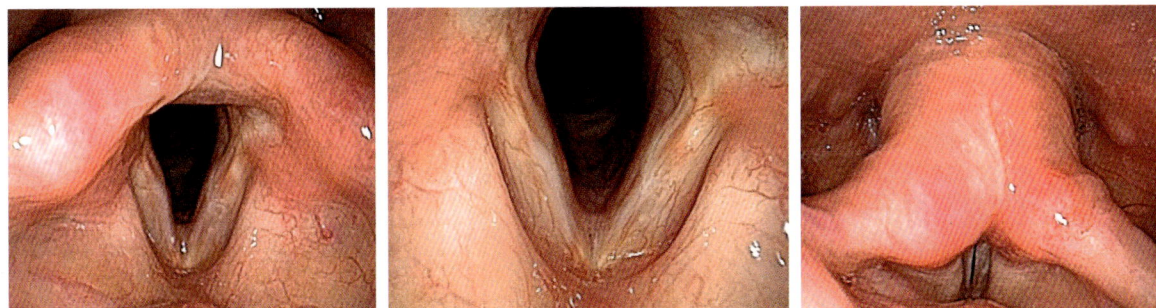

诊断要点：双侧声带创面处黏膜光滑，表面可见瘢痕形成，声门闭合呈裂隙样。

内镜诊断：双侧声带瘢痕。

第二十四节 声 带 沟

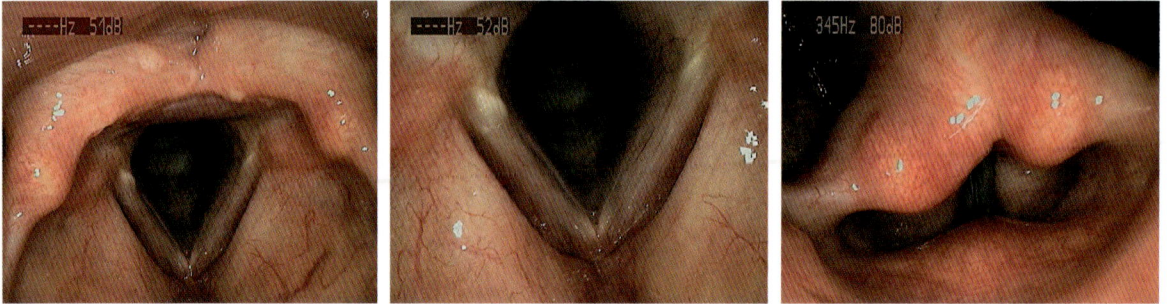

诊断要点：双侧声带边缘呈沟壑样改变，表面未见明显新生物；声门闭合呈裂隙样；双侧环杓关节活动可。

内镜诊断：双侧声带沟。

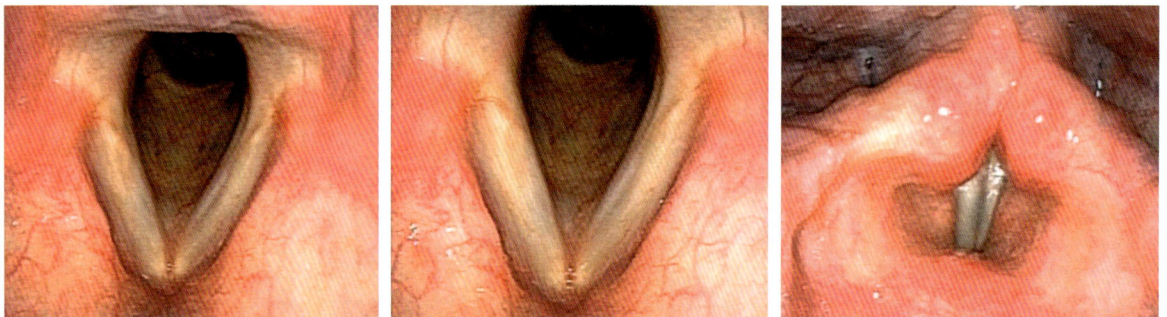

诊断要点：双侧声带表面光滑，左侧声带边缘呈沟壑样改变；声门闭合呈前部裂隙样。

内镜诊断：左侧声带沟。

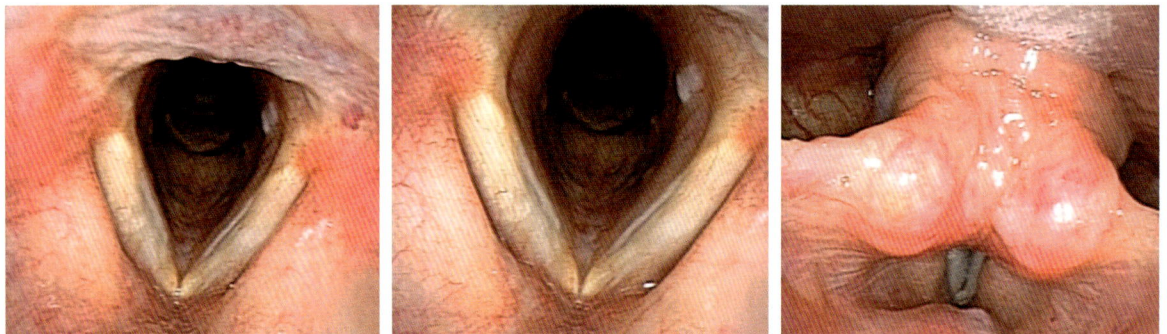

诊断要点：双侧声带表面光滑，边缘呈沟壑样改变；声门闭合呈裂隙样。

内镜诊断：双侧声带沟。

病例 4　患者，男，44 岁，自幼声嘶

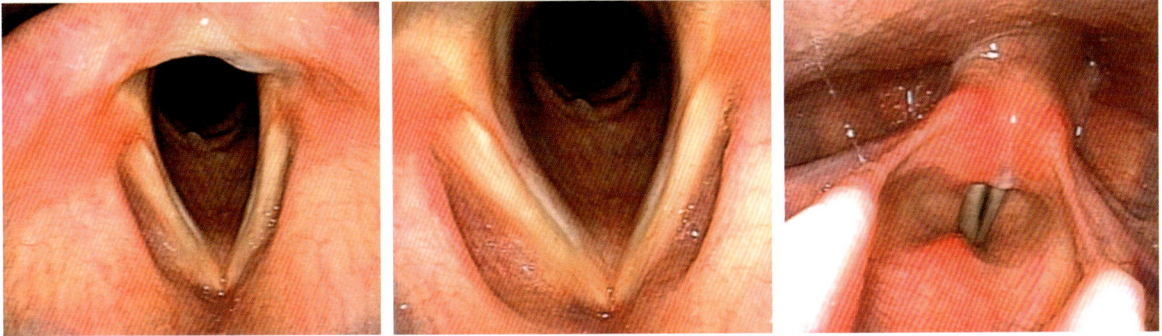

诊断要点：双侧声带黏膜充血，声带边缘呈沟壑样改变；声门闭合呈裂隙样。

内镜诊断：双侧声带沟。

病例 5　患者，男，46 岁，自幼声嘶

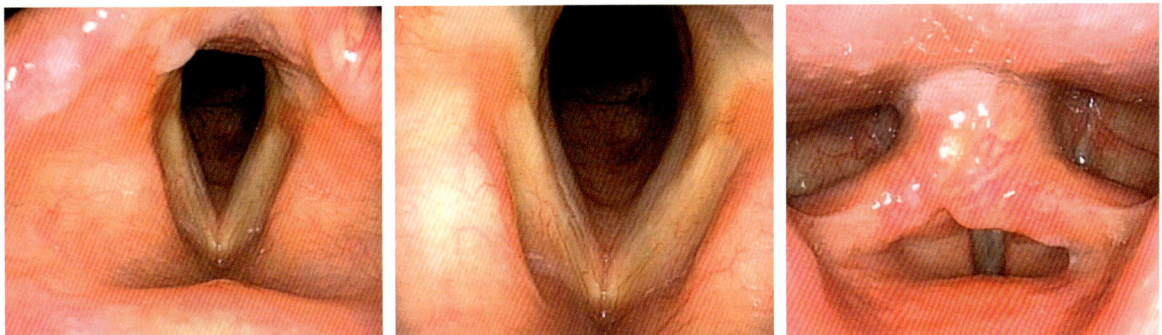

诊断要点：双侧声带黏膜充血，右侧声带边缘呈沟壑样改变；声门闭合可。

内镜诊断：双侧声带沟。

第二十五节　声　带　麻　痹

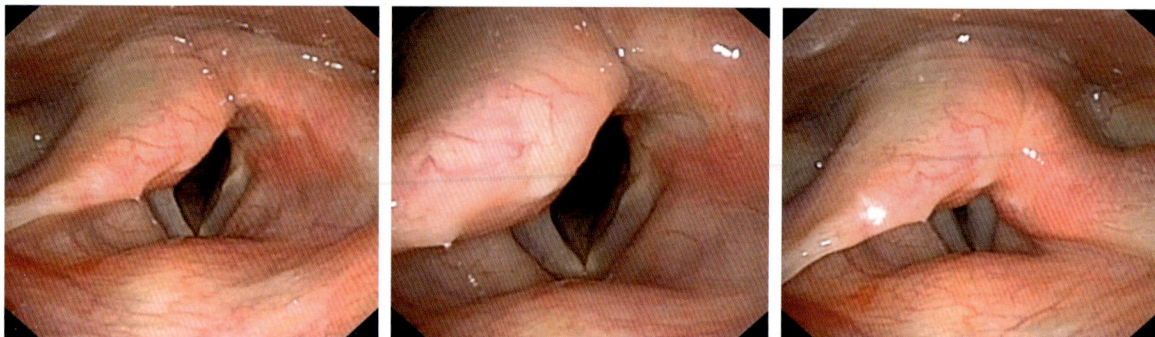

诊断要点：右侧声带全长松弛、无力，呈弓形改变；左侧声带黏膜光滑。声门闭合呈梭形。左
　　　　　侧环杓关节活动可，右侧环杓关节活动受限。

内镜诊断：右侧声带麻痹。

第二十六节　声　带　囊　肿

病例 1　患者，男，78 岁，声音嘶哑 2 个月

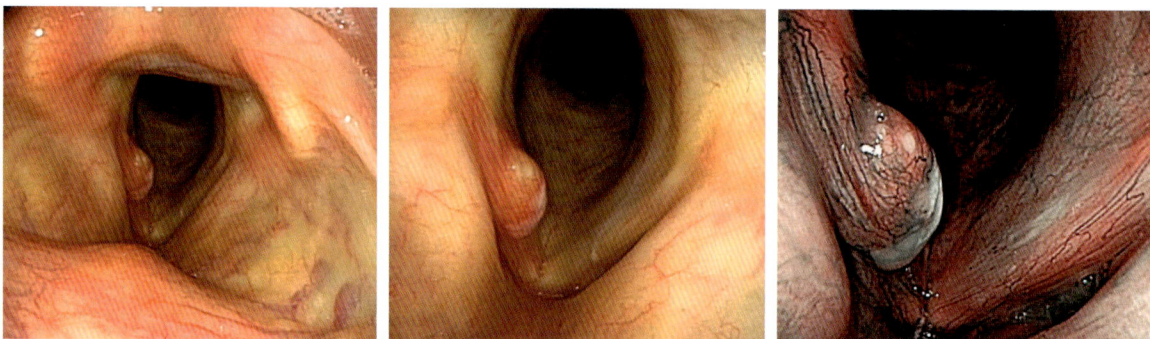

诊断要点：右侧声带全长充血，中部边缘可见淡黄色囊肿。NBI 模式下右侧声带囊肿表面未见
　　　　　异常血管形成。

内镜诊断：右侧声带囊肿。

病例 2　患者，男，56 岁，声音嘶哑 1 周

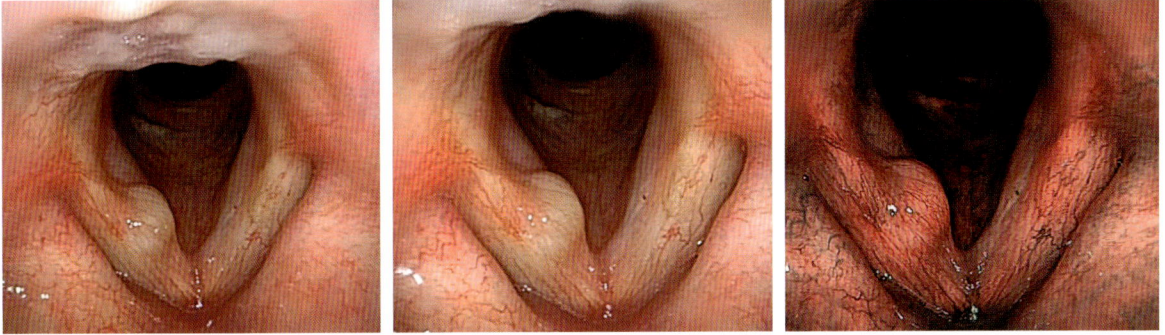

诊断要点： 右侧声带中部边缘可见囊肿，呈灰白色。NBI 模式下囊肿表面未见异常血管形成。

内镜诊断： 右侧声带囊肿。

病例 3　患者，男，32 岁，反复声音嘶哑 3 周

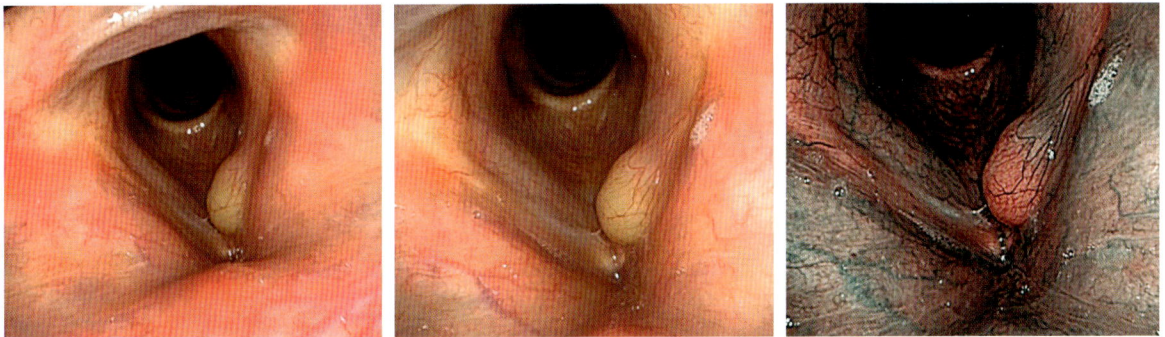

诊断要点： 左侧声带前中部见淡黄色囊肿，表面光滑。NBI 模式下囊肿表面未见异常血管形成。

内镜诊断： 左侧声带囊肿。

病例 4　患者，女，57 岁，声音嘶哑 1 个月

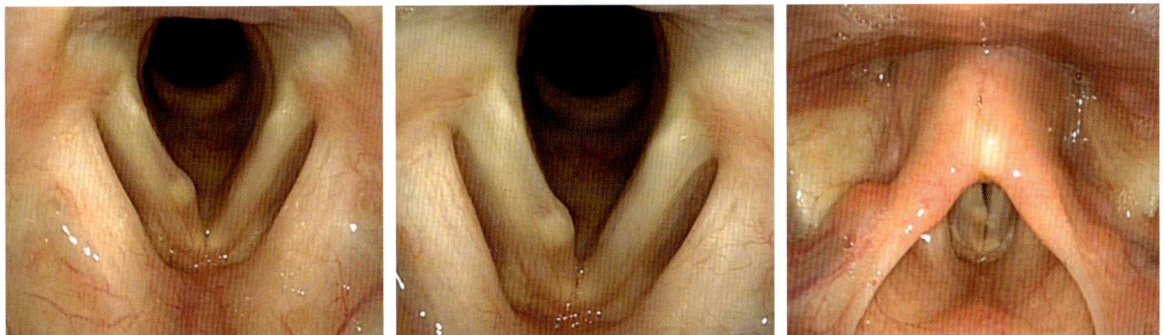

诊断要点： 右侧声带前中 1/3 处可见黏膜下囊肿，表面光滑。声门闭合呈沙漏状。

内镜诊断： 右侧声带囊肿。

病例 5　患者，女，39 岁，声音嘶哑 1 个月

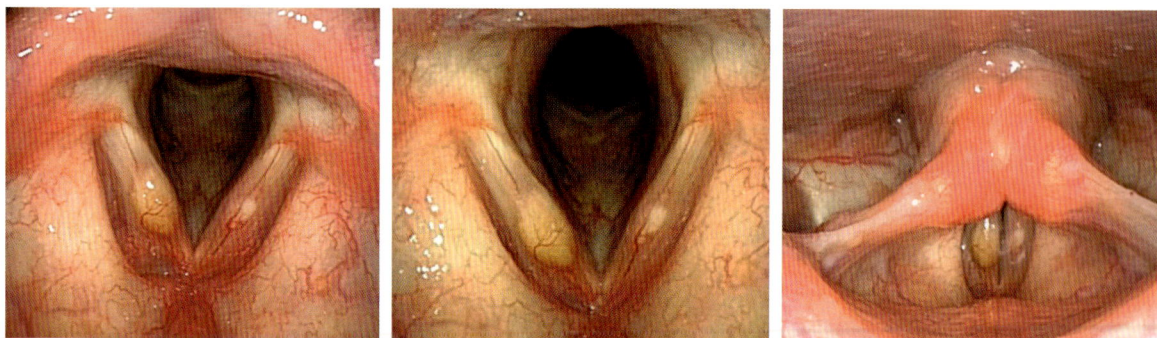

诊断要点：双侧声带前中部表面可见囊肿，呈淡黄色，表面光滑。声门闭合呈裂隙样。
内镜诊断：双侧声带囊肿。

病例 6　患者，女，56 岁，声音嘶哑 3 个月

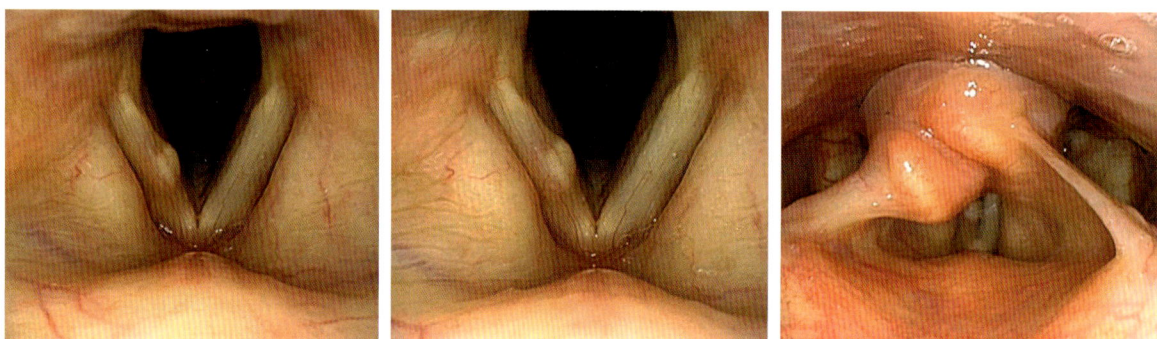

诊断要点：右侧声带中部边缘可见两枚囊肿，表面光滑。声门闭合呈沙漏状。
内镜诊断：右侧声带囊肿。

病例 7　患者，男，55 岁，声音嘶哑 1 个月

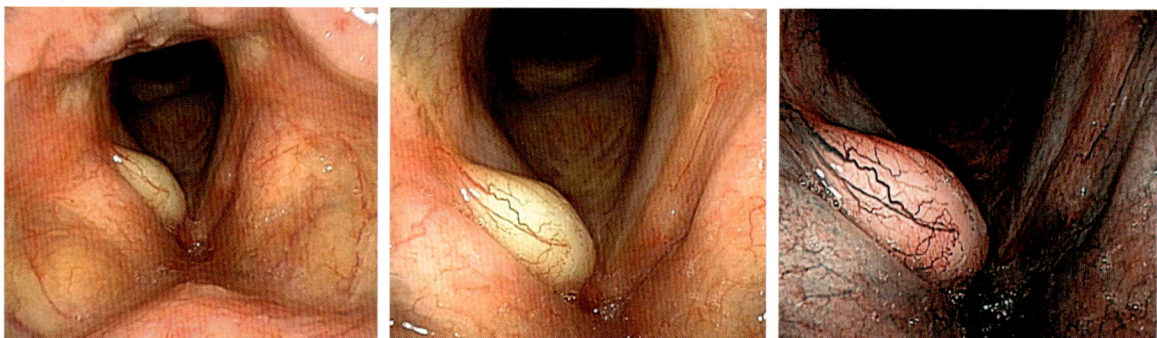

诊断要点：右侧声带表面可见囊肿，表面光滑，呈淡黄色。NBI 模式下右声带表面树枝状血管
　　　　　网扩张，NBI 分型为 II 型。
内镜诊断：右侧声带囊肿。

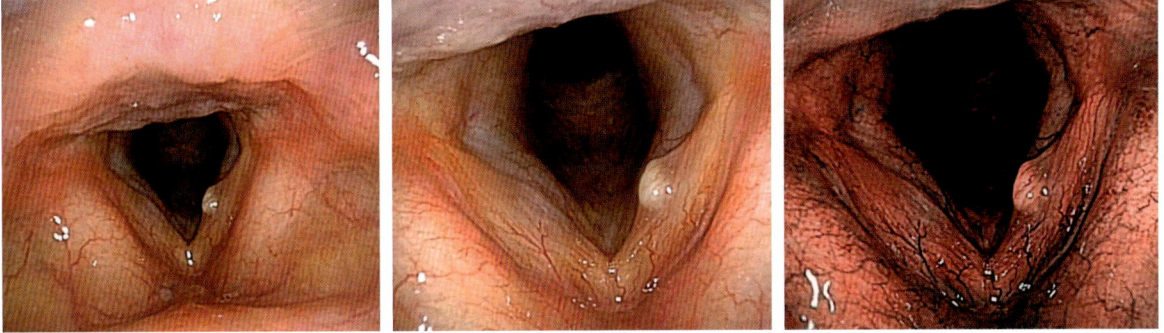

诊断要点：左侧声带中部表面可见黏膜下囊肿，呈灰白色，表面光滑。NBI 模式下双声带表面
　　　　　树枝状血管网扩张，NBI 分型为 Ⅱ 型。

内镜诊断：左侧声带囊肿。

第二十七节　声带任克水肿

病例 1 　患者，男，41 岁，声音嘶哑 10 天

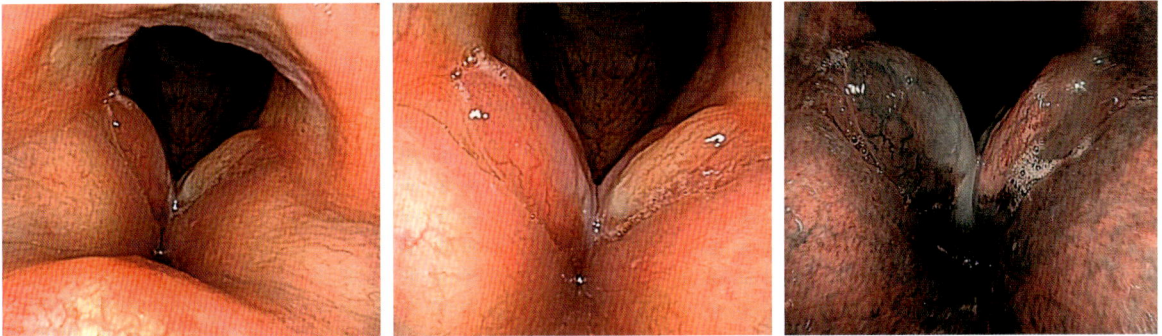

诊断要点：双侧声带全长充血、水肿，呈鱼腹状改变。NBI 模式下双声带表面树枝状血管网扩
　　　　　张，NBI 分型为 Ⅱ 型。

内镜诊断：双侧声带任克水肿。

病例 2　患者，男，39 岁，声音嘶哑半年，呼吸困难 3 个月

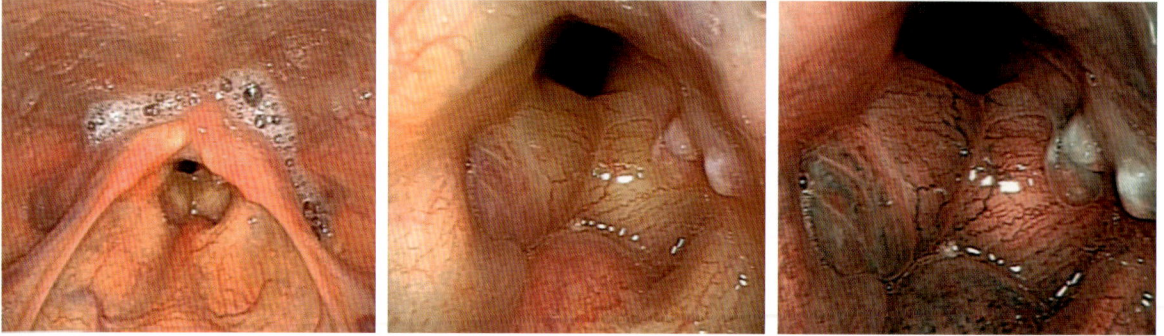

诊断要点：双侧声带全长充血、水肿，呈鱼腹状改变，遮挡声门裂。NBI 模式下双声带表面树枝状血管网扩张，NBI 分型为 II 型。

内镜诊断：双侧声带任克水肿。

病例 3　患者，女，65 岁，声音嘶哑 1 年，加重 1 周

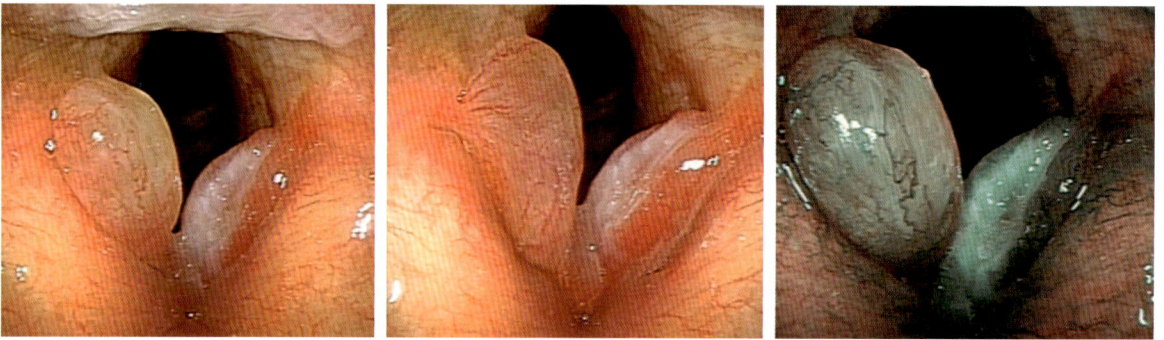

诊断要点：双侧声带全长充血、水肿，呈鱼腹状改变；左侧声带表面可见白斑形成。NBI 模式下左侧声带白斑表面 IPCL 未显露，NBI 分型为 III 型，右声带表面树枝状血管网扩张，NBI 分型为 II 型。

内镜诊断：双侧声带任克水肿。

病例 4　患者，女，66 岁，声音嘶哑多年

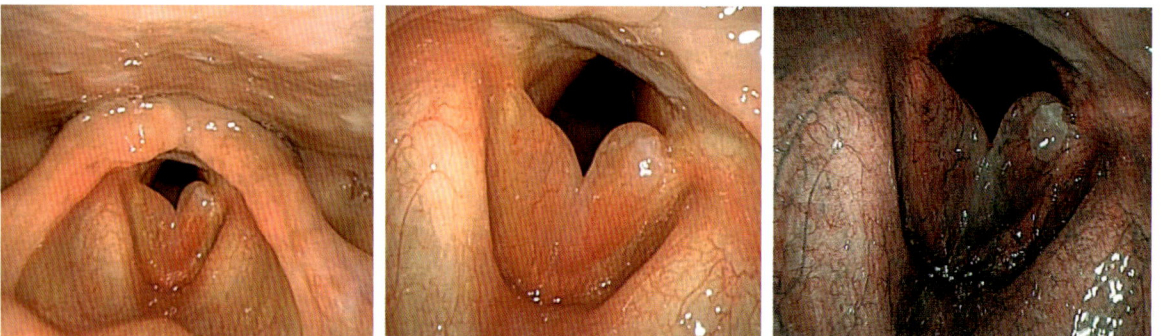

诊断要点：双侧声带全长充血、水肿，呈鱼腹状改变。NBI 双声带表面树枝状血管网扩张，NBI 分型为 II 型。

内镜诊断：双侧声带任克水肿。

病例 5　患者，男，52 岁，声音嘶哑数年

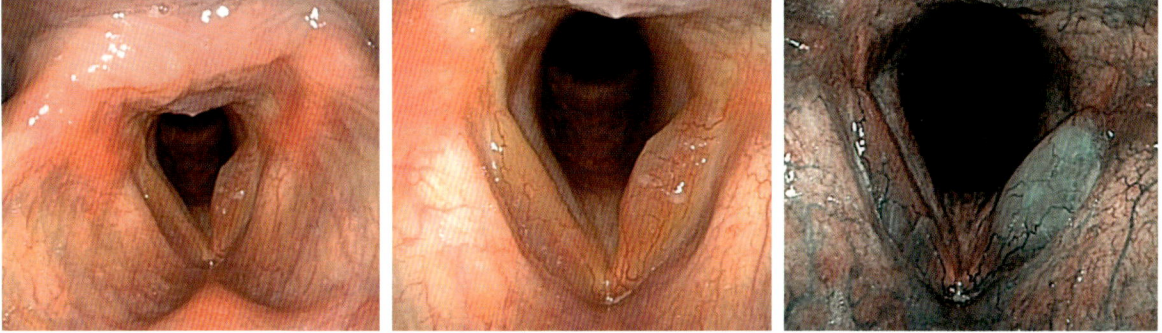

诊断要点：双侧声带全长充血、水肿；左侧声带全长呈鱼腹状改变。NBI 双声带表面树枝状血管网扩张，NBI 分型为 II 型。

内镜诊断：双侧声带任克水肿。

病例 6　患者，男，55 岁，声音嘶哑 1 年

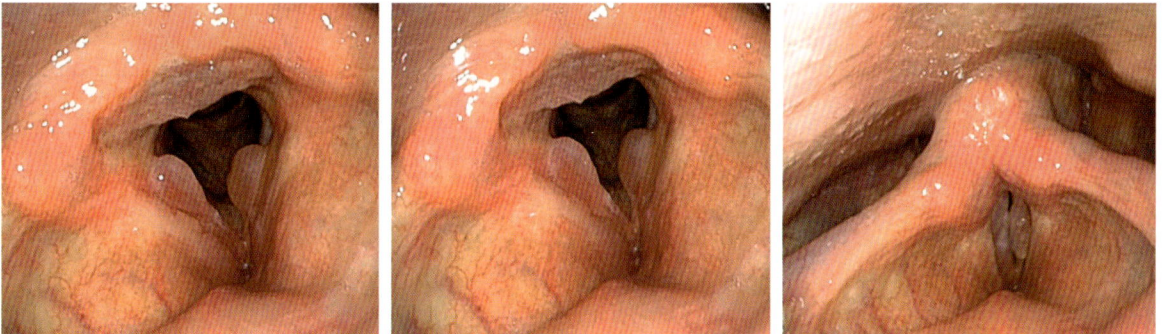

诊断要点：双侧声带全长充血、水肿，呈鱼腹状改变。声门闭合呈沙漏状。

内镜诊断：双侧声带任克水肿。

病例7　患者，男，58岁，声音嘶哑1年

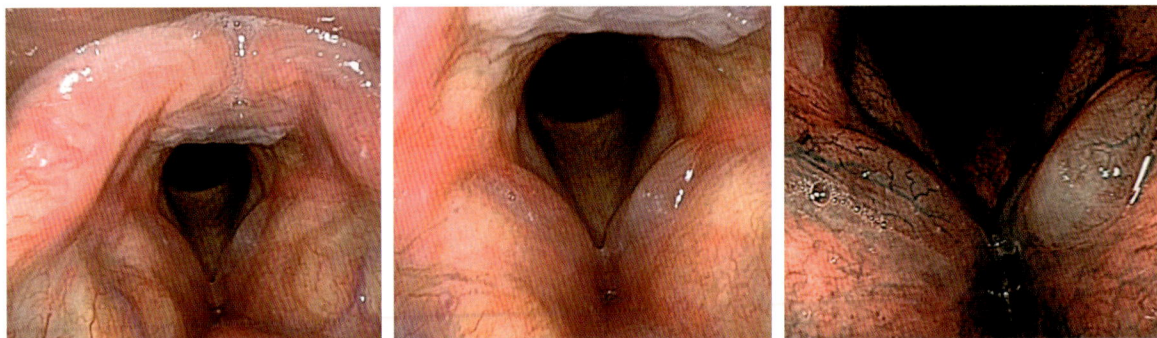

诊断要点：双侧声带全长充血、水肿，呈鱼腹状改变。NBI双声带表面树枝状血管网扩张，
　　　　　NBI分型为Ⅱ型。

内镜诊断：双侧声带任克水肿。

第二十八节　声带接触性肉芽肿

病例1　患者，男，53岁，声音嘶哑1个月

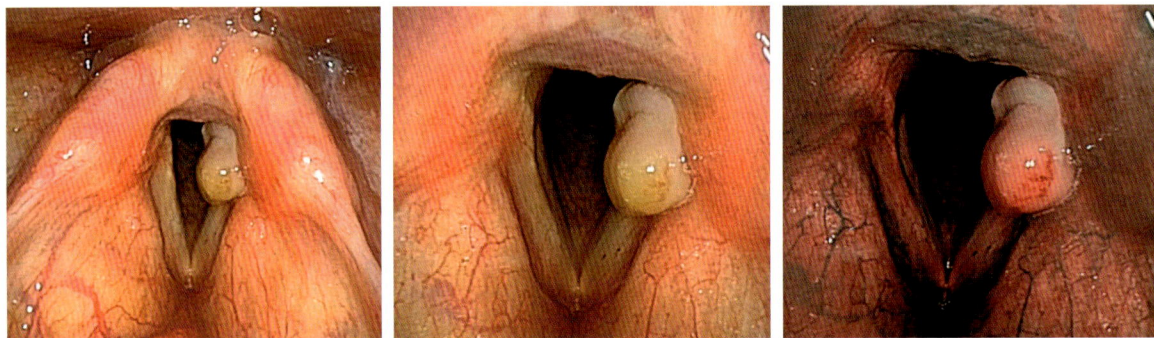

诊断要点：左侧声带突可见白色分叶状新生物，表面光滑。NBI模式下病变表面未见血管纹理
　　　　　结构，表面呈白色。

内镜诊断：左侧声带突接触性肉芽肿。

病例 2　患者，男，57 岁，咽痒、发音不适 3 个月

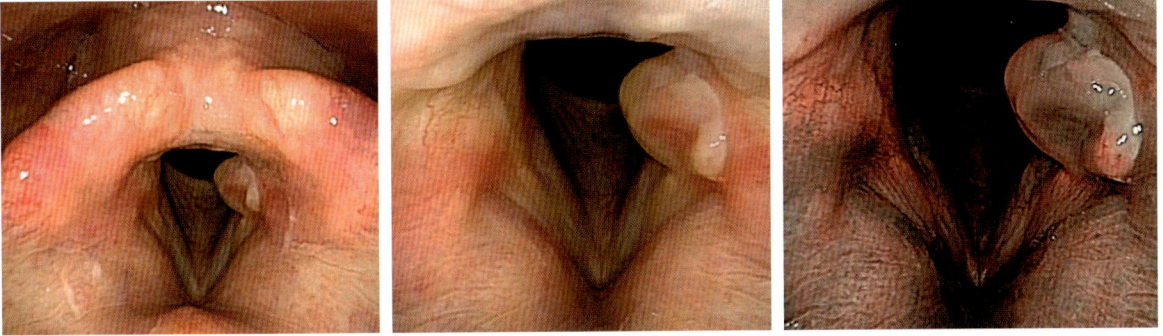

诊断要点：左侧声带突可见白色分叶状新生物，表面光滑。NBI 模式下病变表面未见血管纹理结构，表面呈白色。

内镜诊断：左侧声带突接触性肉芽肿。

病例 3　患者，男，36 岁，声音嘶哑 2 个月

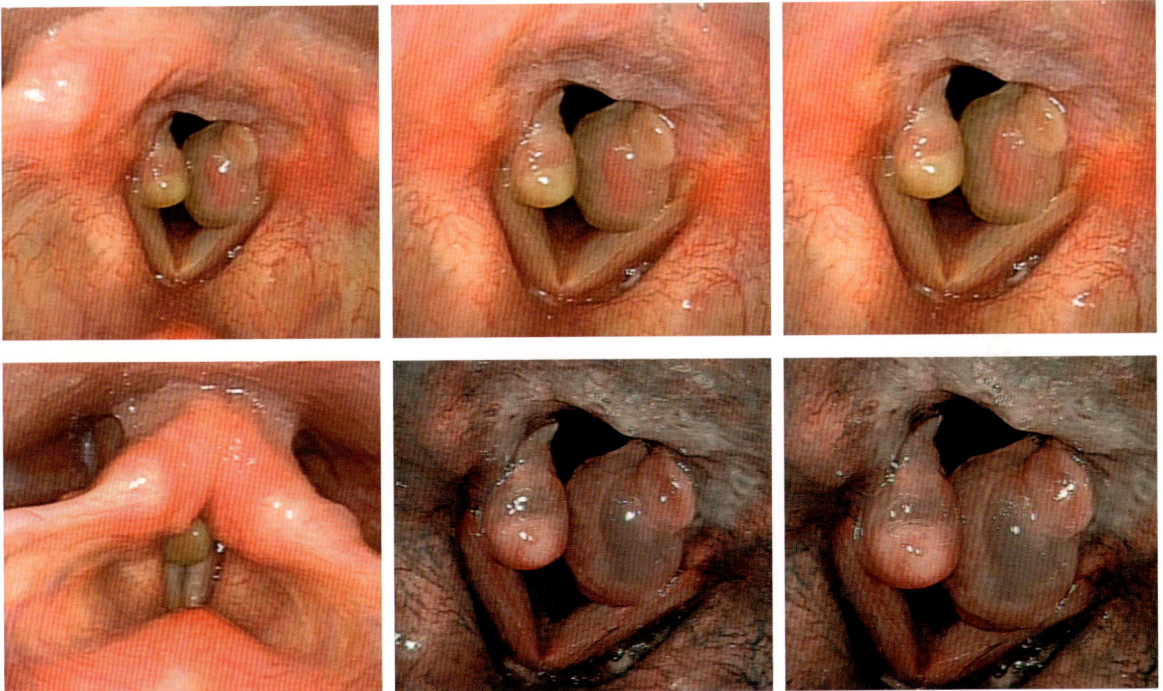

诊断要点：双侧声带突可见淡黄色分叶状新生物，表面充血。NBI 模式下病变表面未见血管纹理结构，表面呈白色。

内镜诊断：双侧声带突接触性肉芽肿。

病例 4　患者，男，42 岁，咽部不适 2 个月

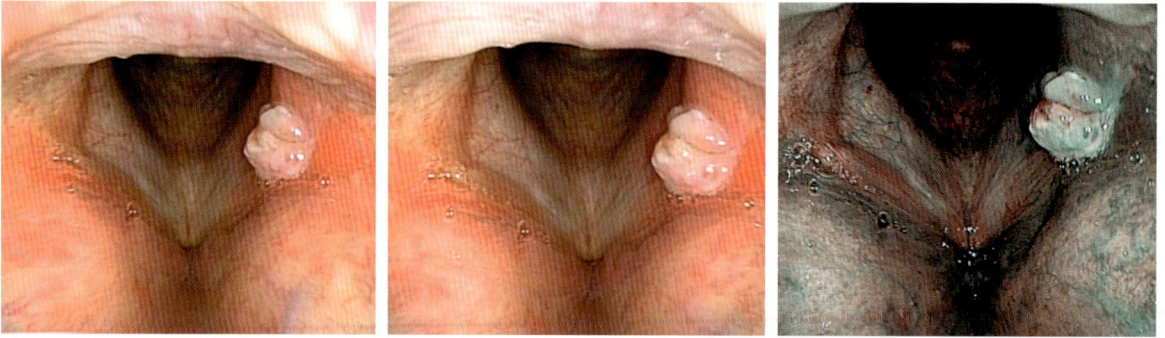

诊断要点：左侧声带突可见白色分叶状新生物，表面光滑。NBI 模式下病变表面未见血管纹理结构，表面呈白色。

内镜诊断：左侧声带突接触性肉芽肿。

病例 5　患者，男，51 岁，声音嘶哑 1 周

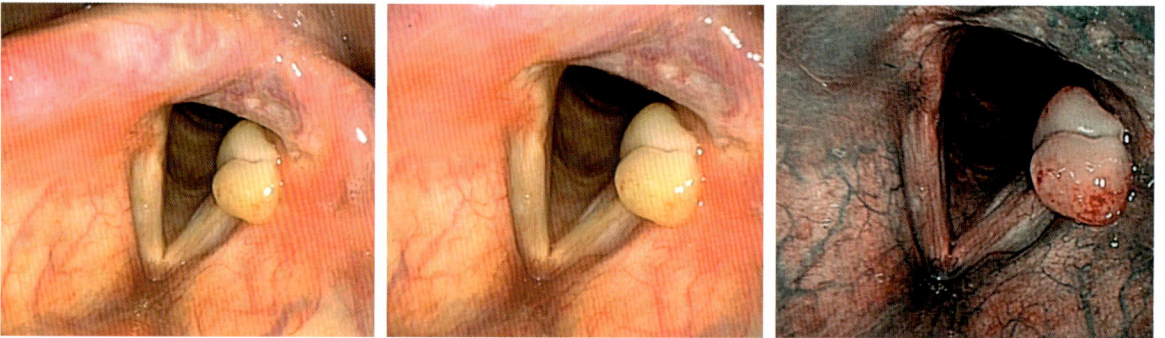

诊断要点：左侧声带突可见白色分叶状新生物，表面光滑。NBI 模式下病变表面未见血管纹理结构，表面呈白色。

内镜诊断：左侧声带突接触性肉芽肿。

病例 6　患者，男，36 岁，咽部异物感 1 周

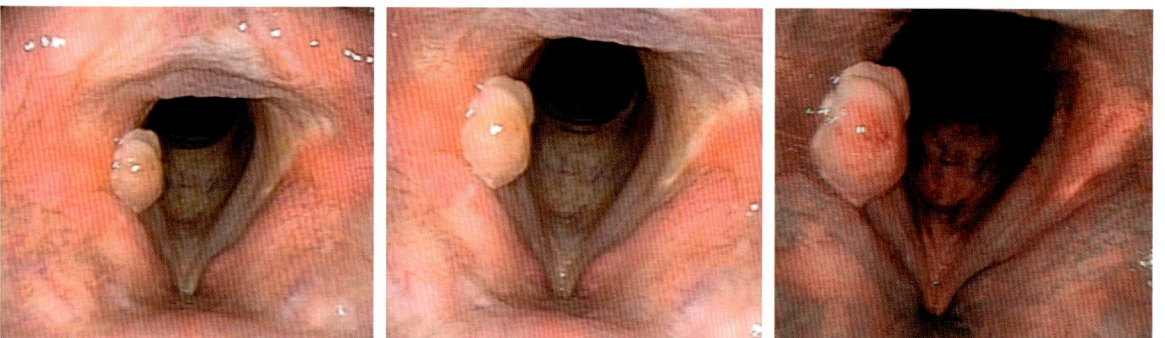

诊断要点：右侧声带突可见白色分叶状新生物，表面光滑。NBI 模式下病变表面未见血管纹理结构，表面呈白色。

内镜诊断：右侧声带突接触性肉芽肿。

第二十九节　声　带　小　结

病例 1　患者，男，45 岁，声音嘶哑 2 周

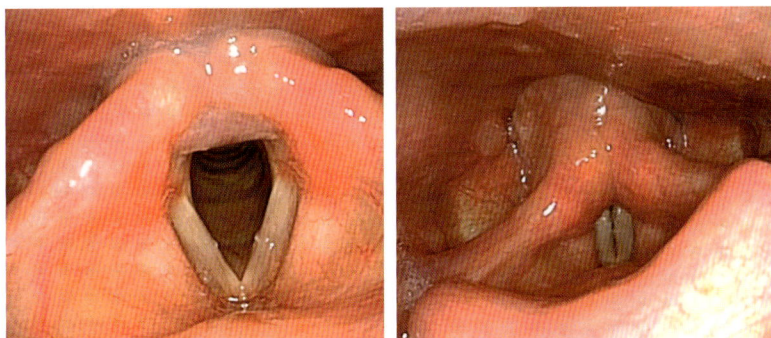

诊断要点：双侧声带前中 1/3 处可见小结形成；声门闭合呈沙漏状。

内镜诊断：双侧声带小结。

病例 2　患者，男，12 岁，声音嘶哑 1 个月

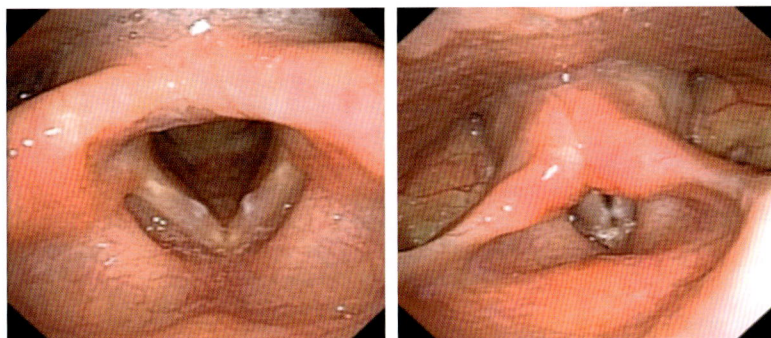

诊断要点：双侧声带前中 1/3 处可见小结形成；声门闭合呈沙漏状。

内镜诊断：双侧声带小结。

病例 3　患者，女，16 岁，声音嘶哑 20 天

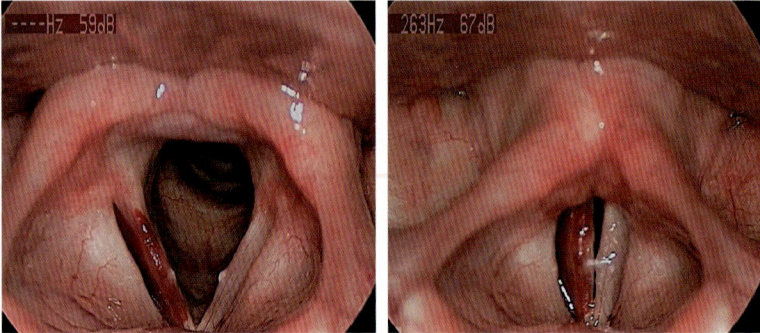

诊断要点：右侧声带全长充血、水肿；双声带前中 1/3 处可见小结形成。声门闭合呈沙漏状。
　　　　　NBI 模式下左侧声带白斑表面 IPCL 未显露。

内镜诊断：双侧声带小结。

病例 4　患者，女，45 岁，声音嘶哑 2 周

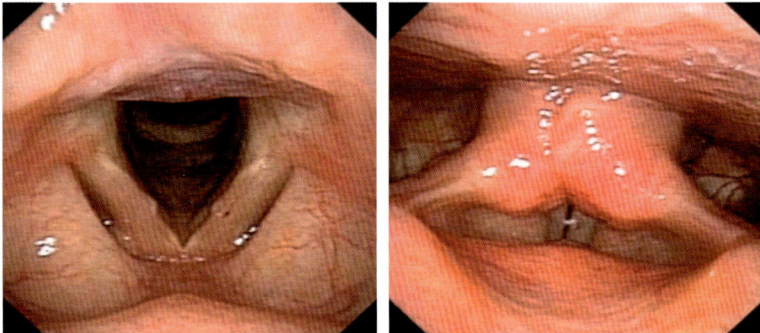

诊断要点：双侧声带前中 1/3 处可见小结形成，声门闭合呈沙漏状。

内镜诊断：双侧声带小结。

第三十节　声带竹节病

病例1　患者，女，42岁，健康查体

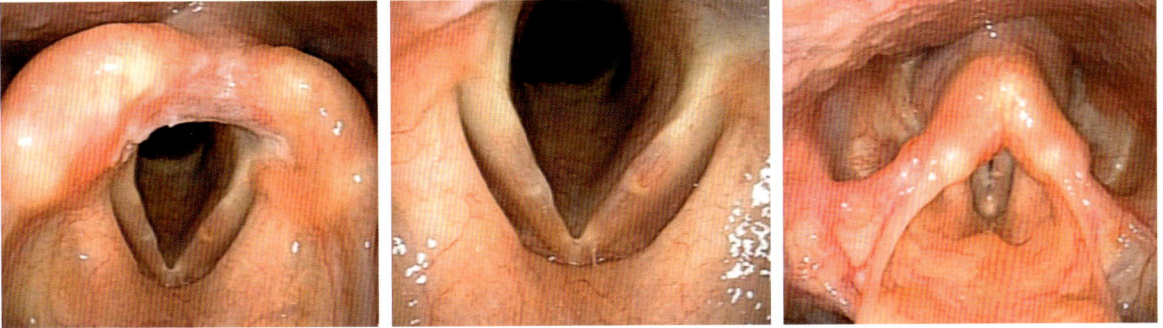

诊断要点：双侧声带黏膜充血，前中 1/3 处表面呈竹节样改变；声门闭合不全。
内镜诊断：声带竹节病。

病例2　患者，女，30岁，声音嘶哑半个月

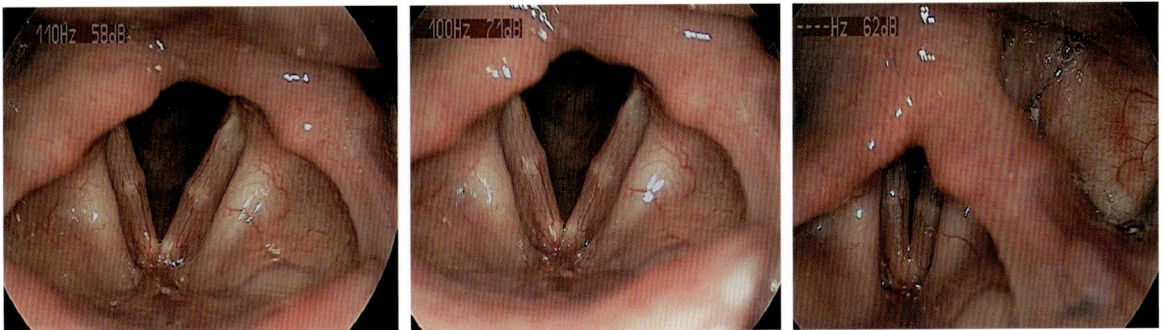

诊断要点：频闪喉镜下见双侧声带全长充血、水肿，声带中部表面呈竹节样改变；声门闭合不全，呈裂隙样。
内镜诊断：声带竹节病。

第三十一节 血 管 瘤

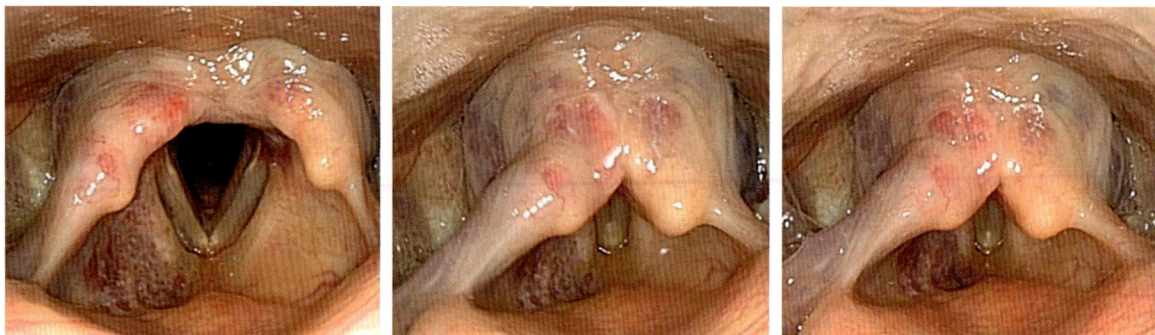

诊断要点：右侧室带、环杓后区、环杓区可见紫色新生物形成。

内镜诊断：喉血管瘤。

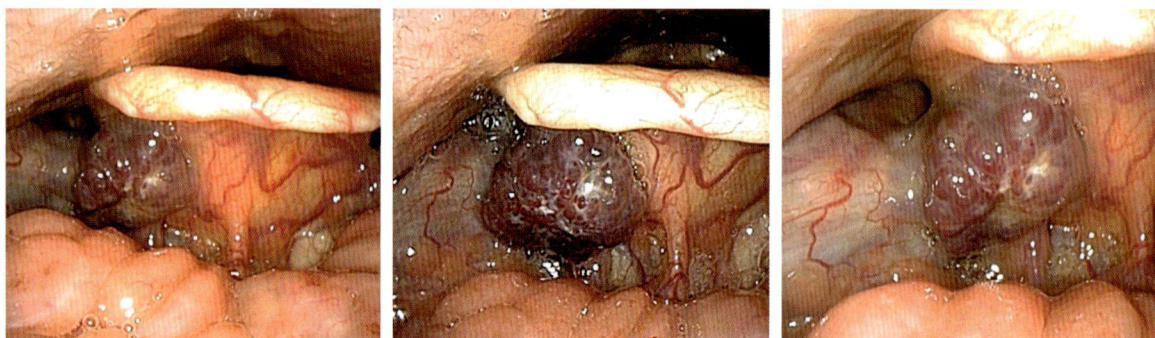

诊断要点：会厌舌面右侧可见紫色新生物。

内镜诊断：喉咽血管瘤。

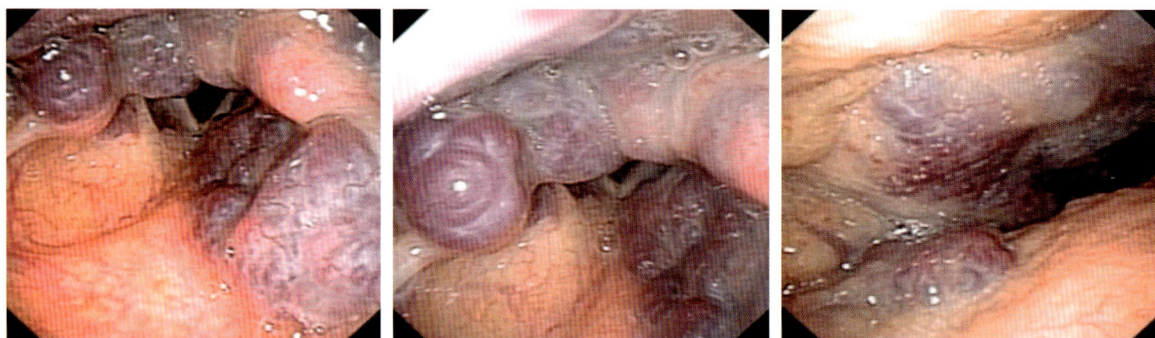

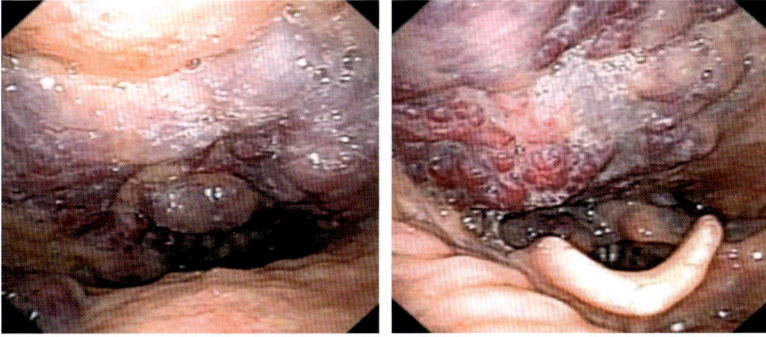

诊断要点：左侧室带；右侧杓会厌襞、口咽后壁、鼻咽后壁、软腭背面可见紫色新生物。

内镜诊断：1. 口咽血管瘤；2. 喉咽血管瘤；3. 喉血管瘤。

第三十二节　声带息肉

一、带蒂息肉

病例1　患者，男，39岁，声音嘶哑2个月

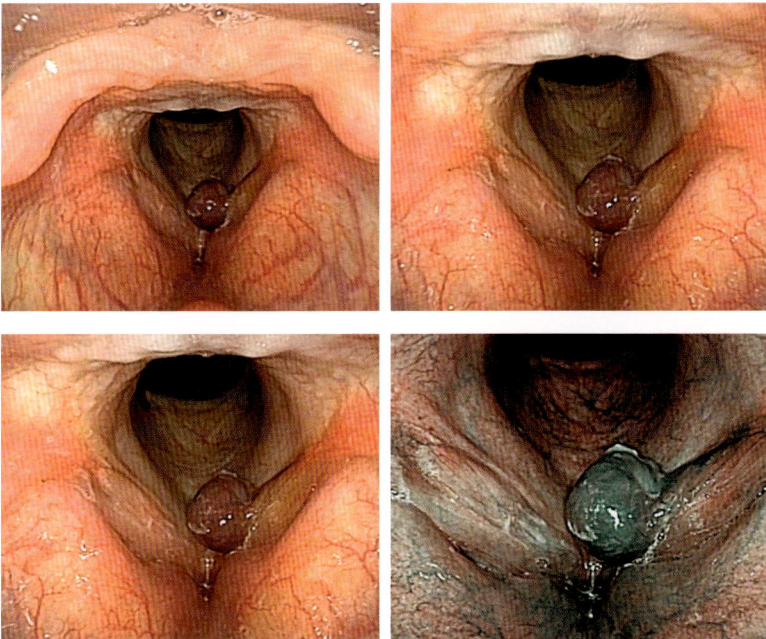

诊断要点：左侧声带前中1/3处可见近似圆形、带蒂紫色新生物形成，表面可见白斑覆盖。
　　　　　NBI模式下左侧声带表面未见异常血管形成。

内镜诊断：左侧声带息肉。

病例 2　患者，男，67 岁，声音嘶哑 10 天

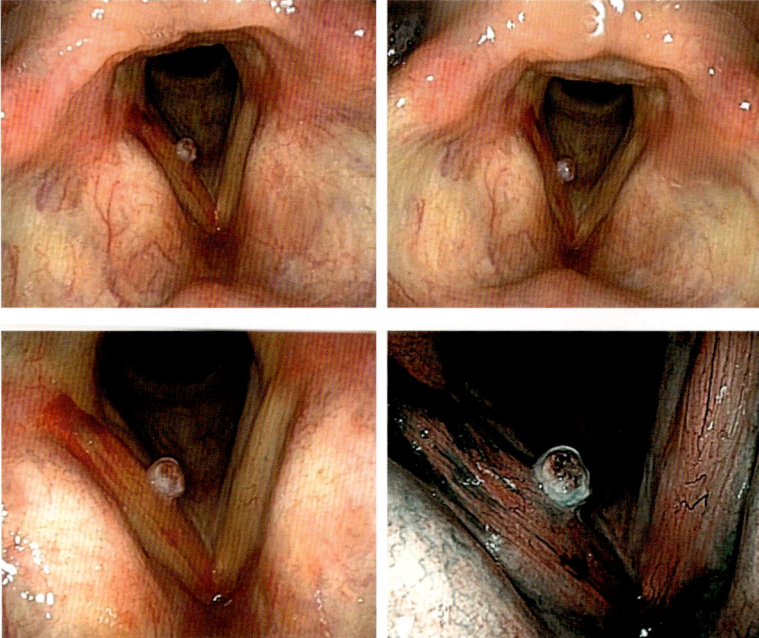

诊断要点：右侧声带全长充血，声带中部边缘可见带蒂息肉样突出，表面可见白斑形成。NBI 模式下右侧声带息肉表面树枝状血管网被白斑覆盖，NBI 分型为 Ⅲ 型。

内镜诊断：右侧声带息肉。

病例 3　患者，男，44 岁，声音嘶哑 1 周

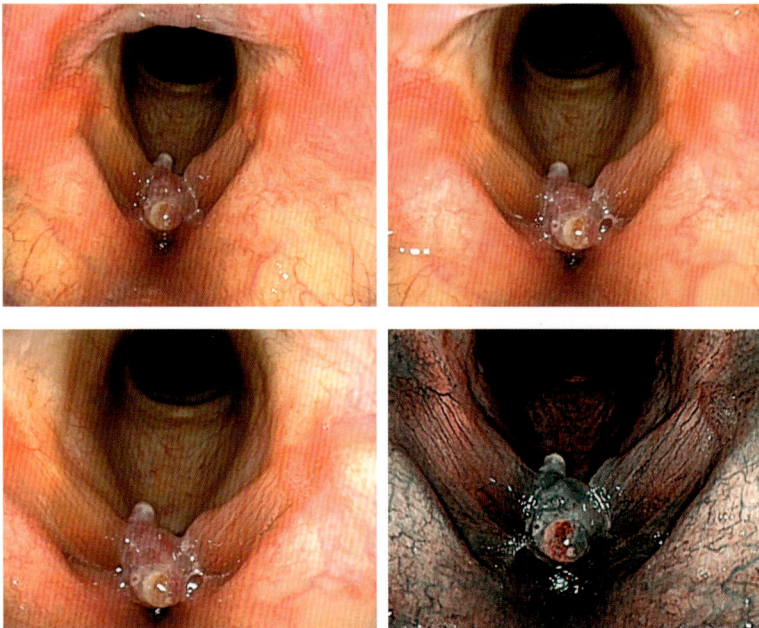

诊断要点：双侧声带运动时，右侧声带前中 1/3 处可见带蒂不规则息肉，遮挡左侧声带前端及前连合，左侧声带中部边缘可见广基底样息肉。NBI 模式下未见异常血管形成。

内镜诊断：双侧声带息肉。

病例 4　患者，男，61 岁，声音嘶哑 5 个月

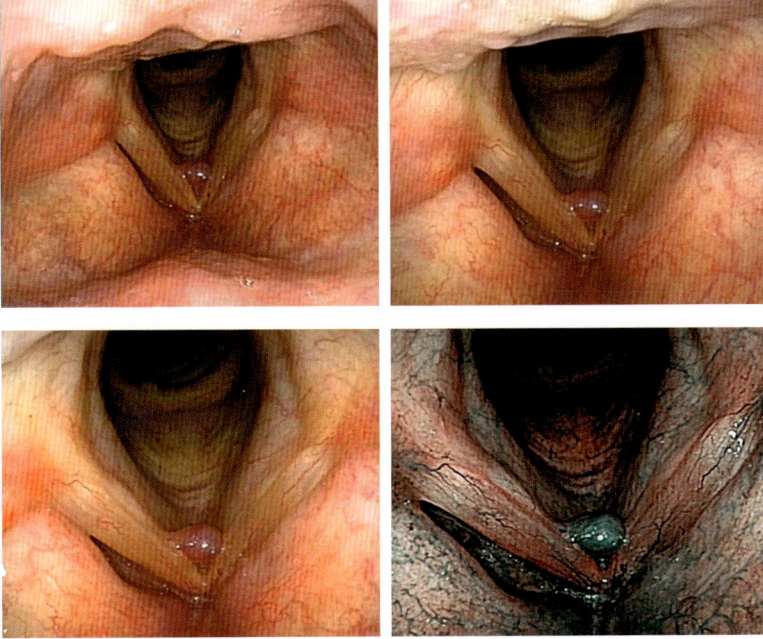

诊断要点：右侧声带前中 1/3 处可见带蒂红色息肉。NBI 模式下右声带新生物表面未见异常血管形成。

内镜诊断：右侧声带息肉。

病例 5　患者，男，43 岁，咽部不适伴声音嘶哑 1 个月

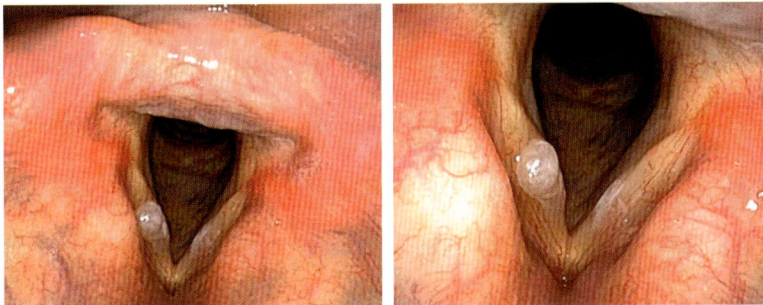

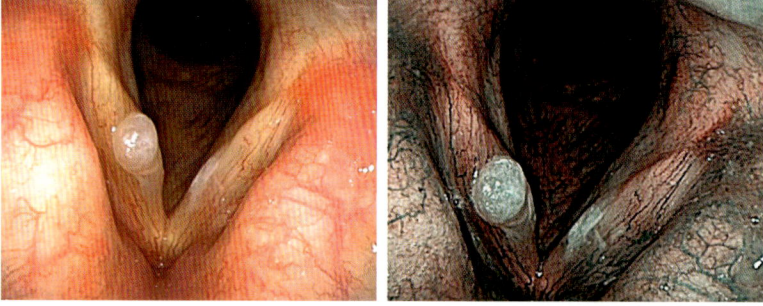

诊断要点：右侧声带中部表面可见灰白色带蒂息肉形成，呈圆形。NBI 模式下右声带新生物表面未见异常血管形成。

内镜诊断：右侧声带息肉。

病例 6 患者，男，42 岁，声音嘶哑 10 年

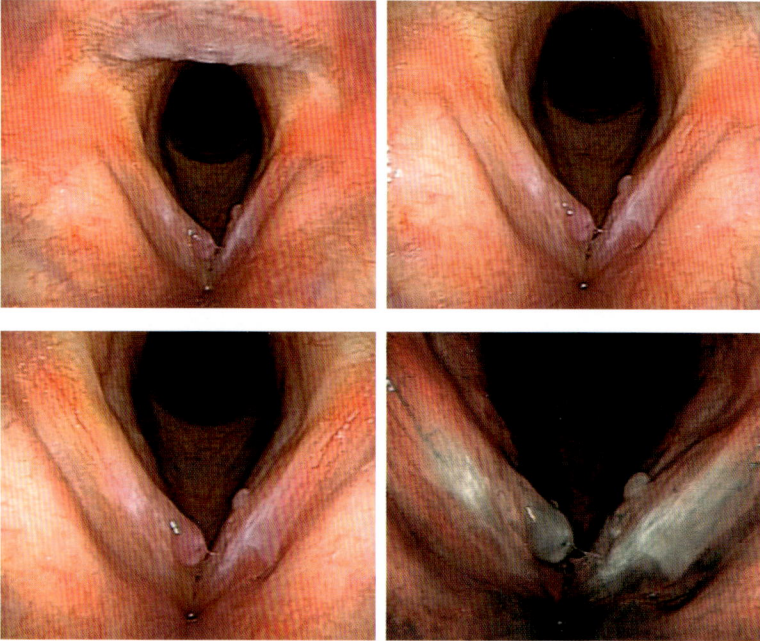

诊断要点：右侧声带前中 1/3 处可见带蒂息肉；左侧声带前中部表面可见白斑形成。NBI 模式下左侧声带树枝状血管网被白斑覆盖，NBI 分型为Ⅲ型。

内镜诊断：1. 右侧声带息肉；2. 左侧声带白斑。

病例 7 患者，男，60 岁，声音嘶哑 1 个月

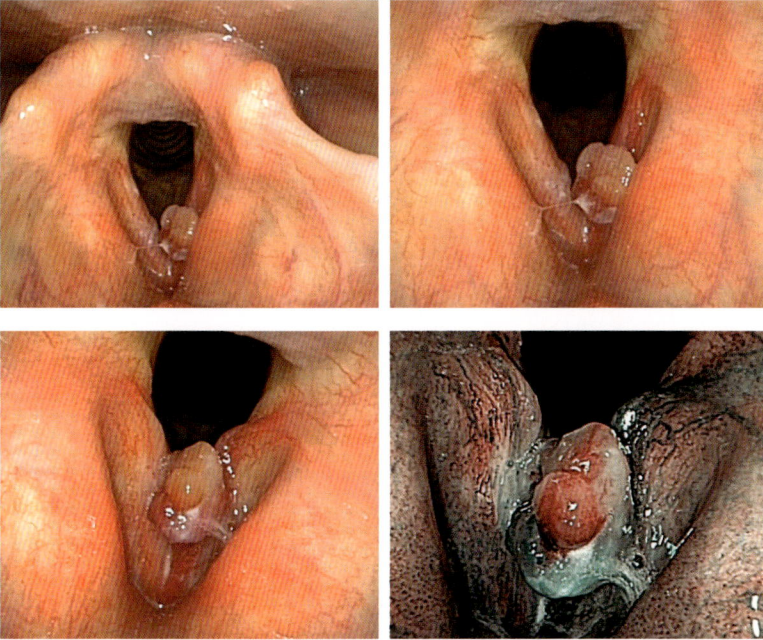

诊断要点：左侧声带前中 1/3 处可见带蒂息肉，表面充血。NBI 模式下左声带新生物表面未见异常血管形成。

内镜诊断：左侧声带息肉。

病例 8 患者，女，37 岁，声音嘶哑半个月

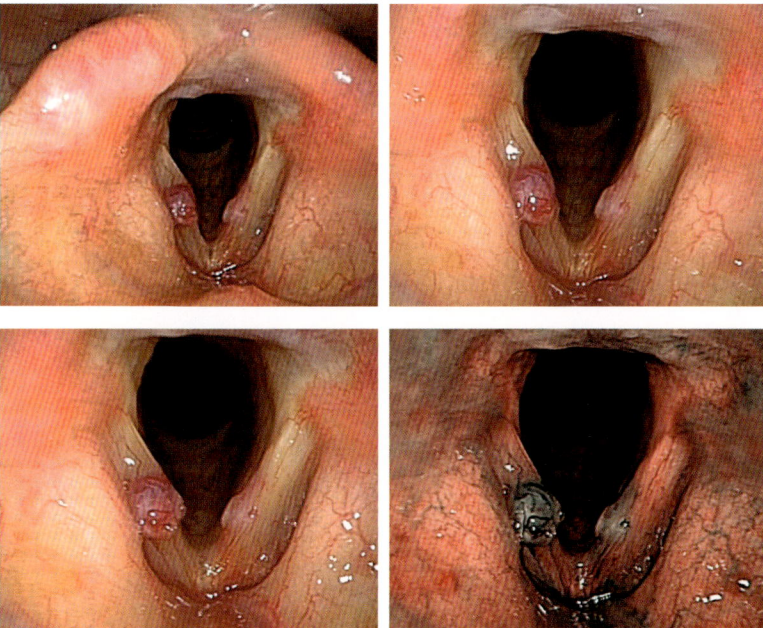

诊断要点：右侧声带前中 1/3 处表面可见带蒂圆形息肉，表面充血；左侧声带前中 1/3 处可见广基底样息肉。NBI 右声带新生物表面树枝状血管网扩张，NBI 分型为 II 型。

内镜诊断：双侧声带息肉。

病例 9　患者，男，58 岁，声音嘶哑 2 个月

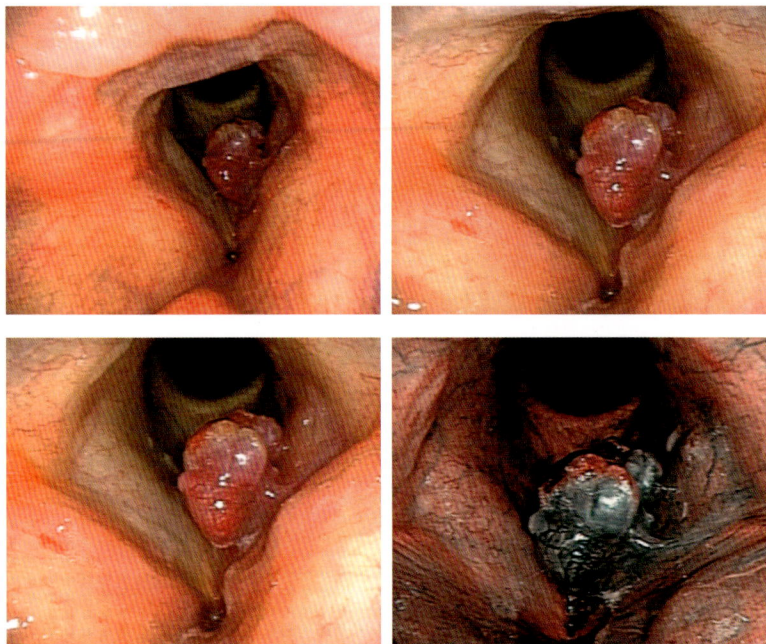

诊断要点：左侧声带边缘可见带蒂巨大息肉，其表面充血。NBI 左声带新生物表面树枝状血管网扩张，NBI 分型为 II 型。

内镜诊断：左侧声带息肉。

病例 10　患者，男，39 岁，声音嘶哑 1 个月

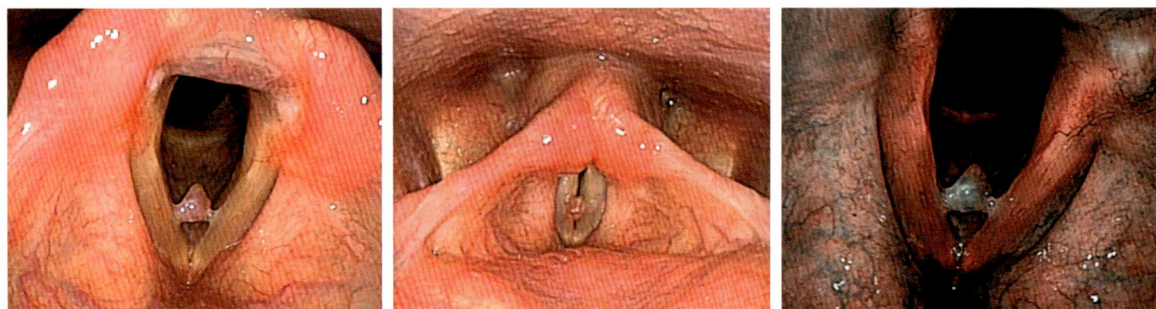

诊断要点：右侧声带前中 1/3 处可见带蒂息肉。声门闭合呈沙漏状。NBI 模式下右声带新生物表面未见异常血管形成。

内镜诊断：右侧声带息肉。

病例11　患者，男，40岁，声音嘶哑2个月

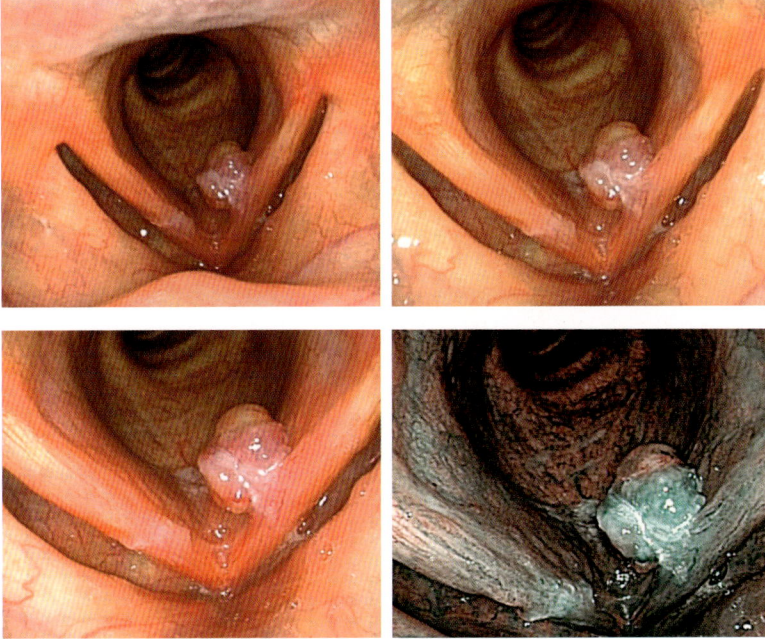

诊断要点：左侧声带前中1/3处可见带蒂包块状息肉，表面光滑、充血。NBI模式下未见异常血管形成。

内镜诊断：左侧声带息肉。

病例12　患者，男，48岁，声音嘶哑20天

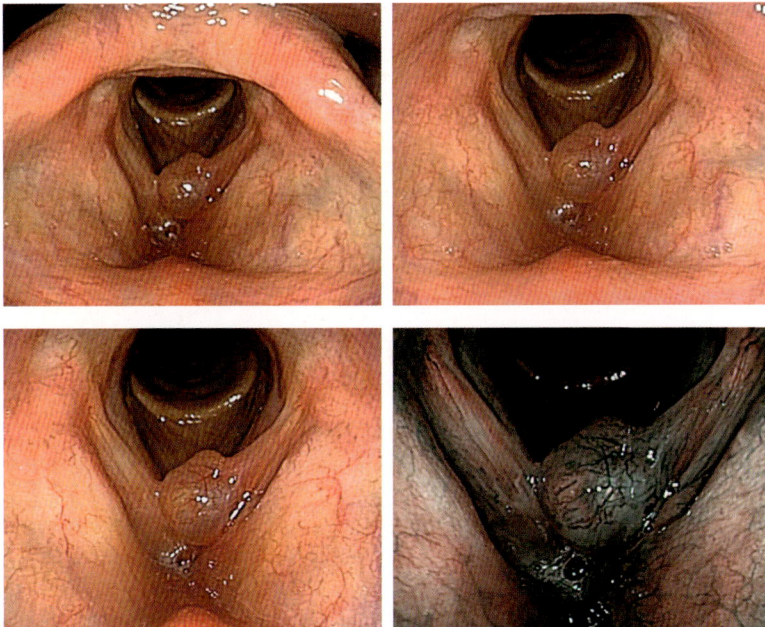

诊断要点：左声带前中 1/3 处可见带蒂较大息肉，遮挡右声带前端及前连合处。NBI 模式下左侧声带息肉表面 IPCL 扩张，NBI 分型为 II 型。

内镜诊断：左侧声带息肉。

二、广基底型息肉

病例 13　患者，男，47 岁，声音嘶哑 5 天

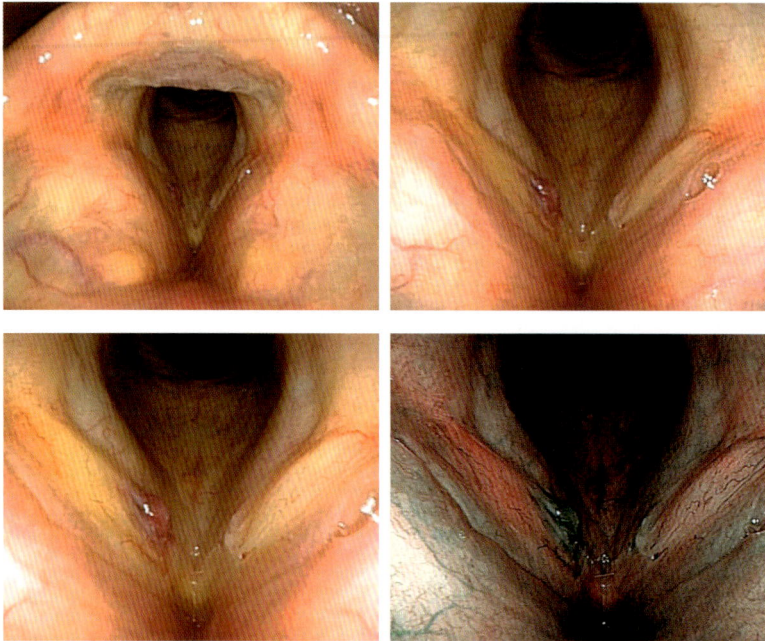

电子喉镜：右侧声带前中 1/3 处可见广基底样息肉，左侧声带前中 1/3 处黏膜增厚。NBI 模式下右声带新生物表面未见异常血管形成。

内镜诊断：右侧声带息肉。

病例 14　患者，男，32 岁，声音嘶哑 1 年

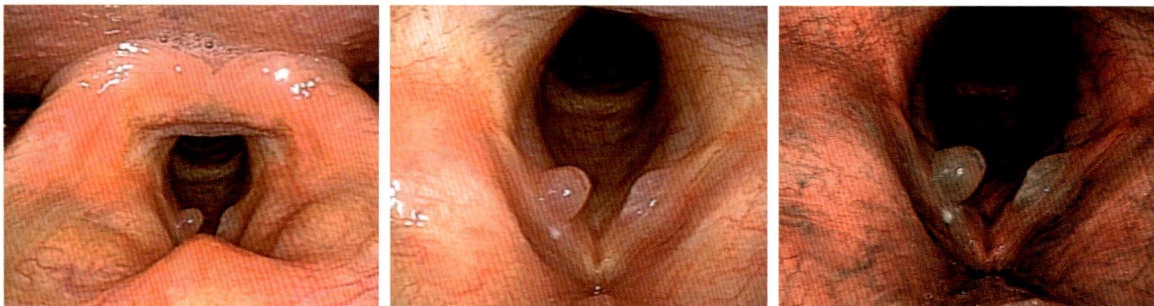

诊断要点：右侧声带前中 1/3 处可见带蒂息肉，左侧声带前中 1/3 处可见广基底样息肉。NBI
　　　　　模式下双声带新生物表面未见异常血管形成。

内镜诊断：双侧声带息肉。

病例 15　患者，女，64 岁，声音嘶哑半年

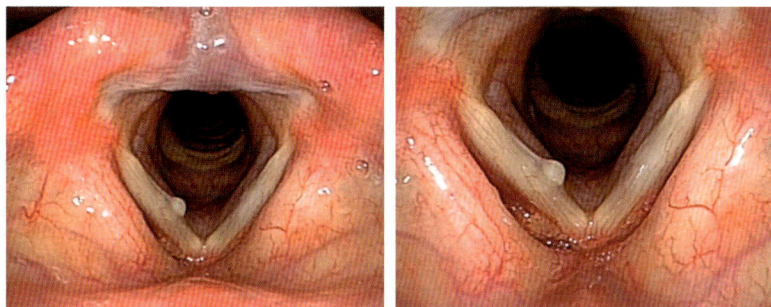

诊断要点：右侧声带前中 1/3 处可见广基底样息肉，表面光滑。

内镜诊断：右侧声带息肉。

病例 16　患者，男，45 岁，声音嘶哑半年

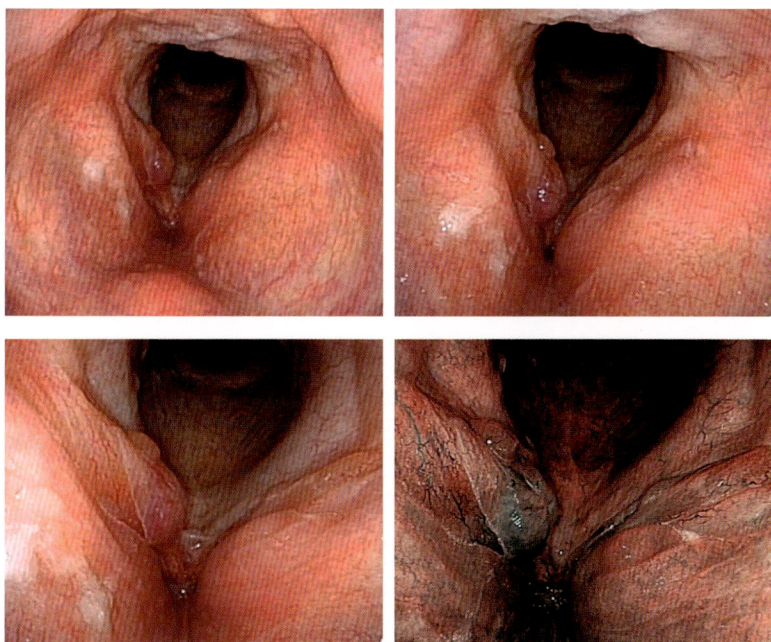

诊断要点：双侧声带全长充血、水肿，右侧声带全长可见广基底样息肉，表面充血、光滑。
　　　　　NBI 模式下未见异常血管形成。

内镜诊断：右侧声带息肉。

病例 17　患者，男，48 岁，声音嘶哑 20 天

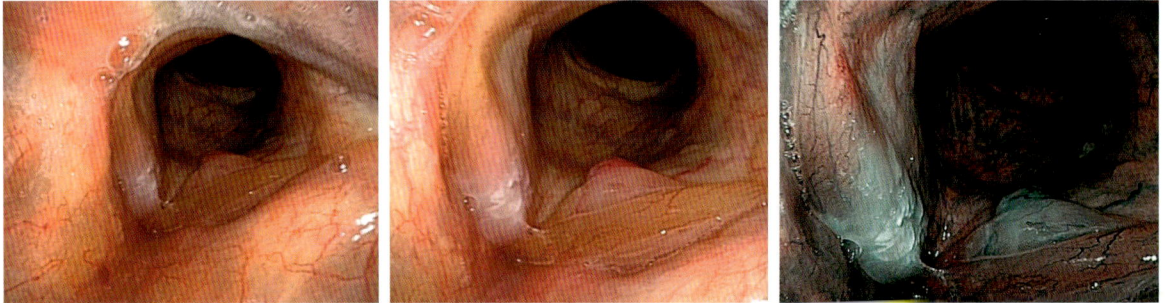

诊断要点： 左侧声带前中 1/3 处可见广基底样息肉，表面充血；右侧声带前中 1/3 处可见白斑形成。NBI 模式下左侧声带表面未见异常血管形成，右声带表面树枝状血管网被白斑覆盖，NBI 分型为 Ⅲ 型。

内镜诊断： 1. 左侧声带息肉；2. 右侧声带白斑。

病例 18　患者，男，30 岁，声音嘶哑半年

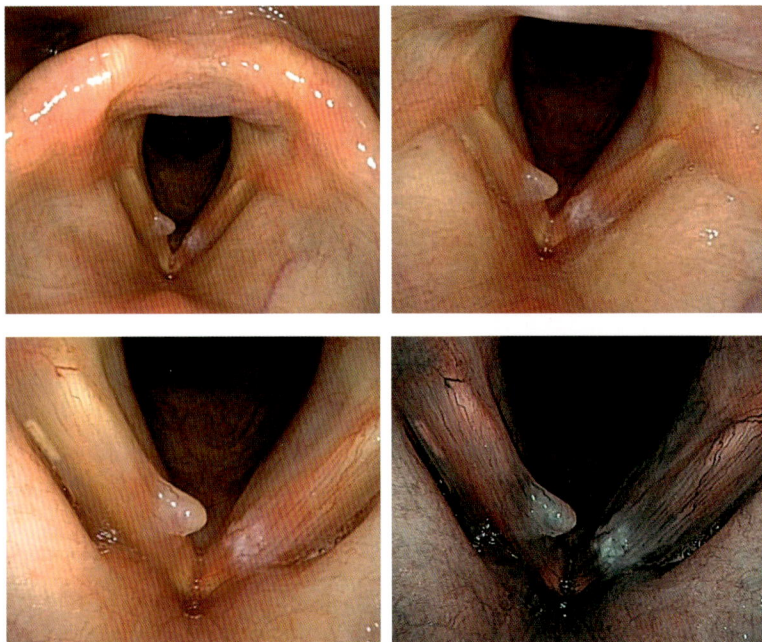

诊断要点： 右侧声带前中 1/3 处可见广基底样息肉，表面光滑；左侧声带前中 1/3 处可见白斑形成。NBI 模式下右侧声带表面未见异常血管形成，左侧声带前中 1/3 处表面树枝状血管被白斑覆盖，NBI 分型为 Ⅲ 型。

内镜诊断： 1. 右侧声带息肉；2. 左侧声带白斑。

病例 19　患者，男，45 岁，声音嘶哑 1 年

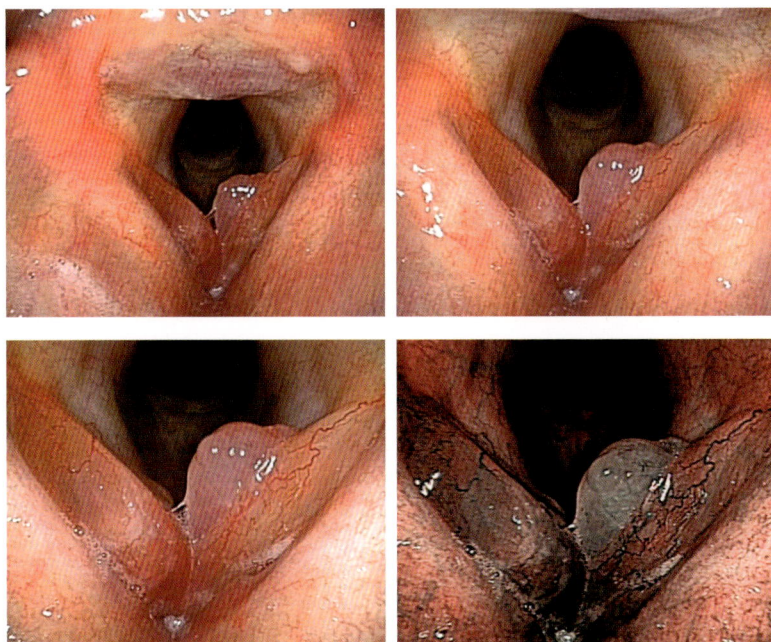

诊断要点：双侧声带全长充血、水肿，左侧声带边缘可见广基底样息肉。NBI 双声带表面树枝
状血管网扩张，NBI 分型为 II 型。

内镜诊断：1. 左侧声带息肉；2. 双侧声带任克水肿。

病例 20　患者，男，61 岁，声音嘶哑 1 个月

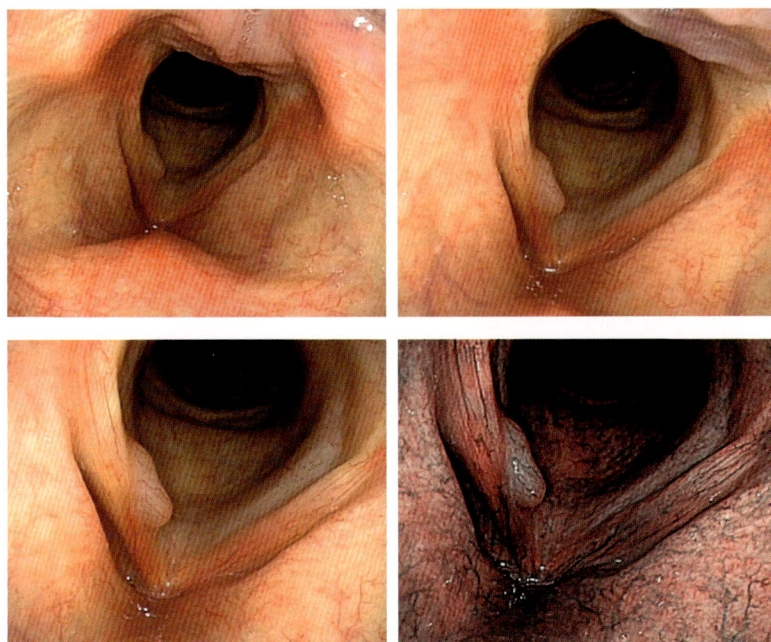

诊断要点：右侧声带中部边缘可见广基底样息肉。双侧声带黏膜充血。NBI 模式下未见异常血管形成。

内镜诊断：右侧声带息肉。

病例 21　患者，女，29 岁，声音嘶哑 1 个月

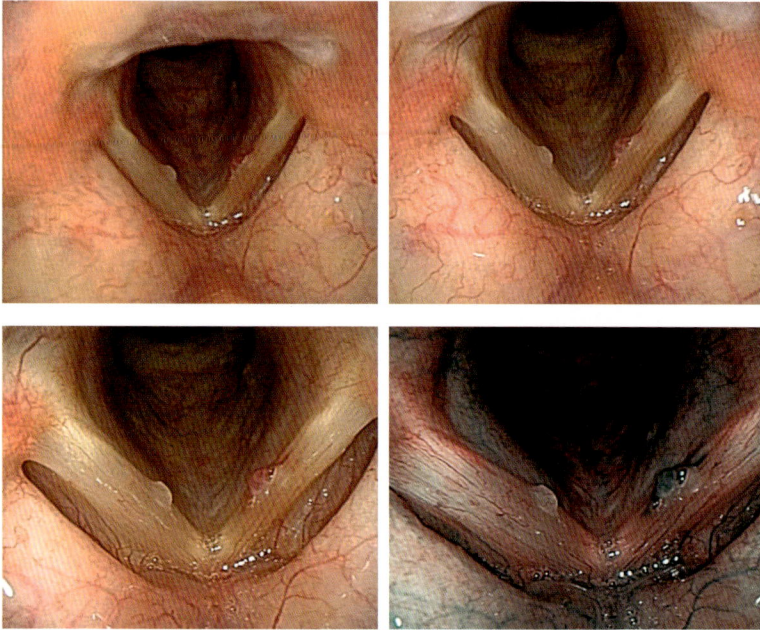

诊断要点：双侧声带前中 1/3 处可见广基底样息肉，左侧声带息肉表面充血。NBI 模式下未见异常血管形成。

内镜诊断：双侧声带息肉。

病例 22　患者，男，7 岁，声音嘶哑 2 年

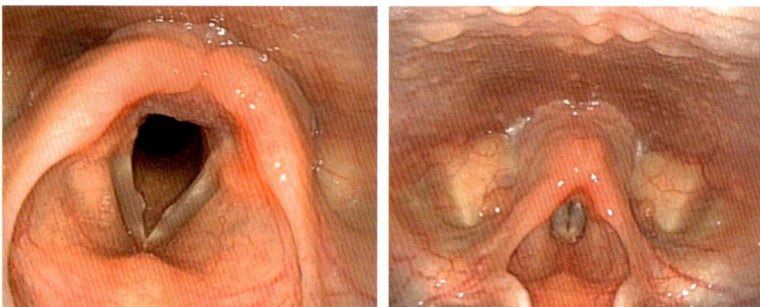

诊断要点：双侧声带前中 1/3 处可见广基底样息肉，声门闭合呈沙漏状。

内镜诊断：双侧声带息肉。

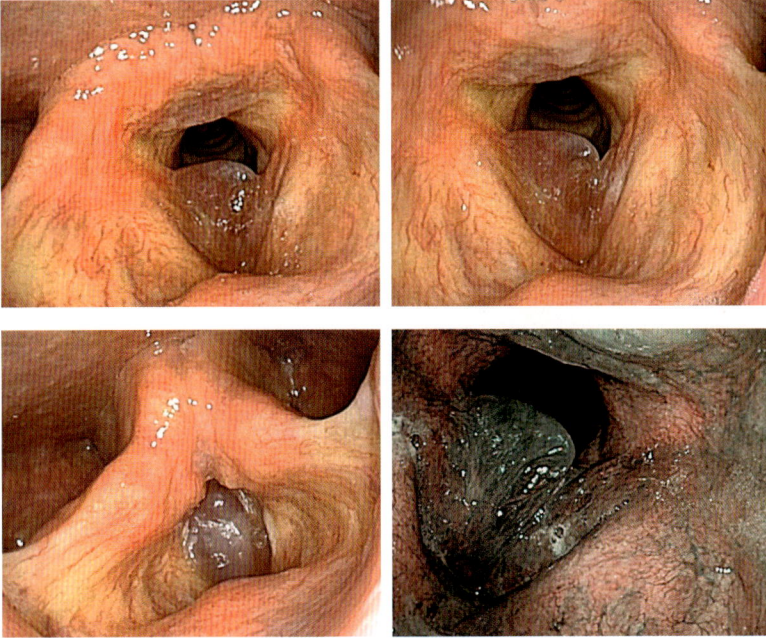

诊断要点：右侧声带全长可见广基底样息肉，遮挡声门裂约 2/3。NBI 右声带新生物表面树枝
　　　　　状血管网扩张，NBI 分型为 Ⅱ 型。

内镜诊断：右侧声带息肉。

三、声带息肉伴角化

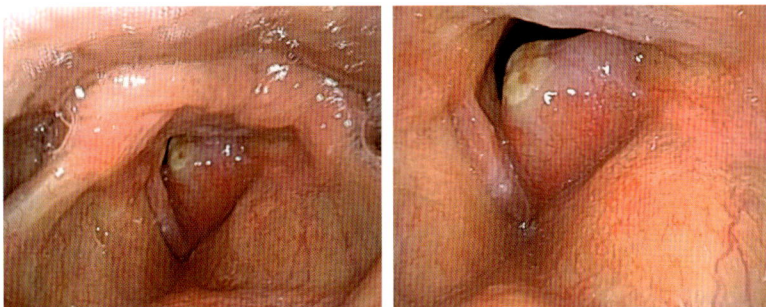

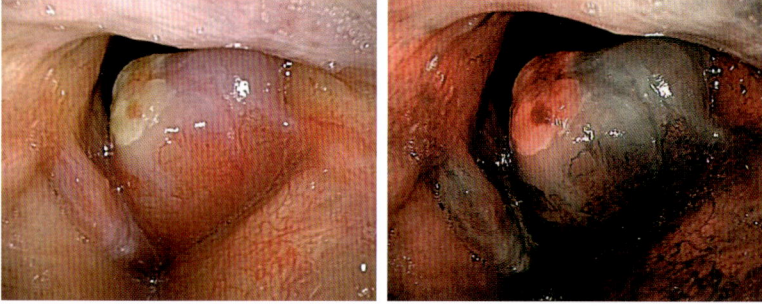

诊断要点：右侧声带全长充血，前中部可见白斑形成；左侧声带全长膨隆，表面充血，局部可
见白斑形成，阻塞声门裂约 2/3。NBI 左声带表面树枝状血管网扩张，NBI 分型为
Ⅱ型。

内镜诊断：1. 左侧声带息肉伴角化；2. 右声带白斑。

病例 25　患者，男，42 岁，声音嘶哑 2 年

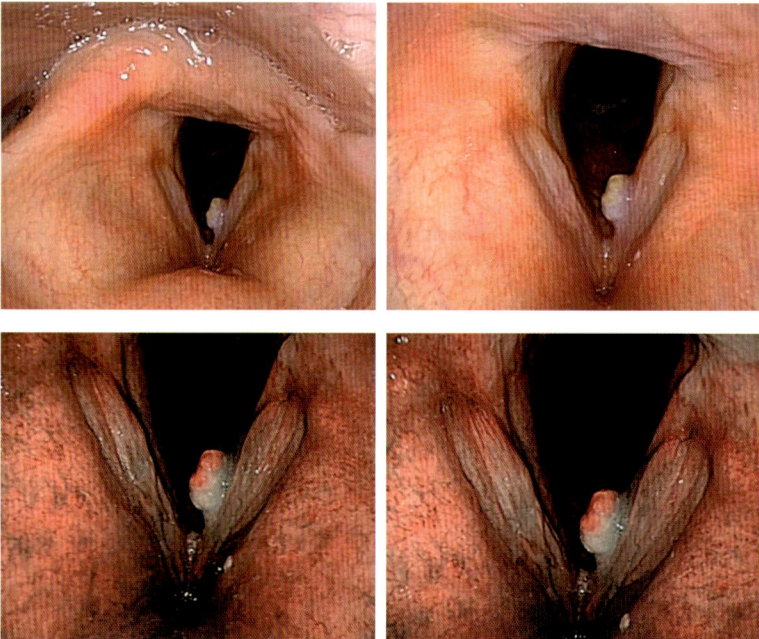

诊断要点：双侧声带全长充血、水肿；左侧声带前中 1/3 处可见带蒂息肉，表面可见白斑形
成。NBI 模式下左侧声带息肉表面树枝状血管网被白斑覆盖，NBI 分型为Ⅲ型。

内镜诊断：左侧声带息肉伴角化。

病例 26 患者，男，60 岁，声音嘶哑 4 个月

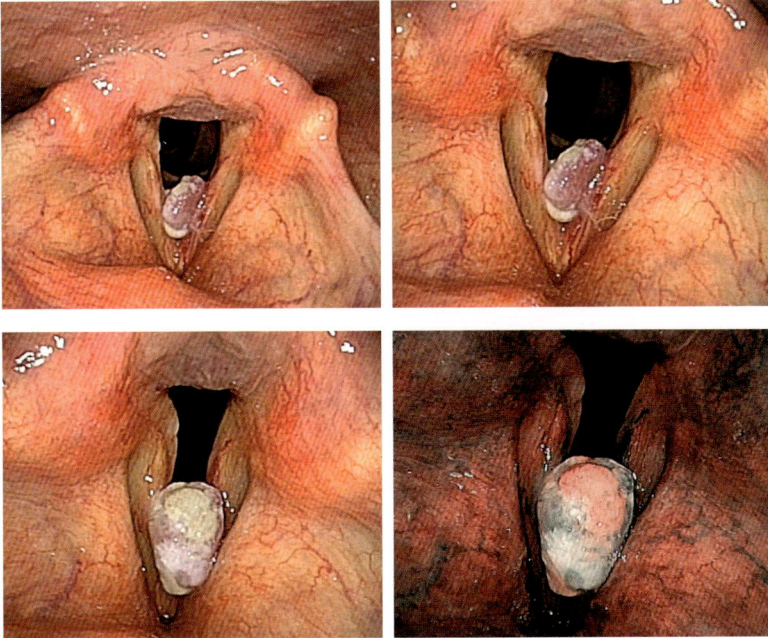

诊断要点：左侧声带前中 1/3 处可见带蒂息肉，遮挡右侧声带前中部及部分前连合，表面可见白斑。NBI 模式下左侧声带息肉表面树枝状血管网被白斑覆盖，NBI 分型为Ⅲ型。

内镜诊断：左侧声带息肉伴角化。

病例 27 患者，男，57 岁，声音嘶哑伴呼吸困难 1 周

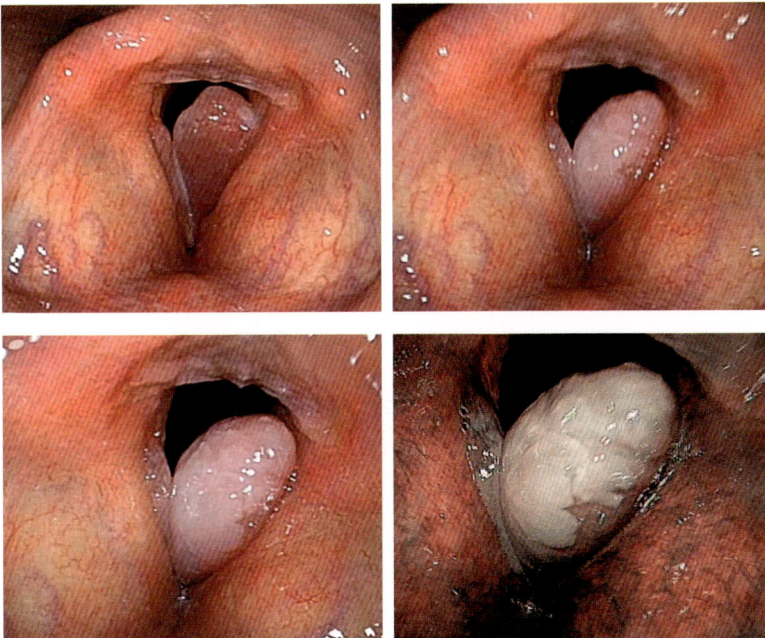

诊断要点：左侧声带全长可见巨大红色息肉，表面可见白斑形成，息肉遮挡声门裂约 2/3；右侧声带前中部、前连合处被遮挡。NBI 模式下左侧声带息肉表面树枝状血管网被白斑覆盖，NBI 分型为 III 型。

内镜诊断：左侧声带息肉伴角化。

病例 28　患者，男，49 岁，声音嘶哑 4 个月

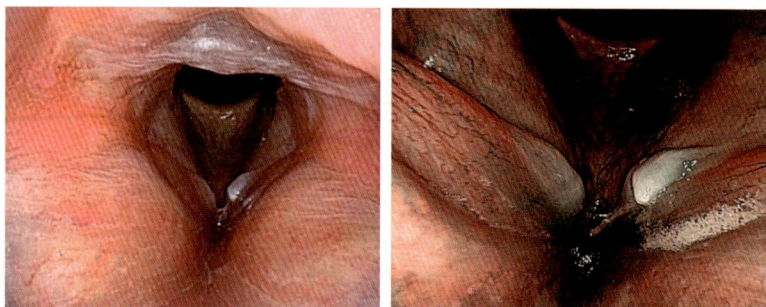

诊断要点：双侧声带全长充血、水肿，前中 1/3 处可见广基底样息肉；左侧声带息肉表面可见白斑形成，NBI 模式下左侧声带息肉表面树枝状血管网被白斑覆盖，NBI 分型为 III 型。

内镜诊断：1. 左侧声带息肉伴角化；2. 双侧声带息肉。

病例 29　患者，男，59 岁，胃镜检查时发现喉部肿物 1 天

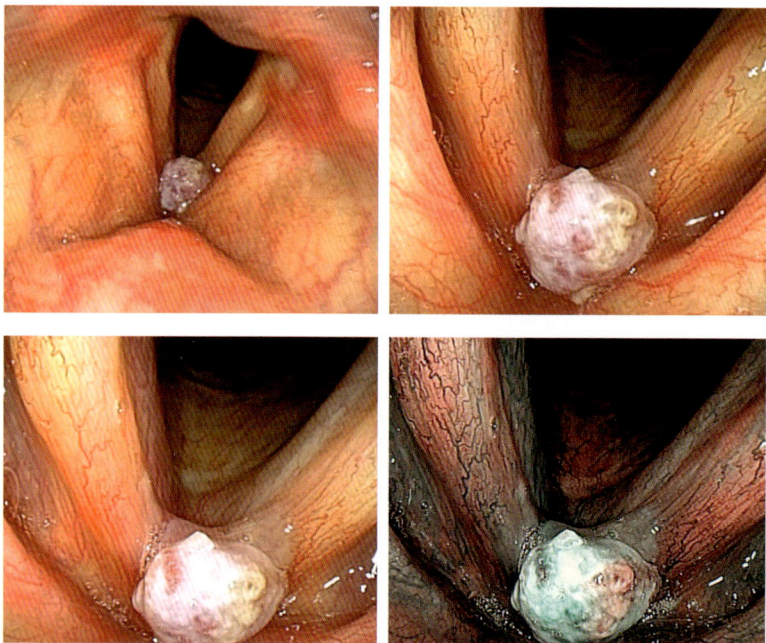

诊断要点：双侧声带运动时，右侧声带前中 1/3 处可见带蒂息肉，表面可见白斑形成，息肉遮

挡左侧声带前中部及前连合处。NBI 模式下右侧声带息肉表面树枝状血管网被白斑覆盖，NBI 分型为Ⅲ型。

内镜诊断：右侧声带息肉伴角化。

病例 30　患者，男，57 岁，声音嘶哑 1 个月

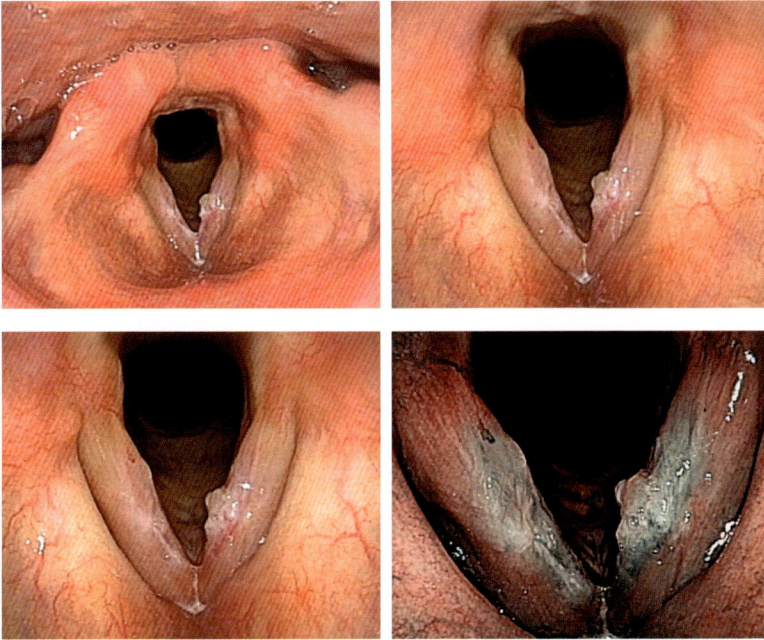

诊断要点：左侧声带前中 1/3 处可见广基底样息肉，双侧声带前中部表面可见白斑形成。NBI 模式下双侧声带表面树枝状血管网被白斑覆盖，NBI 分型为Ⅲ型。

内镜诊断：1. 左侧声带息肉伴角化；2. 双侧声带白斑。

病例 31　患者，男，37 岁，声音嘶哑 10 年

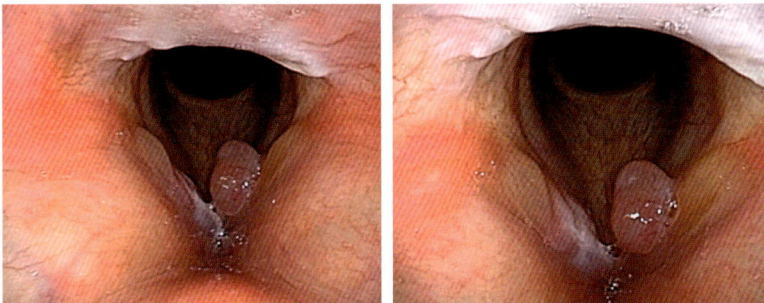

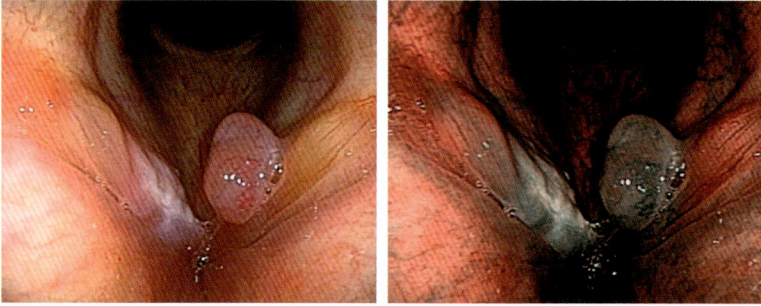

诊断要点：左侧声带边缘可见带蒂息肉；右侧声带前中部可见白斑覆盖。NBI 模式下左侧声带息肉表面未见异常血管形成；右侧声带表面树枝状血管网被白斑覆盖，NBI 分型为Ⅲ型。

内镜诊断：1. 左侧声带息肉；2. 右侧声带白斑。

四、出血性息肉

病例 32　患者，男，46 岁，声音嘶哑 1 周

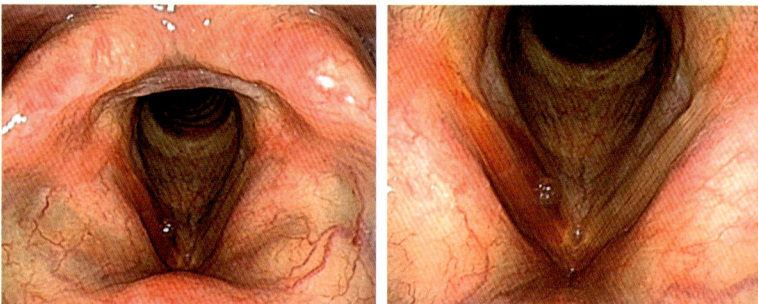

诊断要点：右侧声带全长可见黏膜下出血，前中 1/3 处可见带蒂息肉。

内镜诊断：右侧声带出血性息肉。

第三十三节 下 咽 癌

一、下咽癌（环后区）

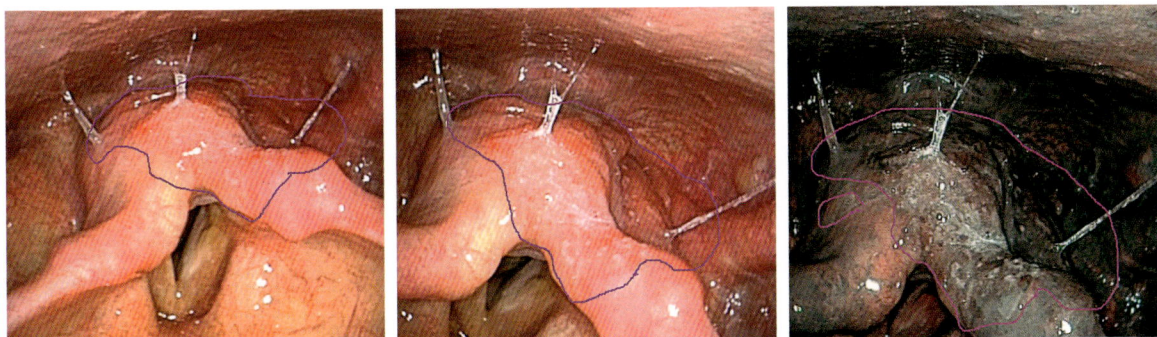

诊断要点：左侧环后区黏膜充血、粗糙不平，向左侵犯梨状窝，向右越过中线，到达右侧环后区；食管入口处未见侵及。NBI 模式下左侧环后区新生物表面 IPCL 呈斑点状改变，NBI 分型为Ⅴa 型。

术后病理：高级别上皮内瘤变。

内镜诊断：下咽癌（环后区癌）。

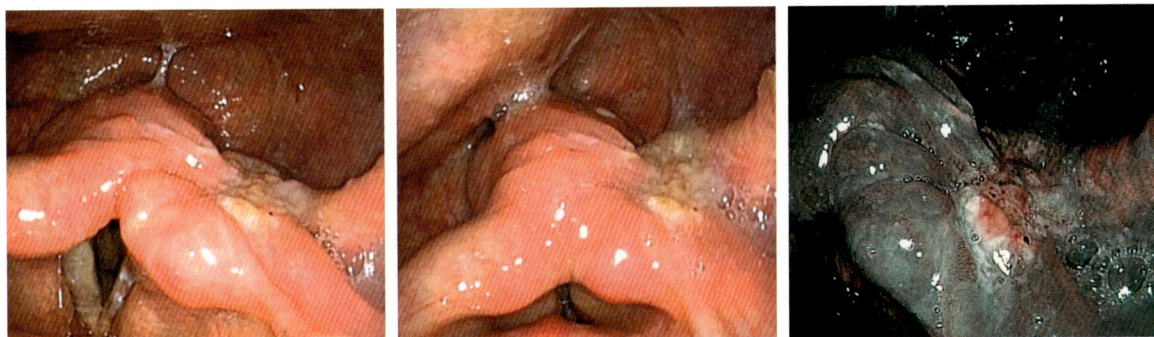

诊断要点：左侧环杓后区可见溃疡型新生物，向左侵犯梨状窝内外侧壁、左侧杓会厌襞，声带未见侵及；右侧梨状窝、食管入口处未见累及。NBI 模式下左侧环杓后区新生物表面 IPCL 被破坏、不可见，NBI 分型为Ⅴc 型。

术后病理：中分化型鳞状细胞癌。

内镜诊断：下咽癌（环后区癌）。

病例3 患者，男，50岁，咽部不适感1年

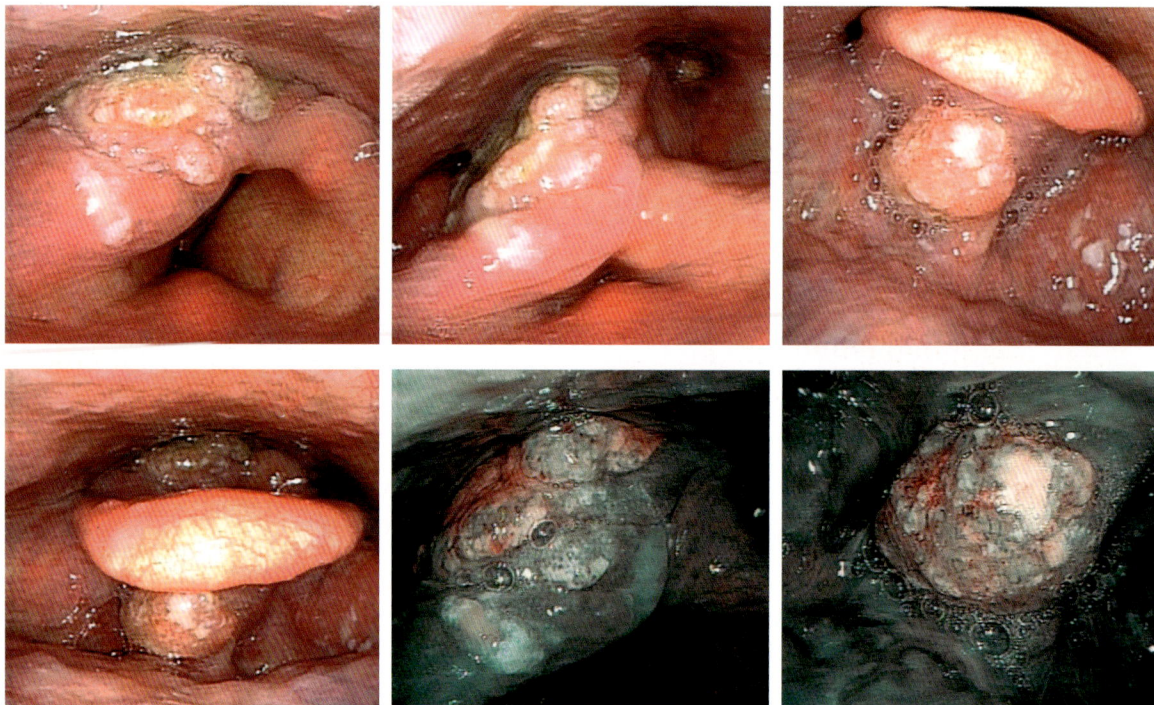

诊断要点：右侧环杓后区可见菜花状新生物形成，向右侧侵犯右侧梨状窝，向左到达左侧梨状窝，下咽后壁及食管入口处疑似累及；右侧杓状软骨可见侵犯，左侧杓状软骨未见侵及；会厌舌面可见菜花状新生物；双侧咽会厌襞及会厌谷可见侵及。左侧环杓关节活动好，右侧环杓关节活动受限。NBI模式下右侧环杓后区、双侧梨状窝、会厌舌面、会厌谷、双侧咽会厌襞 IPCL 呈斑点状、蛇形改变。NBI 分型为 Ⅴa 型、Ⅴb 型。

术后病理：（下咽部肿物）高分化型鳞状细胞癌；（会厌肿物）高级别上皮内瘤变，局灶浸润。

内镜诊断：下咽癌（环后区癌）。

病例4 患者，男，82岁，咽部不适感2个月

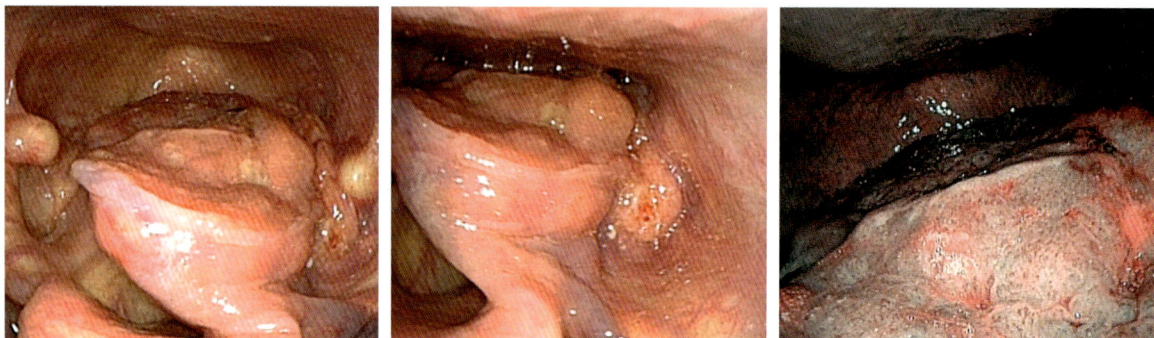

诊断要点：环杓后区、左侧杓区可见菜花状新生物形成，向外侵犯左侧梨状窝内侧壁；向右越过中线到达右侧杓会厌襞，未达右侧梨状窝；下咽后壁、近食管入口处未见侵及；左侧声带被遮挡。右侧环杓关节活动可，左侧环杓关节固定。

术后病理：低分化型鳞状细胞癌。

内镜诊断：下咽癌（环后区癌）。

病例5　患者，男，61岁，食管恶性肿瘤放化疗后1年余

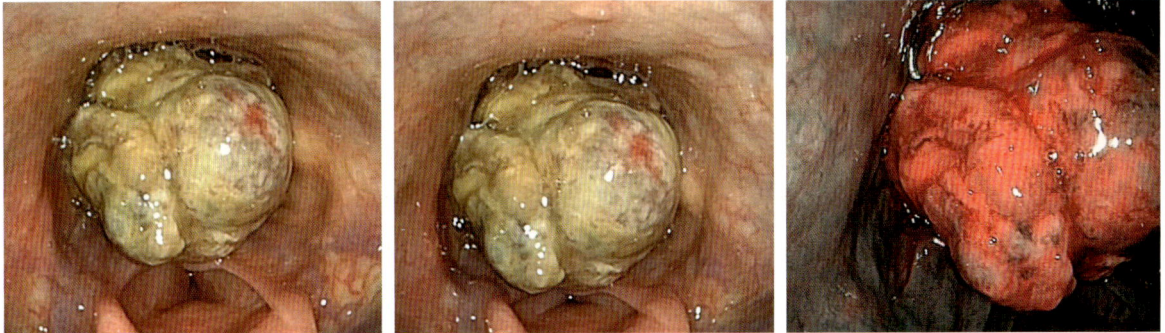

诊断要点：环后区可见包块状新生物形成，压迫双侧杓状软骨；双侧环杓关节接近固定；声门裂狭窄。NBI模式下下咽新生物表面IPCL破坏不可见，NBI分型为Vc型。

术后病理：中-低分化型鳞状细胞癌。

内镜诊断：下咽癌（环后区癌）。

病例6　患者，男，55岁，咽痛、吞咽痛10天

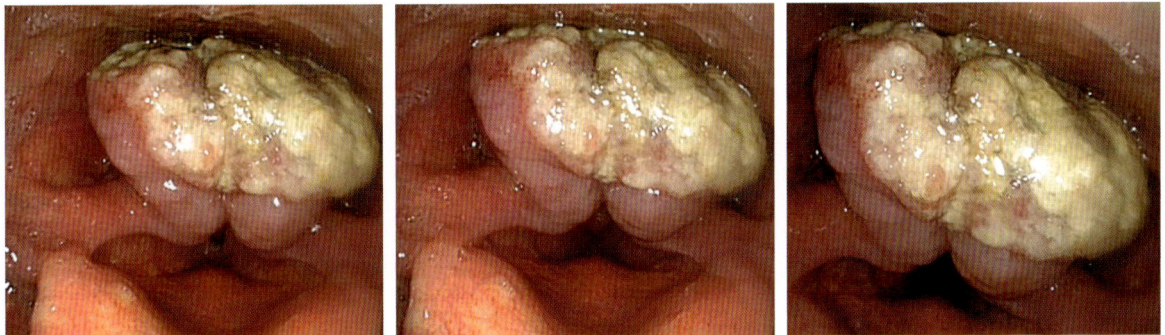

诊断要点：环后区可见菜花状新生物形成，新生物压迫双侧杓状软骨，导致双侧环杓关节活动受限。双侧梨状窝可见受累。NBI模式下下咽新生物表面IPCL破坏，NBI分型为Vc型。

术后病理：鳞状细胞癌。

内镜诊断：下咽癌（环后区癌）。

病例 7　患者，男，60 岁，吞咽困难伴疼痛 1 个月

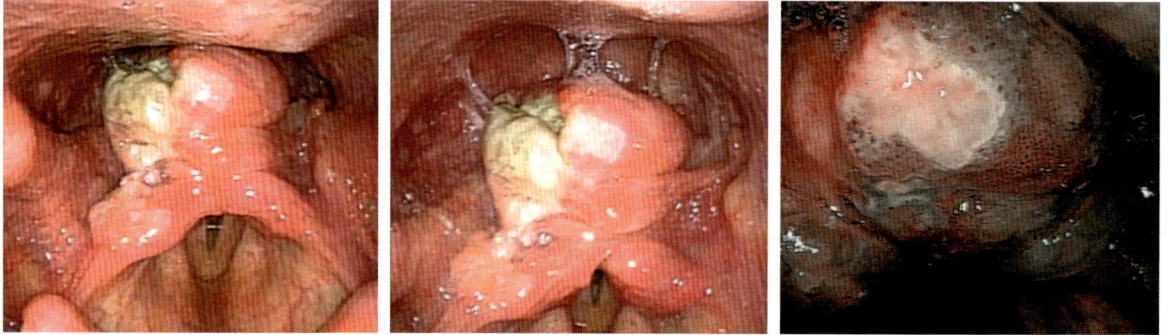

诊断要点：环后区可见菜花样新生物，向前侵犯双侧杓状软骨，喉内未见侵及；向后下咽后壁未见肿瘤侵犯；向下未达食管入口；左、右梨状窝内侧壁可见肿瘤侵犯。NBI 模式下菜花样新生物表面 IPCL 呈大斑点状改变，NBI 分型为Ⅴa 型。

内镜诊断：下咽癌（环后区癌）。

病例 8　患者，男，61 岁，发现右侧颈部肿物 7 个月

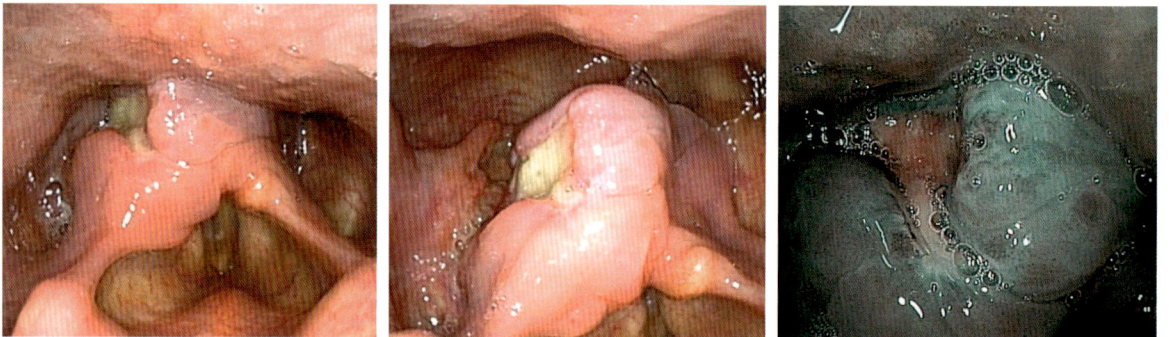

诊断要点：环后区可见菜花状新生物形成，表面可见坏死物质形成，向右侵犯右侧梨状窝内侧壁；左侧梨状窝、食管入口及喉部未见侵及。NBI 模式下环后区新生物表面 IPCL 破坏不可见，NBI 分型为Ⅴc 型。

内镜诊断：下咽癌（环后区癌）。

二、下咽癌（梨状窝）

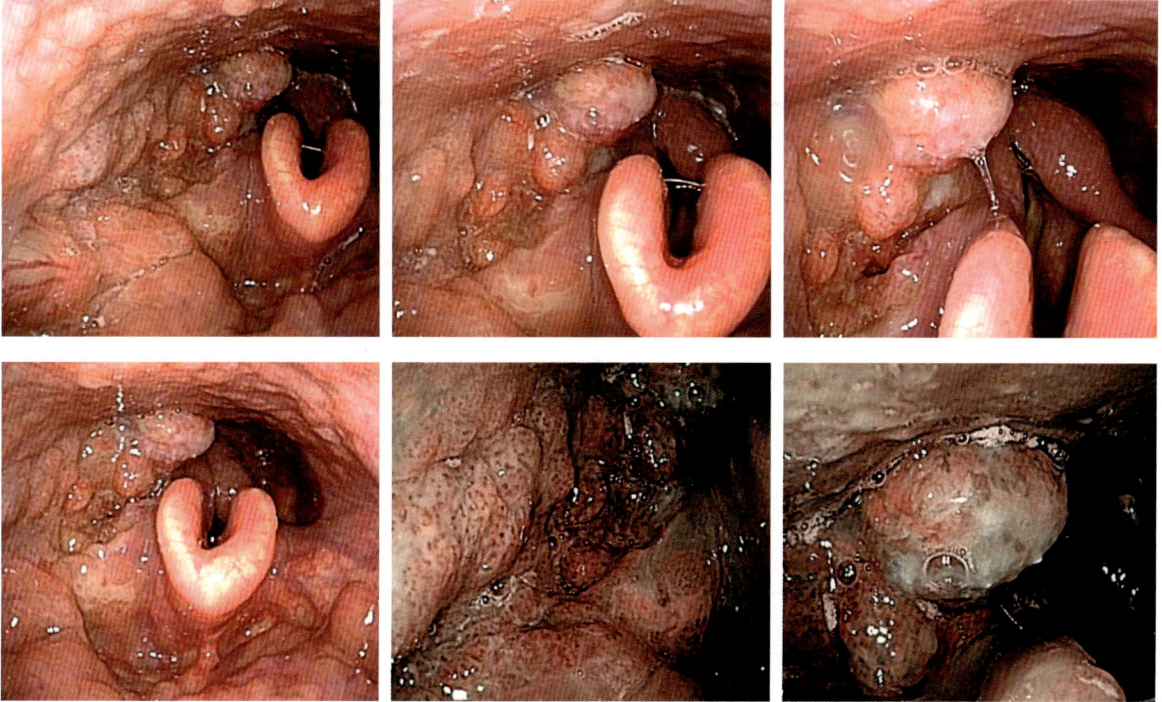

诊断要点：右侧梨状窝可见菜花状新生物形成，向左侵犯右侧杓区到达右侧喉部；向外侧累及右侧咽侧壁、咽会厌襞、会厌舌面；下咽后壁可见侵及；近食管入口处未见累及。左侧梨状窝光滑。NBI 模式下下咽新生物表面 IPCL 呈斑点状、蛇形、蚯蚓状改变。NBI 分型为 Va 型、Vb 型。

术后病理：低分化型鳞状细胞癌。

内镜诊断：下咽癌（梨状窝癌）。

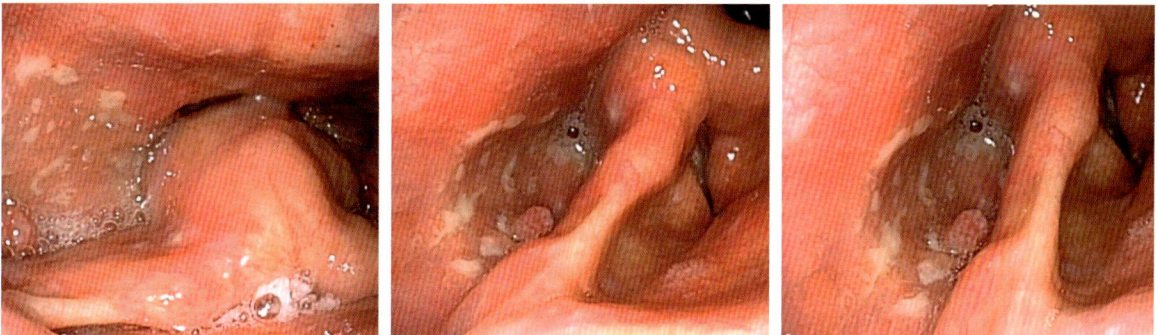

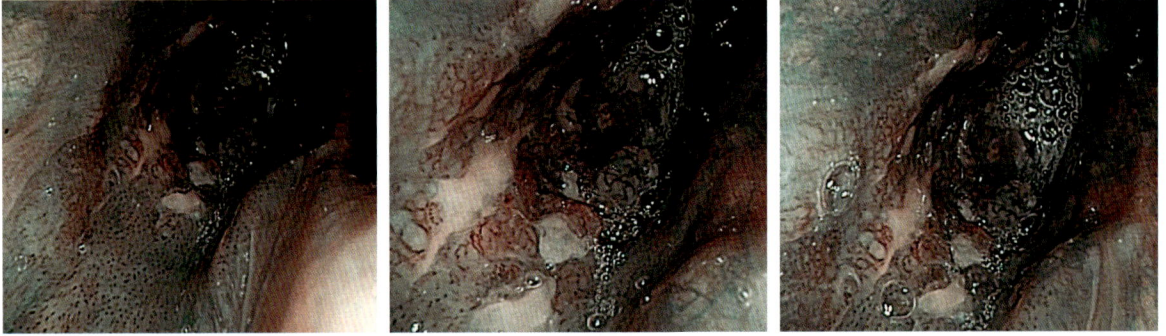

诊断要点：右侧梨状窝黏膜粗糙、充血，局部可见包块状新生物形成，向下到达右侧梨状窝尖部；右侧梨状窝内外侧壁、环后区疑似受累。NBI 模式下右侧梨状窝新生物表面 IPCL 呈斑点状、蛇形改变，NBI 分型为 V a 型、V b 型。

术后病理：中分化型鳞状细胞癌。

内镜诊断：下咽癌（梨状窝癌）。

病例 11　患者，男，58 岁，咽痛伴左侧颈部肿大 1 周

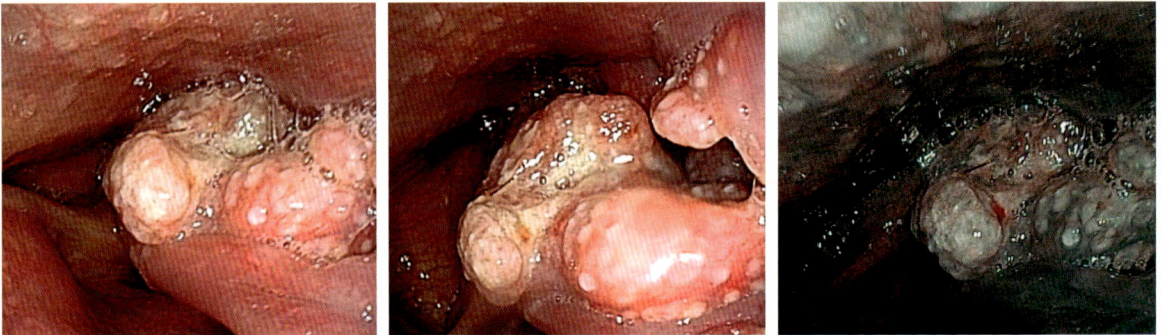

诊断要点：左侧环杓后区、梨状窝可见菜花状新生物，向左侵犯左侧梨状窝内外侧壁、杓会厌襞、下咽后壁；喉腔被肿瘤压迫，空间缩小；右侧梨状窝未见累及。NBI 模式下左侧梨状窝新生物表面 IPCL 呈蛇形改变，NBI 分型为 V b 型。

术后病理：鳞状细胞癌。

内镜诊断：下咽癌（梨状窝癌）。

病例 12 患者，男，70 岁，发现左侧颈部肿物 1 个月

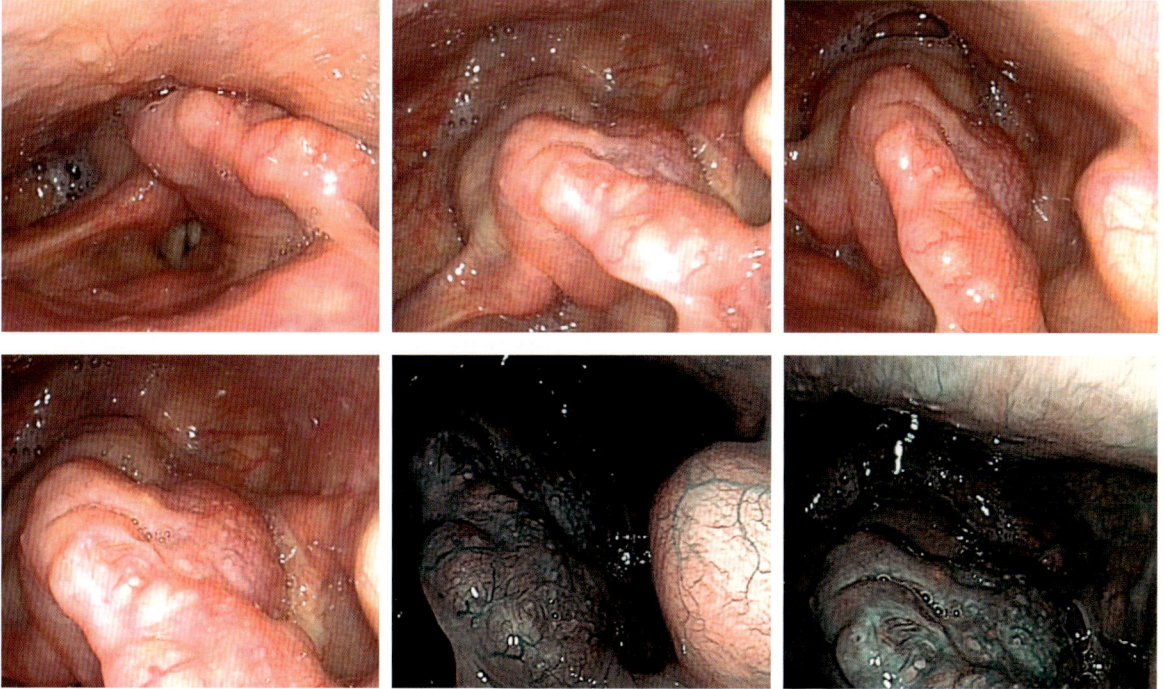

诊断要点： 右侧梨状窝光滑，左侧杓区、左侧梨状窝内侧壁可见菜花状新生物形成，向右到达中线，向下侵犯梨状窝尖部，左侧环杓后区可见累及。NBI 模式下左侧梨状窝新生物表面 IPCL 呈蛇形改变，NBI 分型为 Vb 型。

术后病理： 低分化型非角化性鳞状细胞癌，局灶侵犯神经，基底切缘（–）。

内镜诊断： 下咽癌（梨状窝癌）。

病例 13 患者，男，61 岁，咽痛 2 个月

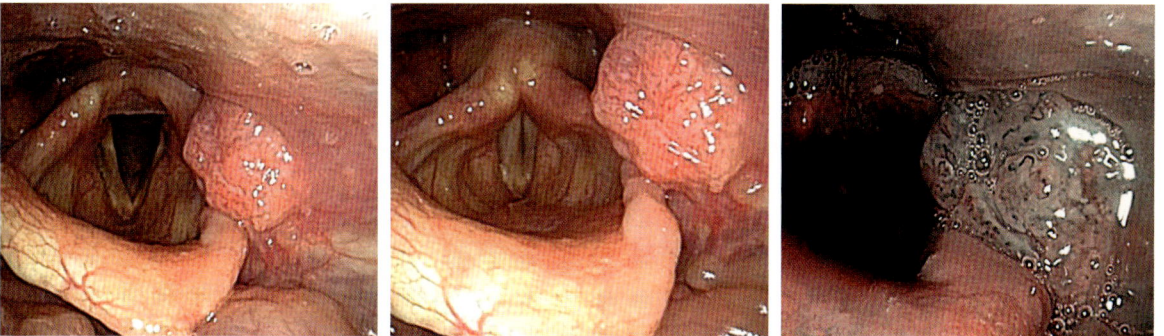

诊断要点： 左侧咽会厌襞、左侧梨状窝可见菜花状新生物形成，向下侵犯左侧梨状窝、向右到达右侧会厌喉面。NBI 模式下左侧梨状窝新生物表面 IPCL 呈蛇形改变，NBI 分型为 Vb 型。

术后病理： 中分化型鳞状细胞癌。

内镜诊断： 下咽癌（梨状窝癌）。

病例 14　患者，男，49 岁，下咽癌术后 1 年

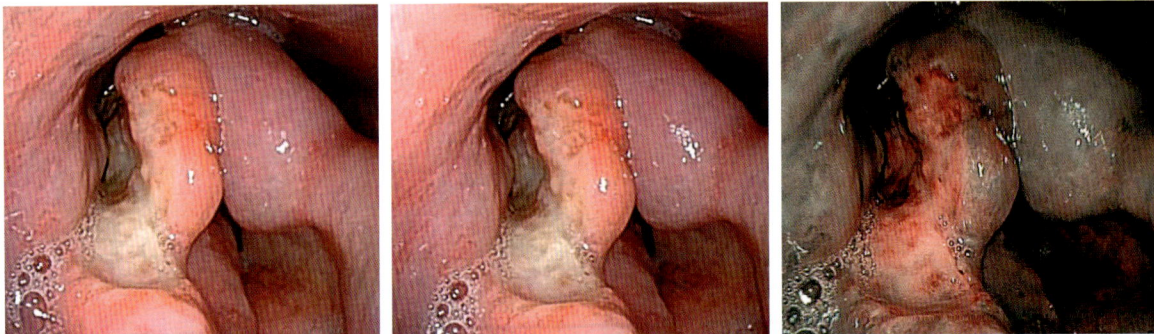

诊断要点：右侧梨状窝、右侧环后区可见大量坏死物质形成。

术后病理：低分化型鳞状细胞癌。

内镜诊断：下咽癌（梨状窝癌）。

病例 15　患者，男，69 岁，发现下咽癌 9 天

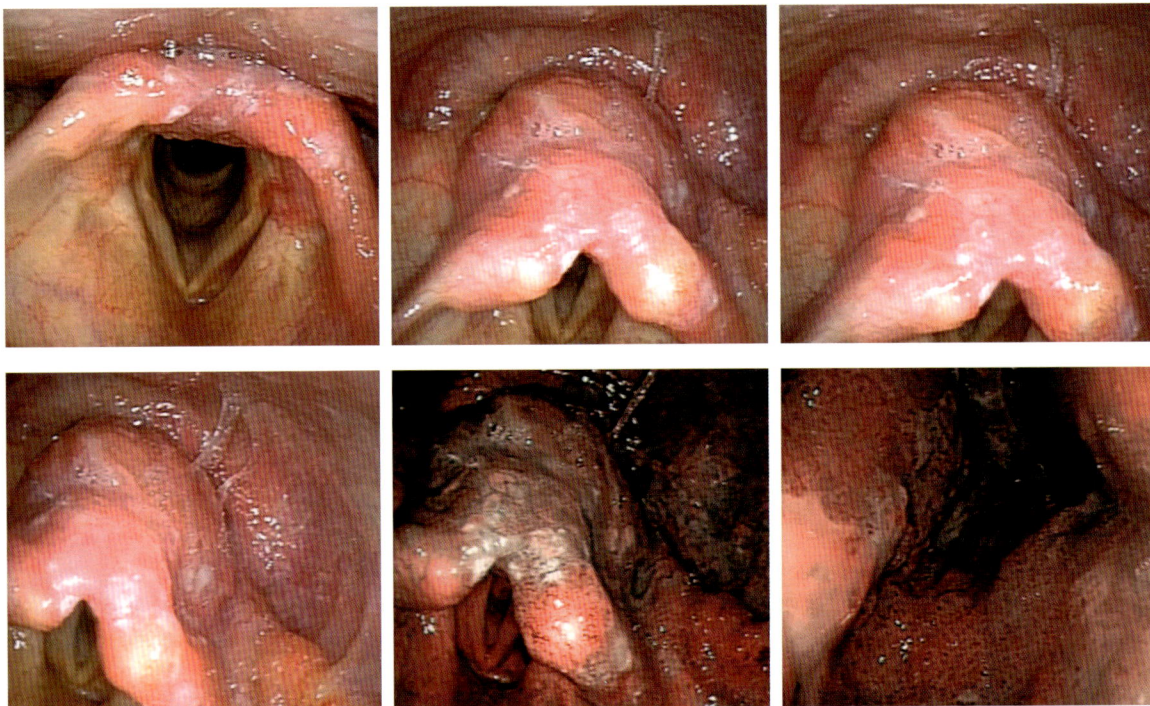

诊断要点：左侧梨状窝、环杓后区可见黏膜红肿，表面可见不规则新生物隆起，左侧喉部可见
　　　　　侵及，向下侵犯梨状窝尖部，食管入口处未见累及；左侧会厌喉面、会厌舌面、咽
　　　　　会厌襞、舌根可见侵犯。NBI 模式下喉咽新生物表面 IPCL 呈斑点状改变，NBI 分
　　　　　型为 V a 型。

术后病理：鳞状细胞癌。

内镜诊断：下咽癌（梨状窝癌）。

病例 16　患者，男，70 岁，发现左侧颈部包块 2 周

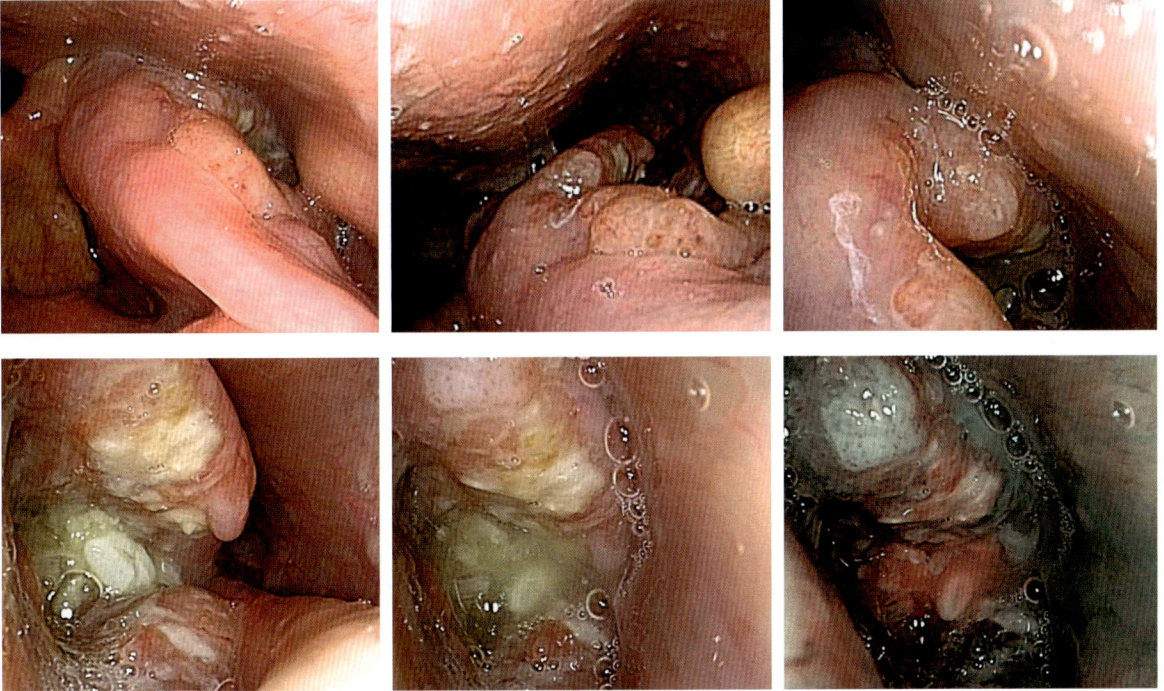

诊断要点： 左侧梨状窝、左侧环杓后区可见菜花状新生物形成，向右侵犯左侧室带、杓会厌襞；向下到达左侧梨状窝尖部。NBI 模式下左侧梨状窝新生物表面 IPCL 呈斑点状改变。NBI 分型为Ⅴa 型。

术后病理： 中 - 低分化型鳞状细胞癌，伴局部坏死。

内镜诊断： 下咽癌（梨状窝癌）。

病例 17　患者，男，60 岁，咽部异物感 2 个月

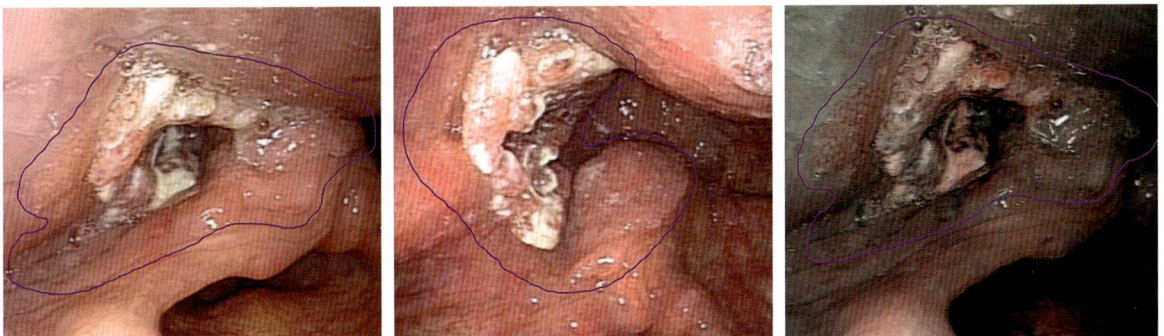

诊断要点： 右侧梨状窝可见菜花状新生物形成，向左侵犯环后区。右侧下咽后壁及右侧梨状窝外侧壁可见受累。NBI 模式下右侧梨状窝新生物表面 IPCL 呈蛇形改变，NBI 分型为Ⅴb 型。

术后病理： 中分化型鳞状细胞癌。

内镜诊断： 下咽癌（梨状窝癌）。

病例 18　患者，男，47 岁，咽部异物感 10 个月

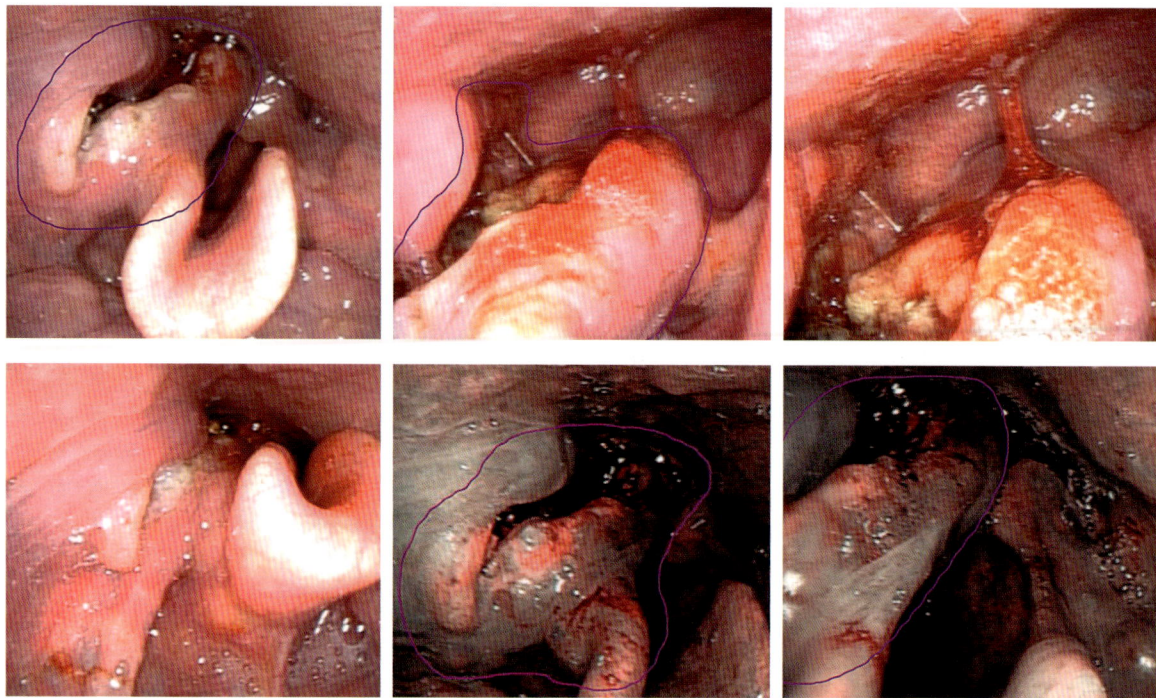

诊断要点： 右侧梨状窝可见菜花状新生物形成，向下到达右侧梨状窝尖部，食管入口处未见受
　　　　　累；向左侵犯右侧杓状软骨到达右侧喉部；向外累及右侧下咽后壁、咽侧壁及咽会
　　　　　厌襞。NBI 模式下右侧梨状窝新生物表面 IPCL 呈斑点状改变，NBI 分型为Ⅴa 型。

术后病理： 鳞状上皮增生，局灶高级别上皮内瘤变，小灶癌变。

内镜诊断： 下咽癌（梨状窝癌）。

病例 19　患者，男，68 岁，发现右侧颈部包块 20 天

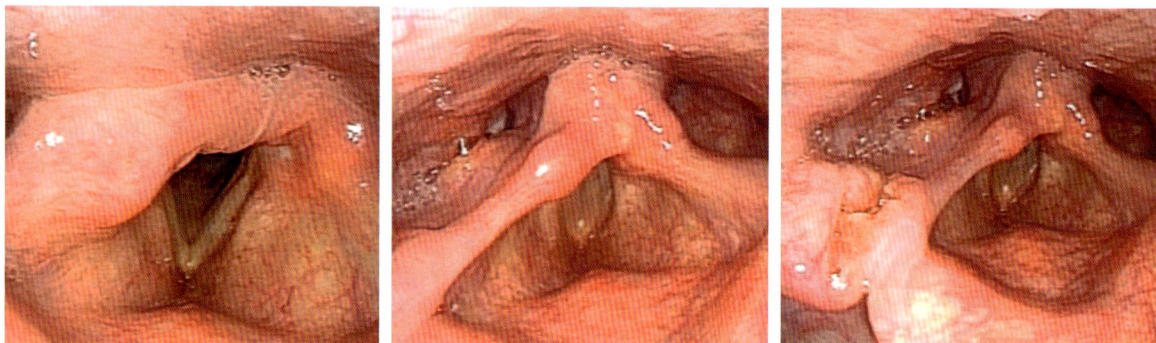

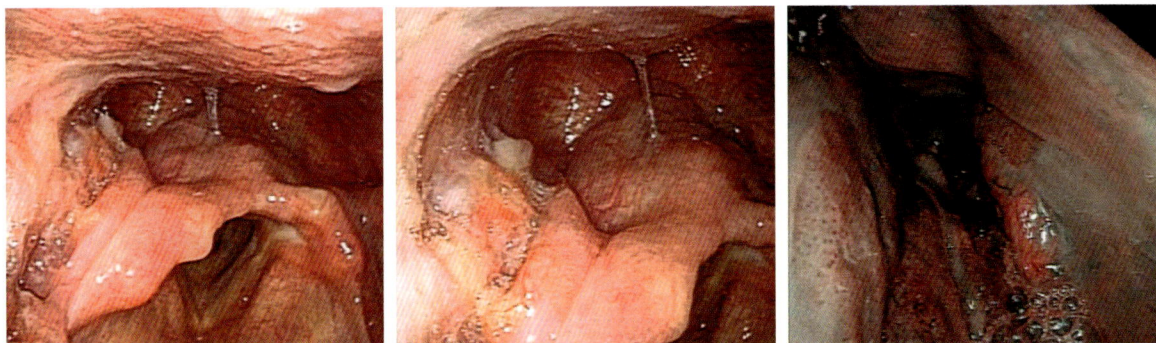

诊断要点：右侧梨状窝可见菜花状新生物形成，向右侵及右侧梨状窝外侧壁；向左累及左侧梨状窝内侧壁；向下到达右侧梨状窝尖部，食管入口处未见侵及；向外侵犯右侧咽会厌襞、会厌游离缘，到达右侧咽侧壁。NBI模式下右侧梨状窝新生物表面IPCL呈斑点状、蛇形改变，NBI分型为Va型、Vb型。

内镜诊断：下咽癌（梨状窝癌）。

病例 20　患者，男，58 岁，体检发现喉部肿物 2 天

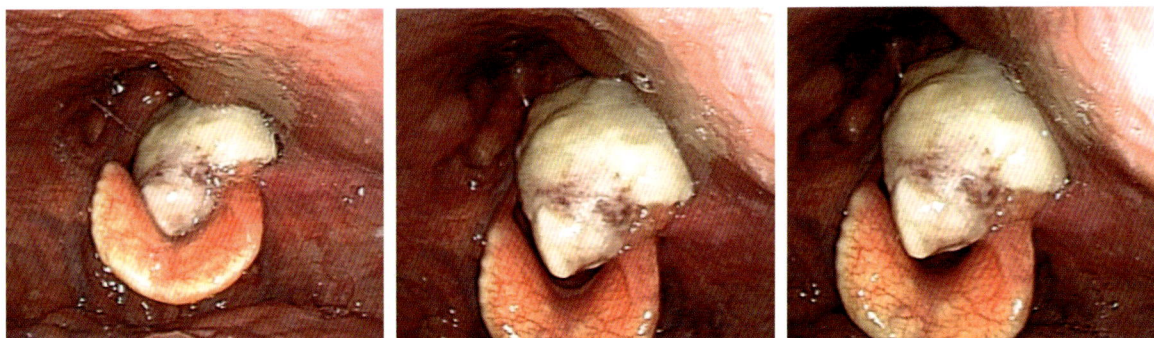

诊断要点：左侧杓会厌襞处可见菜花状新生物形成，遮挡喉前庭。

术后病理：中-低分化型鳞状细胞癌。

内镜诊断：下咽癌（梨状窝癌）。

病例 21　患者，男，71 岁，吞咽梗阻感 2 个月

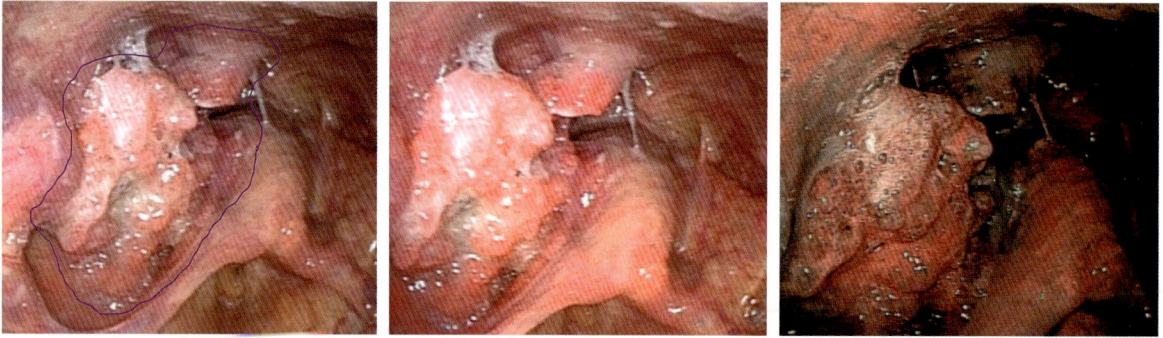

诊断要点： 右侧梨状窝可见菜花状新生物形成，向左累及右侧梨状窝内侧壁、环杓后区；向右
　　　　　侵犯右侧梨状窝外侧壁；向下到达右侧梨状窝尖部，食管入口处未见侵及；右侧咽
　　　　　会厌襞未见侵及。NBI 模式下右侧梨状窝新生物表面 IPCL 呈斑点状改变，NBI 分
　　　　　型为 Ⅴa 型。

术后病理： 鳞状上皮高级别上皮内瘤变（原位癌），伴局灶浸润。

内镜诊断： 下咽癌（梨状窝癌）。

病例 22　患者，男，71 岁，吞咽梗阻感 2 个月

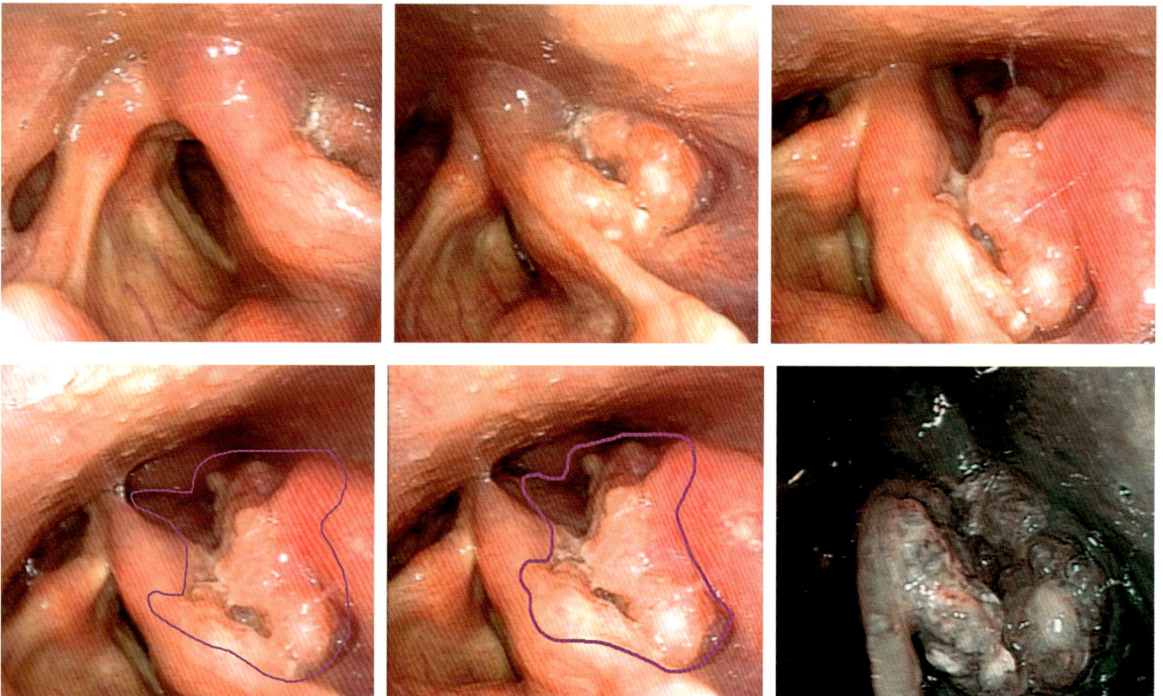

诊断要点： 左侧梨状窝可见菜花状新生物形成，向下累及左侧梨状窝尖部，食管入口处未见
　　　　　侵及；左侧梨状窝外侧壁及内侧壁可见受累；左侧杓状软骨及左侧喉部可见侵犯。

　　NBI 模式下左侧梨状窝新生物表面 IPCL 呈蛇形改变，NBI 分型为 Ⅴb 型。

术后病理：中分化型鳞状细胞癌。

内镜诊断：下咽癌（梨状窝癌）。

病例 23　患者，男，60 岁，体检发现下咽肿物 1 周（既往喉癌及食管癌手术史）

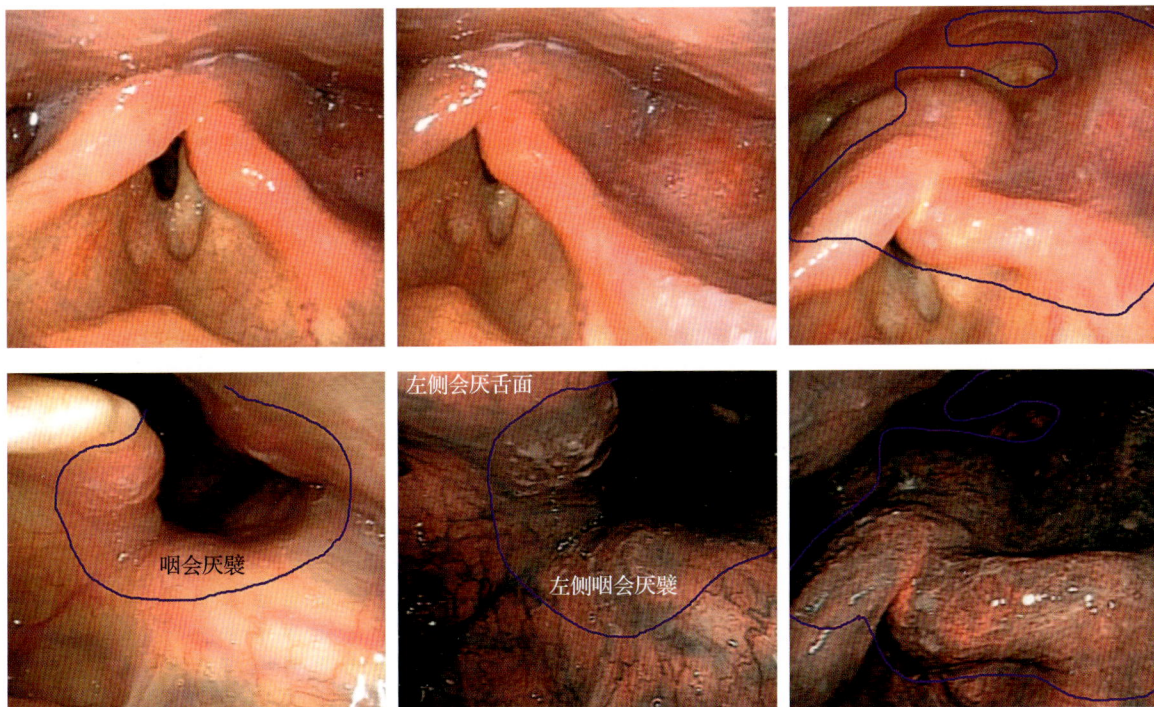

左侧会厌舌面

咽会厌襞

左侧咽会厌襞

诊断要点：左侧梨状窝、环后区、咽侧壁、会厌舌面、咽会厌襞黏膜充血、粗糙。NBI 模式下左侧梨状窝、环后区、咽侧壁、会厌舌面、咽会厌襞黏膜表面 IPCL 呈大斑点状改变，NBI 分型为 Ⅴa 型。

术后病理：鳞状上皮增生，局部高级别上皮内瘤变（原位癌），疑小灶微浸润。

内镜诊断：下咽癌（梨状窝癌）。

病例 24　患者，男，60 岁，食管癌术后 5 年余，发现下咽病变 1 周

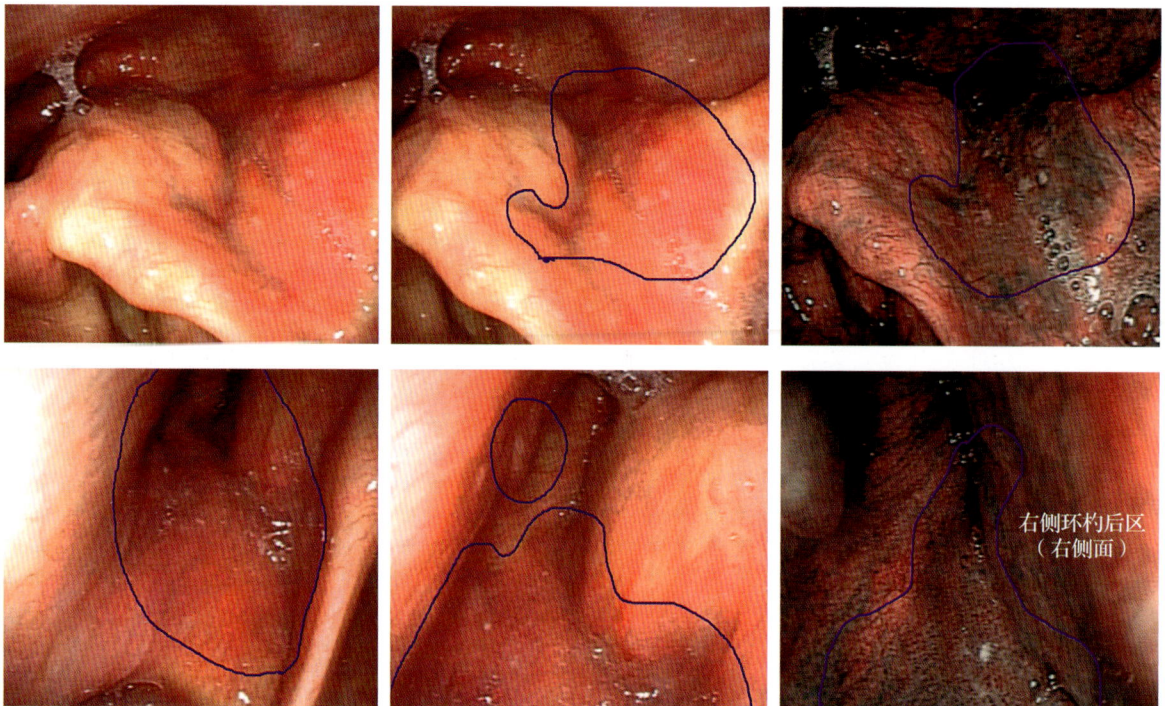

右侧环杓后区
（右侧面）

诊断要点：双侧梨状窝黏膜充血，表面局部呈灰白色、粗糙。NBI 模式下双侧黏膜表面 IPCL 呈斑点状改变，NBI 分型为 Va 型。

内镜诊断：下咽癌（梨状窝癌）。

三、下咽癌（下咽后壁）

病例 25　患者，男，63 岁，咽痛 2 周

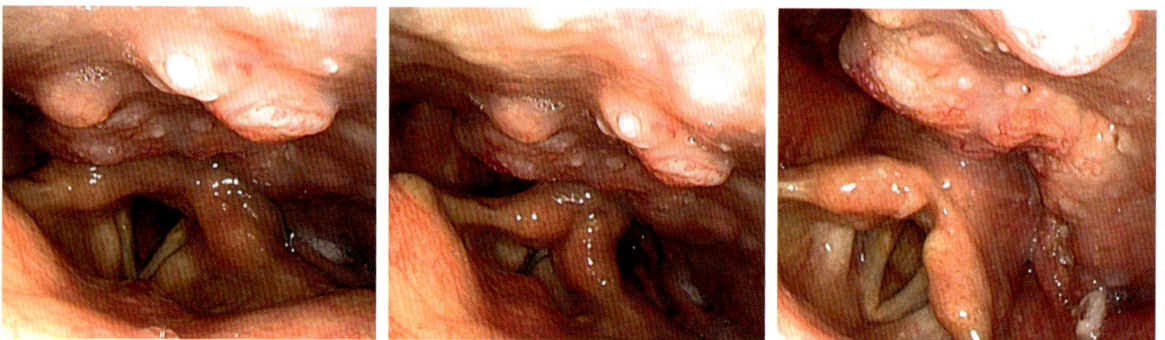

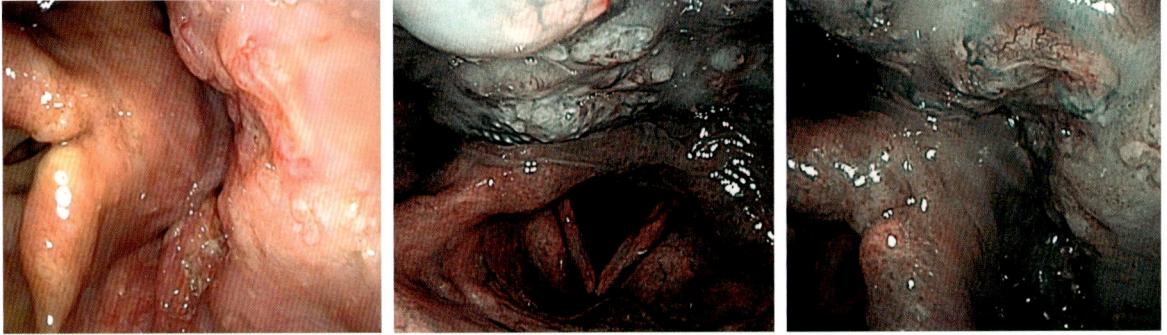

诊断要点：下咽后壁、环杓后区可见菜花状新生物形成，向下侵犯近食管入口处；向左侧侵犯左侧梨状窝；右侧梨状窝、双侧杓区未见累及。NBI 模式下下咽新生物表面 IPCL 迂曲、扩张，呈斑点状、蛇形改变。NBI 分型为 Ⅴa 型、Ⅴb 型。

内镜诊断：下咽癌（下咽后壁癌）。

病例 26　患者，男，71 岁，咽部不适感 1 年

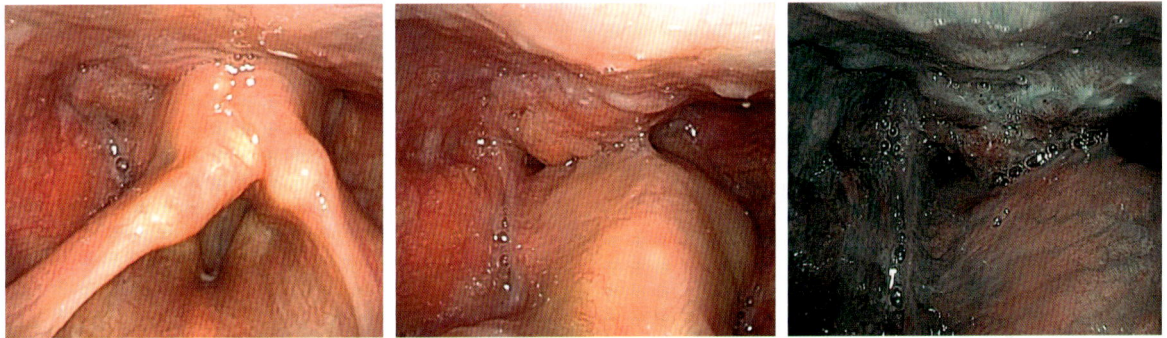

诊断要点：右侧下咽后壁可见菜花状新生物形成，向前累及右侧梨状窝内侧壁，近食管入口处疑似侵犯。NBI 模式下右侧下咽后壁、右侧梨状窝 IPCL 呈斑点状改变。NBI 分型为 Ⅴa 型。

术后病理：非角化性鳞状细胞癌为主（部分为基底样鳞状细胞癌），伴局部角化性鳞状细胞癌。

内镜诊断：下咽癌（下咽后壁癌）。

病例 27　患者，男，83 岁，咽部异物感 1 个月

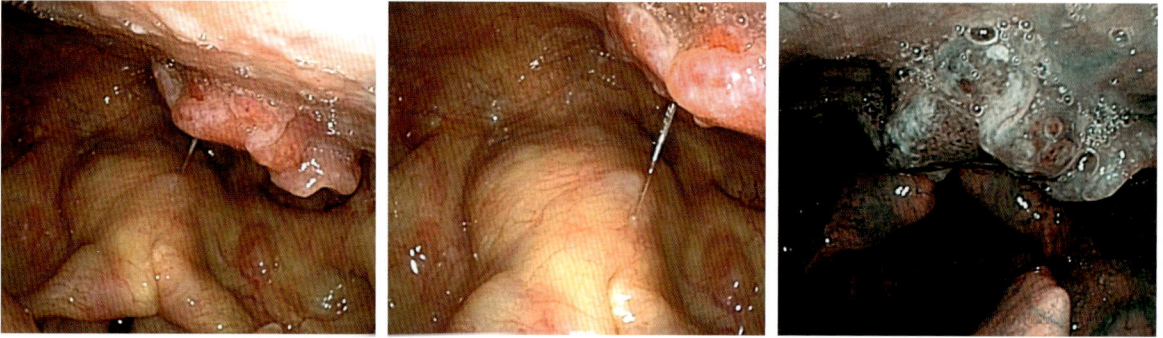

诊断要点：左侧下咽后壁可见菜花状新生物形成，向右到达下咽后壁中线，左侧梨状窝、环后区、食管入口处、喉部未见侵及。NBI 模式下左侧下咽后壁新生物表面 IPCL 呈斑点状改变，NBI 分型为Ⅴa 型。

术后病理：中 - 低分化型鳞状细胞癌。

内镜诊断：下咽癌（下咽后壁癌）。

第三十四节　下咽部脓肿

病例 1　患者，女，21 岁，咽痛不适 10 天

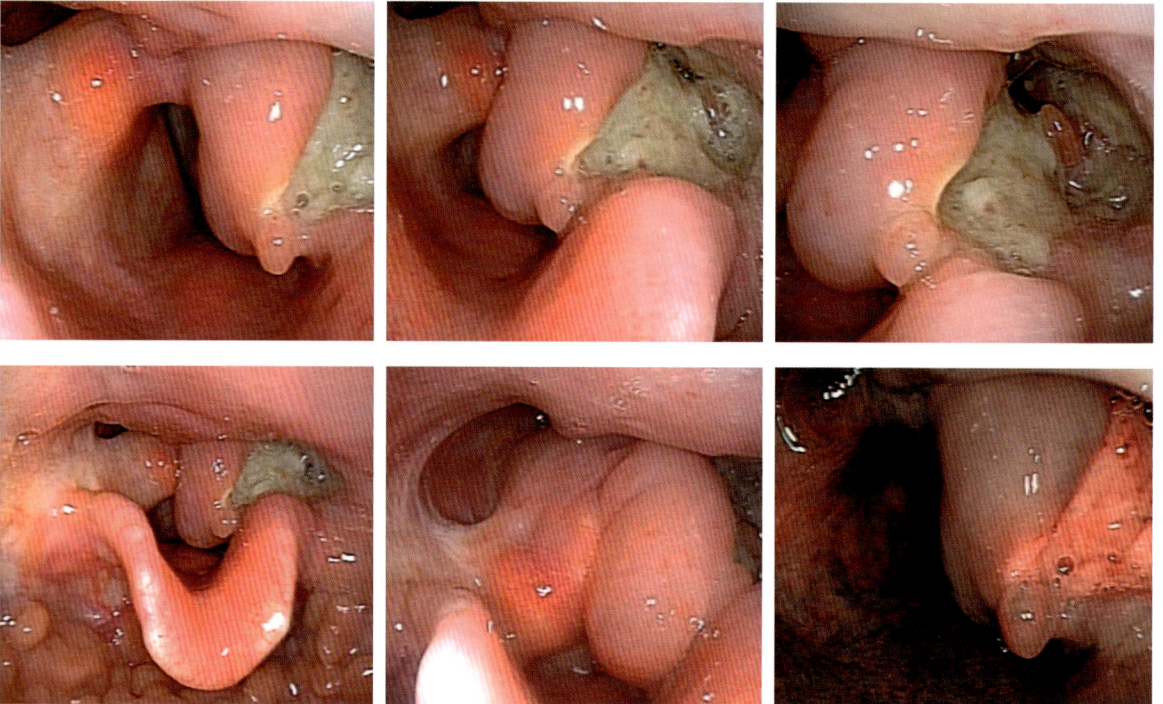

诊断要点：左侧杓会厌皱襞、梨状窝、会厌游离缘黏膜肿胀；左侧杓会厌襞及梨状窝可见大量脓苔形成。NBI 模式下左侧下咽部病变表面未见异常血管形成。

CT 检查：左侧杓会厌襞增厚，并可见 15mm × 11mm 斑片状软组织密度影，形态不规则，增强扫描动脉期明显强化，静脉期进一步强化。左侧梨状隐窝消失。

术后病理：（杓会厌襞肿物）黏膜慢性炎症伴鳞状上皮增生，上皮下大量淋巴细胞浸润，局部淋巴滤泡形成，间质血管增生、扩张、充血；（梨状窝肿物）黏膜化脓、坏死伴局灶鳞状上皮增生，重度急慢性炎症，肉芽组织形成，纤维组织增生。

内镜诊断：下咽部脓肿。

病例 2 患者，女，34 岁，反复咽痛不适 10 天

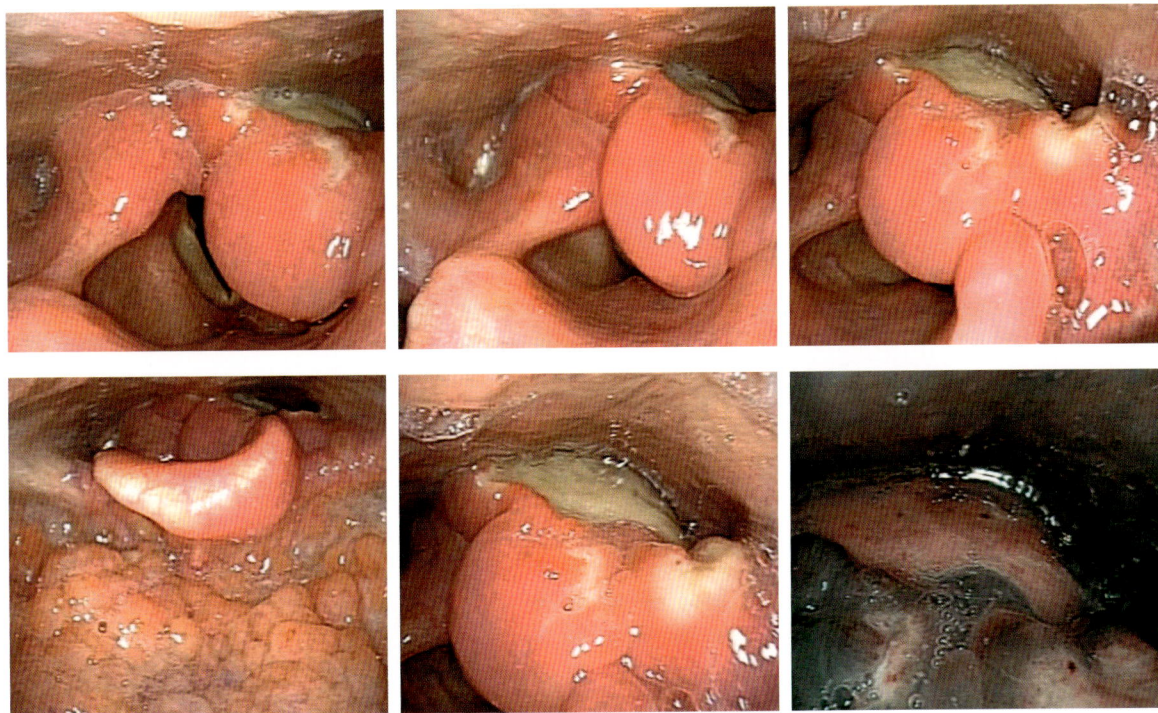

诊断要点：双侧杓会厌襞，左侧梨状窝、会厌舌面、咽会厌襞黏膜肿胀，左侧梨状窝及杓会厌襞可见大量脓苔形成。NBI 模式下左侧下咽部病变表面未见异常血管形成。

术后病理：（杓区肿物）少量黏膜鳞状上皮增生。（会厌肿物）黏膜下见挤压变形的淋巴样细胞伴鳞状上皮增生。

内镜诊断：下咽部脓肿。

第三十五节　婴儿型会厌

病例 1　患者，男性，45 岁，健康查体

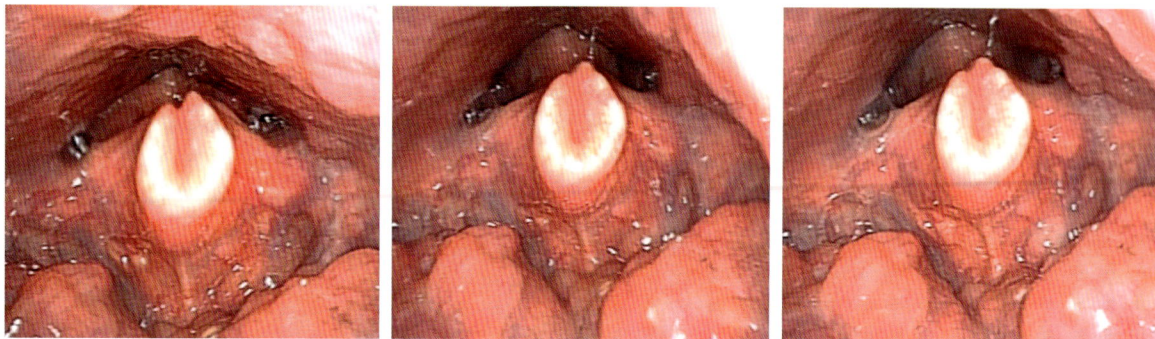

诊断要点：会厌黏膜光滑，会厌卷曲，呈 Ω 形。

内镜诊断：婴儿型会厌。

病例 2　患者，女性，66 岁，健康查体

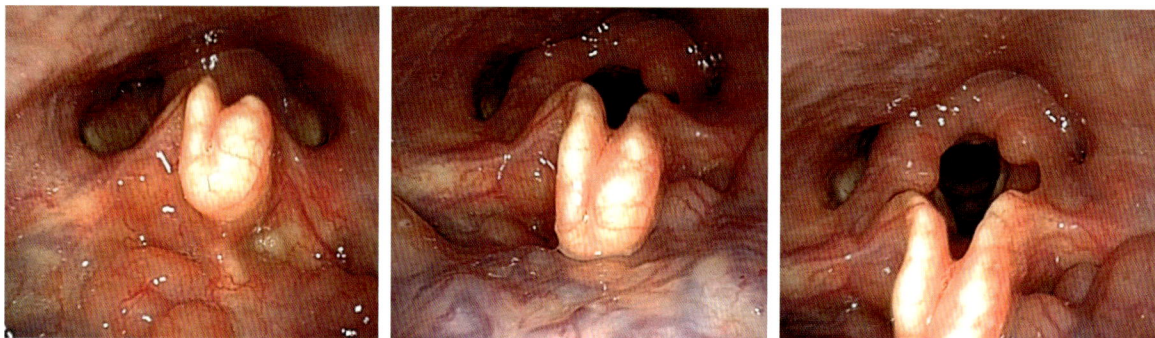

诊断要点：会厌黏膜光滑，会厌卷曲，呈 Ω 形。

内镜诊断：婴儿型会厌。

1. 中华耳鼻咽喉头颈外科杂志编辑委员会咽喉组，中华耳鼻咽喉头颈外科杂志编辑委员会头颈外科组，中华医学会耳鼻咽喉头颈外科学分会咽喉学组，等. 咽喉内镜检查专家共识（2021）. 中华耳鼻咽喉头颈外科杂志，2021，56（11）：1137-1143.

2. 倪晓光. 电子喉镜临床应用：鼻咽喉部肿瘤窄带成像内镜图谱. 北京：人民卫生出版社，2015：7-9.

3. 芳野纯治，浜田勉，川口实. 内镜诊断与鉴别诊断图谱：上消化道：第2版. 王轶淳，孙明军，译. 沈阳：辽宁科学技术出版社，2014.

4. NI X G, CHENG R R, LAI S Q, et al. Novel laryngoscopic strategies to improve evaluation of the site and extent of primary hypopharyngeal tumours. J Laryngol Otol, 2013, 127(9): 882-889.

5. 倪晓光，程荣荣，赖少清，等. 喉咽癌内镜检查时显露方法及其对病变侵犯范围的评价. 中国耳鼻咽喉头颈外科，2012，19（3）：121-125.

6. 倪晓光，程荣荣，赖少清，等. 内镜活检孔道注气法用于显露下咽癌患者食管入口处的临床研究. 中华耳鼻咽喉头颈外科杂志，2012，47（7）：545-548.

7. 倪晓光. 咽喉早癌的内镜筛查及早诊. 中国肿瘤临床与康复，2022，29（6）：641-645.

8. 戴体俊. 麻醉药理学. 2版. 北京：人民卫生出版社，2005.

9. 李春燕. 不同麻醉方法在鼻咽喉镜检查中的应用效果比较. 齐鲁护理杂志，2012，18（23）：22-23.

10. 周水淼. 电子喉镜和纤维喉镜诊断治疗学. 上海：第二军医大学出版社，2002.

11. LOUKIDES S, KATSOULIS K, TSARPALIS K, et al. Serum concentrations of lignocaine before, during and after fiberoptic bronchoscopy. Respiration, 2000, 67(1): 13-17.

12. British Thoracic Society Bronchoscopy Guidelines Committee, a Subcommittee of Standards of Care Committee of British Thoracic Society. British Thoracic Society guidelines on diagnostic flexible bronchoscopy. Thorax, 2001, 56 Suppl 1 (Suppl 1): i1-i21.

13. 中华医学会呼吸病学分会.《诊断性可弯曲支气管镜应用指南（2008年版）》. 中华结核和呼吸杂志，2008，31（1）：14-17.

14. WAHIDI M M, JAIN P, JANTZ M, et al. American College of Chest Physicians consensus statement on the use of topical anesthesia, analgesia, and sedation during flexible bronchoscopy in adult patients. Chest, 2011, 140(5): 1342-1350.